Teaching Social Communication to Children
with Autism and Other Developmental Delays:
The Project ImPACT Guide to Coaching Parents
(Second Edition)

孤独症和其他发育迟缓儿童的 社交游戏训练 教练手册（原著第二版）

[美] 布鲁克·英格索尔　　安娜·德沃茨萨克 • 著
（Brooke Ingersoll）　（Anna Dvortcsak）

长和大蕴翻译组 • 译　　陈艳妮　李海峰　徐　秀 • 审校

中国轻工业出版社

图书在版编目（CIP）数据

孤独症和其他发育迟缓儿童的社交游戏训练：教练手册：原著第二版／（美）布鲁克·英格索尔（Brooke Ingersoll），（美）安娜·德沃茨萨克（Anna Dvortcsak）著；长和大蕴翻译组译. —北京：中国轻工业出版社，2024.1（2024.8重印）

ISBN 978-7-5184-4352-9

Ⅰ.①孤… Ⅱ.①布… ②安… ③长… Ⅲ.①小儿疾病－孤独症－康复训练 Ⅳ.①R749.940.9

中国国家版本馆CIP数据核字（2023）第032709号

责任编辑：潘　南　　　责任终审：张乃柬

策划编辑：戴　婕　　　责任校对：刘志颖　　　责任监印：吴维斌

出版发行：中国轻工业出版社（北京鲁谷东街5号，邮编：100040）

印　　刷：三河市鑫金马印装有限公司

经　　销：各地新华书店

版　　次：2024年8月第1版第2次印刷

开　　本：850×1092　1/16　印张：32.75

字　　数：310千字

书　　号：ISBN 978-7-5184-4352-9　定价：135.00元

读者热线：010-65181109

发行电话：010-85119832　　010-85119912

网　　址：http://www.chlip.com.cn　http://www.wqedu.com

电子信箱：1012305542@qq.com

版权所有　侵权必究

如发现图书残缺请拨打读者热线联系调换

241118Y2C102ZYW

审校者序一

虽然我很多年前就有缘接触到了《自闭症儿童社交游戏训练——给父母及训练师的指南》（ *Teaching Social Communication to Children with Autism*[1] ），被这套非常接地气的孤独症儿童实操干预技术深深吸引，并通过自学细细揣摩及领会其技术要点和策略精髓，但正式接受 ImPACT（Improving Parents As Communication Teachers，让家长成为孩子的沟通训练师）的系统培训始于 2021 年。当时正处特殊时期，ImPACT 原创团队的专家布鲁克·英格索尔（Brooke Ingersoll）和安娜·德沃茨萨克（Anna Dvortcsak）首次在线举办面向中国的"ImPACT 计划基础介绍课程"工作坊，亲自讲授 ImPACT 技术方案；随后，我在 2022 年参加了 ImPACT 团队纳塔莉·伯杰（Natalie Berger）博士在线主持的"ImPACT 计划进阶课程"工作坊，深入学习 ImPACT 技术和督导策略，并在当年 10 月参加由迪昂德拉·斯特雷顿（Diondra Straiton）督导的为期 6 个月的教练认证课程，于 2023 年 4 月正式获得 ImPACT 教练的认证资格证书。在孤独症早期干预治疗技术的学习和探索之路上，我的感悟得到了进一步的提升！

ImPACT 干预计划是一套针对孤独症及社交沟通发展迟缓儿童的有效、实用的干预技术，将 F.A.C.T.S.策略[2]用"金字塔"模式有机融合在一起，促进孩子社交沟通技能的提升："F"和"A"在金字塔底层，讲授的是如何专注在孩子身上，并调整成人的沟通策略；"C"居金字塔中层，是用于积极创造和孩子互动的机会的策略；"T"位于金字塔顶层，用于教孩子学习模仿、游戏、沟通等新技能；"S"则是最后一组策略，注重如何根据日常活动的内容、孩子的兴趣和动机，灵活应用金字塔中的不同策略，以塑造互动。通过学习 F.A.C.T.S. 五大核心策略，我们可以在日常和孩子一起互动的活动中实践这套技术。这能有效提升孩子的社交参与度，并助力孩子成长过程中非常重要的核心技能（沟通技能、模仿技能和游戏技能）的提升。

众多循证研究显示，家长参与的干预模式能有效提升孩子和家长的能力，更能促进孩子所习得技能的泛化和维持，实现真正的学以致用，并降低问题行为的发生率。国内外的专家们也达成一致共识：家庭参与的干预模式，能真正实现自然发展行为干预理念，在日常自然的生活和活动

---

[1] 本书的简体中文版由中国轻工业出版社于 2012 年出版。——编者注

[2] ImPACT 计划的五大策略，F.A.C.T.S. 分别是五组策略英文名称的首字母，正文中有详细介绍。——编者注

场景下，展开遵循发育原则的行为干预，让行为干预治疗中最重视的泛化回归生活本位；它是对有孤独症风险的婴幼儿或孤独症幼儿而言的最佳方式，也是幼儿孤独症的综合治疗方案中的一项基本要素。

　　然而，如何有效教导家长掌握提升孤独症幼儿社交沟通能力的有效策略和技能，是许多专业人员面临的一大挑战！ImPACT 干预策略方案最重要的目标就是让家长成为孩子的沟通训练师。因此，ImPACT 研发团队编写了《孤独症和其他发育迟缓儿童的社交游戏训练——教练手册》（原著第二版；*Teaching Social Communication to Children with Autism and Other Developmental Delays: The Project ImPACT Guide to Coaching Parents*），详细介绍了让家长参与治疗、开展家长参与的干预模式时所需的背景知识，细致入微地描述作为一名教练开始向家长教授 ImPACT 干预策略的执行步骤。让我印象最为深刻的是，本书中传授的有效的家长辅导和参与策略，以成人的学习理论为依据，明确指出成人进行有效学习时需具备内在动机，对技术的学习需实用且目标导向，也提到了学习过程中的家长选择权和自我辅导，以及领悟后的拓展经验等要求。书中提出，教练的具体辅导策略包括家长选择目标，使用有序、系统的干预策略来教学，每一次督导课程都有教练的讲解和实操示范、家长的练习和反馈，以及给予家长持续的积极支持和问题解决方案。为提升家长在孩子治疗过程中的参与度，需要从一开始就讨论家长对治疗的期待，促进家庭支持，持续不断地给家长赋能，发展高效的合作关系，从而使疗育合一的干预方案能得到如期的效果。

　　《孤独症和其他发育迟缓儿童的社交游戏训练——教练手册》（原著第二版）的中文简体版是首次推出，我们团队非常荣幸受邀参与审校工作，这让我们更加熟悉 ImPACT 技术的应用，指导我们更好地开展高质量的临床干预实践和提升家长的养育技巧，同时更有效地为应用 ImPACT 技术与策略的专业人员和家长提供督导。我相信这本书非常有助于提升家长和孩子的社交沟通互动质量，从而更好地为孤独症及其相关障碍儿童的健康成长保驾护航。

徐秀

复旦大学附属儿科医院儿童保健科主任

审校者序二

在孤独症及相关疾病患者数量明显增加的严峻现实下，我很高兴看到这本关于 ImPACT 计划的专业书籍被翻译成汉语并介绍给相关专业人员和家长。ImPACT 的中文含义是"让家长成为孩子的沟通训练师"，是由家长来执行对孤独症及其他社交沟通障碍儿童干预的治疗方法，即教导家长如何在有意义的活动和日常生活中，应用国际上广泛认同的自然发展行为干预（naturalistic developmental-behavioral intervention，NDBI）方法，提升孩子的社交参与、沟通、模仿和游戏技能。这本《教练手册》，主要供孤独症干预专业人员用于辅导家长如何提高孩子的社交技能。

自然发展行为干预是指在自然环境下（例如，家庭、社区、学校等），根据孤独症儿童的核心特征（例如，社交沟通障碍、社交动机和兴趣缺乏或不强烈等）特别设计与安排儿童和成人共同享有社交的控制权并使用各种行为策略，引发孤独症儿童的社交兴趣和动机，使其出现社交行为并从中获得乐趣，从而出现自发的社交行为，习得成长过程中适当且必备的技能。

美国国家孤独症循证和实践中心（National Clearinghouse on Autism Evidence & Practice，NCAEP）在其 2020 年发表的针对孤独症儿童的循证干预实践报告[1]中认为，ImPACT 计划是符合标准的、循证有效的父母实施干预措施的项目，且有语言浅显易懂、系统地直接针对孤独症核心症状等特点，适合作为家长和专业人员进行儿童社交干预的实践指导。

本书的两位作者是孤独症儿童社交训练项目的发起者，其中布鲁克·英格索尔是美国密歇根州立大学的临床心理学教授，安娜·德沃茨萨克是言语病理学家。从 2005 年起，她们就把家长角色纳入孤独症儿童的早期干预中，于 2010 年总结前期辅导家长的经验并出版了第一版 ImPACT 干预手册[2]，随后于 2019 年更新出版了第二版，其中包括了《家长手册》[3]。ImPACT 计划

---

[1] Steinbrenner, J. R., Hume, K., Odom, S. L., Morin, K. L., Nowell, S. W., Tomaszewski, B., . . . Savage, M. N. (2020). Evidence-based practices for children, youth, and young adults with autism. Chapel Hill: The University of North Carolina, Frank Porter Graham Child Development Institute, National Clearinghouse on Autism Evidence and Practice Review Team.

[2] 即《自闭症儿童社交游戏训练——给父母及训练师的指南》及其配套用书。——编者注

[3] 即《孤独症儿童社交游戏训练——家长手册》(*Teaching Social Communication to Children with Autism and Other Developmental Delays: The Project ImPACT Manual for Parents*；原著第二版)，为本书的配套用书，其简体中文版由中国轻工业出版社于 2024 年出版。——编者注

干预方法的应用已有近 20 年的发展历史，取得了非常好的效果，可持续提升家长对社交策略的使用，减少养育压力，同时提高孩子的自发性语言能力、认知能力等。2019 年至今，越来越多的研究团队发表了与 ImPACT 计划相关的实践报告文献，证明其在不同的文化环境下（例如，西班牙、印度等）依旧十分适用。

　　鉴于如何为孩子选择合适的干预目标、如何个性化地实施干预策略等背后是大量专业知识的支撑，家长如果没有足够专业知识的储备，对于策略的理解就不到位，实施的时候就不能根据孩子的实际情况进行调整；受其他各种信息的影响，实施中还有可能出现偏差。另外，ImPACT 计划的方法也涉及诸如选择合适的材料、合适的策略、恰当的辅助以及强化正确反应等较为专业的内容，这是干预中家长最喜欢又最难实施的部分。而且，每个孩子受障碍影响的程度、智力水平、学习速度不同，实施干预的时候必然会出现一些难以把握的细微点，这些都是这本《教练手册》编撰和出版的意义所在。希望这本书能够帮助家长和专业人员很好地掌握和使用 ImPACT 计划的干预方法。

陈艳妮

西安交通大学附属儿童医院副院长

福棠儿童医学发展研究中心发育行为专业委员会主任委员

译 者 序

如果说医疗和特殊教育专业技术人员筛查、诊断、评估、干预治疗孤独症儿童，对父母而言是"授之以鱼"；那么在专业技术人员的指导下，通过循证方法指导父母在家庭生活中与孩子进行长期有效的社交游戏训练，持续提高孩子的各项技能水平，就是"授之以渔"。ImPACT 计划就是这样一个"授之以渔"、基于循证的最佳实践方法之一——由美国国家孤独症循证和实践中心（NCAEP）引用，并获得美国国立卫生研究院（National Institutes of Health，NIH）和美国"孤独症之声（Autism Speaks）"机构的支持。

在北京长和系国际医疗投资管理有限公司（以下简称"长和医疗"）多年追求高品质服务的实践过程中，我们一直在思考：面对特殊儿童的成长发展需要，如何将"以家庭为中心"的原则落实于具体的服务？如何将家长参与式干预（parent-mediated intervention，PMI）、游戏与文化介入（play and culture intervention，PCI）等重要理念有效传递给家庭？这些有意义的探索需要我们找到更为简明、更易实操的方法论，需要更为系统实效的指南和流程，ImPACT 计划则为此提供了最佳的指导和应用选择。

2019 年 8 月，长和医疗与 ImPACT 计划创始人布鲁克·英格索尔和安娜·德沃茨萨克开始探讨将该计划引进中国的相关事宜。从 2021 年 1 月至今，长和医疗联合国内权威医疗机构和行业学会共同举办了 10 期介绍、进阶和专家认证培训班，共有来自全国 170 家机构的 482 名专业技术人员参训，在行业内获得了广泛好评。2021 年 3 月，受 ImPACT 计划的配套书籍和培训教材（即《孤独症和其他发育迟缓儿童的社交游戏训练——教练手册》和《孤独症儿童社交游戏训练——家长手册》）的中文简体版版权方中国轻工业出版社"万千心理"邀请，长和医疗牵头组织中国医疗康复领域知名专家团队，于 2021 年 5 月共同开启 ImPACT 计划的第二版书籍的翻译和审校工作。

《孤独症儿童社交游戏训练——家长手册》（原著第二版）是 2012 年出版、广受好评的《自闭症儿童社交游戏训练——给父母及训练师的指南》的新版，主要描述了如何帮助孤独症儿童提高社交沟通能力，详解每项训练技术并提供标准干预计划，让父母掌握可用于在日常生活中提高孩子技能水平的五大策略：**专注于孩子**、**调整沟通方式**、**创造机会**、**教授新技能**和**塑造互动**。这些策略也适用于有社交沟通问题的儿童。第二版新增了一个行为管理章节，以支持正在经历孩子的行为挑战的父母。《孤独症和其他发育迟缓儿童的社交游戏训练——教练手册》（原著第二版）是针对 0 ~ 6 岁患有孤独症谱系障碍（autism spectrum disorder，ASD）和相关社交沟通问题的儿童的最有效的家长辅导手册之一，适合临床和教育心理学家、儿童精神科医生、早期教育和特殊教育教师、社会工作者、应用行为分析（applied behavior analysis，ABA）治疗师、言语治疗师、神经心理学家和儿科医生等专业技术人员指导家长使用。这套书的实用性和专业性得到了广泛认可，世界各地健康科学图书的核心数据库和参考工具——杜迪评价服务（Doody's Review Service）对其做了如下描述："这套书既包含用于辅导家长的优秀指南，也有供家长直接使用的手册。两本手册都由专家撰写，非常实用，提供了学习干预原理和技巧的详细方法，对临床工作者和家长都大有裨益。"

本书的翻译工作经历了许多困难和挑战。欣慰的是，合作伙伴们始终保持着精诚合作的态度；经过三年的不懈努力，这本书终于要面世了。在此，我们要向在这本书的翻译、出版过程中做出贡献的每一位专家和长和医疗的员工致以最真挚的感谢。我们要感谢复旦大学附属儿科医院儿童保健科徐秀教授和董萍、李慧萍、周秉睿医生，西安交通大学附属儿童医院陈艳妮教授和何玉莹医生，浙江大学医学院附属儿童医院康复科李海峰教授和徐佳露医生，长和医疗的翻译人员林丰、沈佩珊、吴静怡和徐丹彤；感谢长和医疗海外子公司的章捷在项目引进、与海外出版社和项目作者沟通，以及长和医疗培训部的李钦、肖越在中国专家翻译团队的组织协调、与中文简体版出版方联系的过程中的努力。值得一提的是，林丰花费大量时间致力于统筹翻译稿、审阅等细节工作。是上述人员共同的辛勤付出和专业支持，推动了这本书的翻译和出版进程。

2022 年 9 月，国家卫生健康委员会发布了《0 ~ 6 岁儿童孤独症筛查干预服务规范（试行）》，其中明确指出："鼓励父母和家人学习孤独症相关知识和家庭干预方法，主要原则包括：对孤独症儿童行为的理解、接纳、包容、尊重和关爱；对孤独症儿童的情绪和行为问题，通过养育过程中的陪伴互动、生活照护和游戏玩耍，以快乐、适度和巧妙的方式，进行家庭干预；关注儿童的成长表现，发现儿童的特殊兴趣和个人能力，进行相应的培养和转化。"

我们衷心希望，本书的出版能够帮助更多的专业技术人员指导父母理解孤独症儿童的特殊需求，掌握与孩子进行社交游戏的循证方法和技术，为孩子的成长提供长期、标准、科学的支持和帮助。

长和医疗 ImPACT 计划联合翻译组

2023 年 10 月

前　言

　　这本书及其配套材料是专门为患有孤独症谱系障碍和相关社交沟通发展迟缓（social communication delays）儿童的家庭所开发的一个全面的家长参与式干预课程。此课程覆盖的年龄段从家长提出担忧的最小年龄到大约 6 岁，不过它也用于具有显著语言和认知迟缓的较大儿童（直至大约 12 岁）。此课程为专业人员提供了一个循序渐进的指南，其内容关于如何教家庭使用自然发展行为干预策略，以提高他们的孩子在有意义的活动和日常护理中的社交参与、沟通、模仿和游戏技能。它是为服务于社交沟通障碍儿童家庭的专业人员设计的，这些专业人员可能包括幼儿早期教育从业人员、语言病理学家、特殊教育教师、行为学专家、临床心理学家、社会工作者和职业治疗师。正如本手册第 1 部分中更详细描述的那样，这里提供的家长参与式干预计划——被称为 ImPACT（Improving Parents As Communication Teachers，让家长成为孩子的沟通训练师）计划——融合了从个体发展和行为文献中提取的干预技术。此计划所包含的干预策略有非常坚实的循证基础，可以提高患有孤独症和相关障碍的儿童的社交沟通技能（参见 Schreibman et al.，2015）。

　　ImPACT 计划是历经 15 年，在美国数百个家庭和多个早期干预中心进行研究发展和实施的结果。它最初是为在美国俄勒冈州波特兰市的前听力和言语研究所（Hearing and Speech Institute）与孤独症儿童工作的临床工作者设计的，他们采用与单个儿童及其家长一对一的服务模式。通过与波特兰州立大学和俄勒冈教育部赞助的全州区域项目孤独症培训网点（Statewide Regional Programs Autism Training Sites）的合作，我们增加了一个小组辅导模式，该模式将允许这一计划在早期儿童特殊教育教室进行。在一对一和小组模式中进行家长辅导的详细指导大纲包含在本书中。

　　本手册是最初名为《自闭症儿童社交游戏训练》（Teaching Social Communication to Children with Autism）一书的第二版。第二版包含了基于新的研究结果和我们正在进行的合作的内容更新，这些更新聚焦于如何使上述计划适用于更广泛的儿童群体及其家庭，包括那些没有孤独症诊断但社交沟通发展迟缓的儿童，并可以更灵活地用于一系列实践环境。第二版还包含了一个作为选修课程的行为管理单元，可用于支持那些面临严重问题行为的家庭。

　　ImPACT 计划的当前版本包括以下内容。

1.《教练手册》(即本书)，涵盖了如何在一对一或小组教练辅导环境中实施该计划，并包含配套资源的使用指南。

2. 适用于一对一或小组模式的《家长手册》。

3. 配套资源[①]，其中包括可下载的、供家长和教练填写的表单，以及用于小组展示的幻灯片。

4. 家长对孩子使用 ImPACT 技术的视频[②]，可在线播放。

《教练手册》

《教练手册》(即本书)为专业人员与社交沟通发展迟缓儿童的家长实施家长参与式干预项目提供了必要的背景信息和详细的程序。它分为三个部分，外加一个附录。第 1 部分介绍了 ImPACT 计划的基本原理和研究支持，描述了整个计划，包括计划所聚焦的核心社交沟通技能，用于向儿童教授这些技能的策略，以及用于辅导家长的策略。这一部分还涵盖了在社区情境中规划和实施 ImPACT 计划的实践方法。

第 2 部分提供了开展一对一教练辅导模式的分步指南。它是为在家庭或诊所情境中与家庭一对一辅导的专业人员设计的。它由 7 个基本单元组成，通过 24 节课的过程，依次向家长教授干预策略。课程结束后，建议安排后续课程 (follow-up session)；后续课程的分步指南可以在第 7 单元中找到。最后，第 2 部分包括一个有 5 节课的选修单元 (第 8 单元)，教练可以在课程的任何阶段使用它，帮助家长通过积极的行为支持策略来管理孩子的问题行为。

第 3 部分提供了开展小组模式的家长辅导的分步指南。该模式适用于主要在教室或其他小组情境中为儿童提供服务的专业人员。ImPACT 计划的这一版本向家长教授同样的策略，但这些策略被安排为 6 次小组课程与 6 次一对一的课程，交替进行。小组课程用幻灯片和案例视频进行视觉辅助，这些案例展示了家长如何对孩子使用相关技术。第 3 部分包含强调教练在小组课程中应涵盖的重要信息的注释，以及相应幻灯片的脚本示例。幻灯片和视频都可以在配套资源中找到 (见下文)。

在附录中，表 A.1 列出了一对一和小组辅导模式中使用的所有支持表单，包括评估表和其他数据收集所用的材料。表 A.2 列出了所有案例视频。

[①] 要获取本书的配套资源，请扫描本书后勒口上的二维码，或联系邮箱 1012305542@qq.com。——译者注

[②] 要观看视频，请扫描本书后勒口上的二维码。——译者注

《家长手册》

《家长手册》是为一对一或小组辅导模式设计的，简单明了地描述了每种干预策略的目的和步骤。《家长手册》中包含示例和练习计划表。学习者可以单独购买更多的《家长手册》。

在本书和《家长手册》中，我们使用"家长"一词指代任何参与照顾社交沟通发展迟缓儿童的成人。但是，我们认识到，除了儿童的实际家长之外，其他照顾者也参与了面向孤独症儿童的家长参与式干预计划，包括儿童的继父母、大家庭成员和法定监护人。除了脚本示例和案例之外，我们用人称代词"她"和"您"指代家长和专业工作者，并用"他"指代儿童。这一用法是为了保持整本书内容上的一致性和清晰性，而不是指代特定的性别。

配套资源和视频

本书有一系列配套资源，提供了一对一和小组辅导模式中使用的所有支持表单的可下载副本，包括评估和其他数据收集材料，以及第 3 部分详述的 6 次小组课程的幻灯片。本书读者可以下载这些资料并与家庭一起使用。

家长对其子女使用干预技术的案例视频可免费在线观看。同样，本书附录中提供了一个视频列表，以及视频所展示的干预技术和相应的语言水平。

致　　谢

如果没有众多家庭、专业人员和项目管理人员的支持，ImPACT 计划的研发是不可能实现的。他们的参与及反馈意见使得此计划的质量得以提高。我们特别感谢参与案例视频制作的家庭。对于他们所提供的帮助，我们心怀感激。

此计划还受到了许多儿童孤独症和其他发育障碍的家长参与式干预领域的先驱的影响，他们包括劳拉·施赖布曼（Laura Schreibman）、罗伯特·凯格尔（Robert Koegel）、安·凯泽（Ann Kaiser）、杰拉尔德·马奥尼（Gerald Mahoney）和詹姆斯·麦克唐纳（James MacDonald），以及加拿大安大略省多伦多市的哈宁干预中心（Hanen Centre）。

我们要感谢美国俄勒冈州波特兰市的前听力和言语研究所，以及其执行董事唐纳德·拉什默（Donald Rushmer）对原创项目开发的支持。我们还要感谢该研究所的语言病理学家克劳迪娅·迈耶（Claudia Meyer）和埃丽卡·斯蒂尔（Erica Steele），她们在整个项目开发过程中提供了反馈，并帮助试行了一对一家长辅导模式。此外，我们要感谢波特兰州立大学的乔尔·阿里克（Joel Arick）和俄勒冈教育部，感谢他们支持小组辅导模式的发展并为其传播提供帮助；感谢科里·希斯基（Corey Hiskey）拍摄了原始的案例视频。我们还要感谢美国西北地区教育服务区（Northwest Regional Education Service District）的工作人员试行了最初的小组家长辅导模式。特别感谢项目总监南希·福特（Nancy Ford）、项目协调员希拉·马吉（Sheila Magee）、孤独症专家凯伦·谢泼德（Karen Shepard）、言语和语言病理学家黛比·沙利文（Debbie Sullivan）、职业治疗师唐娜·汉密尔顿（Donna Hamilton）以及教师克丽丝塔·布兰森（Krista Branson）和劳拉·林德利（Laura Lindley）。

如果没有密歇根州立大学孤独症研究实验室成员的巨大努力，本书的第二版及其配套资源是不可能完成的。我们要感谢尼基·邦特（Nikki Bonter）、凯瑟琳·沃尔顿（Katherine Walton）、纳塔莉·伯杰（Natalie Berger）、卡里斯·卡萨格兰德（Karis Casagrande）、凯尔·弗罗斯特（Kyle Frost）、凯特·香农（Kate Shannon）、凯瑟琳·贝里（Kathleen Berry）和迪翁德拉·斯特雷顿（Diondra Straiton）参与了 ImPACT 计划的研究、对材料的反馈以及案例视频的收集和参与。特别地，我们要感谢凯瑟琳·皮卡德（Katherine Pickard），她的论文工作为本书第二版中的许多内容调整提供了重要信息；还要感谢艾莉森·韦纳（Allison Wainer），她主持了关于"社交沟通检查表——修订版（Social Communication Checklist—Revised）"和我们的专业人员培训模式的验证研究。

这本书也是圣地亚哥桥梁合作组织（BRIDGE Collaborative）的工作成果，这是一个连接社区和学术界伙伴关系的组织，致力于帮助患有孤独症和有孤独症风险的儿童的家庭。桥梁合作组织改编了针对 ImPACT 计划的第一版《家长手册》，以更好地满足患有孤独症和有孤独症风险的幼儿的需求。在他们的允许下，我们已将他们的一些修改内容纳入了第二版的《家长手册》。我们感谢各类反馈和建议，它们使得《家长手册》更容易被更多的儿童和家庭接受。我们特别要感谢奥宾·施塔默（Aubyn Stahmer）、萨拉·里思（Sarah Reith）、劳伦·布鲁克曼－弗雷齐（Lauren Brookman-Frazee）、玛丽莉·布格森（Marilee Burgeson）、卡伦·瑟西（Karen Searcy）和约书亚·费德（Joshua Feder）对这项计划的持续反馈。

我们还要感谢给予我们有关这本书的反馈的其他人，包括黛比·沙利文、布伦达·汉考克（Brenda Hancock）、利安娜·海德（LeAnne Hidde）、约书亚·普拉夫尼克（Joshua Plavnick）、安杰拉·巴伯（Angela Barber）和埃米·德拉霍塔（Amy Drahota）。我们特别感谢黛比·沙利文与布伦达·汉考克允许我们将他们的想法和表单纳入第二版。最后，我们要感谢吉尔福特出版社（The Guilford Press）的编辑罗谢尔·谢尔瓦托尔（Rochelle Serwator）和芭芭拉·沃特金斯（Barbara Watkins），感谢他们对这些材料的呈现方式发表了见解深刻的评论。

布鲁克·英格索尔特别感谢劳拉·施赖布曼在她整个研究生培训期间给她提供的培训和支持。没有这些，ImPACT 计划的很多内容都无法实现。她还要感谢她的父母，希拉·莫斯特（Sheila Most）和沃伦·英格索尔（Warren Ingersoll），感谢他们在她一生中的指导和鼓励。她真诚地感谢她的丈夫马克·贝克尔（Mark Becker）在整个项目开发过程中对她的持续支持（个人层面和专业层面），以及她美丽的女儿安娜贝尔（Annabel）和诺拉（Nora）给她带来的启发。

安娜·德沃茨萨克想要感谢她在雷德兰兹大学的教授，以及与她共事过的许多家庭和专业人士。没有他们的参与，这项计划是不可能完成的。她还要感谢她的丈夫阿列克谢（Alexey），她的姐妹们——卡丽·麦克拉伦（Carrie MacLaren）和薇薇安·索利斯（Vivian Soliz），还有她的父母苏西·库施纳（Suzie Kuerschner）和埃里希·库施纳（Erich Kuerschner）在写作过程中给予她的持续支持、鼓励和耐心。她要特别感谢自己最棒的女儿们——凯塔琳娜（Katharina）和埃拉（Ella），感谢她们的编辑技术、耐心和精神上的鼓舞。

目　录

第 1 部分　ImPACT 计划介绍

第1章　ImPACT 计划概述 3

家长参与式干预的理论依据 3

ImPACT 计划的关键要素 5

第2章　ImPACT 计划的筹备与实施 17

为计划的可持续性做准备 17

确定干预团队 19

确定家庭 21

确定计划的运营方案 23

处理参与的障碍 26

进行必要的调整 30

第3章　在 ImPACT 计划中与家长合作 36

让家长参与并赋能于家长 36

协同目标设置 38

辅导家长 52

开展小组课程 65

第 4 章	**ImPACT 计划初始接案**	70

确定家庭的需求 ⋯⋯⋯⋯⋯⋯⋯⋯⋯⋯⋯⋯⋯⋯⋯⋯⋯⋯⋯⋯⋯ 72

建立对计划的共同期望 ⋯⋯⋯⋯⋯⋯⋯⋯⋯⋯⋯⋯⋯⋯⋯⋯⋯ 73

消除参与计划的障碍 ⋯⋯⋯⋯⋯⋯⋯⋯⋯⋯⋯⋯⋯⋯⋯⋯⋯⋯ 75

为计划做准备 ⋯⋯⋯⋯⋯⋯⋯⋯⋯⋯⋯⋯⋯⋯⋯⋯⋯⋯⋯⋯⋯ 75

第 2 部分　一对一家长辅导模式指南

整个计划及单次课程的时长 ⋯⋯⋯⋯⋯⋯⋯⋯⋯⋯⋯⋯⋯⋯⋯⋯ 79

家长参与要求 ⋯⋯⋯⋯⋯⋯⋯⋯⋯⋯⋯⋯⋯⋯⋯⋯⋯⋯⋯⋯⋯ 79

单元顺序 ⋯⋯⋯⋯⋯⋯⋯⋯⋯⋯⋯⋯⋯⋯⋯⋯⋯⋯⋯⋯⋯⋯⋯ 79

课程形式 ⋯⋯⋯⋯⋯⋯⋯⋯⋯⋯⋯⋯⋯⋯⋯⋯⋯⋯⋯⋯⋯⋯⋯ 80

第 1 单元	**入门指南**	85

第 1 课　ImPACT 计划概述 ⋯⋯⋯⋯⋯⋯⋯⋯⋯⋯⋯⋯⋯⋯⋯ 86

第 2 课　为孩子制定目标，为成功做好准备 ⋯⋯⋯⋯⋯⋯⋯ 93

第 3 课　布置有利于成功的家庭环境 ⋯⋯⋯⋯⋯⋯⋯⋯⋯⋯ 102

第 2 单元	**专注于孩子**	109

第 4 课　跟随孩子的引导 ⋯⋯⋯⋯⋯⋯⋯⋯⋯⋯⋯⋯⋯⋯⋯⋯ 110

第 5 课　模仿孩子 ⋯⋯⋯⋯⋯⋯⋯⋯⋯⋯⋯⋯⋯⋯⋯⋯⋯⋯⋯ 120

第 3 单元	**调整沟通方式**	129

第 6 课　夸张化 ⋯⋯⋯⋯⋯⋯⋯⋯⋯⋯⋯⋯⋯⋯⋯⋯⋯⋯⋯⋯⋯ 130

第 7 课　示范和扩展沟通 ⋯⋯⋯⋯⋯⋯⋯⋯⋯⋯⋯⋯⋯⋯⋯⋯ 138

第 8 课　专注于孩子（回顾），调整沟通方式（回顾）⋯⋯⋯⋯ 147

第 4 单元　创造机会 ··· 155

第 9 课　游戏性干扰 ·· 156

第 10 课　均衡轮流 ··· 163

第 11 课　诱发沟通 ··· 171

第 12 课　创造机会（回顾）··· 180

第 5 单元　教授新技能 ··· 187

第 13 课　提示和奖励 ·· 188

第 14 课　提示主动沟通 ·· 198

第 15 课　提示理解沟通 ·· 208

第 16 课　提示沟通（回顾）·· 216

第 17 课　提示模仿 ··· 223

第 18 课　提示扩展游戏 ·· 230

第 19 课　提示模仿和扩展游戏（回顾）·· 239

第 6 单元　塑造互动 ·· 247

第 20 课（与第 21 课）　塑造互动 ·· 248

（第 21 课与）第 22 课　在社区中应用 ImPACT 计划 ··· 256

第 7 单元　往前迈进 ·· 265

第 23 课　更新孩子的目标 ··· 266

第 24 课　为后续成功做计划 ··· 271

后续课程 ·· 276

第 8 单元　管理孩子的问题行为 ·· 281

（选修课程）

第 1 课　理解孩子的问题行为——收集信息 ··· 283

第 2 课　理解孩子的问题行为——识别行为模式 ·· 288

第 3 课　预防问题行为 ··· 292

第 4 课　改变后果 ·· 300

第 5 课　教授替代技能 ·· 307

第3部分　小组家长辅导模式指南

参与要求 ·· 317

课程的次数和顺序 ·· 317

课程形式 ·· 318

第 1 单元　入门指南　··· 321

第 1 课（小组课）　ImPACT 计划概述，布置有利于成功的家庭环境·············· 322

第 2 课（教练辅导课）　为孩子制定目标，布置有利于成功的家庭环境（回顾）···336

第 2 单元　专注于孩子，调整沟通方式　·· 347

第 3 课（小组课）　专注于孩子，调整沟通方式 ································· 348

第 4 课（教练辅导课）　专注于孩子（回顾），调整沟通方式（回顾）··········· 369

第 3 单元　创造机会　··· 377

第 5 课（小组课）　创造机会 ··· 378

第 6 课（教练辅导课）　创造机会（回顾）·· 394

第 4 单元　教授新的沟通技能　·· 401

第 7 课（小组课）　教授新的沟通技能 ··· 402

第 8 课（教练辅导课）　教授新的沟通技能（回顾）································ 423

第 5 单元　**教授新的模仿和游戏技能** ················· 431

第 9 课（小组课）　教授新的模仿和游戏技能 ················· 432

第 10 课（教练辅导课）　教授新的模仿和游戏技能（回顾）················· 449

第 6 单元　**塑造互动和往前迈进** ················· 457

第 11 课（小组课）　塑造互动，为后续成功做计划 ················· 458

第 12 课（教练辅导课）　塑造互动（回顾），更新孩子的目标 ················· 473

后续课程 ················· 480

附录　网络配套资源 ················· 485

中英文名词对照表 ················· 491

参考文献 ················· 495

第 1 部分

ImPACT 计划介绍

Teaching Social Communication to Children with
Autism and Other Developmental Delays

第 1 章

ImPACT 计划概述

ImPACT 计划（让家长成为孩子的沟通训练师）是一项针对患有孤独症谱系障碍和相关社交沟通障碍儿童的家长参与式干预计划。它的具体目标是为社区医疗服务者提供支持，帮助他们使用家长参与式干预中的最佳实践方法。社交沟通发展迟缓儿童在早期非言语的沟通技能方面发展缓慢，比如共享注意力和参与、手势使用、模仿以及功能性游戏和象征游戏等。这些方面的发展迟缓不仅对社交关系和口头语言的发展有负面影响，而且会导致行为上的挑战，如发脾气、攻击性行为以及适应和认知技能的落后（Ingersoll，2011；Paul，Chawarska，Cicchetti，& Volkmar，2008；Rogers & Pennington，1991；Sigman，2000）。社交沟通方面的缺陷，伴随限制性和重复性行为，是孤独症谱系障碍最典型的特征（American Psychiatric Association，2013），因此，孤独症儿童早期干预的最佳实践聚焦于促进儿童的社交沟通发展（Zwaigenbaum，Bauman，Choueiri，& Kasari，2015）。社交沟通发展迟缓也出现在许多有语言障碍和全面性发育迟缓的儿童身上，因此社交沟通能力的提升也是针对这些儿童的重要干预目标（Lord & Pickles，1996）。

过去 20 年，被诊断为孤独症的儿童数量急剧增加（Van Naarden Braun et al.，2015）。目前的估算表明，在美国，每 100 个学龄前儿童中就有超过 1 个人患有孤独症（Christensen et al.，2016）。这一数据的增长的部分原因是人们意识的提高，伴随着更好的筛查和诊断工具的使用，这使得首次诊断的平均年龄从学龄降至 3 岁（Mandell，Novak，& Zubritsky，2005）。即使 2 岁的儿童也可以通过可靠的方式被诊断为孤独症（Charman & Baird，2002），而且有更多儿童被评估为有罹患孤独症的风险，主要依据是他们在 2 岁前出现了社交沟通发展迟缓（Zwaigenbaum，Bauman，Choueiri，& Fein，2015）。

家长参与式干预的理论依据

因为孤独症儿童的教育和行为需求巨大，一些专家审查小组总结道：孤独症儿童全年每周至少应接受 25 小时的针对性干预［Maglione，Gans，Das，Timbie，& Kasari，2012；National Research Council（NRC），2001］。对于学校和公共机构来说，要提供这些幼儿和学龄前学生所需强度的有效治疗非常具有挑战性。为应对如此情况，许多家庭寻求额外的私人服务，但要承受巨大的经济负担。还有许多人希望寻求私人服务，但由于费用问题或社区缺少此类服务而无法如愿。因此，即使增加了私人提供的治疗，大多数家庭也表示他们的孤独症孩子每周接受干预的时间少于 25 小时（Hume，Bellini，& Pratt，2005；McIntyre & Zemantic，2017）。

家长参与式干预是一种增加儿童接受干预的时间，并改善儿童和家庭的长期状况的方法。家长参与式干预涉及提供干预策略的系统教学和辅导，以帮助家长完成针对孩子的特定目标，包括改善亲子关系、增加特定的发展技能，以及管理孩子的行为（Bearss，Burrell，Stewart，& Scahill，2015）。

关于家长参与式干预的研究

越来越多的文献表明，家长参与式干预能有效地改善儿童和家长的状况（Lang，Machalicek，& Rispoli，2009；McConachie & Diggle，2007；Patterson，Smith，& Mirenda，2012；Roberts & Kaiser，2011）（见表 1.1.1）。研究表明，家长可以学会准确地使用发展和行为干预策略，他们对这些策略的使用会提高幼儿和学龄前儿童的社交沟通能力，减少他们身上具有挑战性的行为。研究还表明，家长参与式干预措施具有时间和成本效益，并且比治疗师实施的干预模式能更好地让儿童泛化和维持所习得的技能。这是因为儿童是在家庭和社区的一系列自然环境中学习新技能的（Koegel，Schreibman，Britten，Burke，& O'Neill，1982；Steiner & Koegel，2012）。

表 1.1.1　针对社交沟通发展迟缓儿童的家长参与式干预的益处

- 家长可以学习非常准确地实施策略。
- 儿童能够增加社交沟通技能，减少具有挑战性的行为。
- 这种干预具有时间和成本效益。
- 儿童能够更好地泛化和维持习得的技能。
- 家长的自我效能感增强，育儿压力减少。
- 家长对孩子的未来更加乐观。
- 家长认为这种干预是改善孩子发展的最有效措施。

家长参与式干预还可以增加家长的自我效能和积极的家庭互动，同时减少育儿压力和抑郁，从而提高更广泛的家庭功能和家庭生活质量（Coolican，Smith，& Bryson，2010；Estes，Vismara，Mercado，& Fitzpatrick，2014；Ingersoll，Wainer，Berger，Pickard，& Bonter，2016；Koegel，Bimbela，& Schreibman，1996；Turner-Brown，Hume，Boyd，& Kainz，2016）。这些

结果对孤独症儿童的家庭特别重要，因为这些家长正处于压力和精神健康状况不佳的高风险中（Karst & Van Hecke，2012）。此外，接受过支持孩子学习的干预技能培训的家长反馈，他们对自己影响孩子发展的能力持更加乐观的态度（Koegel et al.，1982），这可能有助于他们长期保持努力去影响孩子的发展（NRC，2001）。这些好处得到了家长的认可，他们反馈道，家长参与式干预是促进孩子发展的最有效的做法（Hume et al.，2005），也是他们家庭服务的首选（Mahoney & Filer，1996）。

提供高质量、密集的家长辅导，可以帮助家长和提供干预服务的专业人员一起为患有孤独症及其他社交沟通障碍的儿童提供更多的密集干预。虽然这不应被视为给孤独症儿童提供的密集服务的替代方案，但家长参与式干预能为那些还在等待更密集的干预服务的家庭提供一个重要的"快速启动"。更重要的是，教家长使用这些干预技术，能够不断地增强孩子技能的泛化，让他们长期维持习得的技能，从而可以最大限度地提高孩子的学习效果，并提升家庭的幸福感。实际上，专家们一致认为，在治疗患有孤独症或有孤独症风险的婴幼儿方面，家长参与式干预是一种最佳实践（Zwaigenbaum et al.，2015a，2015b）。此外，它也是对孤独症儿童进行综合干预的重要组成部分（Maglione et al.，2012；NRC，2001）。

大多数与孤独症和其他社交沟通发展迟缓的儿童工作的专业人士，都认识到家长参与式干预的重要性（Stahmer，Collings，& Palinkas，2005）。事实上，许多专业人士已经在使用非正式的方法，帮助家长与孩子互动和教育孩子，例如提供信息或建议，向家长推荐书籍或讲义，以及（或）鼓励家长在孩子接受训练时进行观察。然而，家长参与式干预——包括有次序、系统的教学和辅导——在以社区为基础的干预计划中利用率很低（Hume et al.，2005；Stahmer，2007；Thomas，Ellis，McLaurin，Daniels，& Morrissey，2007）。例如，在北卡罗来纳州的一项调查中，只有 7% 的 4 岁及以下的孤独症儿童的家长报告称，自己正在接受正规的家长培训（Thomas et al.，2007）。此外，社会经济背景较低的家长甚至更有可能反馈，家长培训是一项未被满足的服务需求（Pickard & Ingersoll，2016）。

在社区环境中使用以循证为基础的家长参与式干预模式，会面临一些障碍。解决这些障碍可以帮助专业人员在社区实践环境中提供高质量的家长参与式干预，并增加患有孤独症和相关障碍的儿童的家庭获得循证干预的渠道。正是考虑到这一目标，我们制定了 ImPACT 计划。

ImPACT 计划的关键要素

ImPACT 计划是一种自然发展行为干预（NDBI）。这是一类较新的干预措施，适用于患有孤独症和相关问题的儿童，它建立在发展与沟通科学以及应用行为分析领域的基础上（Schreibman et al.，2015）。在这项计划的发展过程中，我们与家长、专业人员和管理者密切合作，以识别能够支持此计划在各种社区环境中使用、服务于有社交沟通发展迟缓的儿童的要素。

在本节中，我们将讨论 ImPACT 计划的关键要素，及其理论和实践经验基础。我们首先讨论此计划所涉及的核心社交沟通技能，以及向有社交沟通困难的儿童教授这些技能的重要性。其次，我们重点强调家长要学习与孩子一起使用的、以循证为基础的干预策略。接下来，我们会讨论教练用于教导家长的策略。随后，我们讨论这项计划能够支持其在各种社区环境中使用的关键部分。这包括以一对一或小组模式提供辅导的选项，我们对这些模式进行了更为详细的描述。最后，我们对目前为止佐证了 ImPACT 计划的有效性的研究进行简要总结。表 1.1.2 列出了 ImPACT 计划的关键要素。

表 1.1.2　ImPACT 计划的关键要素

- 聚焦于发展框架内核心的社交沟通技能。
- 在游戏和日常生活中使用融合的、具有循证依据的发展和行为干预技术。
- 包含有效的家长辅导和参与策略，帮助家长学习和使用干预措施。
- 包含支持社区使用的要素：与家庭生活的兼容性，易学性，高质量的技术支持，以及灵活的开展模式。

核心社交沟通技能

对典型发展儿童而言，一系列早期的社交沟通技能是其发展复杂社交、语言和认知技能的基础。这些技能包括共享注意力和参与（Bates，Benigni，Bretherton，Camaioni，& Volterra，1979）、手势使用（Özçalskan & Goldin-Meadow，2005）、模仿（Uzgiris，1981），以及象征游戏（Shore，O'Connell，& Bates，1984）。对于患有孤独症和相关社交沟通障碍的儿童，这些技能的发展显著迟缓，导致他们的社交认知发展出现严重受损（Ingersoll，2011）。

研究表明，所有儿童都会按照相似的发展顺序学习社交沟通技能，无论其能力如何（Gerber，2003）。事实上，社交沟通发展迟缓的儿童能够更快学会适合他们发展水平的技能，而不是那些高于他们发展水平的技能（Lifter，Sulzer-Azaroff，Anderson，& Cowdery，1993）。此外，教授早期的社交沟通技能可以帮助孤独症和相关障碍的儿童发展更复杂的沟通技能（Ingersoll & Schreibman，2006；Kasari，Gulsrud，Freeman，Paparella，& Hellemann，2012；Kasari，Paparella，Freeman，& Jahromi，2008；Whalen，Schreibman，& Ingersoll，2006）。

基于这些研究，ImPACT 计划在儿童发展的框架下，聚焦于四组核心社交沟通技能：社交参与、沟通、模仿和游戏。下面，我们将描述这些技能及其在发展上的重要性。

社交参与

社交参与涉及通过回应和发起与他人的社交信号（social bids）维持互动的能力。社交沟通发展迟缓的儿童通常在维持与他人的互动方面有很大困难（Schreibman，1988）。社交参与的一个关键方面是使用共享注意力。共享注意力是指出于社交目的在一个物体和另一个人之间协调注意的能力，包括展示、分享和指向。共享注意力是一项特别重要的技能，因为它被认为与语言技能的发展有关（Bates et al.，1979）。有社交沟通障碍的儿童很难发起和回应来自他人的共享注意力信号，研究者认为这些障碍可能导致语言学习困难（Loveland & Landry，1986）。

这项计划的出发点，是通过教家长来提高孩子的社交参与能力，因为这是所有其他社交沟通技能的基础。此外，所有儿童都是在主动参与的情况下才更有可能学习。此外，提升共享注意力和参与度也被证明可以改善孤独症儿童的其他社交沟通技能，包括语言、游戏和模仿技能（Kasari，Freeman，& Paparella，2006；Kasari et al.，2008；Siller & Sigman，2002；Whalen et al.，2006）。

沟通

语言包括三个组成部分：内容、形式和使用（Bloom & Lahey，1978）。这其中的每个组成部分都包括接受和表达能力。内容指的是词汇或对词语及其含义的理解。形式包括语言的语法和发音，以及句法（即规定我们如何将单个字词组成句子的规则）。使用或语用学是指我们沟通的原因（例如，抗议、请求、获得关注、保持关注、标记、描述、回应问题、问候、给予指导、解决问题、分享经验，以及表达感受和兴趣）。使用还涉及围绕我们沟通的社交规则（例如，轮流、保持话题、阅读和使用非言语线索的能力、身体靠近，以及根据情况和听众的反应与需要调整语言的各方面的能力）。

社交沟通发展迟缓的儿童往往在语言的这三个部分都有困难，尽管他们往往在语言的实用性使用方面尤其会遇到困难（Rogers & Pennington，1991），因为这个部分是最抽象的。此外，他们的口语表达往往具有不寻常的特点，如仿说（echolalia；无功能地重复之前听到的语言）、人称颠倒、使用杂乱语（jargon）和特异性语言（American Psychiatric Association，2013）。语言缺损延伸到非言语技能，包括手势的使用（Bartak，Rutter，& Cox，1975）。因此，在本计划中，我们用沟通一词指代言语和非言语技能。

这项计划主要强调教授表达性语言技能，包括非言语交流（手势），也有一小部分涉及接受性语言的教学。它教给家长一些策略，以改善孩子的交流方式（内容和形式）以及孩子交流的原因（语言使用）。重点是教授自发的交流技能；因此，它教家长如何调整自己支持的方式，以避免孩子依赖提示。

模仿

社交沟通发展迟缓的儿童在模仿各种动作方面也表现出困难，包括摆弄物体的动作、手势、面部表情、发声和口头语言（Smith & Bryson，1994；Williams，Whiten，& Singh，2004）。模仿是一种在发展早期出现的社交沟通技能（Meltzoff & Moore，1977），它在发展其他更复杂的社交沟通技能方面起着关键作用，包括语言（例如，Bates，Bretherton，& Snyder，1988）、游戏（Fiese，1990；Uzgiris，1991）和共享注意力（Carpenter，Nagell，& Tomasello，1998）。研究发现，对于社交沟通发展迟缓的儿童，模仿能力与其他社交沟通技能密切相关（Curcio，1978；Dawson & Adams，1984；Stone，Ousley，& Littleford，1997；Stone & Yoder，2001）。这些研究表明，患有孤独症的儿童可能比典型发展的儿童更依赖模仿，作为学习语言的手段（Carpenter et al.，1998）。因此，对于社交沟通发展迟缓的儿童而言，以模仿为目标来教授新技能很重要，并可能有助于促进其他社交沟通行为的发展，如使用语言和共享注意力（Carpenter，Pennington，& Rogers，2002；Rogers & Bennetto，2000）。事实上，大多数用于儿童的教学策略是依靠模仿来教授新行为的。

模仿有两个功能：一个是学习功能，婴幼儿通过模仿习得新的技能和知识；另一个是社交功能，他们通过模仿与他人进行社交和情感交流（Uzgiris，1981）。虽然社交沟通发展迟缓的儿童在模仿方面普遍有很大的困难（Smith & Bryson，1994），但研究表明，他们在具有社交功能的模仿技能上遇到的困难更大（Ingersoll，2008）。因此，这项计划的重点是教导家长在游戏互动中增加孩子对模仿的社交性使用，以此作为促进孩子整体社交沟通发展的手段（Ingersoll & Schreibman，2006）。

游戏

社交沟通发展迟缓的儿童在功能性游戏和假装或象征游戏的发展方面也有显著的缺陷（Jarrold，Boucher，& Smith，1993）。许多孤独症儿童热衷于非功能性的游戏（例如，排列玩具、不断地快速旋转轮子），以及重复游戏（Lewis & Boucher，1988），也有一些儿童并未表现出对玩具的兴趣。虽然有些儿童能够在高度结构化的环境中进行功能性游戏或象征游戏，但是他们主动自发的游戏行为是非常有限的（Lewis & Boucher，1988）。

游戏是一种重要的社交沟通技能，这有几个原因。首先，游戏技能与语言技能密切相关，因为象征性思维（即理解一种事物可以代表另一种事物）对于假装游戏和语言都是至关重要的（Piaget，1962）。因此，教授假装或象征游戏技能可以帮助社交沟通发展迟缓的儿童发展出更为复杂的语言技能（Kasari et al.，2006；Stahmer，1995）。此外，游戏为培养问题解决技能（Sylva，Bruner，& Genova，1976）、概念及想象能力（Saltz，Dixon，& Johnson，1977）、换位思考能力（Berk，2002）以及精细运动和粗大运动能力提供了绝佳的环境。游戏在社交发展中也起着重要作用（Pelligrini & Smith，1998）。由于儿童早期的同伴互动围绕着游戏活动进行（Piaget，1962），对于有社交沟通困难的儿童，更好的游戏技能可以帮助他们更恰当地与同伴展开交往。这项计划帮助家长在自然环境中向孩子教授游戏技能，重点在于帮助孩子建立灵活、自发的围绕物品或社交活动的游戏行为。

循证干预策略

研究表明，在幼儿的社交沟通发展中，家长的回应性和环境的安排都很重要（Bornstein，Tamis-LeMonda，& Haynes，1999；Petursdottir & Mellor，2017）。回应是一种复杂的行为，涉及各种互动的要素，包括敏感度、互惠、情感以及配合儿童的发展水平、兴趣和行为的风格来支持儿童目前的行为表现（Mahoney，Finger，& Powell，1985）。研究表明，家长的回应水平与其子女的社交沟通发展之间存在一致性（Bornstein et al.，1999；Hoff-Ginsberg & Shatz，1982；Siller & Sigman，2002）。此外，一些关于发展性干预的研究表明，教导家长提升对孩子行为的回应能力，可以促进社交沟通障碍儿童的社交参与度和沟通能力的发展（Karaaslan & Mahoney，2015；Mahoney & Solomon，2016）。

研究也显示，社交沟通技能的发展可以通过使用行为教学策略或应用行为分析来促进。应用行为分析会对外部环境进行系统化的设置（前置条件和结果），包括使用提示（prompting，呈现可以提高特定行为反应可能性的线索）、行为链接（chaining，将两个或多个复杂行为联系在一起）和消退（fading，随着时间的推移，逐渐减少提示从而引导出自发的反应）向儿童教授其当前行为表现之外的技能（Cooper，Heron，& Heward，2007）。应用行为分析已成为孤独症儿童干预中最具有循证依据的手段（Wong，Odom，Hume，Cox，& Fettig，2015）。

应用行为分析方法的结构化程度和成人主导程度不尽相同，从高度结构化和成人主导，到自然取向和儿童主导。ImPACT 计划使用自然取向的应用行为分析方法，在有意义的活动背景下进行，如游戏和日常照顾活动，并融合到儿童自己发起的教学事件中进行自然强化。这意味着家长可以全天使用这些策略方法，而不必留出大量时间单独进行教授和训练。在向社交沟通发展迟缓的儿童教授社交沟通技能时使用自然取向的应用行为分析方法，已获得大量的实证论据支持（Wong et al.，2015）。研究还表明，自然取向的行为策略通常比更加结构化的应用行为分析方法更能促进儿童技能的泛化和维护（Charlop-Christy & Carpenter，2000；Delprato，2001；McGee，Krantz，& McClannahan，1985；Miranda-Linné & Melin，1992），在教授自发的社交沟通技能方面可能有更优异的效果（Schwartz，Anderson，& Halle，1989）。此外，这些方法类似于日常中成人与儿童的自然互动，这让家长更容易接受，更容易操作，对家长和孩子双方来说也更愉悦（Schreibman，Kaneko & Koegel，1991）。

　　ImPACT 计划将儿童发展和行为干预技术进行结合，旨在提高家长对孩子行为的回应能力，并教会孩子在日常互动中使用新的交流、模仿和游戏技能。家长首先被指导的是布置家庭环境的策略，以促进更有效的互动。之后，家长会被教授 ImPACT 计划的五大策略，即以 F.A.C.T.S. 这几个首字母缩写代表的五组策略。它们分别是：**专注于孩子**（Focus on Your Child）、**调整沟通方式**（Adjust Your Communication）、**创造机会**（Create Opportunities）、**教授新技能**（Teach New Skills）和**塑造互动**（Shape the Interaction）。这些干预策略相互依存，如图 1.1.1 呈现的 F.A.C.T.S. 金字塔所示。每组策略包括几项可以用来实现其目标的单独技术。这些技术也存在于其他以循证为基础的儿童发展、自然取向和基于行为的干预方法中（Schreibman et al.，2015）。接下来，我们将用专业语言描述干预策略、相关技术及其循证依据。而在《家长手册》和本手册的课程指南中，我们会用简化的、不带术语的语言表述这些概念，方便家长学习。

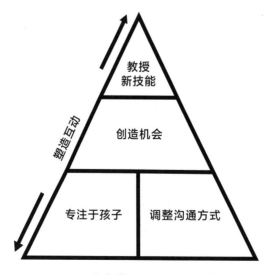

图 1.1.1　F.A.C.T.S. 金字塔，显示了各组策略之间的关联

请注意，在本书中，我们用**黑体**字表示 F.A.C.T.S. 五大策略的名称；其中，每一组策略又有各自的技术，如跟随孩子的引导和模仿孩子都是**专注于孩子**的策略，这些技术我们会用另一种字体（魏碑）表示。

专注于孩子

第一组策略旨在提高家长对孩子的兴趣与行为的敏感度，从而提升孩子在互动中的参与度。具体技术和建议的教学顺序如下。

- **跟随孩子的引导**（Follow Your Child's Lead）。家长需要围绕孩子的兴趣与孩子交流，并以有意义的方式回应孩子的行为。家长被教导要对孩子不断变化的兴趣做出回应，支持孩子的游戏活动，并对孩子任何有意义的交流尝试做出恰当的回应。这种技术被用于所有自然取向的干预中，并且已经被证明可以提升儿童的社交参与度和主动性（例如，Kaiser，Yoder，& Keetz，1992）。

- **模仿孩子**（Imitate Your Child）。家长被教导要模仿孩子的发声、手势、身体动作和指向物品的动作。这项策略被用于提高儿童的社交参与度，并已被证明能提高儿童的回应能力（Klinger & Dawson，1992）和协调性共享注意力（Ingersoll & Schreibman，2006）。

调整沟通方式

第二组策略教家长强调情感并采用与孩子的沟通水平相一致的方式，促进孩子的参与度以及非言语和言语表达。具体技术和建议的教学顺序如下。

- **夸张化**（Use Animation）。家长可以夸大自己的手势、面部表情和声音品质，以提升孩子的兴趣，向孩子示范恰当的非言语交流模式（Elder，Valcante，Yarandi，White，& Elder，2005）。

- **示范和扩展沟通**（Model and Expand Communication）。家长可被教导用各种间接的语言刺激技术（例如，描述性谈论和延伸）谈论孩子感兴趣的事物。这些技术已被证明在提高儿童语言技能的速度和复杂性方面是有效的（例如，Camarata，Nelson，& Camarata，1994；Kaiser et al.，1996）。

创造机会

第三组策略用于鼓励来回式互动或者交互性的互动。它有助于让儿童发起交流并为儿童提供带有各种功能性的沟通机会，也用于在需要时获得儿童的注意。具体技术和建议的教学顺序如下。

- **游戏性干扰**（Playful Obstruction）。家长被教导用游戏的方式干扰孩子的活动，以增加孩子的互动性，鼓励他提出请求和抗议，并在需要时吸引他的注意（Greenspan，Wieder，& Simons，1998）。
- **均衡轮流**（Balanced Turns）。家长被教导与孩子轮流玩耍，以增加孩子的互动性，并为孩子提供发起请求和观察新的游戏模式的机会（Wetherby & Woods，2006）。
- **诱发沟通**（Communicative Temptations）。家长被教导使用各种诱发沟通的方式（例如，看得到但拿不到、控制获取途径、给一小份、遗漏一部分物品/捣乱、装糊涂）鼓励孩子发起一系列功能性的沟通（例如，Kaiser，Ostrosky，& Alpert，1993）。

教授新技能

第四组策略是教家长在自然环境中使用提示、消退、塑造和强化来聚焦于孩子特定的沟通行为、语言结构、模仿和游戏动作，从而帮助孩子使用新的社交沟通技能。这一策略建立在前面所述的策略基础上。例如，家长聚焦于孩子，并为他创造机会发起沟通；然后，家长使用一系列提示和自然强化来增加孩子社交沟通行为的复杂性。具体技术和建议的教学顺序如下。

- **提示和奖励**（Prompts and Rewards）。家长首先被教导如何有效地使用提示、消退、塑造和强化。这包括保持主动性，提供清晰和适当的提示，在提示后等待，提示的支持度从低到高，以帮助孩子正确回应（从最低到最高的提示原则），以及根据恰当的行为提供即时、自然的强化（例如，Kaiser et al.，1992；Koegel，O'Dell & Koegel，1987）。随后，向家长教授具体的提示法来增加孩子的表达性与接受性语言、模仿和游戏技能（如下所述）。
- **提示主动沟通**（Prompts for Using Communication）。家长被教导使用各种提示法（时间延迟法、提问法、句子填空法、选择法、口头示范、惯用口语、手势示范和肢体引导）来教孩子新的语言表达形式（例如，Kaiser et al.，1993）。
- **提示理解沟通**（Prompts for Understanding Communication）。家长被教导使用口头指令、手势提示、示范和肢体引导，教孩子理解和遵循指令并增加接受性语言（例如，Kaiser et al.，1992）。

- **提示模仿**（Prompts for Imitation）。家长被教导使用示范和肢体引导，鼓励孩子以互动的方式模仿家长玩玩具和模仿家长的姿势动作（Ingersoll & Gergans，2007）。
- **提示扩展游戏**（Prompts for Expanding Play）。家长被教导使用各种提示（引导式评论、提问法、选择法、口头指令、游戏示范和肢体引导），向孩子教授更多样和复杂的游戏技能（Stahmer，1995）。

塑造互动

在第五组（也是最后一组）策略中，家长被教导如何整合使用所有的策略，包括何时强调不同的策略、如何在互动中采用不同的策略，以及如何在社区环境中使用这些策略。

有效的家长辅导和参与策略

根据成人学习理论，成人从实践和目标导向、允许他们做选择和自我引导、利用他们自身的经验并具有内在动机的学习体验中获益最大（Merriam，2001）。家长参与式干预的相关研究已经明确了一系列基于这些原则的辅导策略，这些策略对有效的家长学习起到重要作用。这些辅导策略包括家长为孩子选择目标（Brookman-Frazee，2004），用有顺序的、系统化的方式教授干预策略（Mahoney et al.，1999），实践与反馈（Kaiser，Hemmeter，Ostrosky，Alpert，& Hancock，1995），持续支持和解决问题（NRC，2001）等。此外，对家长参与儿童治疗的更广泛的研究也确定了一些额外的策略，这些策略可以提高家长在治疗中的参与能力，并在更长的时间里继续实践和维持教养方式上的持续变化（Ingoldsby，2010）。这些策略包括在早期和家长讨论对治疗的期望，加强家庭支持，解决实际参与中的具体障碍，以及发展强有力的合作关系。这些策略也与家长赋能的提升有关（Brookman-Frazee，2004），以上这些都增加了家长在干预过程中的参与度和持续性，特别是在弱势家庭中（Ingoldsby，2010）。

这些家长辅导和参与策略能够更多地给家长赋能，并教会家长与孩子互动和向孩子教授技能的新方法。当这些策略被结合使用时，它们可以在亲子互动中带来有效、长期的积极变化。

支持社区使用的要素

家长参与式干预计划在社区环境中使用会面临一些阻碍。首先，许多计划将家长参与式干预模式纳入传统的治疗师干预模式中。这意味着家长与治疗师在相同的互动中采用相同的策略，设定同样的目标。然而，这种方法没有考虑到社交沟通发展迟缓的儿童家庭的独特背景。家庭的价值观、需求与日常生活和许多家长培训方法的要求之间的错位，会使这些培训项目不太被家长接受。一直以来，我们与家长密切合作，以确保 ImPACT 计划的目标对家长而言是重要的，并且计划的干预策略与家庭的日常生活相适应。此外，我们开发了对家庭友好的干预术语、一系列教学说明和简单的书面材料，使学习干预策略变得容易。

另一个主要障碍是，为社交沟通发展迟缓的幼儿提供干预服务的专业人员很少接受过辅导家长的培训（Mahoney et al.，1999；McCollum，1999）。例如，职前培训侧重于让专业人员做好直接与儿童工作的准备，然而，成人学习原则和有效的辅导策略是家长参与式干预模式的必要基础（Mahoney et al.，1999；McCollum，1999）。此外，缺乏技术支持，如对用户友好的手册和其他辅导材料，可能会导致在社区环境中开展家长参与式干预变得困难（Carroll et al.，2007）。为了解决这一障碍，我们与干预服务提供者密切合作，以确定与家庭合作所需的技术支持。ImPACT 计划包含每节课的指导大纲，其中不仅描述了需要教什么，还有如何教家长。此外，该计划包含在社区中有效实施 ImPACT 计划所需的所有材料（例如，《家长手册》、幻灯片及其脚本示例、案例视频和表单），以及让弱势家庭参与其中和为这些家庭赋能的策略。

最后一个障碍是，家长参与式干预计划的结构与现有服务提供模式的结构之间不够兼容（Hoagwood，Bums，Kiser，Ringeisen & Schoewald，2001）。例如，大多数循证的家长参与式干预措施，是每周与家长、孩子和教练单独进行一到两次、持续多个月的服务（Beaudoin，Sebire，& Gouture，2014）。这种类型的服务提供可能与基于家庭的早期干预模式一致，然而，大多数针对 3 岁以上的孤独症儿童的干预服务都是在课堂环境中提供的，这使得教师几乎没有时间单独会见家长和孩子（Bitterman，Daley，Misra，Carlson，& Markowitz，2008）。因此，对于许多在课堂环境中为儿童提供服务的专业人员来说，他们很难想象在自己的实践环境中使用这些计划。为了解决这个问题，我们开发了一个灵活的服务提供模式：ImPACT 计划可以通过一对一或小组辅导的形式实施。我们还提供了如何调整这两种模式的建议，以便该计划能够适应大多数为面临社交沟通挑战的幼儿服务的社区计划的结构。接下来，我们将简要概述一对一辅导和小组辅导模式。

一对一辅导模式

在一对一模式中，教练每周与家长和孩子会面两次，每次 60 ~ 90 分钟，持续 12 周。在 24 节课程结束后，我们建议每月安排用于支持和辅导的后续课程。如果需要，可以修改计划的整体时长。

教练会用一到两次课程的时间培养家长对计划的期望，评估孩子的社交沟通技能，并和家长一起为孩子制定个性化的社交沟通目标。随后，教练会在每种干预技术上花一到两节课的时间。家长需要在每次教练上课前阅读《家长手册》中有关相应技术的内容。每一种技术都是按照以下流程教授的：将技术与孩子的目标相结合，对技术进行描述和讨论；教练与孩子互动，演示如何使用技术；家长在课程中练习使用技术，教练提供反馈。课后练习是计划的重要组成部分，在每节课结束前，教练都会和家长制订一份练习计划表。教练协助家长进行"头脑风暴"，思考如何以及何时在家使用这项技术，以实现孩子的目标。在讨论过程中，教练写下孩子的目标、被选定用于练习的家庭活动，以及家长应该使用的具体技术。家长还会被要求记录孩子对这些技术的回应，以及接下来一周内出现的任何挑战。练习计划表包含在《家长手册》和配套资源中。

在教授了 F.A.C.T.S. 金字塔（见图 1.1.1）中的每一层后，可以安排回顾课程来提高家长在不同活动中使用干预策略的能力，并确定是否应该在干预策略上花费更多的时间。回顾课程提供了一个评估家长在不同环境或活动中对策略的使用和实践情况的机会。教练可以将四节回顾课程录下来，与家长一起回顾，帮助家长评估他们对策略的使用和孩子对技能的使用情况。教练还可以根据需要，将一个包含 5 节课的选修单元——"管理孩子的问题行为"——添加至计划中。

在计划结束时，教练会协助家长更新孩子的目标，并为孩子的持续进步做好计划。本书的第 2 部分提供了一对一辅导模式的详细指南和对每节课的说明。

小组辅导模式

小组模式的结构是，在 12 周内进行 6 节 2 小时的小组课程和 6 节 1 小时的一对一教练辅导课程。小组模式的进度比较快，每一节小组课程会介绍一种以上的干预技术。一个小组由 6 ~ 8 名家长组成，没有孩子在场。在一对一的辅导课中，每对家长和孩子与教练单独会面。

在第一次小组课程中，教练会培养家长对计划的期望，提供干预策略的概述，并讨论建立一个有利于开展成功互动的家庭环境的相关策略。随后的小组课程由讨论家长在家可使用的不同干预策略开始。接下来，教练通过讲座形式介绍一种新的干预策略，这个过程配有幻灯片、家长在孩子身上使用该技术的视频片段、小组讨论和问题解决。在小组课程结束前，教练会协助家长完成练习计划表，这份计划表包含孩子的目标、家庭活动以及他们在这些活动中用于实现孩子目标的干预技术。接下来的一周，每位家长都需要练习这些技术并记录孩子的反应。家长也需要阅读《家长手册》中的相关内容。

小组模式中的一对一辅导课程类似于一对一模式中的课程。教练在第一节辅导课中帮助家长设定个人目标，随后在接下来的辅导课中进行家长练习和反馈。然而，教练只会简单地回顾干预技术，而不会深入地讨论它们。课程很快进行到让家长和孩子一起练习，并从教练那里得到反馈。家长还被要求在每次辅导时练习一种以上的干预技术。本书第 3 部分提供了小组模式的详细指南和对每节课的说明。

有关 ImPACT 计划的研究

除了上文所介绍的支持 ImPACT 计划的关键要素的证据基础之外，还有几项研究评估了 ImPACT 计划作为一个家长参与式干预项目整体的科学性。这些研究表明，一对一和小组辅导模式对教导家长准确地使用干预策略是有效的，并且增加了家长的自我效能感，减轻了他们的育儿压力（Ingersoll & Wainer，2013a，2013b；Ingersoll et al.，2016；Stadnick，Stahmer，& Brookman-Frazee，2015）。此外，来自家长和教师的报告以及对亲子互动的观察表明，参与 ImPACT 计划后，儿童在语言使用方面有所提高（Ingersoll & Wainer，2013a，2013b；Ingersoll et al.，2016）。儿童这方面的收获与家长回应能力的提高和对社交沟通技能的直接传授有关。我们还证明，基于社区的干预提供者可以通过我们的服务提供者培训模式，学会以可靠的方式实施 ImPACT 计划（Wainer，Pickard，& Ingersoll，2017）。

最后，对于在社区环境中接受干预的、有孤独症风险的幼儿家庭和社会经济地位较低的家庭，ImPACT 计划是可行和可接受的（Pickard，Kilgore，& Ingersoll，2016；Stahmer et al.，2016）。

下一章描述了在您的从业环境中筹备和实施 ImPACT 计划的重要注意事项。

第 2 章

ImPACT 计划的筹备与实施

在筹备和实施 ImPACT 计划时，有许多问题需要考虑，包括为计划的可持续性做准备、确定干预团队、确定哪些家庭最有可能从计划中获益、确定在您的从业环境中实施计划的具体配套准备、解决家长参与计划会遇到的障碍，以及需要做出的必要调整。本章将对这些问题加以讨论。您可以使用"计划实施方案"（表单 1）来计划如何在您的从业环境中实施 ImPACT 干预措施。图 1.2.1 说明了该表单的使用方法。

为计划的可持续性做准备

提供干预服务的专业人员开始实施一个新的项目或干预方法，却在很短时间内就终止的现象是很常见的。当一种方法无效时，停止使用它是说得通的。然而，许多有效的方法被放弃的原因，仅仅是因为它们难以为继，特别是在资源有限的环境中。研究和临床经验都告诉我们，以下因素对 ImPACT 计划的可持续性十分重要。尽早考虑这些因素可以让您更容易在特定的工作环境中开始使用这项计划，并在更长的时间里继续使用它。

管理人员的支持

尽管我们已经尝试使 ImPACT 计划与各种各样的服务提供模型兼容，但干预服务的提供者通常需要获得额外的资源或调整服务提供模型，以支持计划的实施。因此，管理人员的支持非常重要。事实上，我们已经发现，当有管理人员支持此计划时，服务提供人员更有可能长期使用 ImPACT 计划。管理人员的支持，可以确保有足够的资源来支持计划中的初始和持续的专业人员培训、所需的项目材料和资助（例如，手册、玩具、托儿服务和 / 或提供给小组的食物）以及专业人员实施计划的时间（例如，任务转换、弹性时间、下课时间和加班工资）。

表单 1	计划实施方案

为计划的可持续性做准备：启动和维持计划需要哪些资源？

我们需要得到特殊教育主任的支持。她可以帮我们在学区总部找一个房间开展小组课程。讨论如何为新家庭把 ImPACT 计划写进个性化家庭服务计划（Individualized Family Service Plan，IFSP）。派 2 名教师参加 ImPACT 介绍工作坊。

确定干预团队：谁将参与实施计划？

言语病理学家和课堂的特殊教育教师。他们将轮流带领小组课程。我们会给每个家庭分配一个教练。

确定家庭：谁将接受这项计划的服务，又会在什么时候接受服务？

所有患有孤独症或早期发育迟缓的孩子的新家庭都将在每年秋季接受这项计划的邀请。

确定计划的运营方案：计划将如何实施？

我们将使用小组辅导模式。小组课程将在周四晚上进行。周五白天将提供辅导。小组课程将在学区总部的会议室开展。辅导将在参与者的家中进行。

解决参与时遇到的障碍：家庭参与干预计划时需要哪些支持？

在小组课程进行期间，家长需要托儿服务。一些家庭需要乘坐巴士参加小组课程。请联系特殊教育主任咨询托儿服务相关事宜，以及交通费用。

对计划进行必要的改动：如何在改动计划的同时保持计划的可靠性？

一些家庭可能会因为出差 / 托儿问题而错过小组课程。思考如何为这些家庭直播小组课程。将在计划结束时增加两个额外的关于图片交换交流系统和如厕训练的课程。

图 1.2.1　"计划实施方案"（表单 1）的完整示例

让服务提供人员建立起专业技能

让服务提供人员在从业环境中建立起 ImPACT 计划所需的专业技能会有好处。这使得他们能够在学习计划和维持计划可靠性的过程中相互支持，并且分担与运营该计划的后勤工作相关的一些工作量（例如，带领小组）。许多与有特殊需求的幼儿工作的服务提供人员会换工作；当一个经过培训的服务提供人员离开机构时，如果机构内有其他经过培训、能够实施计划的专业人员，那么机构就可以维持该计划的运行。

正式服务

最后，一旦计划成为正式的服务，就更容易维持。在可能的情况下，我们建议定期向所有在实践环境中接受服务的合适家庭提供家长辅导。此外，我们建议将 ImPACT 计划（或家长辅导）写入每个孩子的服务计划，如个性化家庭服务计划（IFSP）或个性化教育计划（Individualized Education Program，IEP）。将 ImPACT 计划纳入儿童服务计划还可以帮助家长理解，家长辅导是儿童干预计划的重要组成部分，并有助于提高家长的参与度。

确定干预团队

面临社交沟通挑战的幼儿通常会接受一个干预团队提供的干预服务。如果您正在提供团队式的干预服务，确定哪位（哪些）专业人员将提供家长辅导是非常重要的。下面，我们将讨论与家庭合作、有效实施 ImPACT 计划所需的资质、技能和培训，总结内容见表 1.2.1。

表 1.2.1　教练的资质和技能

- 研究生水平的培训
- 有关儿童发展和行为原则的知识
- 对儿童熟练使用 ImPACT 计划的干预技术
- 熟悉行为管理策略
- 与家长发展合作关系的能力
- 向家长提供反馈的能力
- 根据需要灵活调整计划的能力

教练的资质和技能

ImPACT 计划由为患有孤独症和其他社交沟通发育迟缓的幼儿提供服务的人员实施，包括临床心理学家、社会工作者、特殊教育工作人员、行为治疗专家、言语和语言病理学家以及职业治疗师。鉴于有效辅导家庭所需的背景知识和临床技能，我们强烈建议教练要在各自的领域接受过研究生水平的培训。此外，做家长辅导的教练应该具备有关儿童发展的基本知识，熟悉儿童的社交沟通发展，以及了解儿童的行为原则。

在对家庭进行辅导之前，教练应该能够对儿童熟练使用 ImPACT 计划的干预技术（Kaiser & Hancock，2003）。因为许多这些技术也用于其他发展和自然行为干预方法，很多与社交沟通发展迟缓的幼儿工作的专业人员可能已经熟悉部分或所有的技术。然而，熟悉并不等于熟练。教练需要能够熟练地使用每一种技术，无论是单独使用还是与其他技术一起使用，以便教会家长如何有效地进行操作（Kaiser，Hester，Alpert，& Whiteman，1995）。此外，由于儿童症状的数量和严重程度从轻微到严重不等，教练应该了解如何使每种技术适用于不同的儿童。

在辅导家长之前，教练在对不同能力水平（在不同的 F.A.C.T.S 策略上，平均得分为 4 分或更高）的孩子进行干预时，应能达到实施标准的可靠度。这需要长时间的练习。因此，我们建议教练在学习干预技术的同时，对儿童进行直接的干预。"干预可靠度检查表"（表单 4）概述了您确保干预实施的可靠度而必须使用的每项策略的关键要素。值得注意的是，每项策略都包含几种不同的技术，可以在孩子身上实现相同的结果。例如，在**创造机会**这组策略中有三种技术（*游戏性干扰、均衡轮流和诱发沟通*）。这些技术中的每一种都能有效地鼓励孩子主动发起沟通。因此，教练不需要在每次互动中对每个孩子使用所有技术以保证实施干预的可靠度，只要教练能成功地使用每项策略中的至少一种技术来达成孩子的目标即可。

教练还应该熟悉基本的行为管理策略，因为许多社交沟通发展迟缓的幼儿表现出具有挑战性的行为，如发脾气和攻击性（Kaiser & Hancock，2003），这可能会干扰他们的家长学习和使用 ImPACT 计划的能力。因此，教练应当能够在课程中管理具有挑战性的行为。我们在第 2 部分中加入了一个选修的行为管理单元，用来帮助家长解决孩子在家里和社区中的行为问题。

此外，教练应当能够与家长发展合作关系，并能够通过辅导过程有效地让家长参与和为家长赋能（Kaiser & Hancock，2003）。教练应当能够倾听并敏感地回应每位家长可能提出的问题和顾虑。此外，教练应当能够让家长尽可能多地参与决定孩子的目标，应当考虑如何最好地在家庭日常生活中实施干预，并且应当对家庭的优势、偏好和价值观保持敏感（Brookman-Frazee，2004）。教练还应该能够向家长清楚地展示干预的概念和实证基础，包括描述每种技术的原理和关键要素，每种技术与其他策略合用的方式，以及使用哪种技术可能最有效地实现社交沟通目标（Kaiser & Hancock，2003）。当家长有了这些知识，他们就能更好地利用干预来实现新的目标。这也增加了他们全天使用干预策略的动力。

成人学习最重要的一个方面是接受反馈。因此，教练必须能够有效地分析家长对孩子的干预实施，并提供正面反馈和纠正性反馈（Kaiser & Hancock，2003）。我们合作过的大多数专业人员发现，这项技能是辅导家长最具挑战性的方面。虽然专业人员可能凭直觉知道如何对儿童使用干预技术，但当他们试图以支持性的方式向家长传达这一信息时，他们会感到困难。这项技能需要长期练习。我们建议教练在给家长提供反馈前，先练习给其他成年人提供反馈。提高这些技能的一个方法是，在每位教练给孩子实施干预时，让同事们轮流提出反馈。在观看家长或其他成人对面临社交沟通挑战的儿童进行干预的视频时，也可以练习分析和提供反馈。我们发现，这些策略不仅有利于培养家长的辅导技能，而且通常能提高专业人员直接为儿童提供干预的能力。

最后，对于教练来说，能够根据需要灵活地调整计划以满足每个孩子和家长的个性化需求是很重要的（Kaiser & Hancock，2003）。在任何情况下，教练在设计个案计划时都必须关注孩子的技能水平、家长的沟通和学习方式以及家庭动力和文化。在第 3 章中，您可以找到更多关于在 ImPACT 计划中与家长有效合作的流程的信息。表单 5、表单 6 和表单 7 是辅导可靠度检查表，涵盖了辅导的不同组成部分（协同目标设置、教练辅导和带领小组）。

专业人员的准备

我们强烈建议计划成为教练的人员接受 ImPACT 计划的培训，以确保自己能够有效地实施这些计划。如上所述，机构内有多个接受过 ImPACT 计划培训的专业人员通常是有帮助的，这样可以长期维持项目的运行。专业人员培训可以包括在线的自主学习、工作坊和咨询。

确定家庭

在确定哪些家庭可以从 ImPACT 计划中获益时，考虑以下儿童和家长的特质会有帮助。

儿童的特质

ImPACT 计划最初是为 6 岁及以下的确诊孤独症的儿童开发的。近年来，该计划已被延伸调整用于有孤独症风险的婴儿和幼儿。这些调整使得这项计划适合年龄更小的儿童，以及社交沟通发展迟缓但没有确诊孤独症的儿童。该计划也适用于年龄较大（上至 12 岁）、有明显的语言和认知发展迟缓问题的儿童。

ImPACT 计划中的干预策略最适合处于语言发展早期阶段（直至大约 48 个月的表达性语言年龄）的儿童。语言技能更发达的儿童，可能会受益于教练使用干预策略来提高其语音清晰度（speech intelligibility）或学习更复杂的语言关系（例如，过去式、介词、会话技术等）。没有这方面的专业知识的教练可以与言语和语言病理学家合作，制定具体的口语和语言目标，并确定实现这些目标的技术，然后再教家长使用这些技术。语言技能更发达的儿童，也可以从锻炼与同伴或兄弟姐妹互动的技能的项目中获益。这项计划经过一些调整后，可以用来辅导兄弟姐妹和同龄伙伴。关于这个问题的更多讨论，请参见本章末尾"进行必要的调整"部分有关兄弟姐妹辅导的讨论。

许多有社交沟通困难的幼儿也会表现出行为问题，如不服从、发脾气、攻击性、破坏物品、睡眠／进食问题或逃跑，这些行为会影响家庭生活质量，也会对孩子的学习产生负面影响（Schreibman，1988）。在大多数情况下，这些行为是轻微的，可以通过教家长使用 ImPACT 计划中的策略来处理。然而，在某些情况下，这些行为可能会干扰家长学习干预的能力。如果孩子表现出严重的行为问题，而这可能会影响家长参与计划的能力，教练可能希望从选修的行为管理单元（参见本手册第 2 部分第 8 单元与《家长手册》第 8 章）开始辅导。如果孩子的行为问题非常严重，家长可能需要咨询行为专家，他们可以为孩子制订有效的行为计划，并在不同的环境中实施。

家长的特质

来自各种背景并与孩子有许多不同关系的照顾者，包括祖父母和其他家人，都可以成功地学习促进孩子社交沟通发展的策略。不管照顾者是谁，重要的是他们要自主选择参与这项计划（Kaiser & Hancock，2003）。一个有意愿的参与者更有可能致力于学习和实施干预技术。这表明，家长参与式干预应该始终是一种干预选项，而不是提供的唯一的服务方式。

那些相信自己的努力会改善孩子的发展的家长，更有可能学习和实施干预策略。对于那些认为参与儿童干预是优先事项的家长来说也是如此（Kaiser & Hancock，2003）。如果家长有足够的时间和精力投入家长培训，又有足够的家庭支持，这样就最有可能成功。比如，家长能不能在日程中排出时间，在工作中请假，并安排托管？如果家长目前无法参加整个项目，那么这可能不是开始家长辅导的好时机；最好等到家长有能力参加整个项目再开始。

与来自主流文化群体的家庭相比，社会经济地位较低的家庭与来自多元种族、族裔、文化和语言背景的家庭较不可能参加家长参与式干预，也较可能过早终止干预（Harachi, Catalano, & Hawkins，1997）。少数族裔和低收入家庭在参与方面经常面临许多结构性障碍，如缺乏儿童照护或交通工具、不灵活的工作时间表、社会支持度低、语言障碍和感受性障碍（perceptual barrier），以及文化或语言差异。面临精神健康问题或学习困难的家长也可能难以参与这项计划。我们在这本手册中嵌入了许多家长参与策略，可以帮助来自各种背景的家长有效地参与这项计划。在本章后面的部分（参见"处理参与的障碍"），我们将讨论能够使弱势家庭更有可能参与并完成这项计划的额外支持。

家长辅导应该什么时候开始？

孩子的发展担忧被提出后，多久应该提供家长辅导？这个问题没有明确的答案。一种方法是在家长表达担忧或孩子确诊后尽快向家长提供辅导。这种方法有几个优点。首先，尽早向家长教授促进社交沟通的有效策略，可能会对孩子的发展产生重要影响（Wetherby & Woods，2006）。其次，许多家长表示在孩子的诊断结果出来后、等待服务的这段时间里，他们会产生很深的挫败感（Renty & Roeyers，2006）。在孩子获得诊断后的几周内提供家长辅导服务，是孩子在等待密集服务期间，为家长提供低强度的治疗的一个选择。这种方法可以为家长提供关于孤独症和相关疾病的信息，及时开始治疗，并向家长教授有效的策略以成功地让孩子参与进来，从而减轻家长的压力。如果辅导是在小组中进行的，对诊断结果不熟悉的家长将有机会与其他有社交沟通挑战的儿童的家长见面，并获得社会支持。

另一方面，一些新近确诊的儿童的家长可能还没有在情感上准备好处理信息，并将其应用于孩子身上（Whitaker，2002）。这些家长可能需要一段时间整理情绪，才能从家长参与式干预计划中充分获益。对于这样的家长来说，一对一的教练模式可能允许家长在教练的指导下慢慢接受诊断结果。

鉴于这些相互冲突的立场，我们很难知道向家长提供 ImPACT 计划的最佳时机。也许最好的策略是让家长有机会尽快参加这项计划。然后，可以在稍后的时间点再次提供这项计划。事实上，随着孩子发展更多的技能，一开始已经接受过辅导的家长可能有必要重新学习计划中教授的技术（NRC，2001；Whitaker，2002）。我们合作过的许多机构每年提供两次小组辅导项目，一次在秋季，一次在春季，每次都邀请家庭参加。开展一对一模式时，在治疗开始时提供家长辅导可能是最有效的。倘若家长还没有准备好，您可以从直接服务开始，然后在几个月后再次提供家长辅导。

确定计划的运营方案

关于这个项目的运营方案，有许多决定要做。接下来，我们提供了一些考虑事项和建议，以确定在特定环境中实施 ImPACT 计划的最佳方式。

选择辅导模式

一对一或小组模式的选择通常由辅导环境决定。例如，与非常年幼的孩子（从出生到 3 岁）

工作的早期干预人员可能会发现，实施一对一家长辅导最容易，因为许多个性化家庭服务计划是为安排家长和孩子在家中接受干预而设立的。对于在诊所工作的专家来说也是如此，因为一对一的干预是诊所服务的典型模式。对于在教室环境中为儿童服务的专业人员，或者无法一次为一个孩子提供至少一小时的干预的专业人员来说，小组模式通常更可行。在这些情况下，很难为每个孩子安排单独的辅导课，课程内容可能需要以配有较少一对一辅导课的小组辅导模式呈现。最后，有些家长可能负担不起一对一治疗的较高费用，在这种情况下，小组辅导可能是一个更负担得起的选择。

如果您不局限于某个特定的模式，并且正在考虑使用最佳模式，您可能希望考虑这两种辅导模式的优势和局限性。表 1.2.2 总结了这两种模式的优点。一对一模式最明显的好处是教练可以调整干预措施以满足每个家庭的需求，可以特别关注每个孩子和家长的优势与劣势。这种模式让家长在接受辅导时有更多的时间和孩子一起练习。这可能会让家长学习得更好。参与一对一模式的家长也报告，他们获得了更大的满足感，孩子有更多的行为改善，并且他们在家长培训项目中的出勤率更高（Chadwick, Momcilovic, Rossiter, Stumbles, & Taylor, 2001）。然而，一对一辅导模式只能服务少数家庭，这种辅导的培训成本和人力成本也要高得多。

表 1.2.2　一对一辅导模式与小组辅导模式的优势

一对一辅导	小组辅导
• 教练可以根据每个孩子和家庭的一对一需求量身定制计划。 • 家长接受更多的辅导。 • 家长经常报告，在一对一模式中的满意度更高。	• 教练可以服务更多的家庭。 • 小组模式对家长来说更经济。 • 家长能从其他家庭那里获得社会支持。

小组辅导模式的好处是对教练来说时间不那么密集，对家长来说更经济。这些方面使得计划更容易被更多的家庭所接受。此外，家长有机会与其他家庭见面和分享，并获得社会支持，这已被证明对家长学习和掌握干预技术以及他们的幸福感都有积极影响（Stahmer & Gist, 2001）。然而，要定制计划以满足具有不同学习风格、不同学习能力的家长，或孩子技能差异显著的家长，要困难得多。最后一个限制通常是对儿童托管的额外需求，因为家长无法带孩子一起参加小组课程。

到目前为止，没有数据表明一种模式比另一种模式更好。然而，研究表明，所有家长都需要带他们的孩子接受密集的一对一辅导，以掌握小组中教授的技术（Kaiser, Hemmeter, et al., 1995）。因此，无论选择哪种辅导模式，所有家庭都应该接受单独的辅导课程，以便在练习对孩子实施干预技术的同时获得教练的反馈。

选择辅导环境

一对一辅导课可以在家庭、教室或诊所进行。在家庭中为家长和孩子提供一对一辅导是有好处的。当教练在自然环境中提供辅导时，家长的技能可能得到更好的泛化和维持。这种模式让教练得以教家长在日常例行活动中使用干预措施，而这些活动在课堂或诊所环境中通常不会出现，如用餐、穿衣和在社区里出行。这种模式还让教练得以针对家庭特有的日常活动来教授技能。最后，这种模式提供了让更多家庭成员（如兄弟姐妹或祖父母）参与计划的机会，他们不太可能去其他地方参加辅导课程。

在家辅导的局限性之一是家长很难不分心。兄弟姐妹、电话、访客和日常生活的需求可能让家长在上辅导课时分心。家中不像诊所或教室那样结构化，孩子可能更难积极参与，表现出更具挑战性的行为。因此，如果在家提供辅导，教练可能需要花费额外的时间来布置环境，以优化孩子的参与度和家长的学习情况，确保辅导能够成功。

在诊所或教室进行辅导的好处和局限性与在家里正好相反。通常，这些专门的治疗环境布置旨在最大限度地减少干扰并促进参与。这些地方会有家里可能没有的、让孩子非常感兴趣的玩具和活动。另外，如果这是孩子已经熟悉的环境，他很可能会把环境和干预工作联系起来，也可能会更配合。最后，当辅导课程在家庭之外进行时，家长可以避免家庭中出现的日常生活的麻烦和混乱，可以把更多的注意力放在辅导上。由于这些原因，孩子可能会更积极地回应，家长可能会更成功地实施干预技术。这种好处在计划开始时可能特别重要，因为这是家长第一次学习如何使用新的干预技术。然而，随着项目的进展，家长可能会发现，由于上述干扰，她无法将自己对策略的使用泛化至家庭环境。

在非家庭环境进行辅导时，教练可以使用几种技术来尽量减少无法泛化的问题。这包括让家长把家里的玩具带到治疗室，或者让家长在治疗环境中处理一些家庭日常活动，如点心时间（见第 3 章 "提升家长的独立性" 小节）。教练还可以考虑在治疗环境中进行大部分辅导，以培养家长的技能和信心，然后在家中进行复习和最后的辅导，以促进泛化。

将 ImPACT 计划纳入现有课程

一个经常出现的有关家长辅导的问题是，如何将家长辅导有效地融入现有的服务模式中。鉴于 ImPACT 计划中的干预包含了来自发展和行为治疗文献的元素，它与许多用于社交沟通发展迟缓幼儿的干预方法兼容，并且它可以极大地提升孩子对直接服务的反应。

如果服务是在一对一的环境中提供的，例如诊所或家庭的环境，那么在现有的服务提供模式中，一对一的家长辅导模式可以相对容易地实现。根据现有治疗服务的限制，ImPACT 计划可以作为直接服务的一部分，也可以代替直接服务。我们发现，如果现有的服务每周只允许进行1 ~ 2 小时的一对一干预，当这些时间用于家长辅导而不是治疗师主导的干预，孩子往往会取得更大的进步。在这种情况下，教练可以考虑暂停治疗师主导的服务几个月，以便提供家长辅导，并在 ImPACT 计划完成后重新提供治疗师主导的服务。然而，同时使用这两种模式显然更可取。

将家长辅导融入基于课堂的服务模式可能会更为困难。大多数基于课堂环境的项目被设计成每周几天、每天几个小时的治疗方案，这导致上学日只剩下一点点时间可以安排 ImPACT 课程。小组模型可能是最兼容的，然而，即使在教室里，也可能有机会使用一对一辅导模式。如果在教室里进行辅导，我们通常建议教练在同一天为所有家庭安排辅导课，并以 1 小时为单位，以便于计划。这个时间表让教练在辅导一个家庭与另一个家庭之间有 10 分钟的时间做笔记，为下一个家庭做准备。如果有足够的工作人员，我们建议，在一般的上学日，也可以在另外的房间开展辅导和（或）小组课程。工作人员可以提供辅导，或者减轻教师辅导时的负担。另一种方法是在教师工作计划日提供辅导和（或）小组课程，在此期间，孩子们通常不会出席；或者用家长培训代替部分直接服务。虽然许多项目都担心 ImPACT 干预会带来"取消其他干预服务"的后果，但我们强调，家长干预就是干预。ImPACT 计划中的辅导课也是由专家提供的直接服务，这些服务同样是列在个性化教育计划（IEP）上的直接服务项目。

处理参与的障碍

许多家长在参加家长参与式干预计划时遇到了重大障碍。在文化和语言多样的家庭、社会经济地位较低的家庭以及家长有心理健康问题或学习困难的家庭中，这些障碍通常更为明显。这些障碍可能会影响家长参与计划、持续参加课程和全面投入计划的能力。在开始 ImPACT 计划之前，重要的是识别和处理障碍，让您所服务的家庭参与这项计划。下面我们将讨论一些您可以用来帮助家长参与这项计划的支持方式（表 1.2.3 对此进行了总结）。如下所述，克服这些障碍的关键是拥有灵活度和使用巧妙的办法。

表 1.2.3　处理家长参与障碍的可能支持方式

文化障碍

- 尊重家庭的文化规范、价值观、信仰和实践。
- 认识文化群体中的个体差异。
- 如果可能，请提供双语教练。
- 提供翻译人员和翻译材料。
- 鼓励每位家长在家里用她偏好的语言和孩子互动。

结构性障碍

- 为小组课程提供托管服务。
- 提供灵活的时间安排。
- 根据需要提供交通工具。
- 在家中或家附近的社区里提供辅导。
- 对辅导课程的形式进行调整。

感受性障碍

- 培养对项目的共同期望。
- 与每位家长建立牢固的合作关系。
- 为积极参与提供激励措施。

家长的精神健康和学习挑战

- 将支持小组与 ImPACT 计划结合起来。
- 为家长推荐服务。
- 使用一对一教练模式，允许家长用更慢的步调学习。
- 提供有限的文字和更多的图画／图片。
- 增加视频和延伸的角色扮演的使用。
- 在家中提供辅导以支持泛化。

处理文化障碍的支持方式

　　像大多数其他家长参与式干预项目一样，ImPACT 计划来源于研究对象主要是西方中产阶级白人家庭的亲子互动研究（Forehand & Kotchick，1996，2002）。然而，育儿实践往往受到文化价值观、种族和社会经济地位的影响。因此，该计划的干预技术与来自少数族裔文化家庭的育儿做法可能不太兼容。例如，非裔美国人的文化非常重视儿童对权威的服从（Forehand & Kotchick，1996）。这可能与"跟随孩子的引导"前提下的干预技术不一致。在许多亚裔美国人的文化中，家长通常将自己的角色视为子女的教育者，而不是游戏伙伴（Forehand & Kotchick，1996）。因此，一些亚裔美国家长可能会对和孩子一起玩感到不自在。在拉丁族裔的文化中，大量的养育责任被放在扩展家庭的成员身上，特别是祖父母（Forehand & Kotchick，1996）。因此，如果 ImPACT 计划只面向父母，可能会忽视其他重要的家庭成员。

在辅导时，您需要意识到并尊重您所辅导的家庭的文化规范、价值观、信仰和实践。与此同时，您应该认识到，一个文化群体内部通常存在比不同的文化群体之间更多的差异性，要避免对家长存有基于文化背景的刻板印象（Forehand & Kotchick，2002）。另一个问题是家庭使用的语言。在许多情况下，儿童的父母或祖父母可能不会说流利的英语。这可能是参与项目的重大障碍（Harachi et al.，1997）。理想的情况是有一个双语的家长干预教练，用家庭使用的母语对家庭进行辅导（Harachi et al.，1997）。然而，在许多情况下，这可能并不可行。另一种方法是使用翻译。还有一种选择是家长对家长的培训模式：一名接受过辅导的双语家长在教练的帮助下教一名不会说英语的家长。我们发现，对于非英语家庭来说，使用翻译人员和翻译过的家长材料进行个别辅导是非常有效的，尤其是当翻译在开始与家庭合作之前已经对 ImPACT 计划有初步的整体了解时。

有关双语家庭的另一个考虑因素是，家长在和患有孤独症的孩子一起工作时应该使用哪种语言。当孩子被诊断出孤独症时，许多双语家庭被建议只和孩子说英语。这一建议是基于这样的担忧：使用两种语言会进一步推迟儿童的语言发展（Thordardottir，2006）。然而，另有研究表明，两种语言的教学并不会使语言发展迟缓儿童（如孤独症儿童）的语言习得受损（Bruck，1982）。此外，许多不以英语为母语的家长非常重视让孩子学习他们的母语，这样孩子就可以与不会说英语的家庭成员交流。许多家长也觉得用母语和孩子交流更自在。因此，虽然出于组织安排方面的原因，家长辅导可能需要用英语进行，但我们应该鼓励每位家长在家中使用自己觉得最舒服的语言与孩子互动。

处理结构性障碍的支持方式

有许多结构性障碍会影响家长参加家长参与式干预的能力，包括儿童照护、工作安排、交通和其他家庭责任或生活压力（Harachi et al.，1997）。家长参加辅导课程的最大障碍之一就是缺乏儿童照护服务。虽然这对于一对一辅导模式来说不是什么大问题，但缺乏儿童照护服务对于希望参加小组辅导模式的家长来说，可能是一个重大的结构性障碍。对于患有孤独症和相关问题的儿童的家长来说，获得儿童照护服务可能尤其困难。即使是有支付能力的家长，也很难找到愿意照看孩子的保姆或临时看护人。实施干预的机构可能有必要安排能够监管患有孤独症和相关挑战的儿童的托管服务。事实上，我们已经与许多使用小组辅导模式的项目合作，其中一些项目提供托管服务，另一些项目则没有。到目前为止，有托管服务的 ImPACT 干预计划的出勤率较高。托管服务可以由课堂助理提供，这项服务可以是志愿性的，也可以是有偿的。在计划小组辅导项目时，一种可能性是让家长选择支付由课堂助理提供的低成本托管服务（例如，每个孩子收 5 美元[①]）。由于课堂助理届时已经了解孩子们，大多数家长会很乐意把孩子交给课堂助理托管。

幼儿干预服务通常在传统的上班时间提供。然而，许多有工作的家长在工作时间很难参加多次课程。灵活的时间安排，包括在晚上和周末安排上课时间，可以极大地提高家长的参与度（尤其是对于社会经济地位较低的在职家长，他们的工作时间表通常没有什么灵活性）。通过小组模式，我们发现，在晚上安排小组课程，而在白天——当孩子的注意力集中度更高时——提供一对一辅导课程，可以实现家长最大限度的参与。

第三个障碍是交通。对于一些家庭来说，安排可靠的交通工具去参加辅导课程可能很困难，尤其是那些必须使用公共交通工具并且在公共场合难以管理孩子行为的家庭。在家中或靠近家的社区（如日托机构）进行辅导，或者提供交通工具，可以提高参与度（Harachi et al.，1997）。也有其他家庭可能住得离治疗地点太远，以至于每周往返是不切实际的。对于这些家庭，ImPACT 计划服务方可能希望调整培训的密集度或长度，方法是培训课程规划成较少次数且间隔横跨较多周，或将培训压缩为更短时间。另一个可能性是通过视频会议提供辅导。之后，我们将更详细地讨论这些调整计划。

处理感受性障碍的支持方式

感受性障碍也会降低家长参与计划的意愿。如果计划不能满足家长对服务的期望，或者家长对干预策略感到不适，那么她可能不太愿意参加课程或在家练习。研究表明，教练和家长之间的关系质量对家长的满意度有很大影响，并最终对出勤率和参与度产生很大影响（Alexander，Barton，Schiaro，& Parsons，1976）。从一开始就与家长建立强有力的合作关系，包括对计划和治疗目标的共同期望，对于加强家长的参与动机和对参与的承诺非常重要。关于发展合作关系的策略的更多信息可以在第 3 章中找到。

教练也可以考虑提供激励措施来提高家长参加培训的积极性。我们发现，在晚上进行的家长小组课程上提供低成本的晚餐，对许多家庭来说是一种有效的强化手段。另一种可能性是提供奖励，如玩具店的礼券，以奖励参与和进步（Forehand & Kotchick，2002）。还有一种方法是要求家长在报名参加计划时支付可退还的押金，然后根据家长参加的课程次数返还一部分押金（Forehand & Kotchick，2002）。

---

① 美国货币单位，可根据实时外汇比率兑换。——译者注

处理家长的精神健康问题和学习挑战的支持方式

有些家长可能会面临精神健康问题或学习挑战，这可能会影响他们从 ImPACT 计划中获益的能力（Forehand & Kotchick，2002）。抑郁症是专业人员在与孤独症儿童的家庭合作时最常遇到的精神健康问题（Bitsika & Sharpley，2004）。患有抑郁症的家长经常在接受孩子诊断的过程中饱受挣扎，在这种情况下，将家长辅导计划与家长支持小组结合起来可能会有所帮助。施塔默和吉斯特（Stahmer & Gist，2001）发现，接受一对一的家长辅导并参加支持小组的家长，比只接受家长辅导的家长能更有效地学习干预技术。为家长提供治疗不是教练的责任。然而，为了识别家长的需求和推介适当的服务，教练需要掌握一些关于常见精神健康问题的知识。任何时候，如果教练担心家长有虐待行为或无法有效地照顾孩子，就应联系相关机构。

在某些情况下，家长可能会因为有学习困难或文化水平低而难以学习干预技术。事实上，我们合作过的许多儿童的家长都有学习障碍或孤独症。当家长面临学习上的挑战时，最好采用一对一模式提供辅导，这样家长能够以较慢的速度学习这些技术。如果家长文化水平低，教练可以考虑只复印和使用《家长手册》中每一章的第一页或前两页，而不是使用完整的《家长手册》。章节大纲和相关图标可能更便于家长理解。也可以使用其他图片或图表（可能在家里展示），以帮助家长理解并记住如何使用干预技术（Feldman，Ducharme，& Case，1999）。我们合作过的一些家长，他们受益于更多地使用视频（视频用于展示干预技术和提供反馈），以及与教练进行更多的角色扮演。由于许多有学习障碍的人在泛化干预技术方面面临困难，因此在家中辅导可能会比在诊所或学校辅导更成功（Tymchuk & Andron，1992）。

进行必要的调整

ImPACT 计划包括一对一和小组辅导模式，以适应大多数社区实践环境的结构，为社交沟通发展迟缓的幼儿提供服务。然而，我们认识到，并不是所有的社区项目结构都支持这两种模式中的一种。在这种情况下，需要调整辅导模式或社区设置结构（或两者），以支持 ImPACT 计划的使用。

要记住，对循证干预进行调整可能会改变其有效性。大多数的循证干预措施，如 ImPACT 计划，都有其核心组成要素（干预措施不可或缺的部分）和外围元素（可以调整）（Damschroder et al.，2009）。改变或消除干预的核心要素可能会损害其有效性。然而，改变计划的外围元素可以增强干预和实践环境之间的匹配度，从而最终改善干预结果。当对 ImPACT 计划进行调整时，重要的是维护核心要素，并基于对各个家庭与实践环境的优势和需求的深入思考来进行调整。

表单 4、表单 5 和表单 6 概述了计划可靠度所必需的三个要素：（1）核心干预内容（即 F.A.C.T.S. 策略中的至少一种技术）；（2）协同目标设置；（3）家长辅导程序的使用。如果其中任何一个要素不存在，则该计划不应被视为 ImPACT 计划。这些要素是我们和其他研究人员对家长参与式干预的研究中的"活性成分"。其他更外围的元素可以被修改以更好地适应特定的实操环境。我们认为，本手册中介绍的辅导模式最适合家长学习。接下来，我们将根据我们的研究和临床经验，提供在不损害 ImPACT 计划完整性的情况下可以进行的调整形式的指南（见表 1.2.4 的总结）。

表 1.2.4　可能的计划调整形式

- 在 12 周的课程中采用一对一的辅导模式。
- 课程调整为次数较少但较密集的形式。
- 在短时间内提供密集的辅导。
- 利用视频反馈。
- 提供远程辅导。
- 提供幼儿小组。
- 提供兄弟姐妹的辅导。

课程次数

一对一的辅导模式设计为 24 节课，每周 2 次，共 12 周。我们发现，许多家长可以在 12 次每周 1 小时的课程中学会有效地使用策略（Ingersoll & Wainer，2013a）。本手册的第 2 部分提供了在 24 节或 12 节课程中涵盖教学内容的建议指南，每个单元还包含了在时间有限的情况下如何调整特定策略和技术的信息。

课程的时间长度

教练可以试着把课程调整为频率更低或更高的形式，而无须调整课程的次数。如果教练每周只能见接受辅导的家庭 1 次，可以在每周进行 1 次一对一课程，连续进行 24 周，甚至拉长总时间而采用频率更低的形式（如每个月 2 次）。同样，我们有一些干预项目选择在 24 周内每隔 1 周进行 1 次小组课程。我们合作过的另一些项目，选择在 6 周内更密集地开展小组模式的课程，在一周开始时提供小组课程，并在同一周的之后几天开展同主题的一对一辅导。这种调整方式也取得了成功。

对于需要长途跋涉来接受辅导的家庭，教练可以调整计划，以更密集的形式进行辅导。例如，Koegel、Symon 和 Koegel（2002）为居住地远离培训中心的家庭开发了一个有效的家长培训模式。在这个模式中，自然取向教学技术的一对一辅导被安排在一周内完成，每天持续几个小时。家长能够掌握干预技术，并在回家后将技术应用于孩子身上。需要注意的是，缩短课程长度可能会限制孩子在课程期间的进展，因此要根据这种情况为孩子设定目标。

视频反馈

ImPACT 计划中的家长辅导形式，主要是在每位家长与孩子一起练习时，对他们进行实时反馈。实时反馈的好处是它的即时性；家长可以立即修正行为，并且不会用错误的方式练习技术。教练也可以随时加入并示范一种技术的正确使用方式。然而，在家长尝试和孩子互动时，实时反馈可能会分散家长的注意力。因此，视频反馈可以作为替代选择。观看视频时提供反馈的一个好处是，它减少了家长一次必须关注的信息量，从而能够让家长更好地专注于互动过程。家长也可以用录像记录自己在不同的环境中使用干预措施的过程，从而获得有关自己和孩子在辅导课程之外的互动的反馈。教练也有更多的时间讨论家长和孩子的行为，并且可以在孩子不在场的时候回顾视频。我们发现，视频反馈对学习有困难或把英语作为第二语言的家长尤其有帮助，因为这样记录的互动和口头反馈的速度都可以减慢。通过视频提供反馈的策略可以在第 2 部分的回顾课程中找到。

远程辅导

最近的研究表明，教练可以通过视频会议有效地进行辅导（Ingersoll et al.，2016）。对于那些在参与传统干预计划时遇到障碍（例如，交通困难、缺乏儿童照护和/或不灵活的工作时间表）的家庭，这种方式可以增加他们接受家长参与式干预的机会。它还可以让家长获得关于他们在家庭环境中对孩子使用干预措施的反馈。对于服务范围涵盖一大片区域的社区项目，这种方式也可能更经济。在视频会议中，教练无法示范如何在孩子身上使用干预技术，因此，我们建议教练向家长展示在小组课程中使用的示范技术视频。

幼儿小组

在一些实践环境中可以提供的另一种干预形式是幼儿小组。幼儿小组旨在为家长提供培训，同时也为孩子在课堂环境中的参与做准备。这些小组通常包括数量较少的孩子、他们的家长和两个干预人员。小组每次持续 60 ~ 90 分钟，每周进行一次或两次。这些小组通常像学前或幼儿特殊教育课堂一样运行，有许多发展适宜的课堂活动（例如，问候、感觉运动活动、粗大运动活动、音乐、自由游戏、吃零食、桌面活动和再见活动）。活动通常由干预人员开展，而家长会充当孩子的助手。

一对一辅导形式经过调整后，就能应用在幼儿小组里：让一名教师为一个家庭提供一对一辅导，而另一名教师带领其他家庭做小组活动。课堂安排应该包括一些简短的活动（例如 15 分钟的活动），在家庭中轮流进行。每位家长都有机会在针对孩子发展目标的小组活动中支持孩子，并接受一对一辅导。鉴于每次家长辅导课都比其他模式中的辅导课短，教练可能需要在每项技术上花费多于一次课程的时间，以便家长掌握技术。

表 1.2.5 提供了一个例子，说明如何在包含家长辅导的幼儿小组中分配时间和安排活动轮换。这种模式用于 90 分钟的幼儿小组，有两名工作人员、五名儿童和他们的家长。要使用这个模式，需要有两个明确范围的空间。在辅导轮换期间，教师在家长与孩子互动时为每位家长提供辅导。在小组活动轮换中，教师起主导作用，家长观察并辅助孩子。在全组活动中，一位教师主导活动，另一位教师和家长辅助孩子们。

表 1.2.5　90 分钟幼儿小组的时间表示例

时间	教师 1	教师 2
8：30 — 8：35	全组—问候（引导）	全组—问候（辅助）
8：35 — 8：50	小组—感觉运动活动	辅导—自由游戏（家庭 1）
8：50 — 9：05	辅导—自由游戏（家庭 2）	小组—音乐
9：05 — 9：15	小组—吃零食	辅导—吃零食（家庭 3）
9：15 — 9：30	辅导—自由游戏（家庭 4）	小组—艺术活动
9：30 — 9：40	全组—粗大运动活动（辅助）	全组—粗大运动活动（引导）
9：40 — 9：55	小组—桌面活动	教练—自由游戏（家庭 5）
9：55 — 10：00	全组—再见活动（引导）	全组—再见活动（辅助）

这种调整方式允许家庭在不同时间加入计划，并且在加入后即可以开始家长培训。在这个模式中，不同的家庭在计划中的进度可能不同，这取决于他们的孩子是什么时候进入小组的。如果所有孩子是同一时间进入小组的，那么在小组课里给家长提供必要的信息可能会比较实际，而此时孩子不必在场。之后的幼儿小组时间将可以用来提供一对一辅导。

由于听觉和视觉刺激的增加，当一项以上的活动发生时，孩子可能会分心；这会给在小组环境中提供辅导带来挑战。为了解决这个问题，重要的是要有清晰的视觉和物理边界，并限制环境中的刺激。物理环境或房间布置的结构应遵循"布置有利于成功的家庭环境"部分中概述的相同原则。

辅导兄弟姐妹

有社交沟通困难的孩子通常很难与其他儿童进行社交互动，哪怕是他们的兄弟姐妹（Schreibman，1988）。促进兄弟姐妹之间的积极互动通常是家长的一个重要目标，而提供对兄弟姐妹的辅导是实现这一目标的有效方法（Shivers & Plavnick，2015；Tsao & Odom，2006）。大多数典型发展的儿童有兴趣和他们社交沟通发展迟缓的兄弟姐妹玩耍，但他们通常不了解有效的互动策略（El-Ghoroury & Romanczyk，1999）。我们发现，许多典型发展的儿童期待参与他们兄弟姐妹的治疗的机会，并且，他们对辅导计划中大人给予的额外关注有非常正面的回应。

当社交沟通发展迟缓的儿童能对社交信号做出反应并且没有表现出攻击性行为时，兄弟姐妹的辅导通常最有效。当兄弟姐妹有很好的社交能力，表达了参与的兴趣，而且（或）需要和家长一起参加辅导时，这是很有帮助的。尽管4岁的儿童就可以被教导使用一些策略来成功地与有社交困难的兄弟姐妹互动，但处在学龄期（7岁及以上）的儿童在被教导后通常能够独立使用更多的策略（Shivers & Plavnick，2015）。

辅导兄弟姐妹的策略与辅导家长的策略非常相似；然而，儿童通常需要额外的支持和练习，辅导时间可能需要缩短（10～15分钟），以保持他们的兴趣。根据儿童的年龄和技能水平，教练可以教授家长辅导计划中的所有干预策略，或者选择数量有限的策略，而这些策略是可能对增加兄弟姐妹间的互动产生最大影响的。表1.2.6列出了我们在辅导时发现的，对训练兄弟姐妹最有效的干预技术（技术的名称转换成了对儿童友好的语言）。如果儿童比较年幼，那么在让他和有社交沟通困难的兄弟姐妹进行互动练习前，先和他进行角色扮演会很有帮助。家长和教练可能还需要使用强化措施，以促进儿童持续使用所学的干预技术。

表 1.2.6　针对兄弟姐妹的干预技术

ImPACT 计划的干预技术	对儿童友好的描述
跟随孩子的引导	加入并帮助你的兄弟（姐妹）
模仿孩子	学你的兄弟（姐妹）
示范和扩展沟通	和你的兄弟（姐妹）谈论游戏
均衡轮流	和你的兄弟（姐妹）轮流玩耍
提示新的沟通技能	让你的兄弟（姐妹）开口说话
提示模仿	让你的兄弟（姐妹）学你

　　总之，可以提供各种支持和计划调整，以提高 ImPACT 计划对于单个家庭的成功率，并将其应用范围扩大到更广泛的干预环境和更多的干预提供者。ImPACT 计划成功的关键是要有灵活性和创造性，并对家庭参与有坚定的哲学信念。在下一章中，我们将讨论教家长使用 ImPACT 计划的具体步骤。

第 3 章

在 ImPACT 计划中与家长合作

ImPACT 计划包含许多基于循证的策略，教家长对孩子进行干预。本章提供了 ImPACT 计划关键要素的原理和概述，用于提高家长的参与度并赋能于家长、共同设置目标、辅导家长以及开展小组课程。本手册第 2 部分和第 3 部分中的课程指南提供了关于如何使用这些要素向家长教授干预技术的更详细信息。

让家长参与并赋能于家长

当教练与社交沟通发展迟缓儿童的家庭互动时，这种互动方式会促进或阻碍儿童和家庭的成长。重要的不仅仅是您作为教练做了什么，而是您如何做。家长和教练之间的伙伴关系质量，是任何幼儿干预计划成功的关键因素，并已被证实能提高家长在干预中的参与度，更好地赋能于家长。

在本节中，我们将讨论几个策略来帮助您从一开始就与家长建立强有力的合作伙伴关系。当这些策略与 ImPACT 计划中的辅导策略相结合时，将有助于家长积极参与并为家长赋能，尤其是那些可能会过早终止治疗的家长。

合作伙伴关系是通过以下策略发展起来的：（1）建立信任和尊重；（2）制定共同的干预目标；（3）承认共享的专业知识与决策；（4）具备文化敏感性；（5）采用优势取向的方法；（6）致力于合作解决问题。您应该在与家庭的所有互动中努力建立一种强有力的合作伙伴关系。

建立信任和尊重

与家长建立任何有效工作关系的起点是建立信任和尊重。要做到这一点，教练需要向家长和孩子传达真正的兴趣和共情，同时设定专业边界。

鼓励家长开诚布公地谈论对她来说重要的问题，方法包括提出开放式问题、专注地倾听而不打断（眼神交流，点头，说"嗯"），并在家长回答的基础上，反映家长所说的关键点。

对家长和孩子的体验表现出真诚的同理心。家长可能需要表达她的内疚、悲伤或挫败感，可能还有其他与孩子有关的问题给家长带来了巨大的压力。虽然进度很重要，但有时您能为家长做的最好的事情，就是倾听和接纳她的感受。

作为一名教练，您与家长的互动程度要比您直接为孩子提供干预时高得多。家长可能将您视为朋友、知己或治疗师，并开始讨论她的个人问题。因此，您应该从一开始就设定专业界限。如果家长分享自己的个人问题（例如，婚姻／夫妻困难、医疗或精神健康问题），要让她知道这些问题超出了您的服务范围，并在适当的时候提供服务转介。同样，不要与家长分享您的个人问题。

如果家长双方都能参加这项计划是最好的，而且双方都应该得到支持。如果双方的想法经常不一致，请避免偏袒其中一方。您可能还需要使家长之间的互动结构化。例如，为了避免家长不断批评彼此，做一条规定：只有您才能给出反馈。为了防止家长中的一方主导亲子互动，让每位家长在规定时间内独立地与孩子互动。

制定共同的干预目标

合作伙伴关系始于双方达成一致的干预期望和目标。在治疗开始之前，设定对计划目标和要求的共同期望，并明确家长的角色和您作为教练的角色。初始接案课程（见第 1 部分第 4 章）可以帮助您了解家长对治疗的期望。根据家长希望从干预中获得什么来调整您对计划的阐述。

为孩子制定对家长有意义且重要的目标。本章稍后将更详细地讨论目标的协同设置，确保这些目标与家长对孩子的目标一致。

承认共享的专业知识与决策

合作伙伴关系是服务提供者作为专家的模式向共享专业知识模式的转变，在后一种模式中，教练是干预的"专家"，而家长是儿童的"专家"。教练负责教授家长策略，帮助她为孩子实现目标。家长负责决定如何将干预纳入家庭的日常生活。

认识到家长在家庭中的专长，她作为照顾者的优势，以及她勇于发声和参与的付出。鉴于孩子发展上的挑战，对于家长照顾孩子付出的努力，现阶段她可能没有得到他人正向的反馈。

鼓励家长发挥积极作用，不仅要对孩子实施干预，还要选择如何最好地在家中实施干预。这将有助于确保家长将 ImPACT 计划融入家庭的日常生活中，从而增加家长不断执行计划的可能性。

留意家长让孩子投入互动的能力。与孩子互动时，注意不要表现得显著优于家长。这在计划开始时尤其重要。家长还没有学会让孩子投入互动的技术，如果孩子对您的回应明显更好，她可能会感到气馁。

具备文化敏感性

合作伙伴关系注重家长的信仰、价值观和文化。文化可以影响家庭的结构、角色和沟通方式、家庭对儿童问题的成因和恰当的亲子互动方式的认识，以及对儿童独立和守规矩的期望。要意识到您自己的文化是如何影响您的专业看法的。

培养对家长的价值观和假设的理解，并意识到这可能与您的价值观不同。确保您的建议具有文化敏感性，符合家庭的价值体系。

如果家长持有与当前研究证据不一致的观点，鼓励家长考虑另一种观点，而不是指责她的信仰或价值观。

采用优势取向的方法

通过采用优势取向的方法来帮助家长和孩子取得积极的成果，可以增进合作伙伴关系。关注家长哪些做法能成功地为孩子提供支持。家长可能付出了相当大的努力让孩子参与，并且可能有挫败感。给家长提供高比例的正向反馈和鼓励，尤其是在开始阶段，可以帮助家长建立对自己抚养孩子的能力的信心。

当您与孩子一起工作时，也应该采用优势取向的方法。关注孩子目前拥有的技能和下一步可以学习的技能，而不是孩子不能做的事情。

致力于合作解决问题

在合作伙伴关系中，教练要协助家长解决问题，而不是直接为家长解决问题。作为教练，要帮助家长对潜在的障碍和挑战加以识别，以便家长能够做出预测，并在问题发生前先计划如何应对。在提出自己的建议之前，先请家长提出可能的解决方案。

协同目标设置

ImPACT 计划从和家长一起为孩子制定目标开始。目标很重要，因为它有助于家长理解与孩子一起工作时应该以什么技能为目标。目标也能让您和家长追踪孩子的进展，确保干预是有效的。在 ImPACT 计划中，孩子的目标是由您和家长共同合作制定的。这意味着在收集关于孩子当前技能的信息以及选择和制定目标时，家长起着积极的作用。通过与家长合作的方式为孩子设定目标，您可以与家长建立融洽的关系，给家长赋能，并加强家长的动机和对计划的参与。

本节提供了协同目标设置过程每个步骤的概述及其基本原理，并举例说明了四个核心领域中每个领域具体的和可测量的目标。本手册第 2 部分和第 3 部分中的一对一和小组辅导模式指南，提供了关于如何实施各个步骤的更详细的信息。制定目标的用时和信息呈现的方式因一对一和小组的辅导模式而异；然而，为了保证可靠度，以下概述的关键步骤是一致的，且在两种模式中都要执行。这一节的最后介绍了两个案例研究，每个案例都有一个对话示例，说明如何通过协作的方式制定目标。

协同目标设置的过程有四个主要步骤：（1）描述社交沟通的发展；（2）收集关于孩子技能的信息；（3）为孩子制定目标；（4）监测可靠度。首先与家长和孩子建立伙伴关系，然后让家长了解目标要如何制定。这一点很重要，因为目标制定的依据形式与传统评估模式不同。家长通常有动力参与这个过程。然而，如果家长犹豫不决，要让她知道她的参与对制定适合孩子的目标很重要，也能给家庭带来最大的积极影响。她比您更了解她的孩子，并且可以提供更多孩子在不同环境下使用技能的信息。她也更了解日常生活中孩子所需的技能。

在这个过程的最后，您和家长应该就核心社交沟通领域的目标达成一致，这些目标要：（1）符合家长对孩子的目标；（2）根据孩子目前的技能发展而来；（3）具体且可测量；（4）可以在计划期间实现（见表 1.3.1）。

表 1.3.1　目标选择标准

- 这些目标符合家长自己对孩子的目标。
- 这些目标是根据孩子目前的技能发展而来的。
- 目标具体且可测量。
- 目标可以在计划期间实现。

描述社交沟通的发展

概述 ImPACT 计划针对的特定技能（将这些技能描述为"您的孩子将学习的技能"）及其发展顺序。这有助于家长更好地理解孩子的发展需求，以及社交沟通技能的发展。这也有助于家长理解您将设定的目标类型，并在这个过程中成为更积极的伙伴。

收集关于孩子技能的信息

接下来，您将结合家长的报告、您与孩子的互动以及对亲子互动的观察来收集有关孩子当前技能的信息。让家长参与信息收集过程可以确保您收集的信息是最准确的。同样，这也有助于家长在目标设定过程中成为积极的合作伙伴。

让家长完成"社交沟通检查表"

"社交沟通检查表（Social Communication Checklist）"的家长版（表单 8）是一份发展检查表，其中包含儿童在 ImPACT 计划的四个核心领域的技能问题：（1）社交参与；（2）沟通；（3）模仿；（4）游戏。这些技能按照它们通常发展的顺序排列。"社交沟通检查表"能让您收集有关家长对孩子技能的看法的信息。这些信息对于确定孩子在不同情境下的技能至关重要。它还可以帮助您了解家长对孩子发展的理解。"社交沟通检查表"也可以用来在计划结束时衡量孩子的进步。

与孩子互动

在家长填写"社交沟通检查表"时，使用 ImPACT 计划中的策略与孩子玩耍。这样孩子有事可做，也可以让您与孩子建立融洽的关系。您也可以收集关于孩子在不同程度的支持下可以使用的技能的信息，并发现更有效或更无效的技术。

观察并记录 10 分钟的亲子互动

一旦家长完成了"社交沟通检查表"，请她像在家一样和孩子玩耍。观察亲子互动有助于您了解孩子与家长一起时能够使用的技能，以及家长的互动风格。根据您对孩子的技能的观察，完成教练版的"社交沟通检查表"（表单 9）。

为孩子制定目标

当教练与家长合作为孩子制定家长重视的治疗目标时，家长会有更高的满意度（Brookman-Frazee，2004）。家长实现目标的动机越强，她就越有可能在家里使用这些策略。"目标发展表

（Goal Development Form）"（表单 10）用于指导协同目标设置的过程，并确保您遵守 ImPACT 计划的目标选择标准。

确定家长的目标

首先，讨论家长在"入门问卷（Getting Started Questionnaire）"（表单 3）中确定的目标，以确保制定的目标符合家长对孩子的目标。家长的目标可能是宽泛的，比如"我想让孩子说话"，而不是具体的、可测量的。家长也可能对孩子有不切实际的期望，比如希望一个不会开口说话的孩子能够进行对话。那也没关系，作为教练，您的角色是帮助家长了解孩子要实现这一目标所需的技能。讨论技能的典型发展顺序可以帮助家长了解目标技能的基本要素。如果家长的目标中包含不属于 ImPACT 计划的目标技能，如自理、早期学习技能或同伴互动技能，要让家长知道这项计划并不专门教授这些技能。然而，您可以帮助家长界定出支持这些技能发展所必需的社交沟通目标。

确定长期目标

接下来，根据家长的目标和家长的"社交沟通检查表"来帮助她确定四个核心领域的长期目标。这一过程有助于推动与家长的共同决策，并促进家长的投入。询问家长在某个技能领域为孩子设定的目标。例如，如果您从社交参与开始，可以问家长："您希望孩子如何与您交流或互动？"如果家长难以确定目标，您可以提出建议。这些长期目标应该在某种程度上与家长为孩子确定的目标相关联。

了解孩子当前的技能

一旦您了解了家长希望培养的社交沟通技能，就可以使用您和家长的"社交沟通检查表"帮助双方进一步了解孩子，了解孩子在您设定目标的每个领域的当前技能。这个过程可以帮助家长培养适当的期望，也能确保目标符合孩子目前的技能水平发展。

家长对您收集的有关孩子目前技能水平的信息表示认同是很重要的。如果孩子在新的环境中难以投入和沟通，不能展示出技能，那么信息就会有偏差。如果当家长和孩子被观察或被录像时，家长可能会有不同的互动方式，或者当家长不了解孩子的功能水平或需要的支持时，也会造成信息偏差。请通过提出开放式问题，探索您和家长对孩子的技能的看法之间的差异，建立对孩子的技能的共同理解。这个过程也会让您帮助家长更好地了解孩子的技能，建立恰当的期望。

确定短期目标

一旦您对孩子的技能有了清楚的了解，您就要帮助家长把她的长期目标分解成短期目标。短期目标应该比孩子目前自己能做的事复杂一步，这样能确保目标可以在计划期间达成。短期目标应该是具体且可测量的，能让您和家长追踪孩子的进步，确保计划能够产生效果。当家长看到孩子在自己为他设定的目标上取得进步时，她更有可能在未来坚持使用干预策略。

表 1.3.2 至 1.3.5 提供了每个核心领域里具体且可测量的短期目标的例子。这些例子涵盖了多个不同的发展水平。

表 1.3.2　社交参与目标示例

维持互动

- 孩子会参与简单的社交游戏（躲猫猫、追逐游戏、拍手歌）至少 3 个回合。
- 在社交游戏中，孩子会积极参与和大人的互动至少 2 分钟，互动可以通过眼神交流、面部表情或手势来表明。
- 在玩玩具时，孩子会与游戏伙伴进行至少 10 分钟的互动，互动可以通过眼神交流、面部表情或观察伙伴的动作来表明。

回应共享注意力

- 当大人试图吸引孩子注意某个人或物时，5 分钟内孩子会做出 4 次反应（例如，孩子会做出指的动作、使用语言或转移目光）。
- 在一次互动过程中，孩子会允许大人玩 3 ~ 4 次。

发起共享注意力

- 在大人暂停后，孩子会通过眼神接触、面部表情、手势或发声尝试与大人继续玩耍，这种情况在 5 分钟内出现 4 次。
- 孩子在提要求时，至少有 50% 的时间会用眼神交流来示意他的沟通对象。
- 孩子通过给大人玩具、使用动作、手势或语言来发起活动或与其他人玩耍，这种情况在 5 分钟内出现 4 次。
- 孩子会为了分享而指向物品或向大人展示物品，这种情况在 5 分钟内出现 3 次。
- 在轮流活动中，孩子会给大人玩耍的机会，这种情况在 5 分钟内出现 3 次。

表 1.3.3　沟通目标示例

前语言期沟通

- 5 分钟内，孩子 4 次通过指的动作、眼神交流或适当的发声，在两个物品之间做出明确的选择。
- 在 5 分钟内，孩子 3 次通过指的动作来要求获得物品和行为。
- 在 5 分钟的互动中，孩子 5 次通过发声向他的沟通对象发出请求或抗议。

早期语言

- 在 5 分钟内，孩子 4 次使用单个词语或近似的发音来要求获得行为和物品。
- 孩子在 10 分钟的互动中至少使用 5 个不同的字词来回应口头示范。
- 在 5 分钟内，孩子 5 次自发地用单个词语来要求获得一个想要的物品或行为。
- 在 5 次机会中，孩子有 3 次能遵循简单的指令。
- 孩子会使用恰当的单个词语或双词短语来表示抗议（例如，"做完了""不""停"）。

词语组合

- 孩子至少能在 3 种语用功能情景（例如，要求、抗议、回应、命名、描述和评论）中使用包含 2 ~ 3 个词的短语（例如，"倒牛奶"）以回应口头提示。
- 在 5 分钟内，孩子 3 次自发地组合至少 2 个词来提要求。
- 孩子会回答关于"什么"和"在哪里"的简单问题，准确率达 75%。
- 在日常生活中，面对 10 次机会，孩子有 8 次会遵循一步或两步指令。

句子

- 在 10 次机会中，孩子有 7 次使用含有介词、正确的动词时态和代词的句子进行交流。
- 在 5 分钟内，孩子至少有 3 次用语言发表评论、寻求帮助或分享想法。
- 在 10 次机会中，孩子有 6 次回答关于"谁""为什么"和"怎么样"的问题。
- 当孩子不知道某个东西是什么或在哪里时，在 10 次机会中，孩子有 7 次通过提问来获取信息。
- 在日常生活中，面对 10 次机会，孩子有 8 次遵循两步指令。
- 孩子能复述当天发生的一件事。

复杂语言

- 在 10 次机会中，孩子有 8 次会讲一个有开始、过程和结尾的简单故事。
- 孩子参与由大人发起的对话至少 3 个回合。
- 孩子在日常生活中会遵循多步指令。

表 1.3.4　模仿目标示例

直接模仿

- 在 5 次机会中，孩子有 3 次会模仿歌曲或熟悉的活动里的行为或身体动作。
- 在 10 次机会中，孩子有 7 次会模仿熟悉的惯用手势（例如，挥手、拍手、飞吻）。
- 在 10 次机会中，孩子有 8 次会自发地模仿熟悉的游戏动作。

延迟模仿

- 在 5 分钟的互动中，孩子在没有口头指令的情况下模仿至少 3 个新的游戏动作。
- 在 5 分钟的互动中，孩子 4 次用玩具模仿复杂的游戏动作（需要两步及以上）。

（续表）

相互模仿

- 孩子会与游戏伙伴进行至少 5 次来回的物品操作模仿。
- 孩子会自发地模仿新的手势和哑剧动作（例如，假装开车、假装打电话）至少 5 次。

表 1.3.5　游戏目标示例

探索性游戏

- 在 5 分钟的互动中，孩子会注视和触摸至少 5 个玩具，以此表现出对它们的兴趣。

组合性游戏

- 在 5 分钟的互动中，孩子有 4 次将玩具和物品放在一起，将玩具套叠或堆叠在一起，或将物品放入容器中。

因果性游戏

- 在 5 次机会中，孩子有 3 次玩弹出玩具或用按钮激活的玩具。

功能性游戏

- 在 5 分钟的互动中，孩子 4 次有意图地使用迷你玩具（例如，推小汽车、把电话放在耳边）。
- 在一轮互动中，孩子会用一个玩具展示出至少 3 种不同的功能性动作。
- 在 5 分钟的互动中，孩子 3 次对着玩具展示出假装游戏动作（例如，喂娃娃、把娃娃放到床上）。

假装游戏

- 在 5 次机会中，孩子在提示下 4 次用一个物品代表另一个，或假装物品有生命。
- 有提示的情况下，孩子会在游戏中将至少 3 个动作联系起来讲一个故事。
- 在游戏互动中，孩子在没有提示的情况下用玩具展示出至少 3 种不同的象征性动作。

戏剧性游戏

- 孩子会在游戏中扮演一个或两个想象的角色。
- 孩子会和另一个人讲一个扩展的故事，双方都扮演想象的角色。
- 孩子会作为一个引导者参与游戏，并跟随着他人的想法讲故事。

您需要与家长确认，确保她认同您在此过程中的每一步建议的目标，这一点很重要。如果家长认为某个目标对孩子来说没有必要，她就不会有动力在家里培养孩子的这一技能。

监测可靠度

当您与家庭一起制定目标时，您应该用"协同目标设置可靠度检查表（Collaborative Goal-Setting Fidelity Checklist）"（表单 5）监测您实施上述关键程序的可靠度。这样可以确保目标是通过合作性的模式设定的，并且符合上述 ImPACT 计划的目标选择标准。

下面的案例研究阐述了布里安娜和萨姆的目标是如何在第一次家长辅导课程中制定的。布里安娜是一个还不会说话的孩子，萨姆能够自发使用单个词语并仿说短句。

案例研究 1：布里安娜和埃琳娜

布里安娜是一个刚被诊断为孤独症的 3 岁女孩。教练来到家里进行第一次辅导课程。布里安娜坐在客厅的地板上，拿着两个挤压球，她的妈妈埃琳娜和教练在一旁讨论计划内容。当妈妈和教练谈话时，布里安娜没有试图与他们互动。与埃琳娜讨论了社交沟通技能如何发展后，教练开始收集关于布里安娜目前技能的信息。

> 教练：现在我们就刚刚讨论的四个社交沟通领域仔细看一下布里安娜目前的技能。我需要您完成一份"社交沟通检查表"，这张表将社交沟通的四个领域分解成了我们可以帮助布里安娜努力实现的具体技能。当您填写表格时，想想布里安娜是如何独立运用她的技能的。同时，我会和布里安娜互动，以便对她有更多的了解。

当布里安娜的妈妈填写"社交沟通检查表"时，教练和布里安娜一起玩耍。教练注意到布里安娜开始伸手去拿她喜欢的东西。教练还注意到，当她展示如何使用玩具时，布里安娜会在自己投入活动时模仿游戏动作。这种情况经常发生，因为布里安娜不会保持很长时间的投入；她通常在大约一分钟后离开一项活动。就有效技术而言，教练发现布里安娜对**游戏性干扰**和**夸张化**的反应良好。布里安娜似乎不回应口头或手势提示，但接受教练协助她用手指向某个东西。当她想要一个物品时，她似乎也会发出一些声音。布里安娜的妈妈完成"社交沟通检查表"后，把表交给了教练。然后，教练让布里安娜的妈妈和布里安娜互动了大约 10 分钟。

教练观察了亲子互动。在整个互动过程中，布里安娜会在妈妈旁边玩大约 1 分钟后离开，去开始新的活动。除非她自己无法拿到玩具，否则她不会尝试与妈妈沟通。当布里安娜拿不到玩具时，她会拉着妈妈的手去玩具所在的地方。教练有两次观察到布里安娜做出了表示"还要"的手势，虽然不清楚她还要什么。一旦布里安娜拿到玩具，她就把玩具排成一排或者扔在地上。

针对"社交沟通检查表"的社交参与领域，布里安娜的妈妈表示，布里安娜和她玩玩具的时候有时会积极参与至少 2 分钟，但还不能在社交游戏或玩玩具的过程中保持 5 分钟的参与。就沟通而言，妈妈表示，布里安娜通常的沟通方式是用手势要求获得物品或动作，主要是把妈妈带到她想要的东西那里，有时还会模仿妈妈的发音或语言。她还没有自发地使用单个词语。对于模仿技术，妈妈表示布里安娜有时会模仿挥手动作来表示"再见"，但不会模仿其他手势或游戏动作。在游戏技能方面，妈妈报告说布里安娜通常会通过触摸、放嘴里、闻或看的方式探索性地玩玩具，有时会将物品组合在一起，但还没有根据功能玩玩具。

在收集了关于布里安娜目前技能的初步信息后，教练开始与埃琳娜一起回顾"入门问卷"，询问她对布里安娜的目标，并共同制定社交沟通目标。

教练：我们想确保我们为布里安娜制定的目标对您是重要的。我注意到在"入门问卷"上，您提到希望布里安娜开口说话。您还有其他想和布里安娜一起努力的目标吗？

家长：有的，我真的很想和布里安娜对话，但似乎我们永远也做不到，因为她还没有开口说话。我也希望能和布里安娜一起玩，客人来的时候让她问好和道别。她似乎没有注意到别人是什么时候过来的，除非她因此感到不适。

教练：那一定很难受。这些目标对布里安娜来说都是很好的目标。［将这些目标写在"目标发展表"（表单 10）的"家长目标"里。］我们想确保布里安娜能在这项计划的3 个月里实现她的目标。因此，在计划中我可以帮助您把对布里安娜的目标细分成具体的技能，去努力实现，帮助她学会和您还有其他人说话、一起玩耍。为了衡量进展，从小目标着手是很有帮助的。为了实现这些目标，布里安娜需要保持社交，运用并理解沟通，学会以更有创造性的方式玩玩具。模仿也很重要，因为这是布里安娜对他人表现出兴趣和学习新技能的一种方式。让我们看看"社交沟通检查表"，想一想可能有助于她实现这些目标的技能。有没有什么社交参与目标是您想和布里安娜一起实现的？

家长：［查看自己填写的"社交沟通检查表"。］有的。我想让她和我玩久一点，但她似乎不喜欢玩。

教练：那一定很不容易。她和我玩的时候我也注意到了这一点。有时候，孩子们很难投入地玩玩具和与人互动。我们可以在这项计划中设定这两个目标，这两种技能都将对布里安娜的说话和游戏有帮助。对于社交参与，您认为将"增加互动时间"作为目标怎么样？

家长：那太好了。［教练把这一点写在了"长期目标"里。］

教练：我们来看一下"社交沟通检查表"，看看布里安娜现在能和您一起玩多久。您提到过她有时会积极地与您保持至少 2 分钟的参与。当我们和布里安娜一起玩的时候，我也注意到了这一点。她通常会和我们待上 1 分钟左右，然后离开互动，但有时会更久一点。这是她和您在家玩耍时的典型状态吗？

家长：是的。

教练：在"当前技能"下方，我会记录她目前的玩耍时间是 1 ~ 2 分钟，然后会离开互
　　　动。这将有助于我们确保她在进步。在我们写下游戏目标的同时，会更多地谈论
　　　她目前的游戏技能。下一步是确定新技能，并写出一个能衡量进展的短期目标。
　　　您觉得这个目标怎么样——"在社交游戏或玩具游戏中，布里安娜会与游戏伙伴
　　　互动至少 5 分钟"？我们将通过她的眼神交流、面部表情、手势或发声来衡量她
　　　的参与度。

家长：听起来很好，但是我希望她能和我们玩得更久。

教练：我同意！暂且假设至少 5 分钟，当她朝着目标进步时我们会增加时间长度。[把
　　　目标写在"短期目标"下方。]

　　　教练继续使用这种合作方式来制定所有核心领域的目标。教练继续解释这些目标将如何实现
埃琳娜的首要目标，即提高布里安娜与她交谈和玩耍的能力。一旦埃琳娜同意了目标，教练就把
它们写在目标发展表上，如图 1.3.1 所示。要注意所有的目标都与布里安娜母亲最初的表述有关，
她希望布里安娜能够与她说话和玩耍。这种运用家长目标的方式会激励她，增加她在家练习这些
技术的可能性。

　　　教练完成目标制定后，她让家长在《家长手册》第 1 章的"儿童目标表"上写下短期目标。
这为家长在家练习技术时提供了一个关于短期目标的提醒。

案例研究 2：萨姆和莫莉

　　　萨姆是一个被诊断为孤独症的 4 岁男孩。他和妈妈来到诊所进行他们第一次的家长辅导课
程。萨姆走进房间，开始玩一组小汽车，同时教练和妈妈讨论本计划的内容。萨姆一边玩一边
喃喃自语。妈妈听出他所说的是电影《赛车总动员》(*Cars*) 中的台词，她说这是萨姆最喜欢的
电影。

　　　当教练与萨姆互动时，她注意到他自发地使用单个词语来表示想要他感兴趣的物品（汽车、
泡泡）；然而未观察到他自发地使用短语。教练还注意到，萨姆玩小汽车的方式具有高度重复性，
但当小汽车被拿走时，他能够用一只毛绒玩具熊模仿一些他熟悉的假装游戏动作。在有效技术方
面，她注意到萨姆对**模仿孩子**和**夸张化**的反应很好，会用眼神接触和微笑来回应。使用**诱发沟通**
引起他注意时他也有很好的反应。然而，当教练试图使用**均衡轮流**和他玩耍时，他变得非常沮
丧。他能够用单个词语回答直接的问题，也能模仿包含两三个词的短语。然而，他并没有自发地
使用短语。

表单 10   **目标发展表**

孩子姓名：<u>布里安娜</u>   家长姓名：<u>埃琳娜</u>   日期：<u>2017 年 10 月 4 日</u>

家长目标：<u>说话 ∕ 对话，一起玩耍，当有人来访时让布里安娜说"您好"和"再见"</u>

长期目标	当前技能	短期目标
社交参与		
在游戏中增加互动的时长。	与游戏伙伴互动 1 ~ 2 分钟再离开。	在谈话或玩具游戏中，用眼神、面部表情、手势或发声与游戏伙伴互动至少 5 分钟。
沟通		
更加一致地沟通需求和意愿。	有时使用手势（伸手，偶尔比画"还要"的手势）和发声来提要求。	在儿童有动机参与的活动中，用指的动作、发声或说单个词语的方式自发提要求至少 3 次。
模仿		
在有意义的互动中模仿他人。	偶尔用物品模仿熟悉的游戏动作。有时候会在离开时模仿挥手。	6 次机会中有 3 次模仿新的游戏动作。有 80% 的机会在问候或离开熟悉的人时模仿挥手。
游戏		
增加对物品的功能性游戏。	玩玩具，探索玩具（排列、扔、闻、吃、拿着）。	在一次游戏互动中至少 5 次将玩具和物品组合在一起，套叠和堆叠玩具，或者将物品放入容器中。

**图 1.3.1　案例研究 1（布里安娜和埃琳娜）的
"目标发展表"（表单 10）的完整示例**

　　接下来，教练要求观察萨姆和妈妈一起玩的过程。在整个互动过程中，萨姆都在妈妈身边玩耍。虽然他偶尔也会推着一辆小车在地上转圈，他的主要游戏方式还是拿着小汽车和排列小汽车。他隔一段时间就把其中一辆车举起给妈妈看，并给它命名（所有的名字都来自电影《赛车总动员》）。虽然这看起来是在和妈妈沟通，但他和妈妈并没有眼神交流。有几次，妈妈试图用他正在玩的一辆车和他轮流玩；每次萨姆都会尖叫一声，推开妈妈的手。然而，当妈妈问他小车的颜色和数量时，他确实做出了回答。萨姆的妈妈说这种互动是他们在家典型的游戏方式，萨姆使用的语言（命名颜色、角色和数数）都围绕着具体的日常活动（涉及小汽车）。

　　针对"社交沟通检查表"中的社交参与方面，莫莉表示萨姆和她玩玩具时通常会积极参与至少 10 分钟。有时他也会发起活动或和她一起玩，有时会指向或给妈妈展示他感兴趣的物品。莫莉还说萨姆通常可以和她轮流玩耍。但教练对此感到好奇，因为他在亲子互动和教练与他的互动中拒绝轮流玩耍。在沟通技术方面，莫莉说萨姆通常可以命名物品和动作、将单个词语组合成简单的短语并用单个词语描述物品。她还表示萨姆有时会使用不同的时态和句子沟通，但还不能谈论发生过的事、讲简单的故事或提问。对于萨姆的模仿技术，妈妈表示萨姆有时会用玩具模仿新的玩法，但还不能投入长时间的模仿互动。她还说萨姆通常根据功能玩玩具，有时会对自己和他人表现出基本的假装游戏动作。他还不能假装一个动作代表另一个动作。

在回顾了"入门问卷"和家长的"社交沟通检查表"后，教练开始向萨姆的妈妈询问她为孩子设定的目标。

教练：在"入门问卷"中，您提到您希望能够与萨姆对话。您对萨姆还有其他目标吗？

家长：我希望能和他对话，但我也非常希望他能和他的弟弟一起玩。就像您看到的，萨姆能和我说话。但是他和弟弟玩的时候，他会推弟弟或打弟弟，而且真的很少说话。萨姆的弟弟非常希望能和他一起玩。

教练：这些是很好的目标。当萨姆不想一起玩的时候，您和弟弟一定都很难过。我们可以朝着萨姆能够对话、能够和弟弟玩的目标努力，这可以通过帮助他学会轮流与他人玩耍并在沮丧的时候用语言来表达。[将这些写在"家长目标"中。]接下来，我们用几分钟时间来看看可以培养萨姆的哪些技能。我们会考虑社交参与、沟通、模仿和游戏，因为所有这些技能将帮助萨姆能够与您对话以及和弟弟互动。先说社交参与。为了与他人沟通，第一步是能够保持互动。我注意到萨姆会在您旁边玩，他偶尔会给您看一些东西，但似乎不想轮流玩玩具。这是萨姆在家典型的游戏方式吗？

家长：不，他总是和我轮流玩。我们喜欢来回扔球，玩钓鱼游戏。

教练：那很好。听起来他可以在结构化的活动中进行一些轮流。然而今天，我注意到他似乎不想轮流玩小汽车。这是他平时的表现吗？

家长：嗯，他就是不喜欢分享玩具。

教练：噢，我明白了。如果是玩有清楚轮流规则的游戏，他可以轮流；但是，如果他必须和别人分享或轮流玩喜欢的东西，那就很难了。要促进萨姆与兄弟姐妹玩的一个方法是，提高他分享和交换玩具的能力。轮流也可以帮助萨姆学习与他人对话所需的来回式互动。由于他在与大人分享和交换玩具方面有困难，我们要从提高他和我们轮流玩玩具的能力开始。然后我们努力让他和弟弟轮流玩玩具。您觉得怎么样？

家长：听起来不错，但如果是他最喜欢的玩具就很难了。

教练：这是一个很好的点。我们把"轮流玩耍"写在"长期目标"下方，然后看看他目前具备的技能。

教练用合作模式为孩子制定社交参与目标。然后，她问萨姆的妈妈想努力实现什么样的沟通目标。

家长：我希望萨姆说更长的句子。

教练：这听起来是一个值得努力的、很好的目标。您希望萨姆增加他用来沟通的字数，这样说准确吗？

家长：是的，那很好，尤其是和他弟弟说话的时候。

教练：我们把这个写在"长期目标"下面，然后看一下"社交沟通检查表"，看看萨姆目前的沟通技能如何。我注意到您说他和您互动时经常用简单的短语。他跟我互动时主要是自己用单个词语表达。我想知道这是什么原因？

家长：不知道。当我说："说，'我还要饼干'"，他会说"还要饼干"。或者如果我说"挠我痒痒"，他也会这样说。

教练：哦，我明白了。如果您说给他听，他可以模仿。我也注意到了这一点。我在想，如果没有您的帮助，他自己可以说什么。这可能有助于他与别人沟通，包括和他的弟弟。您觉得呢？

家长：是的，那样很好。他只和我说话，这很令人沮丧。

教练：我可以想象。在"当前技能"下，我会写下：萨姆会用单个词语来提要求，能够仿说包含两三个词的短语。我们可以看看他在我们不提醒的情况下能说什么，帮助他自发使用语言，然后通过增加一个词来进行扩展。如果我们让他说更长的短语，他可能不知道每个词的意思，然后他自己用起来会更困难。您觉得这个目标怎么样——"萨姆可以自发地使用包含两三个词的短语来提要求、抗议和分享"？如果我们能教他用另一种方式抗议（告诉他的弟弟停下来），这会有助于减少他对弟弟的攻击。

萨姆的妈妈同意，教练把这个目标写在萨姆的"目标发展表"上，如图 1.3.2 所示。教练问了其他的探索性问题，确定萨姆的妈妈也希望萨姆在游戏中更有创造力。根据他目前的游戏技能，萨姆的妈妈和教练决定增加一个手势模仿的目标和一个提高萨姆假装游戏能力的游戏目标。

在接下来的第 2 部分和第 3 部分的课程指南中，我们将回到布里安娜、萨姆和他们的妈妈的案例，阐述教练是如何根据每个儿童的一对一目标解释干预技术的。

表单 10　　　　　　　　　　　　**目标发展表**

孩子姓名：萨姆　　　　　　　　家长姓名：莫莉　　　　　　　日期：2017 年 8 月 23 日

家长目标：能够与他人对话，和弟弟一起玩耍

长期目标	当前技能	短期目标
社交参与		
与他人轮流玩耍。	在玩自己最喜欢的玩具时，不允许家长和自己轮流玩玩具。在结构化活动（例如，玩游戏和扔球）中，可以和成人轮流玩耍。	能够和他人轮流玩自己最喜欢的玩具，表现为允许游戏伙伴轮流玩玩具，看伙伴玩玩具，并要求玩玩具，这种情况在 5 分钟内出现 5 次。
沟通		
增加用于沟通的词语数量。	会用单个词语来提要求，能够仿说包含两三个词的短语。	在 5 分钟的时限内，可以自发地使用包含两三个词的短语（例如，倒牛奶）来提要求、抗议和分享。
模仿		
模仿游戏动作。	可以用物品模仿一些基本的假装游戏动作。还不能模仿描述性的姿势动作。	玩游戏时，6 次机会中有 3 次模仿描述性的姿势动作。
游戏		
增加假装游戏。	主要使用假装游戏。可以在示范下使用基本的假装动作。	在没有示范的情况下，5 分钟内 5 次自发地向玩具或游戏伙伴做出假装游戏动作（例如，给娃娃喂食、把人偶放进小汽车里）。

图 1.3.2　案例研究 2（萨姆和莫莉）的"目标发展表"（表单 10）的完整示例

辅导家长

孩子的目标一旦确立，您将以教练的身份来教授家长干预策略。辅导是有效的家长参与式干预的一个关键要素，因此辅导课程是 ImPACT 计划一对一和小组模式的一个组成部分。辅导的目标是认识到家长的优势和努力，为家长提供与孩子一起练习策略和接受反馈的机会，共同发现和解决问题，并提高家长在日常生活中和与孩子的互动中独立使用策略的能力。

本节概述了 ImPACT 计划中的辅导流程。这些一般的流程适用于所有辅导课程，无论课程是以一对一形式还是小组形式进行。这一部分以布里安娜和母亲的案例研究作为结束，用以说明辅导过程中的流程是什么样的。

做好适当的准备后，辅导课程通过以下方式进行：（1）签到并设置课堂议程；（2）回顾练习计划表；（3）向家长介绍新技术，并说明该技术将如何让孩子达成目标；（4）简单演示技术；（5）鼓励家长练习，并为家长提供反馈；（6）协助家长反思和制订练习计划；以及（7）监测可靠度并收集数据。在课程结束时，家长应该能够在没有您帮助的情况下，在家庭日常生活中和新的情景下使用干预策略。因此，在整个课程中创造机会提高家长的独立性也很重要。

为辅导课做准备

在每次课程之前，您应该布置好辅导环境，减少干扰，这将有助于孩子把注意力放到家长身上。如果您在家中进行辅导，您要在"布置有利于成功的家庭环境"的课程（第 2 部分，第 1 单元，第 3 课；第 3 部分，第 1 单元，第 1 课）中帮助家长布置一个游戏空间。

确保有孩子非常感兴趣的玩具或其他游戏材料可用。如果您要去孩子的家里，最好帮助家长在家里找到孩子喜欢的物品，而不是带您自己的玩具，除非您能在两次课程之间把玩具借给家庭。

回顾之前课程的相关信息，包括家长的"干预可靠度检查表"（表单 4）、孩子的目标和（或）课程记录以及家长的练习计划表。

签到并设置课堂议程（占课堂的 5%）

每次辅导课程开始时，您都应该与家长就前一周的情况进行简短的沟通，并制定课堂议程。这有助于您与家人建立良好关系，并为课程制订一个共享计划。在大多数情况下，这种互动是简短的。但是，如果家长提出重大安全问题或家庭危机，您可能需要调整课程以满足家庭的需求。如果需要，花一点时间让孩子投入一项活动，以便您可以和家长交谈。

简要解释课堂议程，帮助家长了解课程的目标和结构，并使你们双方都保持在正轨上。在课程开始时，您需要提醒家长课程的结构，以便她能够安心并准备与孩子一起练习：回顾练习计划表；介绍新技术；演示技术；鼓励家长练习，您提供反馈；协助家长反思并制订练习计划。随着课程的进行，您也许可以跳过对课程结构的描述。

询问家长是否对本次课程有疑问，或者她是否有其他想讨论的话题。如果她提出了其他话题，一定要把这个话题加到课堂议程上。如果话题或疑问超出了您的专业领域，请提供适当的转介。

回顾练习计划表（占课堂的 15%）

除了一对一形式课程的前三节课，在课程开始时，您需要先讨论两次课程间家长在家练习得如何。这样能让家长分享成功的部分和他们遇到的挑战，并帮助您确定家长在使用该技术时可能需要的额外支持。即使家长没有完成书面反思，也应该这样做。

首先回顾上节课填好的练习计划表，然后问家长在家里执行的情况如何。一定要询问家长认为哪里成功，哪里有困难，以及孩子的反应。提供大量的正面反馈和鼓励。如果家长汇报了任何使用技术时遇到的困难，询问并找到可能的原因。您也可以让家长通过和孩子或和您的角色扮演简单展示她遇到的困难。

提出问题并给予建议，帮助家长找到解决问题的办法，使技术更加有效。一对一形式（第 2 部分）和小组形式（第 3 部分）的课程指南中描述了应用每种技术的常见困难和可能的解决方案。

如果家长没有练习，和她一起找出任何实际的阻碍并解决问题，比如缺乏时间或有其他家庭照护责任等。有时家长没有练习是因为他们在使用技术时自我效能感低，或者还没有投入干预计划。如果家长的自我效能感较低，您也可以让家长在您的支持下简短地练习该技术，让家长独立在家实施该技术之前建立信心。如果家长对干预技术的认同度较低，您可以重申这项技术背后的原理，并帮助家长了解如何利用这项技术实现她为孩子设定的目标。

介绍新技术（占课堂的 15%）

下一步是提供新技术的基本原理和关键要素的教学指导。在一对一形式的课程中，教练会在辅导课程介绍干预技术。在小组形式的课程中，教练会在前面的小组课程中介绍干预技术。因此，在小组形式的辅导课程中，可以省去介绍技术的时间。

首先说明为什么使用某项技术以及它如何帮助孩子达成目标。这可以增加家长的认同感，也有助于她在新的情况下使用这项技术。对于许多家长来说，《家长手册》中提供的简要说明就足够了。然而对于一些家长来说，根据孩子和家长的个人需求以及孩子的目标提供额外的信息会有帮助。关于如何根据特定家庭需求来调整每项技术的原理说明的建议，参见一对一形式的课程指南（第 2 部分）。

使用《家长手册》来引导您和家长对技术关键要素的讨论，同时以孩子的行为为例。针对每种技术，一对一形式的课程指南（第 2 部分）提供了如何根据特定的家庭需求调整关键要素说明的建议。

随着课程进行，根据"动动脑"部分中的问题进行提问，帮助家长思考如何对孩子使用某项技术，以及孩子会如何回应。这有助于您评估家长对该技术的理解。

如果家长在理解某项技术上特别有困难，您可以尝试角色扮演。一开始先让家长扮演孩子，您来演示技术；之后再交换角色。

演示技术（占课堂的 10%）

在介绍完技术后，简单演示一下如何在孩子身上运用这项技术。演示有助于家长了解技术的实际应用，以及孩子会如何回应。演示时间不要太长（即不超过 5 分钟），并且只演示家长要练习的技术。

在开始之前，请家长观察您如何使用该技术，孩子如何回应，以及您如何回应孩子的行为。比如："现在我要用**均衡轮流**。观察我怎么做，也看看布里安娜怎么回应。"

当您演示时，描述您正在做什么并说明为什么。这有助于家长识别技术和孩子的回应。举个例子："我要和布里安娜轮流玩她手上的小汽车。现在她正看着我，所以我要把车还给她，轮到她了。"

演示结束后，向家长提问，帮助她反思自己观察到的情况。首先问一些开放式问题，比如："在刚才的互动中，您注意到了什么？"如果家长在回答开放式问题时无法抓住关键点，可以问更具体的问题，比如："我刚才是怎么调整沟通的？"或者"当我夸大手势时，孩子是怎么回应的？"如果家长很难注意到关键点，请带她回顾一下技术。

让家长练习，您提供反馈（占课堂的 35%）

辅导家长最重要的一步是让家长练习，并且您提供反馈。反馈有助于家长了解改进技术使用的方法，帮助她认识到孩子的回应，增加她对自己能力的信心，促进长期的行为改变。鉴于练习和反馈在成人学习和行为改变中的重要作用，它应占据课程的一大部分时间。如果家长双方都参加，给每位家长留出时间分别练习和接受反馈。以下策略有助于确保练习和反馈顺利进行。

首先提供一个清晰的过渡，让家长知道现在是练习的时间。例如："现在我想让您和布里安娜一起玩，我会坐在后面并提供反馈。"如果家长犹豫要不要在您面前和孩子互动，这一点尤其重要。您的位置要在家长的身后或旁边，这样您就不会妨碍他们互动，但在必要时可以提供帮助。

指出要家长练习的具体行为，例如："记得跟随布里安娜对活动的引导；如果她在玩球，那就坐在她前面，和她一起玩。"必要时提醒家长之前学过的技术。

您要管理好材料和训练空间，以便家长能够专注于与孩子互动。给家长需要的材料，拿走那些分散注意力的物品。如果孩子试图和您而不是和家长互动，请把游戏教具交给家长，让家长递给孩子。例如："你有一个火车！你爸爸也有一个！"必要时重新布置训练空间的各个方面，以促进亲子间成功的互动。

正面反馈能建立家长的信心，让她相信自己具备让孩子发生积极变化的能力。纠正性反馈为家长提供了具体的建议，帮助她更好地使用技术。两种类型的反馈都应该聚焦在家长的具体行为和孩子的具体反应上，这样的反馈比一般性的评论（例如，"太好了！"或者"您做得很棒！"）更有效，有助于家长了解使用这些技术能够如何影响孩子的行为，并帮助家长把技术的使用泛化到新的场景中。

比起纠正性反馈，教练总是应该给予更多的正面反馈。在辅导的初期，以及与那些对自己和孩子互动的能力感到焦虑或缺乏信心的家长工作时，正面反馈尤其重要。即使家长已经成功地使用了某项技术，继续提供正面反馈也很重要，因为她可能没有意识到她的行为是如何积极地影响着孩子的。

提供纠正性反馈有几种不同的方式。有些策略更具指导性，比如告诉家长要做什么，或直接展示给她看。其他方式不那么有指导性，比如问问题或通过观察来帮助家长了解要如何改变她的行为。对家长来说，不具指导性的反馈可能更难遵循，但它也让家长得以成为一个更擅于解决问题的人。在开始时，通常最好先多给予一些指导，随着家长技能的提高，可以减少一些指导。如果家长很难对不那么有指导性的策略做出反应，那就使用更直接的指导和反馈。

针对提供有效的正面反馈和纠正性反馈的不同方式，表 1.3.6 总结了几种建议。纠正性反馈的建议按从多到少的顺序列出。

表 1.3.6　反馈示例

反馈类型	示例
正面反馈	
肯定家长的努力。	"你真的在努力追随卡洛斯的脚步。"
指出家长做得正确的事。	"你在问吉米想要什么之前先引起了他的注意，真的非常棒。"
指出孩子如何回应家长做的事。	"当你模仿露西正在做的事时，她非常投入和你的互动。"
解释为什么孩子会有某种回应。	"因为你把玩具放在彼得的眼前，所以他和你有很棒的眼神接触。"
纠正性反馈	
演示并让家长模仿。	"让我向您展示如何引导杰尔姆听从指令，然后您来试试。"
建议家长在下一次机会使用某种策略。	"下次斯科特伸手去拿球的时候，等几秒再问他想要什么。"
提醒家长使用某项技术。	"记得用一两个词描述布赖恩在做什么。"
告诉家长该怎么做。	"把车拿开，这样卡莉就不能把它从你手里抢走了。"
进行观察，帮助家长解决问题。	"我注意到，当你使用较短的句子时，卡森会使用更多的词汇。"
指出孩子的回应。	"贾森正在玩小汽车。" "当你的表现特别夸张时，马克似乎会更多地看着你。"
问问题，帮助家长解决问题。	"你可以怎样鼓励奥利维娅看着你？"

　　仅针对少数几项技术提供频繁的反馈。如果您试图同时对许多事情提供反馈，家长可能很难知道该关注什么。随着计划的进行，您可以针对家长学过的技术给出"回顾"反馈，确保家长还记得这些技术。

　　您的评论要保持简短，尽量等待一个自然的停顿，以免打断亲子互动。有些家长在和孩子互动时收到反馈会不知所措。还有些家长可能会对自己的能力失去信心，或者在收到纠正性反馈时变得有防御性。一定要观察家长对您的反馈的非言语反应。如果家长对纠正性反馈似乎表现出

"自我封闭"或防御性的反应，您可能需要更多地关注正面反馈，减少反馈的频率，或在短暂观察互动后提供反思性反馈。

ImPACT 计划主要使用现场反馈；然而，我们也推荐在一对一形式的回顾课程期间进行视频反馈，也可以根据家长的学习风格在其他时间使用这种反馈。当您提供视频反馈时，简短地记录下家长与孩子一起练习时家长的行为（例如，录制 2 ~ 3 分钟），然后和家长一起回顾视频，每隔一段时间就暂停，提供反馈。针对视频提供反馈的一个好处是可以减少家长一次需要注意的信息量，使她能够更好地专注于互动。视频还可以让家长评估自己的行为，这可能是一个强大的行为改变工具。正如第 2 章中提到的，我们发现视频反馈对有学习困难或把英语作为第二语言的家长尤其有帮助，因为视频的互动和口头反馈的速度都可以减慢。

协助家长反思，制订练习计划（占课堂的 20%）

辅导过程的最后一步是协助家长反思课堂中的练习，并计划两次课程间的练习。这是家长参与式干预的一个重要组成部分，可以帮助家长在日常生活中独立使用这些技术。通过一起制订练习计划和解决潜在的问题，您可以确保家长和您"在同一条船上"，增加她体验成功的可能性。

花点时间帮助家长反思课堂练习。提问并告诉家长，根据您的观察，什么对她和孩子最有效，以及她可以在家里尝试做哪些事情。每节课的反思部分都列出了示例问题。

与家长合作，为课后练习的内容和时间制订一个计划。协助家长选择孩子的目标中的一个或两个，并把它们写在当次课程的练习计划表上。每种技术的目标类型在《家长手册》中都有描述。协助家长从课程介绍的技术里选择最合适的目标。

家长应当至少选择一项游戏活动和一项日常活动用来练习。利用"日常活动时间表（Daily Activity Schedule）"（表单 11）和您对孩子、家长以及他们的目标的了解，协助家长选择活动。从孩子喜欢的活动开始是很好的，因为孩子已经有意愿参与这些活动。如果家长对于游戏练习犹豫不决，可以帮助她选择一项愉快的日常活动。同样，如果家长对于日常活动练习犹豫不决，可以帮她选择两项游戏活动。随着计划进行，您要鼓励家长在各种各样的活动和日常事务中练习，帮助她泛化技能。

使用练习计划表上的序列图，协助家长描述她将如何在自己选择的常规活动中对孩子使用干预技术。序列图阐述了如何应用技术实现孩子的目标的一个正面示例。

首先询问家长将使用什么技术，然后问她会用技术中哪个具体的方面。例如，她可能会选择**专注于孩子**技术中的"和孩子面对面"，或者*提示主动沟通*中的提问。接下来，询问家长要从孩子身上得到什么样的回应。最后，询问家长她会如何回应孩子的行为。边讨论边写下家长的回答。

在家长决定了她将练习什么和如何练习后，与她一起解决在本周执行练习计划时可能出现的潜在挑战。这可能包括担心孩子的反应、家长使用技术的能力或意愿以及实际的障碍（例如，难以找到练习的时间或空间，或缺乏伴侣的支持）。对于家长提出的任何挑战，请与家长共同提出可能的解决方案。一定要把这些写在练习计划表上。常见的挑战和潜在的解决方案在一对一和小组形式的课程指南中得到了讨论（第 2 部分和第 3 部分），列在每个课程的练习计划表中的"计划"标题下方。

请家长在练习计划表的"反思"部分记录课后练习进行得如何。让家长记下她在家里使用这些技术时的顺利之处和遇到的挑战。请让她知道，您将在下一次课程开始时回顾练习的情况，并解决她遇到的任何问题。请务必保留一份计划副本，供下一节课回顾。当您准备教授下一项技术时，让家长阅读《家长手册》的对应章节。

监测可靠度并收集数据

为了确保 ImPACT 计划的成功实施，您应该监测辅导过程的可靠度，并在每次课程结束时收集关于家长的技术使用和孩子的技能表现的数据。ImPACT 计划中包含针对这些方面的数据收集表单。

每次辅导课程结束后，您需要填写"教练辅导可靠度检查表（Coaching Fidelity Checklist）"（表单 6），监测您对辅导程序的使用。该流程有助于确保您以可靠的方式开展辅导课程。

使用"干预可靠度检查表"（表单 4）对家长在辅导课程中使用技术的情况进行评分。这些信息将帮助您调整计划的进度，最大限度地提高家长的学习效果。然而，我们建议您不要和家长分享她的分数。针对家长的"干预可靠度检查表"使用 5 分制李克特量表，评估家长对整体策略的使用和策略的质量指标。我们建议，在您教授新策略之前，家长在之前的策略上至少要获得 3 分（"在一半的时间里，家长能有效地实施策略，但会错过许多机会或实施策略的效果不稳定"）。您可以在"课程数据单（Session Data Sheet）"（表单 12）上记录家长使用技术的总结和下次课程的提醒事项。如果您需要调整下次的课堂议程，这就可以作为一个提醒。

在整个计划中，经常收集儿童朝着目标前进的数据是很重要的。这将记录儿童取得的成功，确定儿童遇到困难的领域，也让您能够根据儿童的个体需求调整计划。您可以使用"课程数据单"（表单 12）来追踪儿童的进展，做课堂备注。如果您有其他用来追踪孩子进展的数据收集系统，请放心使用。但是，要确保这个系统有地方记录孩子的技能使用、活动和行为信息，家长对技术的实施，以及下次课程中的任何提醒事项。

课堂中实时的数据收集非常重要，但有时很难在自然取向的干预中收集高质量的数据。这就是为什么我们建议定期对课程进行视频记录。教练可以在之后使用"课程数据单"（表单 12）给这些视频打分，或对孩子和家长的行为变化进行更深入的分析。

提升家长的独立性

这项计划的最终目标是让家长在没有您的支持下，在日常生活中和与孩子的互动中实施干预。因此，您应该从一开始就致力于提升家长独立使用干预的能力。建立独立性的关键是让家长在多个日常活动和情景中有时间练习这些技术并获得反馈。

让家长从一开始就练习，即使她感到犹豫。随着计划进行，增加家长在课程中练习的时间。临近计划结束时，家长在课程的大部分时间里应该都在练习，而您只提供逐渐减少的反馈和支持。

一开始，您可能需要在课堂练习和制订练习计划时向家长提供更具体的建议。随着计划进行，请逐渐从给建议转向观察和提问，帮助家长在解决问题时变得更加独立。

让家长在不同的活动（例如，零食时间、午休时间或与兄弟姐妹的游戏时间）中练习并获得反馈。我们建议在计划的关键时间点，至少在家里安排几次课程。如果您不能去孩子家里，请让家长从家里带些玩具来，或者计划在辅导机构做一项家庭日常活动（例如，穿衣服或吃零食）。您也可以让家长录下自己在不同环境中使用干预技术的过程，并根据视频给她提供反馈。

在 24 节课的一对一辅导中，有几个关键节点会使用视频回顾，作为培养家长独立性的一种方式。作为教练，您将记录一段简短的亲子互动，然后用其中一个"视频回顾表（Video Review Form）"（表单 19—22）与家长一起回顾这段视频。这一过程有助于家长批判性地评估她对策略的使用及其对孩子行为的影响，并确定对孩子最有效的技术。第 2 部分的个体课程指南提供了关于这一过程的更多细节。

尽量在家庭经常去的社区场合（公园、幼儿园、游乐场、商店等）安排一些辅导课程，尤其是在计划临近尾声的时候。

案例研究 1：布里安娜和埃琳娜

下面的案例研究展示了布里安娜和她的妈妈埃琳娜的一次辅导课程，本章的"协同目标设置"一节已介绍过她们。她们来到诊所，进行第 14 次辅导课程。教练摆放了一些布里安娜最喜欢的玩具，她开始探索这些玩具。教练向布里安娜和埃琳娜问好，并问埃琳娜这一周过得怎么样。埃琳娜说，布里安娜这周的早些时候感冒了，但其他情况都还好。由于没有重大问题，教练开始说明课堂议程。

教练：今天我们将讨论如何使用不同的提示和奖励来增加布里安娜沟通技能的复杂性和自发性。我们从回顾您上周的练习计划表开始。然后我们会学习**提示主动沟通**的要点，并讨论您提出的任何问题。我将与布里安娜简单演示**提示主动沟通**，让您知道这项技术是什么样的。然后您将有机会练习，我们可以看看布里安娜如何回应。下周，我们将共同努力，找到您和布里安娜在日常互动中能够促进她沟通的最佳提示和奖励方式。您对今天的课程有任何疑问吗？或者您还有什么其他想要讨论的话题吗？

家长：没有。

教练：那我们开始吧。

教练拿出布里安娜妈妈前一周的练习计划表，看了一遍。

教练：上节课，您说您会找到提示沟通的好时机，试着帮助布里安娜参与和您的互动并主动提要求。进行得怎么样？

家长：事实上，进行得很顺利。布里安娜非常喜欢玩挤压球。所以我用了**游戏性干扰**来帮助她和我沟通。

教练：她有什么反应？

家长：一开始她似乎没有注意到我在她旁边。但我用手偶拿到球后，她露出了微笑，然后伸手去拿球。

教练：那很棒！听起来互动持续进行下去了，这是一个运用沟通提示的好时机，这也是我们今天要讨论的内容。在其他活动中，您是否尝试了其他**创造机会**的技术？

家长：是的。吃点心的时候我也试过。这有点难，因为她不喜欢我用手偶去拿她的点心。

教练：在孩子吃东西的时候使用**游戏性干扰**会比较难。那么在孩子吃点心的时候，您能做些什么来帮助她提要求呢？

家长：我可以试着一次给她一点点心。

教练：这个想法很好！在像点心时间这样的活动中，小份的食物非常有效。

在讨论完练习计划表后，教练接着介绍**提示主动沟通**。她说明了技术的基本原理，然后介绍了关键要素。教练一边讲解，一边问埃琳娜《家长手册》里"动动脑"部分的问题，帮助她描述她可能会如何在布里安娜身上使用这项技术。根据埃琳娜的回答，教练确定埃琳娜已经掌握重点，所以她开始示范。

教练：现在我要和布里安娜一起玩，我想让您看看当她伸手去拿球的时候，我是如何示范语言让她模仿的。如果她没有回应，我会做一个手势让她模仿，然后在必要的时候用肢体引导。注意看我使用的提示和布里安娜的回应。您有任何疑问吗？

家长：没有。

教练：好的。布里安娜正在玩球。所以我跟随她的活动，保持面对面。我打算用**游戏性干扰**来给她创造一个沟通的机会……她没有回应我的预告语，所以我用手偶拿了球。她伸手要去拿球。我说了"球"这个字。她没有回应，我重复说了一遍"球"，并示范了指的动作。由于她没有模仿指的动作，我会帮她做出这个动作……我把球给她，并且又说了一遍"球"，即使我得帮她指向球。通过这种方式，她能学到用指的动作可以得到她想要的东西……现在她移动到了积木区。所以我要再跟着她，掌控积木，给她一个沟通的机会。她看向积木，所以我说了"积木"这个词。她没有模仿我说，所以我要示范用手指。她模仿了指的动作！太棒了！……作为奖励，我给了她一块积木，然后又说了一遍"积木"来扩展沟通。

几分钟后，教练停下来询问埃琳娜。

教练：在互动过程中您注意到了什么？

家长：布里安娜做了一次指的动作。太棒了！

教练：她指的时候我做了什么？

家长：您把球给了她，她很开心！

教练：没错。我还说了"球"这个字，这是我们努力让她掌握的技能。

家长：没错。我需要记住这么做，只说一个字。

教练：很好的观察。您很棒，已经开始给自己反馈了。现在您来和布里安娜一起玩，用提示来实现她说一个词的目标。记住，首先使用一个您学到的技术创造机会。一旦她开始注视或伸手拿，就是一个示范词语并让她模仿的好时机。如果布里安娜没有回应，请示范指的动作，然后用肢体引导帮助她做出指的动作，增加辅助。

教练把手偶递给埃琳娜，然后走到一边。埃琳娜加入布里安娜的积木游戏。在埃琳娜练习期间，布里安娜移动得非常频繁。她拿起一个玩具，然后放下，又走向另一个玩具。教练注意到埃琳娜很难控制布里安娜对物品的接触。为了帮助埃琳娜维持和孩子的互动，教练把大部分游戏材料收起来，递给埃琳娜一个，让她展示给布里安娜看。教练使用了许多正面反馈，强调了埃琳娜的坚持和她对 F.A.C.T.S. 金字塔底层策略的运用。几分钟后，布里安娜开始玩小汽车，来回推车子。教练给了埃琳娜另一辆小汽车，埃琳娜开始模仿布里安娜的玩法。

此时，教练开始提供一些纠正性反馈，帮助埃琳娜创造机会，使用提示。

教练：布里安娜现在看起来很专注于她的小汽车，会看您模仿她。您觉得可以做些什么
来让她和您互动？

埃琳娜说，"轮到我了"，然后拿着布里安娜的小汽车简短地玩了一下。布里安娜伸手去拿车，埃琳娜让她拿了。教练指出了布里安娜是如何发起互动的，以及埃琳娜是如何通过把车给她作为回应的。埃琳娜开始放松了一点。接下来，教练提供更多的指导性反馈来帮助埃琳娜使用提示。

教练：您很好地利用了**游戏性干扰**来帮助布里安娜开启互动。她看向您，而您推动您的
小汽车来奖励她。下次您可以试着示范"车"这个字。如果她没有回应，就示范
用手指的动作，然后用肢体引导帮她做指的动作。

教练在接下来的 20 分钟里继续提供均衡的正面反馈和纠正性反馈，然后停下来与埃琳娜讨论。

教练：感觉如何？
家长：一开始真的很难。布里安娜对什么都不感兴趣，我觉得我只是在跟着她。
教练：我也注意到了。但您坚持不放弃，布里安娜最终还是选定了玩小汽车。当她四处
走动时，真的很困难。当她开始专注时，创造机会并提示她使用更复杂的沟通技
能要容易得多。您在增加协助方面做得很好。您认为区别在哪里？
家长：把玩具拿走。当她把东西拿出来的时候，我得记住把它们收好。我们的房间开始
时很整洁，之后就变得有点乱。

教练：我想您是对的。以后我们试着在游戏时间减少玩具数量。您在家能做到吗？

家长：可以的。我觉得我需要更多箱子！

教练：很好。我们看一下练习计划表（见表单 34 和图 1.3.3），谈一谈下周您在家里能怎么应用**提示主动沟通**。您想聚焦于哪个目标？

家长：我希望她在想要某个东西的时候用语言表达。她经常伸手去拿东西，就像您今天看到的那样。

教练：太好了。这是这项技术可以达成的一个很好的目标。您想尝试什么样的活动？

家长：不知道。今天在玩小汽车的时候效果很好，但她在家吃零食时可能会容易一点，因为她会坐在高脚椅上，我可以拿着她的零食。

教练：您觉得吃零食活动怎么样？感觉这个时候布里安娜非常有动力，并且您可以掌控获取零食的途径。

家长：对。有道理。

教练：我们想一想在她吃零食的时候您可以怎么运用这项技术。首先，您会怎么聚焦在她身上，调整沟通方式？

家长：我可以准备一些东西，让她从柜子里选。

教练：好主意。我会在**专注于孩子**和**调整沟通方式**下面这样写："让布里安娜从柜子里选择一种零食，然后示范词汇"。您会用什么技术来创造机会？

家长：我可以把她抱到高脚椅上，每次给她一点零食。她通常选择饼干，所以我可以一次给她一块。

教练：很好的想法！您认为布里安娜会怎么做？

家长：嗯，她可能会伸手拿，但我想让她用词汇表达。

教练：我同意。那样会非常好！我会在"等待"框中写下"等待布里安娜伸手，用另一个手势或发声开启交流"，并在目标旁边写下"使用词汇或用手指"。当您在家练习时，您可以在"等待"框下的儿童图标旁边写下布里安娜的实际回应。她伸手拿之后，您可以用什么提示帮助她使用更复杂的技能呢？

练习计划表——教授新技能

日期：<u>2017 年 6 月 11 日</u>

计划	
目标：当她想要某样东西（提要求）时，用一个词表达。 活动：吃零食	可能有什么困难：当她不能同时得到所有饼干时，她会变得心烦意乱。 可能的解决方法：一次给她三块饼干，而不是一块。从支持度最高的提示开始（帮她做指的动作），这样她马上就能明白。

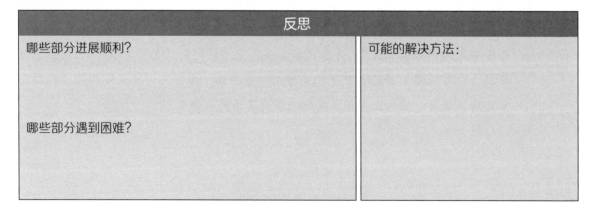

图 1.3.3　案例研究 1（布里安娜和埃琳娜）的
"练习计划表——教授新技能"（表单 34）的完整示例

家长：嗯，我可以说"饼干"这个词，然后指，然后帮她指。

教练：非常好！您在按照步骤思考问题。这三个提示正如您所说的：说"饼干"这个词，做一个指的动作给她看，并通过肢体辅助帮她指。记住，尽管您得帮助布里安娜，但也要马上给她饼干。

家长：好的。

教练：很好。在家练习时，您可以写下布里安娜对这三个提示的回应。也可以写下或圈出您用来帮助她回应的提示类型。您认为和布里安娜在家里这样做会很难吗？

家长：嗯，有时候布里安娜会不高兴，想要所有的饼干，然后我不知道该怎么办。

教练：没错。这真的会很难，因为您不能在她发脾气时奖励饼干，同时也想帮助她得到饼干。我会记下来的。您对于如何处理这个问题有什么想法？

家长：唔……我想如果她冷静下来，我就把所有的饼干都给她。

教练：是的，可以。我在想您是否也可以一次给她几块饼干，而不是一块。另一个方法可能是从肢体引导开始帮助她指，这样她就不用等很久。然后您可以尝试每隔三次减少一些辅助。这两个建议我都写在这里。然后，如果布里安娜发脾气，您可以尝试一个或两个方法，看看是否有帮助。在家试过了之后，一定要在"反思"框中写下进展得如何，这样我们下次见面的时候就可以一起回顾了。

教练随后提醒埃琳娜阅读《家长手册》第 5 章中"提示理解沟通"一节，并向埃琳娜和布里安娜道别。

开展小组课程

在 ImPACT 计划小组形式的课程中，家长们在 6 次小组课程中一起学习干预技术。每次小组课程后，每位家长都要和孩子一起接受单独的辅导，以便练习和获得教练的反馈。小组课程的目标是介绍干预策略，共同发现和解决问题，并促进家长之间的经验分享和社会支持。下面，我们将介绍开展小组课程的基本原理和一般流程。

一个成功的小组始于对计划的明确期望，建立小组成员之间的凝聚力，并促进支持性的小组讨论。小组带领者应在整个小组讨论过程中使用优势取向的方法，并有效管理小组成员之间的互动。在为每一节课做好准备之后，通过以下方式在小组中教授干预技术：（1）签到并设置课堂议程；（2）回顾家长在两次课程间的练习；（3）介绍新技术，包括播放案例视频和鼓励讨论；（4）协助家长为练习和辅导做计划。每次课程结束后，都对可靠度进行监测。

为小组课程做准备

在每次小组课程之前，您应该布置好便于辅导和讨论的房间，准备好适当的材料。

安排好小组的空间，让所有的家长都能清楚地看见您、您呈现的内容和他们彼此，以便促进小组讨论。确保所有的家长都有一个可以写字的平面，方便他们做笔记。理想情况下，可以把长方形的桌子排成"U"形，外围摆放椅子。

在配套资源中可以找到以小组形式教授 ImPACT 计划的材料（详情请参见附录）。这些材料包括幻灯片和用于讨论的视频。查看当天课程的幻灯片和脚本，选择您将使用的案例视频。虽然脚本包含了讲课所需的所有信息，但我们鼓励您用自己的话来表达，自己想些例子。这个方式能够丰富课堂，使课堂更个性化。

确保您有适当的设备播放幻灯片和案例视频，有白板可供书写。每位家长都应该有一本《家长手册》。此外，可以分发打印好的幻灯片文稿作为讲义。回顾上一次辅导课的相关内容，包括孩子的目标和家长的练习计划表。

签到并设置课堂议程（占课堂的 5%）

在第一次的小组课程中，您要先从介绍开始，建立小组的共同期望。这部分的课程用于建立对计划的共同期望，帮助家长之间建立联结、互相支持。在接下来的课程中，您首先会问候家长，设定课堂议程，为课程制订一个共享计划，确保课程的正常进行。家长进来时，向他们热情问好。让他们在课程开始之前有几分钟的时间互相寒暄问候。

简要回顾课堂议程，从而介绍课程目标和课程结构。一开始，您需要提醒家长课程的结构。课程结构包括：（1）以小组为单位回顾每位家长的练习计划表；（2）通过讲座、视频和小组讨论介绍新技术；（3）为练习和辅导做计划。您可以将此结构写在白板上，以便家长在课上随时查看。

回顾练习计划表（占课堂的 10%）

除了第一次小组课程之外，每次的小组课程都应该首先以小组为单位，对每位家长的练习计划表进行回顾。这是为了支持家长在两次课程之间的练习。这也能让家长相互分享成功经验和遇到的挑战，帮助您确定个别家长在使用某项技术时可能需要的额外支持。

在白板上画下三列表，标题分别为"哪些部分进展顺利？""哪些部分遇到困难？"以及"可能的解决方法"。确保所有家长都能看到白板。在房间里走一圈，让每位家长简单描述她上节课填写的练习计划表以及在家里的实施情况，包括哪些方面进展顺利，哪些方面具有挑战性。当每位家长汇报时，在白板上相应的位置做简要记录。帮助家长发现他们经历中的共同点。

在每位家长汇报完之后，确定家长遇到的一个或多个常见挑战。以小组为单位提出问题并给予建议，帮助家长解决潜在的问题。在"可能的解决方法"一栏中写下最佳的潜在解决计划，和旁边"哪些部分遇到困难？"一栏中的具体挑战相对应。每节课常见的挑战和可能的解决方案，在第 3 部分每个单元末尾的"问题解决小贴士"表格中有所描述。

在回顾练习计划表时，您应该鼓励家长互相给彼此建议。但是要确保建议是积极的、切题的，并且与最佳实践保持一致。如果家长变得过于消极，偏离主题，或重复提出与合理干预措施或最佳实践不一致的建议，则提高讨论的结构化程度。例如，您可以说，虽然有许多好的建议，但由于时间限制，只有您会在本次课程剩余的时间里提出建议。

如果家长没有练习，与她一起找出任何具体的阻碍，如没有时间或其他家庭照护责任，并在小组课程最后的练习计划环节或在后续的辅导课程中解决问题。

介绍新技术（占课堂的 70%）

下一步是介绍新技术。如上所述，这是通过结合讲座、案例视频和小组讨论来完成的。在讲课时，一定要大声而缓慢地说话。您还应该与听众保持眼神交流，保证每个家长都能跟上，并鼓励比较害羞的成员参与。家长可能对于在集体面前讲话感到不自在，可能需要一点时间来回答您的问题，尤其是在刚开始的时候。因此，在您提出一个问题后，给家长留足够的时间来回答。

借助幻灯片来引导您对技术原理和关键要素的讨论，同时根据参与家庭和您自己的经验提供描述性示例。第 3 部分中的课程包含脚本示例，如果需要，您可以使用这些脚本来呈现信息。

讲课过程中，您可以在相关部分播放应用技术的案例视频。务必根据小组中儿童的技能进行预先筛选，确定最合适的视频片段。例如，如果小组仅由婴幼儿的家长组成，您可以选择只播放幼儿或前语言期孩子的视频片段。

在播放每个片段之前，请家长们观察视频中的家长如何使用这些技术，以及孩子如何回应。观看每个视频片段之后，通过提问来帮助家长们反思他们观察到的情况。从开放式问题开始，比如："在互动中您注意到了什么？"如果他们无法确定互动中的重点，就问一些更具体的问题，比如："家长是如何调整沟通方式的？"或者"当妈妈夸大她的手势时，孩子有什么回应？"第 3 部分小组课程的文本中包含了每个视频片段里的关键点。

如果家长很难注意到关键点，回放视频，描述视频里发生的事情和（或）在视频的适当位置暂停。这可以帮助家长更好地识别出技术和孩子的回应。

在课堂的适当节点让家长回答"动动脑"部分的问题，帮助他们将相关素材应用在孩子身上，同时促进讨论。给家长一两分钟时间思考每个问题。根据小组的规模、家长的自在程度和可用时间，让他们以一个大组的形式或通过配对和分享（pair and share）以两人一组的形式讨论答案。配对和分享这种策略适用于大组和不太喜欢在公众场合发言的家长。请家长两人一组，讨论他们的答案（配对）。如果有时间，让部分或所有的两人小组向大家分享他们的答案（分享）。当家长讨论时，您要提出问题并给予建议，帮助家长思考如何使这项技术在自己的孩子身上产生最大效果。

利用简短的时间询问家长是否还有疑问，鼓励家长提出令他们困惑的地方。当一个家长提出问题时，重复这个问题，确保所有的家长都能听到并理解。如果问题有一点跑题，试着把它和当前的材料联系起来。如果问题过于离题，在课间休息时或课后与家长讨论。

讲课进行到一半时短暂休息一下，让家长们有机会消化这些信息、接触其他的家长以及提出一些更长的问题。第3部分的每个小组课程描述都提供了建议的休息节点；当然，您也可能发现在其他的时间点休息会更好。

为练习和辅导做计划（占课堂的15%）

每次小组课程的最后一步是协助家长计划在家的技术练习，并为他们的一对一辅导课程做准备。在小组中完成练习计划表，能让家长们相互学习和支持。如果时间不充足，您可能需要减少小组讨论时间。然而，家长在离开前至少应该完成练习计划表中的目标、活动和序列图。

让家长制订计划，说明自己课后会在何时、通过什么样的方式进行练习。给家长几分钟时间，在练习计划表上写出以下内容：（1）他们希望达到的一两个目标；（2）用来练习的一个游戏活动和一个日常活动。

让每位家长在序列图上写下一个正面例子，说明她将如何在选择的常规活动中使用该技术。这个例子将包括：（1）家长将使用的技术；（2）家长想看到的孩子的回应；（3）家长将如何回应孩子。

对于家长来说，独自完成序列图可能具有挑战性。因此，您可以邀请小组中的一位家长和您一起在大家面前完成序列图，以此作为范例。询问这位家长要使用什么技术，然后问她会从孩子身上看到什么样的回应。接下来，问她会如何回应这种行为。在白板上写下家长的回答。

在家长决定如何以及何时进行练习后，帮助他们应对这周练习中可能出现的潜在挑战。给家长一两分钟的时间思考可能会有什么样的困难，并写在练习计划表上。根据剩余的时间，您可以让他们以配对分享的形式，或者以整个大组为单位讨论可能的解决方案。您可以通过提问和发表评论来帮助他们解决问题。常见的挑战和潜在的解决方案在小组模式的课程指南（第 3 部分）中有所讨论，也可以写在练习计划表中的"计划"部分。

最后，布置反思和阅读内容。请家长在练习计划表的"反思"部分写下课后练习的进展情况。提醒家长，他们在下一次的辅导课程开始时会回顾练习的情况，并解决出现的任何问题。请务必保留一份计划表副本，以便下一节课回顾。提醒家长阅读《家长手册》中与本节课程内容相关的章节。

监测可靠度

在每次小组课程后，填写"小组可靠度检查表（Group Fidelity Checklist）"（表单 7）来监测您对小组课程的流程操作。此过程有助于确保您开展的小组课程具有可靠度。

第 4 章

ImPACT 计划初始接案

在任何家庭开始 ImPACT 计划之前，您应该进行一次初始接案课程来确定 ImPACT 计划的治疗建议是否适合儿童和家庭，建立双方对治疗的共同期望，找到妨碍参与的问题的解决办法。一对一和小组两种辅导形式的初始接案过程基本相同。两者的差异如下所述。

根据您的工作环境，初始接案课程可以是您正在提供的服务的一部分，可以通过初次面对面访谈或电话交谈的方式进行。如果您认为儿童和家庭可以从 ImPACT 计划中获益，可以选择在评估结束时讨论这些信息。儿童不需要参与初始接案课程。

初始接案课程的长短和您所涵盖的内容将取决于，家长是新的来访者还是已有的来访者、家长对"家长参与式干预"的熟悉程度和兴趣，以及阻碍家长参与的因素的影响程度。如有必要，可以在 15 分钟内交换关键信息。您决定从哪里开始将基于您获得的关于孩子和家长的信息。"初始接案问卷（Intake Questionnaire）"（表单 2）提供了有关如何开展初始接案课程的信息。一份填好的问卷（局部）示例如图 1.4.1 所示。

如果您对家庭的了解有限，您可能需要从确定孩子和家庭的需求开始，确定这项计划是否适合他们。如果没有报告，您可能还需要安排初步评估。如果您已经熟悉这个家庭，可以从建立对计划的共同期望开始。如果家长对 ImPACT 计划表现出浓厚的兴趣，您可以缩短建立共同期望的用时，并在第一次课程中介绍"ImPACT 计划概述"时，花更多的时间讨论这项计划的基本原理、家长和教练的角色以及这项计划的形式。

表单 2　　　　　　　　　　　**初始接案问卷**

孩子姓名：<u>萨姆</u>　　　　　　家长姓名：<u>莫莉</u>　　　　　　日期：<u>2017 年 8 月 1 日</u>

1. 您希望从服务中获得什么？您对孩子主要的目标是什么？

　　我希望和萨姆对话，也希望他能和弟弟一起玩。

2. 孩子接受过评估吗？如果有，孩子获得诊断了吗？

　　有过，2 岁时做过语言评估，被诊断为语言发育迟缓。2.5 岁时被儿科医生诊断为孤独症。

3. 孩子目前有下列问题吗？

☐ 喜欢自己玩　　　　　　　　　　　☑ 学习手势、词语或组词成句很慢
☐ 重复您说的话，或者重复说同样的话　☐ 对玩具和其他游戏材料兴趣有限
☑ 难以和他人进行眼神接触　　　　　☑ 对于达成各种目的的沟通感到困难
☑ 难以理解您说的话或难以听从指令　☑ 用不同寻常的方式或重复相同的方式玩
☑ 在分享与轮流方面有困难　　　　　　游戏
☐ 难以模仿您的动作或语言

4. 您的孩子如何与您沟通？

　　他用词语和短句与我沟通。他主要和我说话，很少和弟弟说话。

图 1.4.1　案例研究 2（萨姆和莫莉）的
"初始接案问卷"（表单 2）局部的完整示例

ImPACT 计划初始接案课程

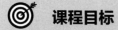 **课程目标**
- 确定家庭是否适合此计划
- 建立对此计划的共同期望
- 解决妨碍参与的问题
- 为治疗做准备

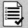 **课堂议程**
- 了解家庭的需求
- 建立对此计划的共同期望
- 消除参与计划的障碍
- 为计划做准备

课程材料
- 先前的评估资料（如有）
- "初始接案问卷"（表单2）
- "入门问卷"（表单3）
- 《家长手册》

确定家庭的需求

告诉家长您会问她一些问题，帮助她理解 ImPACT 计划是否符合她的家庭需求。使用"初始接案问卷"（表单2）作为引导进行讨论。根据需要询问后续问题。记录家长的回答，以便您在需要时做参考。

确定孩子是否适合这项计划

向家长询问"初始接案问卷"中的第1—4题，回顾之前所有的评估结果，确定孩子的技能是否适合 ImPACT 计划，以及这项计划是否能实现家长的目标。ImPACT 计划适用于处于语言发展早期阶段，并且在社交参与、沟通、模仿和（或）游戏领域面临挑战的儿童。更多关于这项计划适用于哪些儿童的信息可以在第1部分第2章找到。

如果儿童的表达性和接受性语言（即对话式的语言）发展良好，可能需要咨询言语病理学家，讨论实施这项计划是否合适。如果儿童目前的技能不适合参与这项计划，并且（或）家长的目标无法通过 ImPACT 计划达成，请做必要的转介。

确定其他重要的干预需求

向家长询问"初始接案问卷"中的第 5 题，确定在计划开始之前或进行时是否有任何行为问题需要解决。如果孩子表现出任何对自己或他人造成伤害的攻击性行为，或者如果孩子有严重的行为问题（干扰重要的日常活动，如吃饭、穿衣、洗澡或出门等），要确定您是否可以通过选修的"管理孩子的问题行为"单元（第 8 单元）来处理这些行为，或是应该将此家庭转介给行为专家。

建立对计划的共同期望

建立对计划目标和要求的共识，为从一开始就与家长建立强有力的合作伙伴关系奠定了基础。

了解家长对治疗的期望

向家长询问"初始接案问卷"中的第 6—8 题，了解家长过去的干预经历和对她目前在孩子的治疗中所扮演角色的期待。这种了解将有助于您调整对计划的描述，消除对治疗的任何误解，并提供额外信息，增强家长对 ImPACT 计划的接受度。如果家长表示，另一位照顾者和孩子在一起的时间更多，请帮助她决定是否由这位主要照顾者参与此计划。

不要对家长的动机或者参与的能力做任何假设。针对治疗方案进行公开的对话，并让家长决定她是否愿意参与 ImPACT 计划。

解释 ImPACT 计划的基本原理

向家长解释，他们可以通过在日常活动中使用此计划中的策略来帮助孩子提高社交沟通技能，减少孩子的问题行为。这给了孩子更多的学习和练习时间，而且因为技能是在自然互动和日常生活中在家教授的，这有助于孩子在新的环境中长期使用这些技能。学习这些策略能让家长对他们帮助孩子的能力更有信心，减少家长的压力，让家长与孩子进行更多正向的互动。

如果相较于直接干预，家长对使用家长参与式干预模式犹豫不决，您或许可以在解释 ImPACT 计划的基本原理时强调以下几点：这不是一项"育儿"计划，而且它并没有假设家长导致孩子产生社交沟通问题。家长可以像专业人士一样学习和使用策略。相较于其他专业人士，家长有更多时间陪伴在孩子身边。第 1 部分第 1 章详细介绍了关于家长参与式干预的益处的其他研究。

如果家长希望了解更多关于 ImPACT 计划的研究，可以请他们参考《家长手册》末尾的"延伸阅读"列表。

讨论家长和教练的角色

让家长知道，她的角色是在家庭和社区中，与孩子进行日常活动与互动时学习和使用干预策略。作为教练，您的角色是与家长合作制定目标，并帮助家长学会把干预策略应用在孩子身上，帮助孩子达成这些目标。

本计划中教授的策略是彼此相辅相成的；因此，让同一位家长参与每次课程很重要。在时间允许的情况下，其他家庭成员可以和主要的家长一起参加课程。然而，我们不建议其他家庭成员参加主要的家长缺席的课程，因为其他家庭成员没有学习过之前所教授的技术。

解释 ImPACT 计划的形式

向家长简要介绍计划的形式和结构。再次强调，此计划的目标是向家长教授干预策略，这样家长可以用这些策略来提高孩子的社交沟通技能，而您的角色是为家长提供必要的支持来学习这些策略。

一对一辅导形式

一对一辅导形式设计为每周 2 次课程，共 12 周（24 次）；但如有必要，可调整为每周 1 次（12 次）。家长和孩子务必出席每次课程。向家长表明您建议的课程次数和时长。

向家长解释您会在每节课上介绍至少一种干预技术。您将使用书面资料，简要描述干预技术，与孩子一起演示，以及在家长练习时提供反馈。在每节课结束时，您将帮助家长制订一份课后的练习计划表。

让家长知道你们是一个团队，共同决定课程的节奏。如果她觉得进度太快或太慢，请鼓励她与您沟通。

小组辅导形式

小组辅导形式设计为 6 次 2 小时的小组课程和 6 次 1 小时的教练辅导课程，两种模式交替进行，持续约 12 周。小组课程只需要家长出席。在教练辅导课程中，家长和孩子都必须在场。

向家长解释，您在每节小组课程中会通过授课、视频和小组讨论等形式的结合来介绍一组或几组干预技术。在随后的辅导课程中，您将展示如何与孩子一起使用这些技术，家长也有机会与孩子一起练习这些技术，而您会提供反馈。在每节课结束时，您要帮助家长制订一份课后的练习计划表。

确定家长对加入计划的兴趣

询问家长是否有兴趣加入 ImPACT 计划。给家长机会就家长与教练的角色和（或）计划的形式或结构等提出问题，并让家长有机会表达任何顾虑。如果家长不感兴趣，讨论可提供的其他服务或提供适当的转介。

消除参与计划的障碍

向家长询问"初始接案问卷"中的第 9—10 题，了解是否存在可能使家长难以参与计划的问题。识别可能辅助家长、让他们得以参与本计划的具体支持，如翻译过的材料、翻译员、在课程期间能照顾孩子兄弟姐妹的看护者，或其他日程安排和交通需求等。关于可用于支持弱势家庭参与计划的方式的讨论，请参见第 1 部分第 2 章。

为计划做准备

安排首次课程

请务必跟家长讨论与加入计划、安排课程和（或）费用支付相关的任何组织安排方面的问题。

让家长取得《家长手册》

向家长提供如何取得《家长手册》的信息。如果您的机构提供《家长手册》，请在家长参加第一次课程之前给她一本。如果您期待家长购买《家长手册》，请提供如何订购该书的信息。

给家长分发"入门问卷"和阅读材料

通过直接给、邮寄或发送电子邮件的方式把"入门问卷"（表单 3 和图 1.4.2）发给家长，并要求家长在第一节课之前将填好的表格发给您，或者上第一节课时带来。该表单的目的是：（1）获得家长对孩子和自己的目标等信息；（2）了解孩子正在接受的其他服务。这些信息将帮助您在第一次或第二次课程中使用家长熟悉的语言解释这项计划。如果可能，请家长在第一节课之前阅读《家长手册》第 1 章中的"ImPACT 计划概述"部分。

表单 3   **入门问卷**

孩子姓名：布里安娜   家长姓名：埃琳娜   日期：2017 年 4 月 2 日

请在第一次干预课程前完成并交回此表格。

1. 您的孩子一周里都和谁一起度过？

　　她每周接受 25 ～ 30 小时的应用行为分析（ABA）训练，他们的治疗团队有 5 位治疗师。其他时间都是和我（她妈妈）、爸爸、爷爷在一起。

2. 您的孩子有兄弟姐妹吗？如果有，请写下他们的名字及年龄。

　　罗比，6 岁

3. 请描述您对孩子的主要目标。

　　我希望布里安娜开口说话。

4. 请描述您对自己的目标。

　　我希望能和她一起玩。其他治疗师告诉我，我需要等到她能玩更长时间的时候才能和她一起玩。但我想知道该怎么做才能参与、融入她的游戏。

5. 请列出一些您的孩子喜欢的活动。

　　布里安娜喜欢所有的肢体游戏：跑、跳、荡秋千、攀爬、被挠痒痒。她喜欢动物、球和泡泡。她喜欢玩她的弹珠跑道。她当然也喜欢玩平板电脑。她还喜欢玩水。

图 1.4.2　案例研究 1（布里安娜和埃琳娜）的
"入门问卷"（表单 3）局部的完整示例

第 **2** 部分

一对一家长辅导模式指南

Teaching Social Communication to Children with
Autism and Other Developmental Delays

本手册的第 2 部分提供了一个分步指南，用以指导一对一的家长辅导课程。这种模式最适合在家庭环境或诊所环境中与家庭一对一工作的从业者。它需要与 ImPACT 计划《家长手册》结合使用，该手册会介绍每一项干预技术。

在实施 ImPACT 计划之前，请阅读本手册的第 1 部分（"ImPACT 计划介绍"）。第 1 部分提供了许多有用信息，关于如何让家长参与及赋能于家长、共同合作设定目标、有效的辅导策略以及辅导时应遵循的步骤。这些是在实施 ImPACT 计划时必须遵循的关键要素。请确保在第一节课之前使用"初始接案问卷"（表单 2）完成初始接案（见第 1 部分第 4 章）。

整个计划及单次课程的时长

一对一的辅导模式被设计为 24 次 60 ～ 90 分钟的课程，理想情况下在 12 周内完成，每周 2 次课程。我们强烈推荐开展 24 次课程来优化家长和孩子的学习效果；不过，如有需要，整个计划可以按需调整为次数较少的课程（见第 1 部分第 2 章）。

在计划完成后的 6 个月内，应安排每月 1 次的后续课程，以帮助家长保持对干预策略的使用，解决任何新的问题，并向家长展示如何使用技术来实现新的目标。

家长参与要求

此计划中教授的策略是彼此相辅相成的；因此，有必要由同一位（主要的）家长参加所有的课程。其他家庭成员在时间允许的情况下也可以与这位家长一起参加家长课程。然而，没有主要家长的参与是不可取的，因为其他家庭成员没有学过以前教授的技术。

单元顺序

在一对一模式中有 7 个单元是相辅相成的，因此应按以下顺序介绍。

1. 入门指南
2. 专注于孩子
3. 调整沟通方式
4. 创造机会
5. 教授新技能
6. 塑造互动

7. 往前迈进

每个单元包含数个关于一种或多种技术的课程。每个单元中包含的技术的顺序可以根据家庭的需要进行调整，这不会损害整个课程的完整性。表2.1.1列出了24节课程的单元、每个单元所包含的技术和推荐的教学顺序。如果您是在诊所中开展ImPACT计划，我们建议您在孩子的家中上第3课"布置有利于成功的家庭环境"和回顾课程。我们还建议您在社区环境中上第22课"在社区中应用ImPACT计划"，以帮助孩子泛化所习得的技能。

表2.1.2列出了包含12节课的计划中的技术和推荐顺序。在更短的课程中实施ImPACT计划，需要简化和（或）减少教练所教授的技术。在每项技术上花费的时间应进行调整，以满足家庭和儿童的需求。每个单元的介绍和每种技术的原理提供了在使用12节课程的模式时需要考虑的信息。

课程的节奏可以根据每个家庭的情况进行调整。根据家长的风格、以前接受过的训练和教育背景，您可以调整花在每种策略和技术上的时间。

课程形式

每节课以一个课程大纲开始，包括课程的目标、需要的材料、课堂议程和技术的关键要素。接下来是关于如何教授这项技术的讨论，对家长使用的语言示例，以及促进讨论的问题。课程以"问题解决小贴士"结尾。

除了初始接案和第1课（以及24节课程计划中的第2课），其他的课程都遵循标准结构。下面列出了每个组成部分所占时间的大致百分比。

1. 签到并设置课堂议程（占课堂的5%）

2. 回顾练习计划表（占课堂的15%）

3. 介绍新技术（占课堂的15%）

4. 演示技术（占课堂的10%）

5. 让家长练习，您提供反馈（占课堂的35%）

6. 协助家长反思，制订练习计划（占课堂的20%）

表 2.1.1 24 节课程的一对一计划（包括后续课程和选修单元）

第 1 单元 入门指南

第 1 课	ImPACT 计划概述
第 2 课	为孩子制定目标，为成功做好准备
第 3 课	布置有利于成功的家庭环境（在家进行）

第 2 单元 专注于孩子

第 4 课	跟随孩子的引导
第 5 课	模仿孩子

第 3 单元 调整沟通方式

第 6 课	夸张化
第 7 课	示范和扩展沟通
第 8 课	专注于孩子（回顾），调整沟通方式（回顾；在家进行）

第 4 单元 创造机会

第 9 课	游戏性干扰
第 10 课	均衡轮流
第 11 课	诱发沟通
第 12 课	创造机会（回顾；在家进行）

第 5 单元 教授新技能

第 13 课	提示和奖励
第 14 课	提示主动沟通
第 15 课	提示理解沟通
第 16 课	提示沟通（回顾；在家进行）
第 17 课	提示模仿
第 18 课	提示扩展游戏
第 19 课	提示模仿和扩展游戏（回顾；在家进行）

第 6 单元 塑造互动

第 20 课	塑造互动
第 21 课	塑造互动（在家进行）

（续表）

第 22 课	在社区中应用 ImPACT 计划（在社区进行）

第 7 单元　往前迈进

第 23 课	更新孩子的目标
第 24 课	为后续成功做计划
	后续课程

第 8 单元（选修）　管理孩子的问题行为

第 1 课	理解孩子的问题行为——收集信息
第 2 课	理解孩子的问题行为——识别行为模式
第 3 课	预防问题行为
第 4 课	改变后果
第 5 课	教授替代技能

表 2.1.2　12 节课程的一对一计划

第 1 单元　入门指南

第 1 课	ImPACT 计划概述，为孩子制定目标，为成功做好准备
第 2 课	布置有利于成功的家庭环境（在家进行）

第 2 单元　专注于孩子

第 3 课	跟随孩子的引导，模仿孩子

第 3 单元　调整沟通方式

第 4 课	夸张化，示范和扩展沟通

第 4 单元　创造机会

第 5 课	游戏性干扰，均衡轮流
第 6 课	诱发沟通

第 5 单元　教授新技能

第 7 课	提示和奖励
第 8 课	提示主动沟通
第 9 课	提示理解沟通

（续表）

第 10 课	提示模仿和扩展游戏

第 6 单元　塑造互动

第 11 课	塑造互动

第 7 单元　往前迈进

第 12 课	更新目标，为后续的成功做计划

关于上述课程内容更多的细节可以在第 1 部分第 3 章中找到。《家长手册》中的每组策略都有相应的练习计划表，部分单独的技术也是如此。请使用与您在每节课中教授的策略或技术相对应的练习计划表。练习计划表可以从本书的配套资源中下载。

请使用"干预可靠度检查表"（表单 4）监测家长使用策略的情况，并评估她是否准备好进入下一个单元的学习。如果家长在一项策略上的得分低于 3 分，您可能需要在介绍下一个单元之前花更多时间让她练习并提供反馈。

您可以使用"课程数据单"（表单 12）收集有关儿童的技能进展的信息。"课程数据单"也是您与家长进入下一节课之前，记录您应该向家长传达的信息的好工具。使用"教练辅导可靠度检查表"（表单 6），确保您正在按照计划开展 ImPACT 计划辅导课程。

第 1 单元

入门指南

第 1 单元的目标是提供有关 ImPACT 计划的概述，帮助家长为儿童设定个性化的目标和为课程做好准备，以及帮助家长布置有利于成功的家庭环境。如果家长理解整个计划的基本原理，参与目标制定并理解实现目标的步骤，那么他们更有可能在家中实施干预。这一点尤其重要，因为 ImPACT 计划每次会教一项策略，以帮助家长有效地学习。如果家长能够在家里创造一个有助于儿童进行互动、有利于学习的环境，就会更容易成功。

本单元讨论了四个主题：**ImPACT 计划概述、为孩子制定目标、为成功做好准备**，以及**布置有利于成功的家庭环境**。您将从 ImPACT 计划的概述开始，帮助家长为儿童设定目标，并为课程做好准备。使用"协同目标设置可靠度检查表"（表单 5）来监测您在此过程中关键步骤的实施情况。一旦您和家长设定了目标，您将教家长**布置有利于成功的家庭环境**——创造一个更容易与儿童互动和对儿童进行教学的家庭环境，并帮助家长找到适用于 ImPACT 计划的日常活动和惯例。

- 如果您正在进行 24 课时的课程培训，您将有 3 节课用于教授这个单元。我们建议第 1 课和第 2 课用于教授 **ImPACT 计划概述、为孩子制定目标**和**为成功做好准备**这三个主题，第 3 课教授**布置有利于成功的家庭环境**。

- 如果您正在进行 12 课时的课程培训，您将有 2 节课用于教授这个单元。您需要在不删除任何核心内容的情况下简化课程。建议您在第 1 课中介绍前三个主题，第 2 课用于教授**布置有利于成功的家庭环境**。

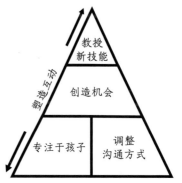

一旦您制定好了社交沟通目标，并且家长已经学会了如何布置有利于成功互动的家庭环境，您就可以开始介绍**专注于孩子**了。

第 1 课
ImPACT 计划概述

🎯 课程目标

- 帮助家长了解 ImPACT 计划的好处
- 为家长提供 ImPACT 计划概述
- 收集有关儿童在四个关键领域的技能的信息

📋 课堂议程

- 签到并设置课堂议程
- 回顾"入门问卷"
- 介绍 ImPACT 计划概述
  - ❖ 设定课后阅读和练习的要求
  - ❖ 说明 ImPACT 计划如何惠及家庭
  - ❖ 讨论家长和教练的角色
  - ❖ 介绍辅导课程的形式
  - ❖ 介绍儿童将要学习的技能：社交参与、沟通、模仿和游戏
- 收集有关儿童技能的信息
  - ❖ 让家长填写"社交沟通检查表（家长版）"
  - ❖ 与儿童互动，完成"社交沟通检查表（教练版）"
  - ❖ 观察并记录 10 分钟的亲子互动
- 协助家长反思，布置阅读任务

🗃 课程材料

- 《家长手册》
- "入门问卷"（表单 3），以防家长未交回
- 儿童喜爱的玩具
- "社交沟通检查表（家长版）"（表单 8）
- "社交沟通检查表（教练版）"（表单 9）
- 拍摄视频的家长知情同意书
- "协同目标设置可靠度检查表"（表单 5）

签到并设置课堂议程

问候家庭

> 邀请家长评论和提问，以建立融洽的关系。

如果这是您第一次与家长和儿童一起工作，请向他们介绍您自己。一开始花几分钟让儿童参与游戏，从而与儿童建立融洽的关系，通常是有帮助的。告诉家长，您希望从与儿童进行简短的互动开始，然后您将解释课堂目标和议程。如果您在诊所工作，请准备一些合适的玩具来吸引儿童参与互动。

如果家长开始时有顾虑，花时间聆听并记录这些顾虑。如果家长的顾虑超出了您的专业范

围，提供适当的转介，并尝试回到正轨以完成课堂议程。

阐述课堂目标和议程

本节课将提供 ImPACT 计划概述并收集关于儿童技能的信息。确保家长手中有一本《家长手册》。

让家长知道，您将通过家长填写的"社交沟通检查表"、您与儿童的互动以及对亲子互动的观察来收集信息。

在课程中的不同时间点，您将进行视频录像，从第 1 课的亲子互动开始。依据您自己或诊所的保密政策，在为家长和儿童录像之前，请务必获得家长的书面同意。如果家长犹豫不决，请建议她保留视频，或在回顾视频后立即删除。

告诉家长，前几节课会比随后的几节课包含更多的讨论，因为你们将一起设定目标，为课程的成功实施做准备。

回顾"入门问卷"

家长应在第一节课之前完成"入门问卷"（表单 3）。此问卷用于建立融洽的关系，了解家长对儿童和自己的目标，并了解儿童可能正在接受的其他服务。与家长一起回顾问卷，让家长知道她提供的信息是有价值的，并且将在整个计划中被使用。花时间澄清任何不具体或可能难以理解的回答。

如果家长没有完成问卷，请让她口头回答问题，同时您做记录。在您讨论之后的课程内容时，可以使用这些信息。

介绍"ImPACT 计划概述"

设定课后阅读和练习的要求

询问家长是否已经阅读了《家长手册》中第 1 章的"ImPACT 计划概述"部分。如果她已经阅读了，请给她一个正面的评价，比如"太棒了！"或者"您有了一个好的开始"。让她知道您将在课程中讨论这些信息。

如果家长还没有阅读，请确认完成阅读是否可能是一个问题。您或许可以这样说："我将请您在每节课之前阅读《家长手册》中我们将在课堂上讨论的信息。您觉得您可以做到吗？"如果家长对能否经常完成阅读表示担心，或者您对家长的阅读能力有疑问，请记下这一点，并确保在接下来的每节课中对所涉及的技术进行更详细的说明。

说明 ImPACT 计划如何惠及家庭

存在社交沟通困难的儿童通常难以参与和发起与他人的社交互动，难以学会沟通和使用有意义的语言，难以模仿他人，也难以创造性地玩玩具。他们可能会不断地重复声音、语言和动作，并产生问题行为。家长可以通过在日常活动中使用此计划中的策略和技术来帮助儿童提高社交沟通技能，减少问题行为的发生。这将给予儿童更多时间学习和练习。在自然互动和日常生活中教授技能也有助于儿童在新的情境下使用技能。学习这些策略会让家长对自身帮助儿童的能力更有信心，减少家长的压力，增加积极的亲子互动。家长陪伴儿童的时间比专业人员多得多；因此，家长参与式干预比专业人员的直接干预更有利于儿童技能的泛化和维持。家长也可以将这些技术传授给其他家庭成员，如祖父母和兄弟姐妹，这样他们也可以为家长和儿童提供支持。

想要阅读更多关于此计划的科研信息的家长，可以参考《家长手册》末尾的"延伸阅读"列表。

讨论家长和教练的角色

家长的角色是在家庭和社区中，在日常生活中以及与儿童的互动中学习和使用干预策略。作为教练，您的角色首先是与家长合作制定目标，然后帮助家长学会对儿童使用干预策略，以帮助儿童实现这些目标。家长一开始就应该明白自己的角色。提醒家长，同一位家长应自始至终参加所有的课程培训，因为干预技术是相辅相成的。

如果家长已经预见到投入家长参与式干预中的困难，和她讨论"为成功做好准备"中的一些信息可能会有所帮助（见第 2 课）。

介绍辅导课程的形式

每一节课，教练都会向家长介绍一项技术。根据儿童的目标和能力、家长的学习情况和自信程度以及课程的总次数（12 次、24 次或更多），用于讲解每种策略或技术的时间会有所不同。您和家长将作为一个团队来决定每节课的进度。每节课都将遵循以下相同的总体结构框架。

1. **回顾练习计划表**。您和家长将在每堂课开始时回顾课后在家练习的情况，包括哪部分进展顺利以及家长遇到的任何困难。然后您将帮助家长找到问题和困难的解决方案。

2. **介绍新技术**。家长通常会在一节课上学习一种或多种新技术。在您展示新技术之前，家长将在每节课前阅读关于新技术的内容。在课堂上，您将更详细地阐述这项技术，回答家长的问题，并帮助家长决定她如何以及何时可以在儿童身上使用这项技术。

3. **演示新技术**。您将用几分钟与儿童一起演示该技术，这样家长就可以看到该技术在儿童身上的应用。

4. **让家长练习，您提供反馈**。家长会和儿童一起练习这项技术，同时您将提供反馈。

5. **协助家长反思，制订练习计划**。在课程结束时，您将帮助家长回顾课堂练习，并协助家长选择目标和活动，让她课后在家与儿童一起练习这项技术。

为家长提供机会，就家长与教练的角色和（或）课程的形式或结构提出问题。

介绍儿童将要学习的技能

用《家长手册》来介绍儿童将要学习的技能。

告诉家长，如果某项技能的练习在家中不奏效，一定要让您知道。

社交参与

社交参与是发展社交沟通技能的基础。它包括使用眼神、面部表情、手势和语言，与他人分享兴趣和注意力。存在社交沟通障碍的儿童通常难以进行社交参与，这也妨碍了他们发展向他人学习的能力。ImPACT 计划的出发点是提高儿童与他人交往的能力。您将根据儿童目前的发展水平，帮助家长为儿童制定社交参与目标。

使用《家长手册》中的"社交能力发展表"（该手册中的表 1.1），简要回顾社交参与发展的主要阶段。

沟通

沟通涉及理解（接受性语言）与使用（表达性语言）非口头语言和口头语言，原因或功能多种多样。在开始使用言语沟通之前，儿童会使用眼神、声音、手势等非言语沟通的方式。存在社交沟通障碍的儿童往往难以使用言语和非言语沟通来表达他们的需求，这可能导致他们使用问题行为来满足他们的需求。您将帮助家长制定目标，增加儿童沟通的复杂性，并根据儿童当前的沟通技能，扩展儿童沟通的目的。此计划的重点是帮助儿童自发地使用语言。

使用《家长手册》中的"沟通能力发展表"（该手册中的表 1.2），简要回顾沟通发展的主要阶段。

模仿

模仿对发展很重要，因为儿童通过模仿来学习新信息（观察学习），并对他人表达兴趣（社交模仿）。存在社交沟通障碍的儿童往往很难模仿他人，这可能会导致通过观察和社交互动进行的学习减少。您将帮助家长制定目标，以改善儿童在自然环境中的模仿，从而达到学习和社交参与的目的。

使用《家长手册》中的表 1.3，简要回顾模仿发展的主要阶段。

游戏

游戏是操作物体和投入活动以获得乐趣的过程。游戏技能很重要，因为儿童通过游戏发展和练习新的语言及社交技能。游戏也是培养解决问题的技能、换位思考、想象力以及精细和粗大运动技能的绝佳方式。语言和假装游戏都需要象征性思维（即理解一种事物可以代表另一种事物）；因此，教授假装游戏的技能可以帮助儿童发展更复杂的语言技能。您将帮助家长根据儿童目前的游戏发展水平，制定目标来增加儿童游戏技能的多样性和复杂性。

使用《家长手册》中的表 1.4，简要回顾游戏发展的主要阶段。

收集有关儿童技能的信息

您将通过让家长完成家长版的"社交沟通检查表"（表单 8）、您与儿童的互动以及对亲子互动的观察来收集关于儿童技能的信息。以这种方式收集信息使您能够在制定目标时考虑到家长对儿童技能的理解、家长对儿童的目标以及儿童和家庭的个性化需求。

让家长填写"社交沟通检查表（家长版）"

请家长填写家长版的"社交沟通检查表"（表单 8），收集她对儿童在家中的社交参与、沟通、模仿和游戏技能的看法。如果家长文化程度低或理解内容有困难，您可以使用"社交沟通检查表"对家长进行访谈。告诉家长，这些技能是按照它们通常的发展顺序列出的。然而，对有社交沟通障碍的儿童来说，他们常常会拥有一些后来出现的技能，但缺少一些早期出现的技能。"社交沟通检查表"涵盖了一系列发展水平，因此不要预期儿童拥有全部的技能，有些技能可能不符合儿童目前的年龄阶段。

对于每项技能，让家长指出儿童的使用频率："经常（至少 75% 的时间）""有时，但不总是"或"很少或还没有"。对于第 32—36 项，如果儿童"经常"或"有时"使用，请让家长指出儿童用于沟通的行为类型。这可以是前语言的（手势）或语言的（词语和句子）。如果儿童曾经有过某种行为，但现在不再有了，因为他正在使用一种更复杂的技能，请告诉家长勾选"经常"的方框。

有两位家长在场时，询问他们是想一起完成"社交沟通检查表"，还是独立完成。家长可以对儿童的技能有不同的看法，因为儿童实际上可能对不同家长使用不同的技能。随时准备回答任何可能出现的问题，并对任何含混不清或难以理解的回答进行澄清。

与儿童互动，完成"社交沟通检查表（教练版）"

当家长填写"社交沟通检查表"时，请与儿童互动，简单了解儿童在有支持和没有支持的情况下使用技能的能力，以及对儿童来说可能最有效的技术。您可以这样对家长说：

> "当您填写'社交沟通检查表'时，我将与萨姆互动，更多地了解他。我还将尝试一些我将教授您的策略。这有助于我了解他是如何在独立和获得支持的情况下使用他的技能的，同时也让我知道他对哪些技术的反应最好。"

在开始评估儿童的技能之前，请先从建立融洽关系的技术开始，应用**专注于孩子**和**调整沟通方式**中的技术。如果儿童对于**专注于孩子**和**调整沟通方式**中的策略没有回应，请使用**创造机会**的策略。这些技术将向您展示儿童在没有提示的情况下可以做什么，以增加技能的复杂性。

一旦您确定了儿童的自发性技能，请使用**教授新技能**中的提示，看看儿童在获得支持下能做什么。例如，如果儿童不能回答关于"什么"的问题，那么您可以改用填空句或选择句，看看他能回答吗？如果他不能参与使用玩具的功能性游戏，当您给他一个指令或者示范一项新技能时，他能做到吗？

使用教练版的"社交沟通检查表"（表单 9）记录儿童与您和家长一起使用技能的信息。该表还有额外的一栏供您标注是否观察了某项技能。它还提供了有关如何计算"社交沟通检查表"中的得分的信息，以衡量儿童在整个计划的过程中社交沟通技能的进步。在计划结束时，您将完成另一个"社交沟通检查表"，用来比较得分。

观察并记录 10 分钟的亲子互动

接下来，告诉家长您想要观察她和儿童之间的互动，这样您就可以获得有关儿童和她之间的社交沟通技能的信息。她应该像在家中一样和儿童玩耍或互动。注意家长可能已经在使用的ImPACT 计划中的技术，以及儿童对这些技术的反应。当您在后续课程中介绍策略时，这些信息将非常有用。同时，上述观察将向您提供关于儿童与家长互动时使用的技能以及家长与儿童的互动风格的信息。您可以这样对家长说：

> "现在我想看您和布里安娜一起玩 10 分钟左右。这将有助于我了解布里安娜能和您做些什么，以及您能做些什么来支持她的社交沟通。这样，我就可以帮助您在你们现有的水平基础上再进一步。请像在家中一样和她一起玩耍，我会在一旁做笔记。"

如果您不是在儿童家中，请务必询问家长儿童在家玩的玩具或材料类型。

当有两位家长在场时，让每位家长单独与儿童互动 5 分钟。当轮到下一位家长与儿童进行互动时，请清晰地宣布轮换。表达明确的轮换让整个计划中家长分开的规则得到确立，这样每位家长都有时间练习和接受反馈。

> "莫莉，您可以和萨姆一起玩。吉姆，您可以过来和我站在一起，观察莫莉与萨姆的互动……谢谢您，莫莉。吉姆，现在轮到您和萨姆一起玩了。莫莉，请过来和我站在一起，观察他们的互动。"

如果家长允许，请对亲子互动进行录像。这能够让你们回看并收集额外的基线数据。

互动结束后，询问家长儿童在家中是不是也是这样玩耍。如果有不同，让家长解释不同之处。在您和家长开始制定目标之前，获得这些信息很重要。在第 2 课末尾的"问题解决小贴士"表格中，您可以找到解决亲子互动过程中可能出现的常见问题的建议。

协助家长反思，布置阅读任务

　　首先，让家长回顾您在本次课程中所涵盖的信息。回答家长提出的任何问题或她不充分理解的关于 ImPACT *计划概述* 的任何方面的问题。

　　接下来，介绍下一次课程将教授制定具体和可测量的目标，并确定使计划行之有效的支持资源。让家长阅读《家长手册》的第 1 章，包括"ImPACT 计划概述"和"为成功做好准备"这两部分。

> 如果您收集完信息后还有多余的时间，您可以开始讲授第 2 课。

第 2 课
为孩子制定目标，为成功做好准备

🎯 课程目标

- 协助家长为儿童制定适当的社交沟通目标
- 介绍 ImPACT 计划的 F.A.C.T.S. 策略
- 帮助家长辨识使计划成功所需的支持

📋 课堂议程

- 签到并设置课堂议程
- 协助家长为儿童制定目标
  - ❖ 确定家长的目标
  - ❖ 确定长期目标
  - ❖ 了解儿童目前的技能
  - ❖ 确定短期目标
- 介绍 ImPACT 计划的 F.A.C.T.S. 策略
- *介绍为成功做好准备*
- 协助家长反思，布置阅读任务

📁 课程材料

- 《家长手册》
- 儿童喜爱的玩具
- "目标发展表"（表单 10）
- "协同目标设置可靠度检查表"（表单 5）
- "社交沟通检查表（家长版）"（表单 8）
- "社交沟通检查表（教练版）"（表单 9）

⚙️ 关键要素：为成功做好准备

- 腾出时间练习
- 告诉教练您的需求
- 从团队中获得支持
- 提前为困难的事情做计划
- 肯定家人的努力和成就

签到并设置课堂议程

问候家庭

向家庭问好，问一个开放式问题，询问自上一节课以来情况如何。花点时间让儿童参与一项活动，与儿童建立融洽的关系。

阐述课堂目标和议程

本节课将涵盖设定具体和可测量的目标，对 ImPACT 计划的干预策略的概述，并讨论家长完成计划可能需要的任何支持。

让家长知道，今天会有更多的时间用来交谈，因为您要回顾上节课收集的关于儿童技能的信息，并设定目标。在开始干预之前，设定具体、可测量和精准的目标是很重要的，这样便于您追踪儿童的进展。

询问家长："您对今天的课程有什么疑问吗？或者您还有其他的话题想讨论吗？"如果家长提出顾虑，您可能需要调整课堂议程。

协助家长为儿童制定目标

您将使用协作的方法来制定目标。目标应该：（1）符合家长对儿童的目标；（2）根据儿童当前的技能水平发展而来；（3）是具体和可测量的；以及（4）能在整个计划期间达成。

告诉家长，你们将一起制定目标，因为她最了解自己的孩子，也知道哪些目标将对家庭产生最大的积极影响。作为教练，您的角色是对实现更宽泛的家长目标所需的技能提供反馈。

您将确定家长的目标、长期目标、儿童目前的技能，以及写下具体的、可测量的短期目标，从而制定儿童的社交沟通目标。请在完成一个技能领域的所有流程后，再进入下一个技能领域。

使用"协同目标设置可靠度检查表"（表单 5），确保你们制定的协同目标符合第 1 部分第 3 章中 ImPACT 计划的目标标准。

确定家长的目标

首先，基于"入门问卷"（表单 3）或之前的讨论重申家长的目标，并根据需要提出进一步的问题。这一步能够确保你们制定的具体和可测量的目标符合家长对儿童的目标。家长完成目标的动力越大，她就越有可能在家里使用这些策略。您将把这些目标作为起点，然后确定达到家长目标所必需的特定技能。

您可以先问家长这样一个问题："我在您的'入门问卷'上注意到您希望布里安娜能够说话。您还有其他想和布里安娜一起实现的目标吗？"

家长的目标可能是宽泛的，比如"我想让我的孩子说话"，而不是具体的、可测量的目标。家长也可能对自己的孩子有不切实际的期望，比如希望一个不会说话的孩子能够进行交谈。这没关系，作为教练，您的角色是帮助家长了解儿童需要的技能，以实现这个长期目标。讨论典型的技能发展顺序可以帮助家长了解沟通技能的基本要素。

在您回顾了儿童目前的技能后，您将帮助家长使目标变得更具体、可测量且适合发展。

在"目标发展表"（表单 10）的"家长目标"旁边写下家长的目标。

确定长期目标

使用家长的目标和家长完成的"社交沟通检查表"来协助家长确定四个核心领域的长期目标。您可以这样说：

> "聊天、一起玩耍、在有人过来时打招呼和说再见，对布里安娜来说都是很棒的目标。我们希望确保布里安娜能够在这三个月的课程中实现她的目标。让我们来看看'社交沟通检查表'，想一想哪些技能可能有助于她实现这些目标。"

征求家长对儿童在每个技能领域中的目标的意见。例如，如果您从社交参与开始，请询问家长："您想和布里安娜一起实现什么样的社交参与目标？"如果家长难以确定目标，您可以提出建议。请务必与家长核实，确认她同意您建议的目标。

> "我注意到，当您加入布里安娜的游戏时，她经常会离开。这是您想解决的问题吗？……对于社交参与，您认为增加互动时长这个目标如何？"

一旦您和家长就这些目标达成一致，把它们写在"目标发展表"（表单 10）的"长期目标"下方。

了解儿童目前的技能

下一步是帮助家长了解儿童目前在每个领域的技能水平。这一步将有助于您和家长从儿童目前的技能水平出发，制定短期发展目标。使用您自己的和家长完成的"社交沟通检查表"（包括家长报告、您与儿童的互动以及您对亲子互动的观察）来更好地了解儿童在您设定的目标领域中的当前技能。您可以这样开始：

> "让我们来看看您填写的'社交沟通检查表'，看看布里安娜目前能和您玩多久。您在'社交沟通检查表'上写到，在玩玩具的过程中，她通常会与您保持至少 2 分钟的积极互动……这是她在家和您玩耍的典型方式吗？［家长点头。］在'当前技能'下方，我会写她目前可以玩 1 ~ 2 分钟，然后从互动中离开。"

如果您和家长对儿童目前的技能达成一致，请把它们写在"目标发展表"的"当前技能"下方。如果存在分歧，在制定目标之前，需要协调这些分歧。

通过提出开放式和探究性的问题，探索家长的和您自己的"社交沟通检查表"之间的任何差异。这些问题有助于澄清家长的回答，并告诉您观察结果是不是儿童的典型表现。以下是一些例子。

> "这是您在家陪孩子玩耍的典型方式吗？如果不是，有什么不同？"
> "我注意到您说孩子在家里能够使用两三个词进行沟通。他今天似乎相当安静。您能给我举一些他在家里说的词的例子吗？"
> "孩子今天似乎在重复他听到的语言。每次都是您先说，然后他重复，除此以外我没有听到他说的话。在家也是这样吗？"
> "即使孩子知道答案，他似乎也会提问。在家也是这样吗？"

一旦您和家长对儿童目前的技能达成一致，请把它们写在"目标发展表"上的"当前技能"下方，并把它们与家长的目标联系起来。

确定短期目标

利用您收集的信息，帮助家长将她的长期目标分解成可以测量的短期目标。这一步将确保目标从儿童目前的技能水平开始逐步发展，并且能够在本计划期间得以实现。以家长的目标为起点，将每一个目标都重述为可以测量的具体目标：

"下一步是写一个目标，这样我们就可以衡量孩子的进展。您说您希望布里安娜能说话。在'社交沟通检查表'的'当前技能'一栏里，我们写到她有时使用手势和声音表达请求。您会如何看待以下目标——'在感兴趣的活动中，布里安娜会用指的动作、发声或单个词语表达请求至少三次'？这将帮助她更容易地表达自己的需求和愿望，并让她朝着'说话'这个长期目标前进。"

一旦您和家长就目标达成一致，请把它们写在"目标发展表"（表单 10）的"短期目标"下方。短期目标应该与您目前收集信息的方法一致，这样您就可以记录儿童的进展。

让家长在《家长手册》第 1 章的"儿童目标表"中记录儿童的目标。请打印一份"儿童目标表"，以防家长来上课时忘带《家长手册》。在完成练习计划表时，您将参考这些目标。这些目标的制定应符合家长个人的学习风格。有些家长可能更喜欢上面例子中所写的具体的、可测量的目标，而有些家长可能更喜欢笼统一点的目标，比如"布里安娜会提要求"，或者"布里安娜会用指的动作、发声或者单个词语来提要求"。如果您不确定家长的偏好，请向她征求建议。告诉家长，当您介绍每一种技术以及在每一节课结束后进行练习时，您会参考这些目标。第 1 部分第 3 章的表 1.3.2 —表 1.3.5 提供了针对每个核心领域的具体、可测量的目标的例子。

制定目标时遇到的常见挑战，可以在本节课末尾的"问题解决小贴士"表格中找到。

介绍 ImPACT 计划的 F.A.C.T.S. 策略

ImPACT 计划是一种循证的自然发展行为干预（NDBI）。这意味着它结合了发展干预和应用行为分析（ABA)中的元素，并与其他 NDBI 课程共享了许多要素。如果需要，请描述 ImPACT 计划与儿童接受的其他服务之间的关联。

像其他发展干预课程一样，ImPACT 计划在发展框架内教授技能，并侧重于提高家长的回应能力和利用儿童主导的活动来创造学习机会。

像其他的 ABA 课程一样，ImPACT 计划使用提示、塑造和强化在儿童主导的活动中教授特定技能。

说明 ImPACT 计划的 F. A. C. T. S. 策略

使用《家长手册》的 F.A.C.T.S. 金字塔图阐述以下内容。

家长将学会使用五组策略，其首字母缩写为 F.A.C.T.S.：**专注于孩子**（Focus on Your Child），**调整沟通方式**（Adjust Your Communication），**创造机会**（Create Opportunities），**教授新技能**（Teach New Skills），以及**塑造互动**（Shape the Interaction）。这些策略相互促进，帮助儿童实现目标。在整个课程中，教练会使用 F.A.C.T.S. 金字塔，帮助家长记住这些策略是如何一起工作的。一次教授一个策略，以确保家长能够成功地学习。

首先，家长将学习金字塔底层的策略：**专注于孩子**和**调整沟通方式**。这些策略用于增加儿童与家长的互动及在活动中的投入度。它们是成功互动的起点。接下来，家长将学习金字塔中层的策略：**创造机会**。这组策略用于帮助儿童开始与家长互动（如果儿童没有自发地与家长互动），并在教授新技能之前获得儿童的注意。然后，家长将学习金字塔顶层的策略：**教授新技能**。这组策略建立在先前策略的基础上，使用提示和奖励来教授特定的语言、模仿和游戏技能。最后，家长将根据儿童的回应，在金字塔中的各项策略之间学习塑造互动。目标是让儿童在学习新技能的同时，保持最理想的互动投入方式。

提供一个对 F. A. C. T. S. 策略的简短演示

通过对 F.A.C.T.S. 策略的简短演示，帮助家长了解她将在课程中学到什么。当您这样做的时候，简要描述您正在使用的策略，以及它们如何实现儿童的目标。告诉家长，在课程结束时，她将能够组合使用这些策略来帮助儿童实现目标。

"布里安娜的目标之一是与我们保持更长时间的互动。在这里，我将使用金字塔底层的策略来帮助布里安娜在游戏中与我互动……她似乎很享受，但她并没有真正与我互动，所以我要创造一个机会……这有助于她看着我。现在她更积极地参与互动了。"

介绍"为成功做好准备"

感谢家长为帮助儿童付出的努力和时间。帮助她进行"头脑风暴"，找到处理可能降低干预计划有效性或使其难以完成的障碍的方法。

使用《家长手册》，讨论*为成功做好准备*的关键要素。向家长询问《家长手册》第 1 章 "动动脑" 部分的问题，帮助家长学以致用。

腾出时间练习

随着家长学会使用这些策略，它们会变得更加自然，更容易在日常活动中使用。然而，一开始，策略的使用确实需要练习。此外，练习能让家长了解什么技术最有效，以及什么技术在家里运用时最困难。

请强调，家长每天至少应该练习 15 ~ 20 分钟。如果有困难，告知她可能获得支持的途径。告诉她，在下一节课中，您将花时间观察她的日常活动，试着从已有的活动中找到练习技术的机会。

告诉教练您的需求

考虑家长的学习风格，鼓励家长提出问题和表达担心很重要。询问家长："在什么情况下您的学习效果最好？" 如果家长不确定，可以问一些更具体的问题，比如："您更喜欢通过阅读、听讲还是观摩来学习？"

> 开放的沟通对计划的成功很重要。家长不应该因为问问题而感觉 "不好"！

如果家长对于提出问题或顾虑犹豫不决，请提醒她，她最了解自己的孩子。如果某项技术不奏效，她应该提出来，因为困难可能在于解释不当或是需要为儿童调整技术。

从团队中获得支持

拥有支持系统很重要，这让家长有时间练习，在某些情况下，还可以给家长提供喘息的机会。作为教练，与其他的服务提供者的合作也很重要，这样大家能保持一致的目标。询问家长："完成课程的过程中，您可以向谁寻求支持？" 要承认，向别人寻求支持是很困难的。告诉家长，您可以和她一起思考如何更好地与家人沟通。

此外，请和家长讨论与其他服务提供者合作的重要性。如果家长愿意，请她填写任何必要的知情同意书和信息分享同意书，以便您联系其他服务者。如果家长没有支持系统，试着寻找其他可能有帮助的服务，如临时照顾服务。寻找一个家长支持小组也可能有帮助。

提前为困难的事情做计划

解决潜在的挑战，有利于在问题真正出现时克服困难，也有助于家长建立自我效能感。询问家长："有什么事情可能让您难以完成这个课程？"帮助家长进行"头脑风暴"，找到她提出的任何问题的解决方案。如果家长提出的问题超出了您的专业范围，请转介到相关服务机构进行协助。让家长知道她可以在课程的任何时候提出问题。

肯定家人的努力和成就

学习一种新的互动方式可能很有挑战性。当一个儿童存在社交沟通障碍时，我们通常更关注儿童需要学习什么技能，而不是儿童已经学会的技能。为了提高家长的积极性，关注成就是很重要的。鼓励家长每天记录她注意到的儿童的成功和好的方面。提醒家长追踪成功，而不是失败！

协助家长反思，布置阅读任务

协助家长反思相关信息

回答家长提出的任何关于目标、ImPACT 计划的 F.A.C.T.S. 策略或为成功做准备的方式的问题。

布置阅读任务和"日常活动时间表"

一旦您完成了社交沟通目标的制定，请家长阅读《家长手册》第 1 章中"布置有利于成功的家庭环境"一节。此外，请家长完成《家长手册》中的"日常活动时间表"（《教练手册》中的表单 11）。说明下一节课将讲解如何布置家庭环境，以创造一个最佳的学习环境。如有可能，尝试将下节课安排在儿童的家里进行。

针对"为孩子制定目标"的问题解决小贴士

如果家长……	您可以……
对参与制定目标感到犹豫不决	• 耐心等待，别插手。有些家长习惯于听从专家的意见，需要时间调整。 • 强调家长最了解儿童和家庭的情况。 • 让家长在课程结束后与其他家庭成员协商，写下目标。 • 让家长找出存在困难的家庭活动并提出可能对此有帮助的目标。
报告称儿童掌握的技能比您观察到的要多或者少	• 承认儿童在不同的情况下会使用不同的技能。 • 提供对儿童社交沟通发展的其他说明。 • 向家长询问儿童在家中使用技能的具体例子。 • 建议家长拍摄一个儿童在家使用技能的视频。 • 询问家长，当儿童使用该项技能时她提供了多少帮助。 • 建议从一个简单的目标开始，几周后设定一个更具挑战性的目标，这样更易于儿童适应课程。 • 指出儿童在与您或家长互动时使用的技能。
对您认为重要的目标缺乏动力	• 提出问题，以了解家长的观点。 • 提供有关该目标如何有助于实现家长为儿童设定的其他目标的信息。 • 愿意接受家长的观点。记住，家长不太可能为了一个她认为不重要的目标而练习。 • 建议几周后（等家长取得一些成功后）再增加该目标。
有计划中未提及的目标（例如，如厕）	• 告诉家长，社交沟通目标如何帮助儿童获得其他技能（例如，儿童需要能够开始独立使用厕所）。 • 建议在课程完成后再设立其他目标。 • 转介进行同步治疗。
在亲子互动过程中变得沮丧	• 指出您观察到的家长使用的积极行为。 • 指出儿童正在使用且家长可以利用的技能。 • 如果家长陷入困境或儿童非常沮丧，请提前结束亲子互动。

第 3 课
布置有利于成功的家庭环境

🎯 课程目标

- 如果需要，最终确定好儿童的目标
- 告诉家长构建家庭环境和建立可预测的日常活动的重要性
- 教家长如何安排家庭环境，并确定教学活动

📋 课堂议程

- 签到并设置课堂议程
- 回顾社交沟通目标
- 回顾"日常活动时间表"
- *介绍布置有利于成功的家庭环境*
- 协助家长反思，制订练习计划

🗂 课程材料

- 《家长手册》
- 《家长手册》中的"儿童目标表"
- 儿童非常喜爱的玩具（以让儿童沉浸其中）
- "日常活动时间表"（表单 11）
- "练习计划表——布置有利于成功的家庭环境"（表单 29）
- "教练辅导可靠度检查表"（表单 6）

⚙ 关键要素：布置有利于成功的家庭环境

- 让日常活动变得可预测
- 确定用来练习的日常活动
- 腾出时间玩耍
- 建立游戏空间
- 减少干扰
- 轮换玩具和材料

签到并设置课堂议程

问候家庭

向家庭问好，问一个开放式问题，询问自上一节课以来情况如何。花点时间让儿童参与一项活动，与儿童建立融洽的关系。

阐述课堂目标和议程

今天，家长将学习如何布置自己的家，让儿童有更多有意义的学习机会，也可以更容易地参

与游戏。您还将回顾"日常活动时间表"（表单 11），并讨论哪些活动最适合教学。这节课的形式不同于今后课程中使用的标准格式。让家长知道，后续课程将减少讨论而增加与儿童的互动。

询问家长："您对今天的课程有什么疑问吗？或者您还有其他想讨论的话题吗？"如果家长提出顾虑，您可能需要调整课堂议程。

回顾社交沟通目标

回顾上一节课中制定的目标。如有需要，花时间阐明或调整目标。

回顾"日常活动时间表"

询问家长是否完成了"日常活动时间表"。如果家长完成了，请给予积极的评价，比如"您有了一个很好的开始"。如果没有完成，请在课程中和家长一起填写这份表单。向家长解释，完成的时间表会让她更好地理解家庭的日常活动以及儿童目前的参与度。在你们讨论如何让日常活动变得可预测及确定用来练习的日常活动时，你们将使用这些资料。打印一份填好的"日常活动时间表"。在每节课结束后填写练习计划表时，您将用到它。

提出问题，以更好地了解重要活动的结构、发生的频率以及儿童如何参与每一项日常活动。例如，如果家长表示一家人会坐下来吃晚饭，而儿童喜欢这项日常活动，您可能会问：

"谁在晚饭时摆好桌子？盘子端上餐桌前，已经放好饭菜了吗？吃完饭谁擦桌子？你们吃饭的时候会聊一些特定的话题吗，比如那天大家都做了什么？萨姆通常都如何参与？"

介绍"布置有利于成功的家庭环境"

设定课后阅读和练习的要求

询问家长是否已经阅读了《家长手册》第 1 章中的"布置有利于成功的家庭环境"部分。如果有，请给她一个积极的评价，比如"太棒了"或者"您有了一个很好的开始"。如果没有，在您介绍这项技术之前，让家长读完这一章。强调在课程开始前阅读关于每项技术的内容的重要性，因为这样可以减少课程中用于解释的时间。

解释基本原理

这节课教授家长如何布置家庭环境，让儿童有更多有意义的学习机会，以及让儿童更有可能与家长进行互动。存在社交沟通障碍的儿童通常很难与他人长时间接触。日常生活的时间安排和家庭的物理环境都会对儿童与家长和其他人互动的能力产生积极的影响。

儿童在有意义的日常活动中学习得最好，比如游戏时间、吃饭时间、洗澡时间和穿衣时间。通过对日常活动和家庭环境的小调整，家长可以增加儿童一天中有意义的学习机会，并且家长可以更有效地学习和使用 ImPACT 计划中的策略。

布置有利于成功的家庭环境对那些容易被日常活动的改变弄得心烦意乱、被听觉和视觉刺激分散注意力、喜欢快速地从一个活动转移到另一个活动或从一个地方转移到另一个地方的儿童尤其有效。

向家长阐明这项技术将如何实现儿童的个性化目标。举个例子：

"布里安娜的目标之一是增加她在游戏中与您互动的时间。对您什么时候坐下来玩以及如何布置游戏空间做一些小的调整，可以帮助布里安娜和您一起玩得更久。"

讨论关键要素

使用《家长手册》来解释**布置有利于成功的家庭环境**的关键要素。询问《家长手册》"动动脑"部分的问题，帮助家长将信息应用于自己的情况和儿童。

让日常活动变得可预测

当事情不可预测时，有社交沟通障碍的儿童通常会面临困难。通过把主要的日常例行活动安排在每天几乎相同的时间，且每次以相同的方式进行，家长可以帮助儿童开始预测接下来会发生的事情。这可以降低儿童的挫折感，并增进儿童与家长的互动。

回顾家长的"日常活动时间表"，以确定家庭日常活动的可预测性。如果家庭没有固定的时间表，请帮助家长确定如何让儿童一天的时间安排更为固定。这个回顾还会为您提供更多关于儿童在不同环境中的技能的信息。

如果儿童在重要的日常活动中有明显的困难，与家长一起阅读《家长手册》的第 8 章（选修）"管理孩子的问题行为"可能会有所帮助。

确定用来练习的日常活动

应用 ImPACT 技术的最佳活动是那些对儿童来说熟悉而有意义、对家长来说可控的活动。通过在现有活动中增加 5 ~ 10 分钟来应用 ImPACT 计划中的策略，家长可以创造额外的学习机会，而无须大幅度改变照顾责任。

首先询问家长："您认为什么活动最适合用来教导孩子？"与家长一起回顾"日常活动时间表"，并帮助她确定与儿童一起进行的几项日常活动，在这些活动中，她可以练习使用干预技术。从被家长标记为孩子"喜欢"的活动开始就很好，因为儿童已经有动机去做这些活动。

腾出时间玩耍

许多有社交沟通困难的儿童很难与他人互动和玩耍。家长繁忙的日程安排往往使他们很难在一天中安排时间玩耍。为了有时间练习和使用课程中的策略，鼓励家长找时间和儿童一起玩。

询问家长："您每天什么时候能抽出时间陪孩子玩？"与家长一起回顾"日常活动时间表"，尽量找出 15 ~ 20 分钟的时间陪儿童玩耍（或者每天 2 ~ 3 次，每次 5 分钟）。把游戏安排在每天相同的一个或多个可预测的时间段，可以帮助儿童习惯与家长玩耍，也帮助家长把与儿童玩耍当作日常。

建立游戏空间

一些有社交沟通困难的儿童可能很难待在一个地方，如果其他人进入，他们可能会离开这个空间。创造一个让家长和儿童彼此靠近的空间，让他们更容易互动。

询问家长："您可以在家里设置什么空间与儿童一起玩耍？"然后帮助家长安排环境，为儿童创造一个最佳的空间。例如，那些当其他人想要和他们互动时会跑开的儿童，适合没有清晰的逃跑路线的物理边界；其他儿童可能会受益于有一个固定的座位，如豆袋椅或一把椅子和一张桌子。如果您不在儿童家中，您可以让家长拍照片或画一张粗略的家庭环境图，这样您就可以帮助她了。

减少干扰

存在社交沟通困难的儿童通常会被环境刺激（如声音、气味、光线和杂物）严重分散注意力，并可能过度专注于电子产品，如电视、平板电脑、智能手机或电子游戏。限制分散注意力的刺激、杂物和电子设备可以让儿童更容易与家长互动。

询问家长："什么声音、景象或物品会分散孩子的注意力，或使他难以与您玩耍？"然后帮助家长识别房屋内的关键区域，包括游戏空间中的干扰。和家长一起讨论如何减少这些干扰，尤其是在游戏时间。

刺激对不同儿童的影响可能不同。例如，柔和的背景音乐有助于一些儿童进行调节，而对另一些儿童来说，这可能会分散他们的注意力。与家长一起寻找最有利于儿童学习的环境。如果您在儿童家中，花时间协助家长为儿童创造一个积极的学习环境。

轮换玩具和材料

轮换在家中可以自由使用的玩具有助于保持儿童对玩具的兴趣，并增加儿童的投入度。

询问家长："您能把孩子的哪些玩具放入玩具组用于轮换？"然后帮助家长确定如何在家中组织和轮换玩具（例如2～3周轮换一次）。要将儿童喜爱的玩具平均分配到各玩具组中。

一些儿童受益于拥有一套特别喜爱的玩具，这些玩具只在与家长玩耍时使用。如果您认为这将增加儿童与家长的互动，那么可以帮助家长为儿童准备一两个最具激励性的玩具，并向家长解释在与儿童互动时，如何使用这些玩具来提高儿童的动机。当儿童不与家长互动时，确保家长会限制儿童接触这些特殊的玩具。

协助家长反思，制订练习计划

协助家长反思

询问家长将如何改变家庭环境。利用这段时间回答她提出的任何问题，或者阐明**布置有利于成功的家庭环境**中的任何关键要素。您也可以这样向家长提问：

"您能想到怎么根据我们今天讨论过的内容，对家里的环境做一些改变吗？"

"有没有哪个建议感觉太难？有什么可以让这些改变更容易？"

"您认为孩子会怎么回应我们今天讨论的这些变化？您认为这会帮助孩子更好地与您互动吗？"

协助家长选择对家庭环境的具体改变

请家长在《家长手册》第 1 章末尾的练习计划表中记录将如何实施干预技术（教练版的则是表单 29）。例如，在"减少干扰"下方，家长可能会写"在厨房玩耍之前，关掉洗碗机，减少所有其他声音。"如果儿童不需要特定的游戏场所，可以删掉这项技术，告诉家长这项策略不是必需的。

和家长确认安排什么时间与儿童玩耍，并让她在下一节课前就开启游戏时间。

协助家长应对潜在的挑战

询问家长，在做出练习计划表中提到的改变时可能会遇到什么困难。花时间寻找解决方案。本节课结尾的"问题解决小贴士"表格中列出了潜在的挑战和可能的解决方案。

反思和布置阅读任务

让家长在练习计划表上写下改变家庭环境后的进展，并在"哪些部分遇到困难"一栏写下自己遇到的任何困难。告诉家长，您将在下节课开始时回顾这些信息。请家长阅读《家长手册》第 2 章中"跟随孩子的引导"一节。如果您将在 12 节课内完成课程，请让家长读完整章的内容。

针对"布置有利于成功的家庭环境"的问题解决小贴士

如果家长……	您可以……
难以将游戏安排到每天的日程中	• 承认挑战的存在，重申游戏的重要性，并协助家长安排一段较短的游戏时间。 • 查看"日常活动时间表"，看看是否可以将游戏安排到现有活动中，比如洗澡时间。 • 协助家长确定儿童可能参与的活动，比如准备吃饭或洗碗（把手放入水中）。 • 协助家长确定一项儿童喜欢的活动（例如，气球、泡泡），这项活动可以在主要的日常活动（例如，用餐后清理前的5分钟）后进行。
没有固定的时间表	• 协助家长回忆每天发生的事情，看看特定的日常活动是否在相同时间发生。 • 建议家长选择一项她和儿童都喜欢的活动，确保这项活动每天都能进行。 • 询问家长如何每天以同样的方式完成一项日常活动。
难以确定一个游戏空间	• 帮助家长用有创意的方式思考如何建立一个空间（例如，帐篷、步入式衣柜和桌子下方的区域）。 • 安排一次家访，观察空间并解决问题。 • 让家长绘制一张家庭环境的草图。
家里有太多玩具或杂物	• 帮助家长找到收纳的方法，以减少游戏空间中的杂物。 • 帮家长整理玩具，并把它们分组。
家里没有合适的游戏材料或玩具	• 让家长知道游戏不一定需要玩具。 • 协助家长找到儿童可以玩的其他材料。 • 提出儿童可能喜欢的玩具类型。
由于儿童的兄弟姐妹在场而难以和儿童互动	• 确定兄弟姐妹是否能参与游戏。 • 建议家长安排10分钟的时间，分别和每个孩子玩耍。 • 协助家长确定兄弟姐妹忙碌的时间（午睡、上学或其他活动）。 • 看看家长是否可以在游戏时间请家人或朋友照看其他孩子。
对于需要做出的改变感到不知所措	• 选择使用将带来最大影响的技术。 • 协助家长在整个计划过程中逐渐做出改变。 • 安排一次家访，协助家长做出改变。

第 2 单元

专注于孩子

专注于孩子即 ImPACT 计划 F.A.C.T.S. 金字塔底层的技术，指 F.A.C.T.S. 策略中的"F"。这是成功实施 ImPACT 计划的第一步。**专注于孩子**的首要目的是提高儿童在游戏和日常活动中与家长的社交互动。这组策略的次要目的是帮助家长确定儿童的兴趣所在、儿童用来发起沟通的行为（例如，眼神交流、手势和言语），以及儿童沟通的目的，这样家长才能对儿童的行为做出回应。这对处于前语言期以及语言发展中的前意图阶段的儿童来说尤其重要。对于依赖提示的儿童来说，这也是很重要的，因为家长可能不知道她正在为儿童提供沟通支持。

家长可以使用以下两项**专注于孩子**的技术：*跟随孩子的引导*和*模仿孩子*。这两项技术都可以帮助儿童在游戏时积极地与家长互动，并增加双方一起游戏的时间。使用哪项技术取决于活动类型。在介绍第一项技术之前，一定要使用下面这个 F.A.C.T.S. 金字塔（第 4 课"跟随孩子的引导"中做了概述），向家长介绍**专注于孩子**这一单元。

- 如果您正在进行 24 课时的家长培训，您将有 2 节课用于教授**专注于孩子**。我们建议用 1 节课教授 1 项技术。
- 如果您正在进行 12 课时的家长培训，您将只有 1 节课用于教授本单元。我们建议您一起教授这两项技术。您可以使用**跟随孩子的引导**的课程概述，并增加**模仿孩子**中的基本原理和关键要素。您可能需要简化并选择每项技术中的特定元素以进行强调和辅导。**模仿孩子**是一种非常具体的方式，可以让家长加入儿童的游戏（**跟随孩子的引导**中的一个关键元素）。如果家长很难参与儿童的游戏，或者指导性很强，您可以教家长**模仿孩子**，作为参与儿童游戏的主要方式。

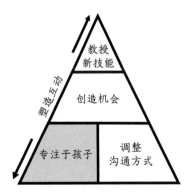

一旦家长在"干预可靠度检查表"（表单 4）中**专注于孩子**的部分获得 3 分或更高的分数，您就可以开始教授**调整沟通方式**了。

第 4 课
跟随孩子的引导

🎯 课程目标

协助家长使用技术以达到下列目标：

- 提高家长对儿童行为的回应能力
- 在游戏中增加儿童与家长的互动
- 延长家长和儿童一起玩耍的时间
- 增加儿童的主动性

📋 课堂议程

- 签到并设置课堂议程
- 回顾练习计划表
- 介绍专注于孩子
- 介绍跟随孩子的引导
- 演示跟随孩子的引导
- 让家长练习，您提供反馈
- 协助家长反思，制订练习计划

📁 课程材料

- 《家长手册》
- "练习计划表——专注于孩子"（表单 30）
- 《家长手册》中的"儿童目标表"和家长完成的"日常活动时间表"（表单 11）
- 儿童喜爱的玩具
- "课程数据单"（表单 12）
- "干预可靠度检查表"（表单 4）
- "教练辅导可靠度检查表"（表单 6）

⚙ 关键要素：跟随孩子的引导

- 与孩子保持面对面
- 让孩子主导活动
- 加入孩子的游戏
- 避免提问和给指令
- 保持敏感，但要坚持
- 设定限制
- 等待并观察孩子的反应
- 回应孩子的所有行为

签到并设置课堂议程

问候家庭

询问家庭自上节课以来情况如何。花点时间帮助儿童投入一项活动，当您与家长交谈时，让儿童自己玩一会儿。

阐述课堂目标和议程

今天，家长将学习**专注于孩子**中的第一项技术——**跟随孩子的引导**，从而帮助孩子参与并发起互动。在课程开始时，通过回顾课堂议程为家长提供明确的期待是有益的。

记住，本节课的准备包括布置辅导空间、准备合适的玩具以及回顾上节课的资料。

询问家长："您对今天的课程有什么疑问吗？或者您还有其他想讨论的话题吗？"如果家长提出顾虑，您可能需要调整课堂议程。

回顾练习计划表

请家长告诉您，她在**布置有利于成功的家庭环境**中做得如何，以及她是否能够从她的团队中获得支持。讨论哪些部分进展顺利，哪些部分存在困难。帮助家长解决在家里练习时遇到的问题。常

记得就家长对家庭环境做出的改变提供更多积极的反馈和鼓励。

见的问题和可能的解决方案列在第 3 课的"问题解决小贴士"表格中。如果家长认为在建立游戏空间、减少干扰或确定家庭日常活动方面有很大困难，考虑安排一次家访来帮助家长。

介绍"专注于孩子"

解释基本原理

使用《家长手册》中的 F.A.C.T.S. 金字塔和序列图来介绍**专注于孩子**。**专注于孩子**是 ImPACT 计划的五大策略 F.A.C.T.S. 中的"F"，为课程中使用的所有策略提供基础。它用于鼓励儿童在游戏中与家长积极互动，增加儿童的社交动机，提高家长对儿童行为的回应能力。

介绍技术

家长可以使用以下两种技术来关注自己的孩子：**跟随孩子的引导**和**模仿孩子**。这两种技术都涉及以一种有趣的方式加入儿童的游戏。使用哪一种技术将取决于具体活动和可用的材料。

在整个干预计划中，家长总是通过关注儿童，然后等待和观察儿童的反应来开始互动。在计

划的这个阶段，儿童可以用任何方式做出反应。然后，家长会以一种合理的方式对这些行为做出回应，告诉儿童，他的行为是有意义的，并能得到回应。家长将在与儿童的整个互动过程中使用这一策略。

介绍"跟随孩子的引导"

解释基本原理

使用《家长手册》中的 F.A.C.T.S. 金字塔，解释跟随孩子的引导的基本原理。

许多有社交沟通障碍的儿童很难与他人互动。使用跟随孩子的引导时，家长会在游戏中跟随孩子的兴趣、想法及感受，等待和观察孩子的反应，然后以合理的方式回应孩子的行为。

在所有儿童可以主导互动的活动中，都可以使用跟随孩子的引导这一技术。这能够调动儿童的积极性，增加儿童与家长的互动，以及延长他们一起的游戏时间。

向家长描述如何应用跟随孩子的引导来实现儿童的个性化目标。您可以这样说：

"布里安娜的一个目标是增加她在游戏中与您互动的时间。这项技术通过让她参与自己喜欢做的事情直接实现这个目标。"

讨论关键要素

再次使用《家长手册》，描述跟随孩子的引导的要素。询问《家长手册》"动动脑"部分的问题，帮助家长将这些信息应用在儿童身上。

与孩子保持面对面

第一步是让家长调整自己的位置，让她和儿童处于同一高度，能够与儿童面对面。这有助于她加入儿童的游戏，注意到儿童在看哪里，并回应他的感受。这也让儿童更容易看到家长在做什么，观察家长的面部表情，并进行眼神交流。

有些儿童可能更喜欢坐在家长的腿上，或当家长与其面对面时，他们可能会离开，因为他们想控制活动，或者因为他们不确定家长会做什么。告诉家长，您会帮助她找到与儿童面对面互动的方式。

让孩子主导活动

有社交沟通障碍的儿童可能对家长主导的活动不感兴趣，而对家长认为不寻常的活动感兴趣。让孩子主导活动，可以让家长知道孩子对什么感兴趣，也因为孩子很享受这个过程，可以帮助孩子投入与家长的互动。

询问家长："您的孩子喜欢玩什么游戏？"如果家长说孩子不喜欢游戏，就通过观察儿童的游戏方式来验证家长的话，例如：

> "您说得对，布里安娜似乎对玩具不太感兴趣，但她似乎喜欢到处跑。看看练习的时候我们能不能加入她的奔跑。"

加入孩子的游戏

一旦家长知道了孩子想玩什么和怎么玩，她就应该加入孩子的活动，成为其中必要的一部分。这可能意味着帮助孩子，加入他的游戏，或者加入他的体能活动或感官游戏。

询问家长："您有什么方法可以加入孩子的游戏？"如果家长不确定，可以给她提供具体的例子，比如：

> "如果布里安娜在绕圈跑，我们可以加入她，和她一起绕圈跑。"

提醒家长，在这项技术中，儿童是主导者，家长的角色是参与游戏，而不是"纠正"儿童的游戏。

避免提问和给指令

问儿童问题或向儿童发出指令会让儿童失去主导权，并阻止儿童发起互动。因此，家长应该避免提问和给指令，而要评论儿童的游戏，显示对儿童所做事情的兴趣。举例说明家长表示对儿童游戏的兴趣的评论，评论需符合儿童的语言水平。

保持敏感，但要坚持

有些儿童更喜欢独自玩耍，或者可能需要暂时离开互动，以便自我调节或冷静下来。如果儿童抗议或离开，家长应该给他一点时间，让他能够重新参与互动。如果儿童自己无法这样做，家长则应该跟随儿童进行新的活动，并尝试再次与他互动。让家长知道您会帮她想办法加入儿童的游戏，这样他们就能一起开心地玩耍。

设定限制

尽管家长应该跟随儿童的引导，但她可以决定哪些行为适合儿童，并在必要时设定限制。运用您的临床判断帮助家长确定在游戏互动中哪些行为是被允许的，哪些是不被允许的。一个基本原则是不允许任何破坏财产或可能伤害儿童或其他人的行为出现。除此之外，被允许的行为因家庭而异。

让家长理解为什么要加入儿童的游戏，即使是无功能的、不寻常的或重复的游戏（只要游戏是安全的）。如果儿童的行为构成了严重问题，在继续课程之前，需要考虑是否应该与家长一起学习选修单元"管理孩子的问题行为"（参见《家长手册》的第 8 章和本手册的第 8 单元）。

等待并观察孩子的反应

一旦家长跟随儿童的引导，她就应该等待并观察儿童与她互动或沟通的迹象。儿童的反应可能是明显的，也可能是细微的，可能包括看着家长、改变身体姿势、改变面部表情、使用手势或发出声音。

让家长知道，如果她跟随孩子的引导而孩子没有回应，也没关系。在接下来的课程中，她将学习其他的策略来帮助孩子做出回应。为了使这些策略有效，家长必须首先学会**跟随孩子的引导**。

当家长在参与互动时，她可能很难发现沟通中的所有微妙之处。告诉家长，你们将作为一个团队，一起观察彼此与儿童的互动，确定儿童的沟通类型和目的。

回应孩子的所有行为

家长应该以合理的方式回应儿童的所有行为，即使儿童的行为似乎是无意的。这会让儿童知道，他的行为是有意义的，可以用来与他人沟通。

询问家长："您会以什么样的方式回应孩子的行为？"如果家长对回应儿童的所有行为犹豫不决，那么在一开始就强调回应儿童所有行为的重要性，因为儿童能够在支持下使用更复杂的技能。还要告诉家长，她将在后续的课程中学习增加儿童技能复杂性的技术。

解释"跟随孩子的引导"的步骤

使用《家长手册》中的序列图来学习**跟随孩子的引导**的步骤，并将它们与儿童的一个目标联系起来。给家长机会向您提问。您可以这样说：

> "布里安娜的一个目标是增加她在游戏中与您互动的时间。为了实现这个目标，我们将从面对面开始，和她一起做她喜欢做的事情。然后我们会等待和观察她的反应。一旦她用手势、目光或身体姿势的变化来回应，我们就会对她的行为做出有意义的回应。当她知道自己的行为有意义时，使用这种技术也可以帮助她开始表达自己的需求。如果她没有回应，那也没关系；稍后您将学习如何使用技术来创造机会。我们可以利用这段时间来看看她对什么感兴趣，以及她是如何独自玩耍的。在我们开始练习之前，您有什么问题或顾虑吗？"

演示"跟随孩子的引导"

为演示做准备

请家长观察您如何使用**跟随孩子的引导**这一技术，儿童如何回应，以及您如何回应儿童的行为。

> "我希望您能注意观察，当布里安娜在玩豆子的时候，我是如何跟随她的。当我把更多的豆子递给布里安娜时，留意她的反应。她是走开，伸手去拿更多，还是采取另一种行为？当我不提问或不给指示时，她是否会在活动中停留更长时间？看看我如何回应她的行为。"

描述您正在做的事情

当您演示**跟随孩子的引导**时，指出儿童用来沟通的任何行为以及沟通的原因。家长需要首先识别和理解儿童的沟通，然后才能做出回应。

　　"布里安娜跑动着玩球。所以我跟着她跑，和她保持面对面。我在等待观察她会怎么反应……她看着我，因此我对她的行为做出回应，对她的玩耍进行评论：'球。'……现在她走向小汽车，所以我跟着她走向小汽车，再次与她面对面……请记住，我们想要坚持不懈地帮助她与我们互动。"

　　一旦您完成了演示，询问家长："您在互动中注意到了什么？"如果家长难以回答，可以问一些更具体的问题，例如：

　　"关于布里安娜和我玩耍的时间与她的沟通，您注意到了什么？"
　　"当我和她面对面时，她做了什么？"

让家长练习，您提供反馈

　　练习是辅导课程中最重要的一步。从课程一开始，就要确保家长每节课至少有 15 分钟的练习时间。

鼓励家长练习

　　当家长和儿童一起练习*跟随孩子的引导*时，根据儿童当前的游戏，用具体的例子来提醒家长该遵循的步骤。

管理物理环境

　　移除分散注意力的物品，或者把家长手中儿童正在玩的玩具递给儿童，这样儿童就可以加入家长的游戏。

提供反馈

　　就家长对*跟随孩子的引导*的使用和儿童的反应给予反馈。针对家长在练习这项技术时遇到的常见问题，可以在本节课末尾的"问题解决小贴士"表格中找到反馈建议。

> "加入布里安娜的游戏真是太棒了！她通过看向您来沟通。这似乎是要求您再次加入她的游戏（她沟通的原因）。"

协助家长反思，制订练习计划

协助家长反思

询问有关课堂练习的问题。从开放式问题开始，必要时问一些更具体的问题。家长和儿童的互动应该可以引导您选择问题。以下是一些问题示例。

> "当您跟随孩子的引导时，感觉如何？"
>
> "您能想象这样定期和孩子互动吗？如果不能，哪里让您感觉不好？怎样能让这样的互动变得更容易？"
>
> "当您参与孩子选择的活动时，他是如何回应您的？他是玩得更久了，还是更频繁地切换活动？"
>
> "您的孩子是怎么和您沟通的？他用手势、眼神、声音还是词语？"

协助家长选择目标和活动

使用《家长手册》中的"儿童目标表"和家长已经完成的"日常活动时间表"（表单 11）来协助家长选择课后的目标和活动。让家长将选择记录在"练习计划表——专注于孩子"（表单 30）中。

适合这项技术的目标包括增加儿童在社交游戏或玩具游戏中的参与度，通过以下行为佐证：眼神交流、面部表情、观察游戏伙伴或者手势或语言的使用；给成人递玩具、做手势或说一句话来发起活动；一起玩更长时间。

适合这项技术的活动包括玩玩具和动态游戏，或日常活动，比如在洗澡时间将游戏作为日常活动的一部分。在儿童喜欢的游戏或活动中练习*跟随孩子的引导*这项技术是最有效的。一旦家长学会使用包含*跟随孩子的引导*的其他技术，家长将能在其他的日常活动中使用这些技术。《家长手册》中的"在家试试看！"表格中提供了如何在游戏和日常活动中使用*跟随孩子的引导*的示例。

协助家长完成序列图

根据家长选择的活动，与家长讨论在活动中使用**跟随孩子的引导**的正面例子。让家长在练习计划表里的序列图的相关方框中写下她关注的关键要素。

询问家长在**跟随孩子的引导**时，她将如何关注孩子。例如，如果活动是玩积木，她可能会写下这样的话："和孩子面对面坐着，把一块积木叠在孩子的积木上。"

询问家长，当她跟随儿童的引导并等待时，她认为儿童会如何回应，并让她在"等待"框中写下这一点。提醒家长，儿童可以通过多种方式做出回应，包括词语、发声、目光、手势和身体姿势的改变等。告诉家长，她可以在"等待"框下的儿童图标旁边写下儿童在练习中的回应。

接下来，询问家长将如何回应儿童。儿童的行为会影响家长的回应。例如，如果儿童看着家长，家长的回应可能是继续玩、和儿童打招呼或者发表评论。如果儿童跑开了，家长的回应可能是"结束了！"或者"再见！"。《家长手册》中的表 2.1 举例说明了以符合逻辑的方式回应儿童行为的方法。

《家长手册》中的序列图提供了一个个性化的例子，说明家长如何在特定活动中对儿童使用这项技术。提出问题并给出建议，以帮助家长确定对儿童来说最有效的技术元素、儿童的回应，以及她可以回应儿童的方式。这个合作过程也有助于您和家长一起讨论潜在的困难。

协助家长应对潜在的挑战

询问家长在家里使用**跟随孩子的引导**的困难。花时间寻找可能的解决方案。这项技术应用的常见困难和解决方案列在"问题解决小贴士"表格中。

反思和布置阅读任务

提醒家长每天在家练习 15 ~ 20 分钟，并写下练习过程中哪些地方进展顺利，哪些地方有困难。告诉家长，您将在下一节课开始时回顾这些内容。让家长阅读《家长手册》第 2 章的"模仿孩子"一节。这是家长将要学习的**专注于孩子**中的另一项技术。

🔧 针对"跟随孩子的引导"的问题解决小贴士

如果家长……	您可以……
难以和儿童面对面沟通	• 建议家长坐在儿童旁边,并留出一定的空间。 • 建议把面对面坐着当作一种游戏。 • 调整家具的摆放方式,让家长和儿童可以面对面坐着。 • 当儿童移动时,鼓励家长和他一起移动。 • 提供一面镜子,这样家长和儿童就可以在不需要面对彼此的情况下进行眼神接触。
难以让儿童来主导活动	• 请家长在加入儿童的游戏前观察几分钟,看看儿童是如何玩耍的。 • 当儿童改变活动时,鼓励家长和儿童一起改变。 • 提醒家长,引导儿童的游戏会让儿童扮演响应者的角色,并会阻止儿童发起游戏。 • 让家长知道,您会在后面的课程中帮助她扩展儿童的游戏。
难以加入儿童的游戏	• 举例说明如何加入儿童的游戏。 • 交给家长可以用来加入游戏的物品。 • 询问家长如何在具体活动中加入儿童的游戏。
询问很多问题	• 提醒家长等待并观察儿童会做什么来帮助自己发起互动。 • 让家长知道您会在后续的课程中帮她提问并促进儿童的语言技能。 • 将家长的问题重新表述为评论,从而示范家长可以使用的语言。 • 让家长每天花几次时间、每次 5 分钟,只专注于评论,不要提问。当她和儿童走向汽车、准备睡觉或者在玩耍时,她都可以这样做。
难以等待和观察	• 建议家长默数到 5 后再发表评论或试图再次加入儿童的游戏。
很难以合理的方式回应儿童的行为	• 描述儿童的行为及其可能的含义。 • 询问家长:"您认为孩子现在在告诉您什么?" • 帮助她使用环境中的线索来解读儿童沟通的含义。
如果儿童……	**您可以……**
处于前意图期	• 指出儿童可能用来沟通的行为。 • 录制几分钟的互动视频,与家长一起回顾,帮助家长识别儿童的沟通方式。
不喜欢玩具	• 为感官探索提供大量材料。 • 鼓励大运动或动态游戏。 • 让家长知道游戏并不一定需要玩具。 • 帮助家长认识到儿童喜欢用哪些其他方式玩耍。

（续表）

如果儿童……	您可以……
在活动之间频繁切换	• 限制可供儿童玩耍的玩具数量。 • 帮助家长确定一个较小的空间，以限制儿童可以移动的区域。 • 提供一把儿童尺寸的椅子或豆袋椅，让儿童能够坐得更久。
在家长加入游戏时变得沮丧或离开	• 承认这可能很难。建议给儿童一点时间冷静下来，然后再试一次。 • 给家长提供其他可以加入游戏的方式。 • 提供其他玩具或材料，让儿童更容易分享。
在家长使用这项技术时参与度没有提升	• 告知家长，接下来的课程将着重于介绍增加游戏互动性的技术。 • 重点帮助家长识别儿童在支持下展现沟通的方式。

第 5 课
模仿孩子

🎯 课程目标

协助家长使用技术以达到下列目标：
• 提高儿童在玩耍时与家长互动的能力
• 增加家长与儿童一起玩耍的时长
• 增加儿童的自主发声及自主语言
• 增加儿童使用不同的游戏动作的数量

📋 课堂议程

• 签到并设置课堂议程
• 回顾练习计划表
• 介绍模仿孩子
• 演示模仿孩子
• 让家长练习，您提供反馈
• 协助家长反思，制订练习计划

🎬 课程材料

• 《家长手册》
• "练习计划表——专注于孩子"（表单 30）
• 《家长手册》中的"儿童目标表"和家长完成的"日常活动时间表"（表单 11）
• 儿童喜爱的、成对的玩具
• "课程数据单"（表单 12）
• "干预可靠度检查表"（表单 4）
• "教练辅导可靠度检查表"（表单 6）

⚙️ 关键要素：模仿孩子

• 模仿孩子的手势、面部表情和身体动作
• 模仿孩子的发声
• 模仿孩子玩玩具和物品的方式
• 只模仿积极行为

签到并设置课堂议程

问候家庭

询问家庭的近况，花点时间让儿童参与一项活动。

阐述课堂目标和议程

家长将学习模仿儿童以帮助儿童在游戏中与其进行互动，增加家长与儿童一起玩耍的时长，增加儿童的自主发声及自主语言，并增加儿童使用的不同游戏动作的数量。这是另一种专注于孩子的方式。

询问家长："您对今天的课程有什么疑问吗？或者您还想讨论其他话题吗？"如果家长有疑问或表示她今天想讨论某个话题，请根据需要调整课堂议程。

回顾练习计划表

让家长与您讨论上节课的练习计划表。她在家里是如何使用*跟随孩子的引导*的？讨论儿童的反应，哪些部分进展顺利，哪些部分存在困难。

帮助家长解决在家练习时遇到的问题。第 4 课末尾的"问题解决小贴士"表格中列出了*跟随孩子的引导*中的常见挑战和可能的解决方案。

练习很重要！如果家长没有练习，请帮助家长处理障碍，找到解决方法。常见的问题和解决方案见第 1 部分第 3 章。

介绍"模仿孩子"

解释基本原理

介绍*模仿孩子*，并描述它是如何与*跟随孩子的引导*一起使用的。根据需要使用《家长手册》中的 F.A.C.T.S. 金字塔。

许多社交沟通发展迟缓的儿童很难与他人互动和玩耍。在*模仿孩子*中，家长首先使用*跟随孩*

子的引导。然后家长模仿儿童的动作，加入儿童的游戏。家长等待儿童的回应，然后以合理的方式回应儿童的行为。

当有两件相同或相似的物品可以玩时，以及当儿童没有在玩玩具时，**模仿孩子**是最有效的。这项技术可以帮助儿童增加互动参与度和互动时间。许多儿童喜欢被模仿，并会使用更多的发声或语言，尝试不同的游戏动作，看看家长是否会模仿他们。描述如何使用**模仿孩子**这项技术来实现儿童的个性化目标。您可以这样说：

> "**模仿孩子**可以用来帮助布里安娜增加她在游戏中与您互动的时间，这是她的社交参与目标之一。"

讨论关键要素

使用《家长手册》讨论**模仿孩子**的关键要素。询问《家长手册》"动动脑"部分的问题，帮助家长思考她将如何对儿童使用这项技术。

模仿孩子的手势、面部表情和身体动作

模仿孩子的手势、面部表情和身体动作可以教会孩子，这些非言语行为是有意义的，并且会影响家长的行为。这些模仿动作本身对于家长不需要有目的性。

询问家长："您能模仿孩子的哪些手势、面部表情或身体动作？"如果家长不确定，花时间和家长一起观察儿童的行为，并提供具体的手势、表情和动作来模仿。

对于不太喜欢玩具或喜欢漫无目的地走动的儿童来说，这可能是一项特别有用的策略。

模仿孩子的发声

模仿孩子的声音和话语不仅可以吸引他的注意力，还可以帮助他认识到他的发声是有意义的，家长已经收到了他的信息。这也可以鼓励孩子多发出声音。声音模仿用于增加孩子的发声和自发语言。

询问家长："您能模仿孩子的哪种发声？"如果家长不确定，给家长提供具体的例子，告诉他应该模仿什么。如果孩子还不能使用单个字词，家长应该模仿他发出的任何声音。如果孩子正在使用单个字词或句子，家长只应该模仿与他们正在一起做的事情相关的语言。

模仿孩子玩玩具和物品的方式

模仿孩子玩玩具或其他物品，是加入孩子的游戏的另一种方式。这也可能鼓励孩子使用新的或不同的游戏动作，看看家长是否会模仿他。当有两个相同的物品可用时，这项技术的效果最好。

询问家长："您能模仿孩子的哪些游戏动作？"如果家长不确定，给她提供可以模仿的游戏动作的例子。只要孩子的行为是安全的，家长可以模仿孩子对玩具做的任何事情，即使是不同寻常的事情。随着时间的推移，家长可以将非功能性的游戏动作塑造成更恰当的游戏。

只模仿积极行为

模仿孩子可以增加被模仿的行为。因此，家长不应该模仿不安全或破坏性的行为。相反，家长可以模仿孩子的动作，同时向孩子展示更恰当的游戏方式，例如，如果孩子扔玩具卡车，家长可以扔软球。家长还可以匹配孩子的情绪，而不是行为。

如果家长对模仿孩子不同寻常或自我刺激的行为表示担忧，请告诉家长这么做的目的是促进孩子的社交参与，在后续的课程中，您将专注于扩展适当的游戏。

如果模仿孩子的自我刺激行为增加了儿童的互动参与度（例如，眼神交流和积极情感），家长应该继续模仿孩子。然而，如果孩子使用自我刺激来脱离与家长的互动，那么只有当孩子做出适当的行为时，家长才应该模仿他，并试图以另一种方式加入他的游戏。

解释"模仿孩子"的步骤

使用《家长手册》中的序列图，用一个针对孩子的例子来解释*模仿孩子*的具体步骤。给家长机会向您提问。

演示"模仿孩子"

为演示做准备

请家长观察您如何使用*模仿孩子*，儿童如何回应，以及您如何回应儿童的行为。您可以这样说：

"布里安娜在玩球，所以我要模仿她用球做的任何事情。我会寻找任何表明她参与互动的回应。这可能包括眼神沟通、身体姿势的变化、手势或声音。

描述您正在做的事情

当您演示模仿孩子时，记得解释您的模仿动作，儿童如何回应，以及您如何回应儿童。

"现在我要模仿布里安娜的发声，然后等待，看她如何回应（教练模仿，然后等待；儿童发声；教练模仿）。她又发出声音了。我对这个动作的回应是再次模仿她。"

询问家长："在互动过程中您注意到了什么？"如果家长难以回答，可以问一些更具体的问题，比如："当我模仿布里安娜玩玩具时，您注意到了什么？"

让家长练习，您提供反馈

鼓励家长练习"模仿孩子"

提醒家长使用模仿孩子应遵循的步骤，根据儿童的游戏和技能水平提供具体的例子。根据儿童参与的内容，家长可以选择模仿游戏、手势或发声。请家长观察，看看当她模仿儿童后，儿童会做什么，如下例所示。

"现在我想让您和布里安娜互动，我会坐在您身后并提供反馈。让我们从模仿布里安娜玩玩具开始。模仿布里安娜对玩具做的一切事情，让我们看看她是如何回应的。"

管理物理环境

给家长提供可以用来模仿儿童的相似玩具。帮助家长移除和清理分散注意力的物品。

提供反馈

记得给予家长大量积极反馈，以及改进技术使用的建议。评论家长对模仿孩子这一技术的使用和儿童的回应。关于常见问题的反馈建议，请参见本节课末尾的"问题解决小贴士"表格。

协助家长反思，制订练习计划

协助家长反思

询问有关课堂练习的问题。利用这段时间回答家长的问题，并阐明**模仿孩子**的关键要素。以下是一些您可以问的问题。

"模仿布里安娜是什么感觉？"

"您能想象在家里那样玩吗？如果不能，问题在哪里？怎么能让这样的互动变得更容易？"

"当您模仿萨姆时，他有什么回应？他是看着您、微笑、发声、重复行为，然后看着您，还是换了一种活动？"

协助家长选择目标和活动

使用《家长手册》中的"儿童目标表"和家长完成的"日常活动时间表"（表单 11）来协助家长选择在家练习的目标和活动。让家长在"练习计划表——专注于孩子"（表单 30）中记录自己的选择。

适合这项技术的目标包括：增加儿童保持互动的时间，比如看着家长或使用手势或语言；通过改变行为来回应家长；更频繁地使用被家长模仿的行为，如增加发声次数；或者模仿家长。

适合**模仿孩子**的活动包括玩玩具和动态游戏。**模仿孩子**这项技术可以在日常活动或游戏中使用。《家长手册》里的"在家试试看！"表格中包括了在游戏和日常活动中模仿儿童的方法示例。

协助家长完成序列图

根据家长选择的活动，与家长讨论在活动中使用**模仿孩子**的正面例子。让家长在练习计划表的序列图的相关方框中写下她将关注的活动关键要素。记得问问题，并根据需要提供建议。

询问家长她将如何操作**跟随孩子的引导**和**模仿孩子**。例如，如果家长说她会在动态游戏中模仿儿童的手势和身体动作，请把这一点写在"专注和调整"下方。

询问家长，当她使用**模仿孩子**后等待时，她认为儿童会如何回应。如果家长表示儿童可以用不同的方式做出回应，仔细讲解这些例子，并在"等待"下方写下积极的回应。如果家长的回答是消极的，把它写在"可能有什么困难"一栏下。让家长知道，您稍后将讨论应对这一困难的方法。告诉家长，她可以在"等待"框下的儿童图标旁边写下练习时儿童的回应。

询问家长，她认为儿童对**模仿孩子**的使用会有什么反应。另外，询问家长会如何回应儿童。儿童的行为应该会引导家长的回应。比如，儿童改变行为，家长要模仿；如果儿童以微笑回应，家长也应该报以微笑，并继续模仿儿童的行为。

协助家长应对潜在的挑战

询问家长在家里使用**模仿孩子**有什么困难。花些时间一起讨论解决方案。常见困难和解决方案列在本节课末尾的"问题解决小贴士"表格中。一定要重温讨论过的任何困难点。

反思和布置阅读任务

提醒家长每天在家练习 15 ~ 20 分钟，并写下练习过程中哪些部分进展顺利，哪些部分有困难。让家长知道您将在下节课开始时回顾这些内容。如果您准备好进入下一课**"调整沟通方式"**的学习，请家长阅读《家长手册》对应章节的部分或全部内容（第 3 章）。通常，您会从**夸张化**开始；然而，您也可以选择从介绍**示范和扩展沟通**开始（如果您认为这会更有帮助）。如果您要在 12 节课内完成这个课程，家长应该读完整章的内容。

🔧 针对"模仿孩子"的问题解决小贴士

如果家长……	您可以……
难以模仿儿童的手势或动作	• 请家长观察非常细微的动作，并用夸张的方式模仿它们。 • 描述特定的行为，让家长模仿。
难以模仿儿童的发声	• 模仿儿童的发声，引导家长也这样做。
难以模仿儿童玩玩具	• 给家长一个类似的玩具。 • 描述儿童正在做的具体行为，让家长模仿。
在模仿无功能或重复的行为时感到不适	• 提醒家长，模仿的目的是增加儿童的互动参与度和注意力。在后续的课程中，她将学习如何增加功能性游戏。 • 鼓励家长看看这项技术是否能增加儿童的参与度。如果能，她应该继续模仿。如果儿童忽视她的行为，她应该尝试以不同的方式加入儿童的游戏。 • 建议她模仿儿童的情绪，同时稍微改变一下行为，使其更恰当。
如果儿童……	**您可以……**
无法参与玩玩具活动	• 鼓励家长以夸张的方式模仿儿童的所有动作和发声。 • 提供其他有趣的材料。
在家长模仿自己时感到沮丧	• 建议家长模仿儿童行为的其他方面。 • 提出家长参与游戏的其他方式。
当家长试图模仿他玩玩具时，抢走家长的玩具	• 鼓励家长和儿童交换玩具。

第 3 单元

调整沟通方式

调整沟通方式指 ImPACT 计划 F.A.C.T.S. 策略中的"A",即金字塔底部的第二组策略。此策略用于鼓励儿童对互动的参与,提高家长对儿童行为的回应能力,并帮助儿童使用与理解非口头语言和口头语言。它可以与**专注于孩子**结合使用。

家长可以使用两项**调整沟通方式**的技术:**夸张化**与**示范和扩展沟通**。这两项技术都可以帮助儿童在游戏时积极地与家长互动。每项技术都有助于实现略有不同的目标。使用**夸张化**可以鼓励儿童的主动性,帮助儿童理解和使用非口语沟通。**示范和扩展沟通**的重点是帮助儿童理解和使用口语沟通。在介绍第一种技术之前,请确保先使用第 6 课"夸张化"中的 ImPACT 计划 F.A.C.T.S. 金字塔,介绍**调整沟通方式**。

- 如果您正在进行 24 课时的家长培训,您将有 3 节课用于教授本单元。我们建议您第一节课教授**夸张化**,第二节课教授**示范和扩展沟通**,第三节课回顾金字塔底部的策略。

- 如果您正在进行 12 课时的家长培训,您将有 1 节课用于教授本单元。我们建议您将两种技术结合起来,向家长说明如何使用**夸张化**来**示范和扩展沟通**。请记住,您可能需要简化内容,并从每种技术中选择需要特别指导的特定要素。如果家长的情绪比较平淡,而儿童对夸张的姿势和面部表情反应良好,您可以选择花更多时间指导家长使用**夸张化**。如果家长使用的语言太多或太少,请聚焦于**示范和扩展沟通**。您需要选择对亲子互动产生最大积极影响的技术。

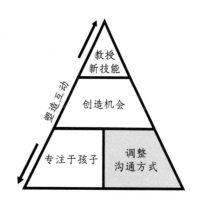

一旦家长在"干预可靠度检查表"(表单 4)中**专注于孩子**和**调整沟通方式**的部分获得 3 分或更高的分数,您就可以准备进入下一单元——**创造机会**。

第 6 课
夸张化

🎯 课程目标

协助家长使用技术以达到下列目标：

- 与儿童分享快乐
- 提高儿童的主动性
- 提高儿童对语言的非口语层面的理解，如手势、面部表情和身体姿势

🗂 课程材料

- 《家长手册》
- "练习计划表——调整沟通方式"（表单31）
- 《家长手册》中的"儿童目标表"和家长完成的"日常活动时间表"（表单11）
- 儿童喜爱的玩具
- "课程数据单"（表单12）
- "干预可靠度检查表"（表单4）
- "教练辅导可靠度检查表"（表单6）

📋 课堂议程

- 签到并设置课堂议程
- 回顾练习计划表
- **介绍调整沟通方式**
- 介绍**夸张化**
- 演示**夸张化**
- 让家长练习，您提供反馈
- 协助家长反思，制订练习计划

⚙ 关键要素：夸张化

- 对活动感到兴奋
- 夸大手势动作
- 夸大面部表情
- 夸大声音品质
- 使用吸引注意力的词语
- 调整**夸张化**的程度，帮助孩子保持稳定
- 有预期地等待孩子的回应

签到并设置课堂议程

问候家庭

询问家庭的近况，如果需要，花点时间帮助儿童参与一项活动。

阐述课堂目标和议程

今天，家长将学习**调整沟通方式**的技术之一，即**夸张化**。家长可以使用这项技术来提高儿童分享乐趣、发起互动和理解语言的非口语层面（例如，手势、面部表情和身体姿势）的能力。

询问家长："您对今天的课程有什么疑问吗？或者您是否还想讨论其他主题？"如果家长提出顾虑，您可能需要调整课堂议程。

回顾练习计划表

回顾上一节课所填写的练习计划表。让家长讲述她是如何在家里模仿孩子的。如果您要用 12 课时完成整个课程，请家长讲述她如何使用所选的技术来专注于她的孩子。讨论什么部分进展顺

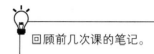

回顾前几次课的笔记。

利，什么部分存在困难。帮助家长解决在家练习时遇到的挑战。提出问题，并帮助家长找到遇到挑战的原因。常见挑战和可能的解决方案列在第 5 课末尾的"问题解决小贴士"表格中。

介绍"调整沟通方式"

解释基本原理

使用《家长手册》中的 F.A.C.T.S. 金字塔和序列图介绍**调整沟通方式**。**调整沟通方式**指 ImPACT 计划 F.A.C.T.S. 策略的 "A"，即金字塔底部的第二组策略。它与**专注于孩子**一起用来鼓励儿童参与社交互动，帮助儿童理解与使用言语和非言语沟通。

介绍技术

家长可以使用两种技术来调整沟通方式：**夸张化**和**示范和扩展沟通**。每种技术都可以用于实现不同的目标，但两者也可以在整个互动过程中共同使用，就像金字塔底层的其他技术一样。

家长持续聚焦于儿童，同时调整自己的沟通方式。家长等待儿童回应，然后以合理的方式回应儿童。接下来，她将扩展儿童的回应。就像**专注于孩子**一样，**调整沟通方式**可以在与儿童的整个互动过程中使用。

介绍"夸张化"

解释基本原理

有社交参与困难的儿童通常很难参与和发起与他人的互动，也很难理解和使用非言语沟通。在使用**夸张化**时，家长会关注儿童，同时或多或少地为自己的姿势、面部表情和声音品质注入活力。家长会等待并观察儿童的反应，然后以合理的方式对儿童的行为做出回应。

夸张化的使用可以在活动中与其他技术相结合。它可以提高儿童分享快乐、主动发起互动和理解非言语沟通的某些方面（如手势、面部表情和身体姿势）的能力。**夸张化**还可以提高其他技术的有效性，因为它使得家长的行为和语言对儿童来说更加明显。

向家长描述如何使用**夸张化**来实现儿童的个性化目标。您可以这样说：

> "萨姆在发表评论时并不总是看着您。**夸张化**是一种可以帮助他在互动过程中增加与您的互动参与度和眼神沟通的技术。"

讨论关键要素

利用《家长手册》讨论如何使用**夸张化**。在讨论时，让家长思考《家长手册》里"动动脑"部分的问题，帮助家长将内容应用在儿童身上。

对活动感到兴奋

有时很难教家长使用**夸张化**，因为成年人的互动风格差异很大。对于保守的家长，请使用本节课末尾的"问题解决小贴士"中的信息。

当家长与儿童分享她的兴奋时，这可以鼓励儿童通过眼神沟通和面部表情与家长分享兴奋。家长可以通过眼神沟通、适时微笑和大笑，以及在儿童参与感兴趣的活动时使用夸大的姿势和面部表情来表现兴奋。

夸大手势动作

与儿童沟通时，夸张的手势动作会让儿童注意到微妙、难以理解的非言语沟通，并且会使家长的语言更容易理解。

询问家长："您能夸大什么手势动作？"如果家长不确定要夸大什么手势，请向她提供如何使手势更夸张的例子。例如，夸张地挥手、表示惊讶的手势（手捂嘴）、夸张的指的动作、表示物体大小的夸张手势（双手分开表示"大"）或夸张地兴奋拍手。

夸大面部表情

夸张的面部表情可以帮助儿童注意、理解和回应家长的面部表情。如果儿童难以集中注意力，家长可以用姿势帮助儿童注意自己的面部表情。

给家长列举一些夸大面部表情的方式，如下所述。

- 如果儿童伤害了自己，家长可以用低垂的嘴和皱眉来呈现一张悲伤的脸。
- 扬起眉毛、O 形的嘴可以夸大惊喜。

夸大声音品质

将说话的速度、语调、音量和抑扬顿挫夸张化，可以帮助儿童理解家长声音品质的变化是如何改变信息的含义的。

举例说明声音品质如何改变沟通的意义。例如，慢而柔和地讲话和向下弯的嘴可以用来表达悲伤。语速加快、音调提高、眼神沟通和灿烂的笑容可以用来表达兴奋或愉悦。

帮助家长找出夸大自己声音品质的方法。如果家长很难表现出不同的声音变化，让家长留意倾听，辨别提问和评论之间的不同，或者积极和消极情绪之间的差异。

让家长通过言语和非言语沟通改变声音品质，以增加儿童对声音品质变化的理解。

使用吸引注意力的词语

当家长夸大语言的非口语方面时，有社交沟通障碍的儿童可能不会注意到家长。吸引注意力的词语或声音，是家长在使用夸张的姿势或面部表情之前吸引儿童注意力的一种方式，以提示儿童家长有什么要分享的。

询问家长："您能用什么能够吸引注意力的词语？"如果家长不确定，请给她举个例子，比如"哦哦""噢不""哇"或大声地倒吸一口气。

调整夸张化的程度，帮助孩子保持稳定

儿童在稳定的状态下（既不退缩也不过度兴奋）学习效果最好。如果儿童变得安静和退缩，家长可以夸大自己的姿势、面部表情和声音品质，以提高儿童的警觉性。如果家长过于夸张，她可以使用较小的姿势和面部表情，降低说话速度和音量。

根据儿童对夸张化的反应，在使用夸张化的程度上给予家长指导。

有预期地等待孩子的回应

有社交沟通障碍的儿童通常需要额外的时间来发起和回应互动。呈现过多的听觉信息可能会导致儿童退缩或离开互动。在等待与观察时增加期待的表情和夸张的姿势可以提示儿童，家长正在期待回应，同时给儿童额外的时间来处理信息。这增加了儿童做出回应的可能性，尤其是当家长使用了吸引注意力的词语时。

对于不同的儿童，家长等待的时间可能会有很大的差异，其范围为 2 ~ 30 秒。请让家长大致了解她应该等待多长时间。

讨论儿童不理会家长的可能性。这是可以接受的；家长可以跟随儿童进行下一个活动，然后重新尝试这项技术。

解释"夸张化"的步骤

使用《家长手册》中的序列图解释**夸张化**的步骤，并将该技术与儿童的一个目标联系起来。给家长机会向您提问。

演示"夸张化"

为演示做准备

请家长观察您如何演示使用**夸张化**，儿童如何回应，以及您如何回应儿童的行为。您可以这样说：

"既然布里安娜在玩球，我就要和她一起玩球，在接球的时候做些大动作。之后，

我会抱着球很期待地等待，就像我要扔球一样。我想让您看看布里安娜的反应。看看布里安娜有没有任何沟通的迹象。她有没有看着我，改变她的身体姿势，做个手势，或者发出声音？看看我是怎么回应她的。"

描述您正在做的事情

在示范对儿童使用**夸张化**时，请说出您使用的关键元素和儿童对每个元素的反应。

"萨姆正在看着气球。我要把气球吹大一点，然后通过夸大我的面部表情和专注地看着萨姆，有预期地等待。[教练等待；儿童用口语表达；教练把气球吹大。]萨姆说了'吹'这个字，我就以吹气球作为回应。"

如果家长使用之前的技术时遇到了困难，一定要根据需要复习这些技术（除了**夸张化**以外），进行演示并让家长练习。

完成演示后，询问家长："在互动过程中您注意到了什么？"如果家长很难回答，请提出更具体的问题，例如：

"当我夸大我的姿势时，布里安娜有什么反应？"

"当我满怀期待地等待时，她做了什么？"

让家长练习，您提供反馈

鼓励家长练习

通过提供基于儿童当前游戏的具体示例，提醒家长在使用**夸张化**时应遵循的步骤。给家长提供一项特定的技术来调整她的沟通，比如使用夸张的姿势或调整声音品质。选择您认为对儿童的行为有最大积极影响的技术。

管理物理环境

提供材料，移除或清理分散注意力的物品。

提供反馈

针对家长使用**夸张化**的练习和儿童的反应给予评论。对于家长在练习这项技术时遇到的常见问题，可以在本节课末尾的"问题解决小贴士"表格中找到反馈建议。

协助家长反思，制订练习计划

协助家长反思

询问有关课堂练习的问题。从开放式问题开始，然后在必要时转移到更具体的问题上。家长与儿童的互动应该可以引导您选择问题。以下是您可以提出的一些问题的示例。

"您使用**夸张化**时感觉如何？"

"您能想象定期这样与孩子互动吗？如果不能，是什么让您觉得不自在？怎么样能让这件事容易点呢？"

"当您使用夸张的手势或面部表情，或带着期待等待时，孩子会做出怎样的反应？您是否觉得这有助于他保持稳定并做好学习准备？"

协助家长选择目标和活动

使用《家长手册》中的"儿童目标表"和填好的"日常活动时间表"（表单11），协助家长选择在家练习的目标和活动。让家长在"练习计划表——调整沟通方式"（表单31）中记录自己的选择。

适合这节课的目标包括：提高儿童的互动参与度，这可以通过儿童看着家长或使用手势、声音或词语来证明；增加互动的时长；使用手势、声音或单个词语来发起互动；或者儿童对家长的面部表情或手势做出反应。

合适的活动包括游戏或日常活动。**夸张化**可以在儿童喜欢和不喜欢的活动中使用。《家长手册》中的"在家试试看！"表格提供了如何在各种活动中使用**夸张化**的示例。

协助家长完成序列图

根据家长选择的活动，与家长讨论在活动中使用**夸张化**的正面例子。让家长在练习计划表的相关方框中写下她将在活动中关注的关键要素。

询问家长她将如何**专注于孩子**并使用**夸张化**。例如，如果家长表示她将在用餐时尝试这种方法，请让她写下："摸着肚子，伴随大大的笑容说'好吃！'。"

询问家长她会做什么来等待（即带着期待和夸张的手势等待）儿童，以及她认为儿童会做出怎样的反应。如果家长指出儿童可能会用不同的方式做出反应，请仔细讲述这些例子，并在序列图中写下一个正面的例子。

接下来，询问家长对儿童的回应。例如，如果儿童看着家长，家长会继续玩，并给儿童她认为他想要的物品或做出儿童想要的动作。

协助家长解决潜在的问题

询问家长在家练习**夸张化**会有什么困难。花时间一起讨论可能的解决方案。本节课末尾的"问题解决小贴士"表格列出了这项技术的常见挑战和解决方案。

反思和布置阅读任务

提醒家长每天在家练习 15 ~ 20 分钟，并记下练习过程中哪些部分进展顺利，哪些部分有困难。告诉家长，您将在下一节课开始时回顾这些内容。如果您已准备好教授下一种技术，请让家长阅读《家长手册》第 3 章中关于"示范和扩展沟通"的部分。这是家长可以用来调整沟通方式的另一项技术。

 针对"夸张化"的问题解决小贴士

如果家长……	您可以……
感情比较平淡或对夸张化感到不适	• 承认夸大自己的行为可能会让人觉得很滑稽，但在别人看来，她并不像自己认为的那么傻。 • 让家长假装与街对面听不见她说话的人沟通。 • 提出具体方法，使面部表情和姿势更夸张、更容易被看到。例如，眉毛上扬、嘴巴呈 O 形可以表示惊讶。 • 建议家长试着在几分钟内保持小的表情和手势，然后在几分钟内保持大的表情和姿势，看看这是否有助于儿童对她做出反应。
很难进行等待	• 解释等待时间的重要性，它可以让儿童发起互动并做出回应。 • 建议家长在做出回应之前先数到 5。

（续表）

如果家长……	您可以……
很难识别使用这项技术的活动	• 查看"日常活动时间表"，并确定可用于这些活动的手势和情绪。

如果儿童……	您可以……
对带着预期的等待没有反应	• 提醒家长在带着预期等待之前，使用吸引注意力的词语和夸张的手势。 • 鼓励家长在诸如挠痒痒或追逐等具有高动机的活动中尝试这一点。
在家长进行夸张化时过度焦虑和紧张	• 指出儿童开始出现不稳定的迹象。 • 建议家长使用较小的手势、较柔和的声音和较慢的语速。

第 7 课
示范和扩展沟通

课程目标

协助家长使用技术以达到下列目标：

• 改变家长说话的方式，提高儿童对新手势、词语或句子的理解和使用
• 帮助儿童扩展沟通的原因

课程材料

• 《家长手册》
• "练习计划表——调整沟通方式"（表单31）
• 《家长手册》中的"儿童目标表"和家长完成的"日常活动时间表"（表单11）
• 儿童喜爱的玩具
• "课程数据单"（表单12）
• "干预可靠度检查表"（表单4）
• "教练辅导可靠度检查表"（表单6）

课堂议程

• 签到并设置课堂议程
• 回顾练习计划表
• 介绍*示范和扩展沟通*
• 演示*示范和扩展沟通*
• 让家长练习，您提供反馈
• 协助家长反思，制订练习计划

关键要素：示范和扩展沟通

• 谈论孩子看到的、听到的或正在做的事情
• 使用简单的语言
• 使用手势和视觉提示
• 放慢说话和做手势的速度
• 强调重要词语
• 重复多次
• 避免提问
• 扩展孩子的沟通

签到并设置课堂议程

问候家庭

询问家庭的近况，如果需要，花点时间帮助儿童参与一项活动。

阐述课堂目标和议程

家长将学习**示范和扩展沟通**，帮助儿童学习新的姿势、词语和句子。这是另一种调整沟通方式的技术。

询问家长："您对今天的课程有什么疑问吗？或者您是否还想讨论其他主题？"如果家长提出顾虑，您可能需要调整课堂议程。

回顾练习计划表

回顾上一节课所填写的练习计划表。让家长讲述她是如何在家里使用**夸张化**的。讨论什么部分进展顺利，什么部分存在困难。

帮助家长解决在家练习时遇到的挑战。常见挑战和可能的解决方案列在第 6 课末尾的"问题解决小贴士"表格中。

介绍"示范和扩展沟通"

解释基本原理

有社交沟通障碍的儿童往往难以理解和学习语言。**示范和扩展沟通**可以帮助儿童学习新的手势、词语或句子。它还可以扩展儿童沟通的功能或原因（例如，提要求、问候、抗议和评论）。

在**示范和扩展沟通**过程中，家长关注儿童，同时使用简单的语言谈论儿童的兴趣焦点。家长等待儿童的反应，然后做出合理的反应，并通过模仿手势、词语或句子进行扩展。

向家长描述如何使用**示范和扩展沟通**来实现儿童的个性化目标。您可以这样说：

　　"布里安娜的目标是用指的动作、发声或单个词语来要求获得动作或物品。当她用伸手拿取的方式要求物品时，我们将指出并命名该物品，向她展示一种新的、更复杂的提要求技能。"

　　"萨姆的目标是更多地使用包含两三个词的短语进行评论、提要求和抗议。当他自己使用单个词语时，我们将通过添加词语扩展他的语言，造一个短语或句子，向他展示一种更复杂的沟通技能。"

讨论关键要素

　　使用《家长手册》讨论如何使用**示范和扩展沟通**。在讨论时，让家长思考《家长手册》中"动动脑"部分的问题，帮助家长将内容应用在儿童身上。对于一些家长来说，在解释每个元素时提供一个简短的演示可能是有益的。

谈论孩子看到的、听到的或正在做的事情

　　如果某个物体和动作是儿童关注的，那么儿童更有可能学习到相关的新词。因此，家长应该给儿童看到、听到或正在做的事情附上言语标注、描述或评论。

　　询问家长："您能够示范哪些与儿童感兴趣的事物相关的语言呢？"如果家长不确定，请与家长一起进行"头脑风暴"，讨论她在特定活动中可以命名的所有物品（即名词）、动作（即动词）和特性（即描述性词语）。对于一个掌握更多语言的儿童，您可能还想讨论可以在活动中示范的情绪。《家长手册》中的表3.1提供了活动期间可示范的语言示例。

　　帮助家长确定儿童与人沟通的原因（例如，抗议、提要求、言语标注、评论、引起注意、寻求注意和分享信息），并举例说明她如何提供示范来扩展这些原因。例如，一些儿童可能会问自己已经知道答案的问题（例如，"汽车是什么颜色的？"）。如果家长了解儿童知道某个问题的答案，那么家长可以示范一个儿童可以用来发起互动的评论（例如，"看看我的红车"）。

使用简单的语言

　　有社交沟通障碍的儿童往往难以理解沟通，尤其是当说话者使用太多词语时。鼓励家长使用简单的语言，只用比儿童目前的沟通方式稍微复杂一点的简单语言。这可以让儿童更容易理解和使用新的沟通技术。

询问家长："您能为孩子示范什么样的沟通模式？"如果家长不确定，请参阅《家长手册》中的表 3.1。提供具体的例子来说明家长如何简化自己的语言以适应儿童的语言水平，这可能会很有帮助。

在这个阶段，儿童不需要模仿家长的言语或非言语沟通方式。目标是当家长回应儿童的自发性沟通时，能够给儿童示范一个更复杂的技能。

使用手势和视觉提示

将手势和视觉提示与语言结合使用，可以帮助儿童理解言语沟通。这对于还没有学会说话的儿童来说尤其重要，因为它提供了额外的信息并示范了一种替代沟通的方式。

与家长一起进行"头脑风暴"，讨论要示范的手势动作。指的动作是一个很适合用来表达要求的手势。其他手势可能包括常规手势（例如，轻触物体表示"打开"）或表示特定对象或动作的简单手势。

要考虑家庭的文化背景，因为这可能会影响家长选择示范的手势类型。例如，许多美国原住民认为做出指的动作是不礼貌的，他们通常会用头或嘴唇示意。

放慢说话和做手势的速度

有社交沟通障碍的儿童通常需要额外的时间来处理信息。使用夸张的手势的同时慢慢地说话，可以让儿童更容易注意和理解家长的语言。

强调重要词语

在句子中强调一个重要的词语可以吸引儿童的注意力，并增加他将词语与物体或动作联系起来的可能性。家长也可以在说重要的词语时添加一个手势，以强调词语及其含义。这对于能使用句子但会遗漏字词或不会使用描述词的儿童尤其有用。

根据儿童的技能水平和目标，提供可以用于强调的词语和手势示例。

重复多次

当儿童重复听到一些信息时，他们会学得更好。家长可以通过每天多次重复的方式，向儿童教授重要的词语和语言概念（例如，动词）、结构（例如，过去时）或功能（例如，问候语）。家长可以利用重复来帮助尚未学会说话的儿童发展惯用口语（例如，"就位，预备，开始"和"挠痒痒来了"）。这些在后续计划中可以用作语言提示。

根据儿童的语言目标，帮助家长识别要重复使用的词语或语言概念。

避免提问

家长应持续避免提问，因为这会让主导权从儿童身上转移到家长身上，且无法促进双向互动。取而代之的是，家长应该要给予评论，以及用语言命名物品和动作。

如果家长倾向于问很多问题，请参考《家长手册》中的表3.3，并帮助她思考如何将问题重新表述为评论。

如果家长对不提问表示担忧，请告诉她，当她继续教授新技能时，您将讨论哪种提问方式能够获得儿童的回应，并促进双向沟通。

扩展孩子的沟通

儿童做出回应后，家长应重述儿童所说的内容，并添加新词或适当的语法。

询问家长："您可以如何扩展孩子的沟通？"如果家长不确定，请参考《家长手册》中的表3.4和表3.5，并帮助家长识别扩展儿童语言的方法。

解释"示范和扩展沟通"的步骤

使用《家长手册》中的序列图来回顾步骤，并将该技术与儿童的目标联系起来。让家长知道，有时儿童可能会模仿家长做出的示范。然而，即使儿童没有模仿家长的示范，家长也应该继续回应儿童的所有沟通反应。给家长机会向您提问。

演示"示范和扩展沟通"

为演示做准备

请家长观察您如何演示使用**示范和扩展沟通**。根据家长的互动风格和儿童的需求，指出您将使用的具体元素。让家长观察儿童的反应和您对儿童行为的回应。

描述您正在做的事情

当您演示**示范和扩展沟通**时，指出正在运用的技术和儿童的反应。例如：

> "布里安娜在玩球，所以我加入了她的游戏，并多次示范'球'这个字。我还在说出'球'的同时指向球……布里安娜看着球，所以我把球给了她，并通过再次说出'球'这个字扩展了她的沟通。"

演示结束后，询问家长："在互动过程中您注意到了什么？"如果家长难以回答，请提出更具体的问题，例如：

> "当我使用简单的语言时，布里安娜有什么反应？"
> "您观察到我示范了哪种类型的语言？"

让家长练习，您提供反馈

鼓励家长练习

提醒家长使用**示范和扩展沟通**应遵循的步骤。根据儿童的游戏和技能水平，提供具体的例子。帮助家长确定要示范的语言类型和要使用的特定元素。

管理物理环境

提供可以帮助家长参与儿童游戏的玩具，或者，如果儿童提出要求，可以将玩具交给他。继续帮助家长移除儿童不再使用的玩具，以减少分心。

提供反馈

针对家长对**示范和扩展沟通**的使用情况和儿童的反应给予家长反馈。关于常见问题的反馈建议，请参见本节课末尾的"问题解决小贴士"表格。

协助家长反思，制订练习计划

协助家长反思

询问家长有关课堂练习的问题。利用这段时间回答家长提出的问题，澄清**示范和扩展沟通**的关键要素。以下是您可以提出的一些问题的示例：

"当您示范和扩展孩子的沟通时，感觉如何？"

"您能想象在家里这样玩吗？如果不能，是什么让您觉得不自在？怎么样能让这件事容易点呢？"

"当您用手势和简单的语言谈论孩子在做什么的时候，他有什么反应？"

协助家长选择目标和活动

使用《家长手册》中的"儿童目标表"和完成的"日常活动时间表"（表单11），协助家长选择课后练习的目标和活动。让家长在"练习计划表——调整沟通方式"（表单31）中记录自己的选择。

适合这节课的目标包括出于各种原因理解和使用手势、声音、词语或句子。例如，儿童会伸手去拿他想要的东西，或者推开他不想要的东西。

合适的活动包括游戏或日常活动。**示范和扩展沟通**可以在儿童喜爱和不喜爱的活动中使用。《家长手册》中的"在家试试看！"表格提供了如何在各种活动中使用**示范和扩展沟通**的示例。

协助家长完成序列图

根据家长选择的活动，与家长讨论在活动中使用**示范和扩展沟通**的正面例子。让家长在练习计划表的相关方框中写下她将在活动中关注的关键要素。

询问家长，她会做些什么来**跟随孩子的引导**并使用**示范和扩展沟通**。例如，如果家长选择在零食时间用饼干来做这件事，而儿童还不能够使用词语，请让家长写下："说'饼干'这个词。"

接下来，询问家长，当她在使用*示范和扩展沟通*后等待时，她认为儿童会做出什么反应。告诉家长，她可以在"等待"框下的儿童图标旁边写下在家练习时儿童的反应。提醒家长，儿童并不需要重复说某个词。

询问家长她会如何回应并进一步扩展儿童的回应。帮助家长思考她可以使用的具体手势、词语、短语或句子。

协助家长应对潜在的挑战

询问家长在家练习使用*示范和扩展沟通*有什么困难。花些时间一起讨论解决方案。常见困难和解决方案列在本节课末尾的"问题解决小贴士"表格中。

反思和布置阅读任务

提醒家长每天在家练习 15 ~ 20 分钟，并记下练习过程中哪些部分进展顺利，哪些部分有困难。告诉家长，您将在下一节课开始时回顾这些内容。

如果您将在 24 节课中完成课程，请让家长知道下一节课将回顾位于 F.A.C.T.S. 金字塔底层的策略：**专注于孩子**和**调整沟通方式**。这将包括录像和回顾家长与儿童使用这些技术的视频。与家长一起决定在下一节课中使用哪些日常活动进行练习和录像。如果可能，请把回顾课程安排在家里进行，在儿童的自然环境中给予反馈。如果无法做到这一点，请询问家长是否有想带到诊所参加下一节课的玩具，或者她想练习的特定日常活动。您也可以让家长带一段家庭日常活动的视频，用于视频回顾。这使得家长能够收到关于她在日常生活中使用这些策略的反馈。

如果您将在 12 节课内完成课程，您将没有时间进行回顾。让家长阅读《家长手册》第 4 章"创造机会"中有关"游戏性干扰"和"均衡轮流"的内容。让家长思考哪项技术对儿童最有效。

针对"示范和扩展沟通"的问题解决小贴士

如果家长……	您可以……
很难说出儿童关注的目标	• 建议家长模仿儿童的游戏，然后根据他们正在做的事情来示范语言。 • 在示范语言之前，让家长花几分钟观察儿童的游戏情况。
使用过于复杂的语言	• 举例说明该说什么，例如："在这个活动中，让我们使用'球'这个字。" • 示范她可以使用的简单语言。
非常安静，很少示范语言	• 建议家长单独练习描述儿童的游戏，不用担心使用其他技术或简化语言，这有助于她说话时感觉更自在。 • 示范家长可以使用的语言。
询问很多问题	• 问家长如何将问题转化为评论和示范新信息。 • 将家长的问题重新表述为评论，从而示范家长可以使用的语言。 • 承认当儿童没有反应时家长可能会感到很困难。如果儿童尤其没有反应，家长可能会这样做来填补说话的空当。 • 让家长知道，在课程后期您会帮助她提出一些问题，鼓励儿童与她进行来回沟通。 • 让家长每天花几次时间、每次 5 分钟，只专注于评论，不要提问。当她和儿童走向汽车、准备睡觉或者在玩耍时，她都可以这样做。
经常提示儿童使用更复杂的语言	• 提醒家长，重点是增加儿童的主动性。她将在课程后期聚焦于复杂语言的教学。
很难组合使用关键元素	• 建议家长一次只使用一两种元素。
如果儿童……	您可以……
尚未发展出口语能力	• 提醒家长使用单个词语时要搭配手势。 • 建议家长使用一些自然的手势，如指的动作、轻敲和展示。
具有很强的口语技能	• 建议家长示范语言的具体形式和功能。

第 8 课
专注于孩子（回顾），调整沟通方式（回顾）

🎯 **课程目标**

协助家长使用技术以达到下列目标：

- 将这两组技术结合起来，提高儿童的参与度和沟通能力
- 识别自己对技术的使用如何影响儿童的反应
- 确定是否应在某项技术上花费额外的时间，以帮助自己参与儿童的活动

- "视频回顾表——专注和调整"（表单 19）
- "课程数据单"（表单 12）
- "干预可靠度检查表"（表单 4）
- "教练辅导可靠度检查表"（表单 6）
- 儿童喜爱的玩具
- 录制和观看视频的设备

📋 **课程材料**

- 《家长手册》
- "练习计划表——调整沟通方式"（表单 31）
- 《家长手册》中的"儿童目标表"和家长完成的"日常活动时间表"（表单 11）
- "ImPACT 计划 F.A.C.T.S. 策略回顾表——专注和调整"（表单 14）

📋 **课堂议程**

- 签到并设置课堂议程
- 回顾练习计划表
- **回顾专注于孩子和调整沟通方式**
- **演示专注于孩子和调整沟通方式**
- 让家长练习，您提供反馈
- 录制和回顾亲子互动视频
- 协助家长反思，制订练习计划

签到并设置课堂议程

问候家庭

询问家庭自上节课以来情况如何。花点时间帮助儿童投入一项活动，当您与家长交谈时，让儿童自己玩一会儿。

阐述课堂目标和议程

本节课将回顾位于 F.A.C.T.S. 金字塔底部的策略。您将协助家长组合使用这两组策略，识别

自己对这些策略的使用如何影响儿童的反应，并确定是否应该在某项技术上花更多的时间，以帮助家长增进她与儿童的互动。

您将简要回顾这些技术的重点并进行演示。家长在不同的家庭日常活动中使用金字塔底部的关键要素可能会存在困难，此时家长将有机会练习并得到反馈。如果您无法前往儿童家中，您将按照上一节课选择的活动进行练习。

然后，您将录制一段简短的亲子互动视频。您和家长将一起观看视频，讨论家长对策略的使用与儿童的反应，以及在家长遇到挑战时和她一起讨论解决方案。帮助家长认识到她对策略的使用如何影响儿童的参与。如果您无法前往儿童家中，您也可以请家长录一段家中日常活动的视频并带到课堂上进行回顾，代替在这次课程中录像。

询问家长："您对今天的课程有什么疑问吗？或者您是否还想讨论其他主题？"如果家长提出顾虑，您可能需要调整课堂议程。

回顾练习计划表

回顾上一节课所填写的练习计划表。让家长告诉您，她是如何在家里使用*示范和扩展沟通*的。讨论儿童的反应，哪些部分进展顺利，哪些部分存在困难。

帮助家长解决在家练习时遇到的挑战。常见挑战和可能的解决方案列在第 7 课末尾的"问题解决小贴士"表格中。

回顾"专注于孩子"和"调整沟通方式"

回顾基本原理

家长报告的挑战应该有助于引导回顾课程。

向家长解释，这两组策略之所以位于 F.A.C.T.S. 金字塔的底层，是因为它们为整个干预奠定了基础。**专注于孩子**和**调整沟通方式**让互动变得有趣，可以增加儿童与家长在各种活动中的参与度。提醒家长，她将在每次互动中使用这些技术来提高儿童的参与度，并使位于金字塔中层和顶层的策略变得有效。

简要回顾技术的关键要素和步骤

使用"ImPACT 计划 F.A.C.T.S. 策略回顾表——专注和调整"（表单 14）回顾与儿童相关的技术示例。给家长一个提问的机会。在每种技术旁边的方框中写下可能对互动产生最大影响的关键要素。例如，如果家长使用句子，而儿童更受益于单个词语的示范，请在表中*示范和扩展沟通*旁边的框中填写"使用单个词语"或"使用简单语言"。

演示"专注于孩子"和"调整沟通方式"

为演示做准备

请家长观察您如何使用这些技术中的关键要素，儿童如何回应，以及您如何回应儿童的行为。

描述您正在做的事情

当您演示时，请向家长指出您如何将不同技术的关键要素结合在一起，以及儿童是如何反应的。花时间演示家长难以实施的技术。以下是两个示例。

> "布里安娜在来回滑动一辆小汽车。我在移动，这样我就可以与她面对面，滑动她旁边的另一辆车。她刚才看向了我！所以我要使用更多滑动，并说'滑'这个字来回应她。"
>
> "萨姆正在排列他的小汽车。我和他一起排列车。每次他或我添加一辆车，我都会指着车说：'更多车车。'注意，我使用的是简单的语言和大量的夸张化。"

演示结束后，询问家长："在互动过程中您注意到了什么？"如果家长难以回答，请提出更具体的问题，例如：

> "当我模仿布里安娜玩玩具时，您注意到了什么？"
>
> "当我使用简单而重复的语言时，她有什么反应？"

如果家长很难做出回答，请她专注于一个要素，然后再次演示该技术。

如果家长难以识别不同技术的重要元素，您可以选择分别花几分钟来演示每种技术。

"请观察我用了什么技术来**专注于孩子**。我用了哪一项技术？孩子有什么反应？"

这样做有助于家长开始观察特定的技术如何影响儿童的社交沟通技能。

让家长练习，您提供反馈

鼓励家长练习

让家长确定她将在每个步骤中使用的技术，并对其进行具体描述。例如：

"您将如何专注于您的孩子？

"您将示范什么类型的沟通方式？"

如果家长无法回答，请使用回顾表帮助她选择每个步骤的技术。

管理物理环境

给家长一些她可以使用的物品（例如，儿童喜欢的玩具、用来模仿的相似的玩具）。帮助家长收起不再使用的游戏材料或分散注意力的物品，以便家长能够更轻松地专注于互动。

提供反馈

就家长对这些技术的使用和儿童的反应给予反馈。练习这些策略时遇到的常见挑战和反馈建议可以在第 4 — 7 课末尾的"问题解决小贴士"表格中找到。家长应在您给予反馈的情况下练习至少 5 分钟，或直到她能够成功地组合使用这些策略。如果家长似乎在寻找办法或感到困难，您可以提出如下建议：

"我想知道，如果您给萨姆一辆自动倾卸玩具卡车来装他的积木会发生什么。让我们看看他是否会看向您或加入您的游戏。"

录制和回顾亲子互动视频

录制 5 分钟的亲子互动

一旦家长可以和儿童舒适地互动，您就可以录制大约 5 分钟的互动。如果有两位家长，一次只录制一位的视频。

在亲子互动过程中，不要给予口头反馈。但是，如果家长很难让儿童参与互动，您可以通过给家长提供她可以使用的物品（例如，儿童喜欢的玩具和用来模仿的相似的玩具），或者通过把不再使用的游戏材料或分散注意力的物品移开来提供帮助，以便家长可以更轻松地专注于互动。您还可以暂停录制，提供反馈，然后再次开始录制。重要的是要有一个正面的例子与家长一起回顾。

或者，如上所述，您可以使用家长在家庭例行活动中提前录制的视频来进行回顾。

和家长一起回顾视频

回顾视频的目的是帮助家长评估她使用干预策略的情况，留意这些技术对儿童行为的影响，并确定对儿童最有效的技术。为此，您将使用"视频回顾表——专注和调整"（表单 19）。

首先，给家长一张视频回顾表。向家长解释，您将和她一起观看视频，以寻找她使用**专注于孩子**或**调整沟通方式**的例子，并观察儿童是如何回应的。在视频回顾表上，当她使用某项技术时，她会在"家长使用的技术"一栏中勾选某项技术，并在"孩子的回应"区域写下儿童的回应。您也可以使用此表单做笔记，以便与家长一起回顾。

告诉家长，当她想讨论她观察到的内容或回顾特定的互动时，就让您暂停播放视频。如果家长在 2 分钟后没有告诉您暂停，请暂停播放视频并向家长提问，以帮助她反思自己观察到的互动。从开放式问题开始，然后在必要时转移到更具体的问题上。家长与儿童的互动应该可以引导您选择问题。以下是您可能会问的一些问题的示例。

"为了专注于孩子，您做了哪些事情？"

"您为孩子示范了什么样的语言？"

"当您与孩子面对面时，孩子对您有什么反应？"

"哪些技术似乎最能帮助孩子与您互动？"

如果家长无法回答，请提供她观看视频时可观察的具体行为，并在她注意到这些行为时暂停播放视频。使用视频回顾表来引导这些问题。多次重复观看同一个片段可能会有帮助。例如，您可以说：

"让我们看一下视频，当您使用夸张的手势并满怀期待地等待萨姆的反应时，我们可以暂停播放视频。请告诉我什么时候应该暂停。"

回顾视频期间应以积极的反馈为主。但是，如果家长在某项特定技术上遇到困难，而您认为她没有意识到，则可以使用视频提供反馈。您也可以鼓励家长通过观察自己的不同行为如何给儿童带来不同反应来进行自我反馈。

"在这个地方，布里安娜似乎与您相处得很好，有大量的眼神沟通。让我们看看她反应很好和反应不好时的视频，看看您在某方面的做法是否有差异。您认为您在这里做了什么不同的事情来帮助她参与互动？"

协助家长反思，制订练习计划

协助家长反思

询问家长有关课堂练习和视频回顾时的问题。利用这个机会澄清家长的误解，并帮助家长对如何在家利用学到的知识形成自己的想法。在练习计划表上，写下各种技术中可能对互动产生最大影响的关键要素。例如，如果家长指导了儿童的游戏，请在"专注和调整"一栏写下"加入孩子的游戏"和"模仿孩子的游戏"。花点时间回答家长提出的问题。以下是您可能会问的一些问题的示例：

"我们今天练习的哪些技术似乎最有助于帮助孩子与您互动？"

"您可以在家里尝试什么事情来让互动更成功？"

"哪个方面仍然具有挑战性？"

协助家长选择目标和活动

使用《家长手册》中的"儿童目标表"和完成的"日常活动时间表"（表单 11），并让家长在"练习计划表——调整沟通方式"（表单 31）中记录课后的练习。

适合本单元的目标包括在游戏中保持积极参与、在游戏或沟通中使用眼神交流、发起活动或轮流。

适合**专注于孩子**的活动包括玩玩具、动态游戏和日常活动，比如穿衣、用餐和洗澡时间。只有当儿童喜欢某项活动时，**专注于孩子**通常才有效。**调整沟通方式**在儿童喜欢和不喜欢的活动中都会有效。《家长手册》中"在家试试看！"表格提供了如何在不同活动中使用这些技术的建议。

提醒家长尽量每天安排玩游戏的时间。如果15 分钟太长，请帮助家长确定她能够集中精力专注于孩子并调整沟通方式的较短的时间段。

协助家长完成序列图

通过一个正面的例子，与家长讨论在她确定的活动中可以使用的一种或多种技术。让家长在练习计划表的序列图的相关方框中写下她将在活动中关注的关键要素。

询问家长，**专注于孩子和调整沟通方式**中的哪些要素对她确定的目标与活动最有效。

然后，询问家长她会如何等待，以及她认为儿童会有什么反应。提醒家长，儿童可以通过多种方式做出反应。告诉家长，她可以在练习计划表的"等待"框下的儿童图标旁边写下在家练习时儿童的反应。

最后，询问家长她将如何回应并进一步扩展儿童的回应。儿童的回应可以引导家长的回应。

协助家长应对潜在的挑战

询问家长在家里使用这些技术可能有什么困难，并一起讨论可能的解决方案。与每种技术相关的常见挑战列在每节课末尾的"问题解决小贴士"表格中。

反思和布置阅读任务

让家长记录在家练习的情况。提醒她写下练习过程中哪些部分进展顺利，哪些部分有困难。让家长知道您将在下节课开始时回顾这些内容。在下节课之前，让家长阅读《家长手册》第 4 章中关于"游戏性干扰"的部分。

第 4 单元

创造机会

创造机会指 ImPACT 计划 F.A.C.T.S. 策略中的 "C"，它位于金字塔的中层。**创造机会**的目的是，在儿童自己没有主动发起的情况下帮助儿童发起沟通，或者在需要时吸引儿童的注意力。它在**专注于孩子**和**调整沟通方式**后使用。

家长可以使用三组**创造机会**的技术：*游戏性干扰、均衡轮流和诱发沟通*。每组技术和其中的每一项技术都可以用来实现不同的目标。在特定的日常活动中，有些技术可能比其他技术更有帮助。在介绍第一组技术之前，一定要使用第 9 课 "游戏性干扰" 中的 F.A.C.T.S. 金字塔介绍**创造机会**。

- 如果您正在进行 24 课时的家长培训，您将有 4 节课用于教授**创造机会**。我们建议在每一组技术上花一节课，然后用一节课回顾**创造机会**。这三组技术的介绍顺序可能会有所不同，取决于哪种顺序对儿童和家长而言最有效；但是，一定要为家长提供一系列在不同活动中使用的技术，以实现不同的目标。

- 如果您正在进行 12 课时的家长培训，您将有 2 节课用于教授**创造机会**。我们建议花一节课教授*游戏性干扰*和*均衡轮流*，花一节课教授*诱发沟通*。但是，您可以根据儿童的个性化目标、每种技术的基本原理以及家长练习这些技术的活动来选择技术。鼓励家长阅读关于所有技术的内容，并询问她认为哪种技术对儿童最有效，她觉得使用起来最自在。

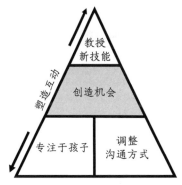

在学习如何教授新技能之前，家长必须能够有效地创造机会。如果家长无法有效实施此策略（"干预可靠度检查表" 中**创造机会**部分的得分为 3 分及以上则是有效），您可能需要在引入**教授新技能**之前花更多时间辅导家长使用此策略。

第 9 课
游戏性干扰

🎯 课程目标

协助家长使用技术以达到下列目标：

- 增加与儿童一来一回的互动
- 为儿童提供提要求或抗议的机会
- 引起儿童的注意

📋 课堂议程

- 签到并设置课堂议程
- 回顾练习计划表
- 介绍创造机会
- 介绍游戏性干扰
- 演示游戏性干扰
- 让家长练习，您提供反馈
- 协助家长反思，制订练习计划

📇 课程材料

- 《家长手册》
- "练习计划表——创造机会"（表单 32）
- 《家长手册》中的"儿童目标表"和家长完成的"日常活动时间表"（表单 11）
- 儿童喜爱的玩具
- 手偶和其他可以用来打断游戏的物品
- "课程数据单"（表单 12）
- "干预可靠度检查表"（表单 4）
- "教练辅导可靠度检查表"（表单 6）

⚙ 关键要素：游戏性干扰

- 帮助孩子预测干扰的出现
- 以游戏的方式打断孩子的活动

签到并设置课堂议程

问候家庭

询问家庭自上节课以来情况如何。如果需要，花点时间帮助儿童参与一项活动。

阐述课堂目标和议程

今天，家长将学习"创造机会"这组策略。家长还将学习使用游戏性干扰来增加来回式互动，为儿童提供提要求或抗议的机会，以吸引儿童的注意力。

询问家长："您对今天的课程有什么疑问吗？或者您是否还想讨论其他主题？"如果家长提出顾虑，您可能需要调整课堂议程。

回顾练习计划表

回顾上一节课所填写的练习计划表。让家长告诉您，她是如何在家里使用**示范和扩展沟通**的。讨论什么部分进展顺利，什么部分存在困难。帮助家长解决在家练习时遇到的挑战。常见挑战和可能的解决方案列在第 7 课末尾的"问题解决小贴士"表格中。如果您已经完成了第 8 课的回顾，并发现出现了挑战，请参阅第 2 单元和第 3 单元中的"问题解决小贴士"表格，以了解可能的解决方案。

如果家长没有练习，请根据第 1 部分第 3 章所讨论的方式，为家长解决实际障碍。

介绍"创造机会"

解释基本原理

使用 F.A.C.T.S. 金字塔和《家长手册》中的序列图介绍**创造机会**。**创造机会**位于 ImPACT 计划的金字塔的中层，指 F.A.C.T.S. 策略中的"C"。它用于帮助儿童主动发起互动和注意到家长。

介绍技术

家长可以使用三组**创造机会**的技术：*游戏性干扰、均衡轮流和诱发沟通*。每组技术和其中的每一项技术都可以用来实现不同的目标，在特定的日常例行活动中，有些技术可能比其他技术更有帮助。

家长应该继续从金字塔底层的一系列技术开始（**专注于孩子**和**调整沟通方式**）。如果儿童没有主动发起互动，或者家长需要获得儿童的注意，那么家长现在会创造一个机会。一旦家长创造了机会，她会继续等待儿童的回应，然后以合理的方式扩展儿童的行为。这组策略应该在大约三分之二的时间内使用。

介绍"游戏性干扰"

解释基本原理

许多有社交沟通障碍的儿童在参与活动时，很难与人接触或主动发起互动。通过*游戏性干扰*，家长加入儿童的活动，然后以游戏的方式中断儿童的活动，给儿童一个抗议或要求继续活动的机会。

当儿童还没有准备好轮流做游戏，会在轮到家长时感到沮丧，或者无法使用玩具融入游戏时，*游戏性干扰*是很有用的技术。它可以提高儿童提要求和抗议的能力。让家长知道，随着家长对儿童要求的增加，儿童可能会有挫败感，这没关系。你们将共同努力，减少儿童在练习中的挫败感。

向家长描述*游戏性干扰*如何达成儿童的个性化目标。您可以这样说：

> "*游戏性干扰*是一种我们可以用来延长布里安娜与您玩耍的时间的技术，这是她社交参与的目标。"
>
> "萨姆的目标是增加他用来沟通的词语数量。使用*游戏性干扰*，您可以为萨姆创造多个机会向您提出要求或抗议。"

讨论关键要素

使用《家长手册》讨论*游戏性干扰*的关键要素。在讨论时，让家长思考《家长手册》中"动动脑"部分的问题，帮助家长将信息应用在儿童身上。

帮助孩子预测干扰的出现

如果儿童的游戏在没有警示的情况下被打断，他可能会感到沮丧。在中断发生之前使用一个预告性短语，让儿童知道事情会发生变化，并在变化发生之前给他沟通的机会。将*夸张化技术*与预告性短语相结合，使其更容易让儿童引起注意。

询问家长："您可以用什么固定的短语来帮助孩子预测干扰的出现？"如果家长不确定，请帮助她想出最适用于儿童喜爱的活动的短语。

如果儿童对预告性短语的反应是抗议，家长应该做出适当的回应，并示范一个更复杂的反应，如"不"或"停止"。和家长讨论如果儿童在听到预告性短语后提出抗议，家长可以使用什么手势、词语、短语或句子。

以游戏的方式打断孩子的活动

以游戏的方式打断儿童的行为会引起儿童的注意，并为儿童创造一个提要求或抗议的机会。家长可以使用手偶、毯子或其他玩具让干扰变得更有趣，同时减少儿童的挫败感。如果儿童漫无目的地游荡或来回奔跑，家长可以在途中挡住他。

询问家长："您可以怎么用游戏性的方式打断孩子的游戏？"如果家长有困难，请举例说明如何在儿童喜欢的游戏活动中以有趣的方式打断游戏。

解释"游戏性干扰"的步骤

使用《家长手册》中的序列图回顾游戏性干扰的步骤，并将其与儿童的一个目标联系起来。给家长一个提问的机会。

演示"游戏性干扰"

为演示做准备

请家长观察您如何使用*游戏性干扰*，儿童如何回应，以及您如何回应儿童的行为。

描述您正在做的事情

当您演示对儿童使用*游戏性干扰*时，指出儿童用来抗议打断或回应干扰的任何行为，特别是如果儿童以微妙的行为表示抗议。家长需要能够识别和理解儿童的沟通方式，然后才能做出回应。例如，您可能会说：

> "萨姆在房间里到处跑，所以我要说，'我会抓到你的'，然后抓住他……我在等着看他会做什么……他说，'走'，所以我让他走了……我通过说'让我走'扩展了他的沟通。"

完成演示后，询问家长："在互动过程中您注意到了什么？"如果家长难以回答，请提出更具体的问题，例如：

"您注意到布里安娜与我沟通了几个回合吗？"

"当我用手偶和明显的手势帮助她预期干扰时，她做了什么？"

让家长练习，您提供反馈

鼓励家长练习

使用基于儿童当前游戏的具体示例，提醒家长在进行*游戏性干扰*时应遵循的步骤。给家长一些她可以使用的预告性短语的具体例子，以及打断儿童玩游戏的方法。

"让我们看看如果您用*游戏性干扰*来打断布里安娜玩球会发生什么。记得使用**夸张化**并说'我要去拿球了'，让她有机会在您拿球之前表示抗议。"

管理物理环境

给家长一些她可以用来干扰游戏的物品，比如手偶或其他玩具，或者帮她移除分散注意力的物品。

提供反馈

根据家长对*游戏性干扰*的使用和儿童的反应提供反馈。练习此技术时遇到的常见问题的反馈建议，可以在本节课末尾的"问题解决小贴士"表格中找到。

协助家长反思，制订练习计划

协助家长反思

询问家长有关课堂练习的问题。从开放式问题开始，然后在必要时转移到更具体的问题上。家长与儿童的互动应该可以引导您选择问题。以下是您可能会问的一些问题的示例。

"当您使用*游戏性干扰*时，感觉如何？"

"您能想象这样规律地与孩子互动吗？如果不能，是什么让您觉得不自在？怎么样能让这件事容易点呢？"

"当您使用预告性短语时，孩子有何反应？他是否表示希望您继续，是否表示抗议，或没有回应？"

"当您干扰孩子玩玩具或动作游戏时，孩子会有什么反应？"

协助家长选择目标和活动

使用《家长手册》中的"儿童目标表"和家长完成的"日常活动时间表"（表单 11），协助家长选择在家练习的目标和活动。让家长在"练习计划表——创造机会"（表单 32）中记录她的选择。

适合这节课的目标包括在游戏时看着家长和（或）使用言语或非言语沟通来提要求或抗议，保持积极参与。例如，儿童会用一个手势来抗议，或者用单个词语提要求。

适合这节课的活动包括玩玩具和动态游戏，或日常活动，比如把游戏作为日常洗澡的一部分。家长也可以全天使用*游戏性干扰*来吸引儿童的注意力。《家长手册》中的"在家试试看！"表格提供了如何在游戏和日常活动中使用*游戏性干扰*的示例。

协助家长完成序列图

使用练习计划表中的序列图，向家长讲述在她选择的活动中使用*游戏性干扰*的一个正面例子。让家长在序列图的相关方框中写下她将在活动中重点关注的关键要素。

询问家长将如何使用**专注于孩子**和**调整沟通方式**。

询问家长将如何帮助儿童预期干扰，以及如果需要，她将如何以游戏的方式打断儿童。这些方面应具体、明确，且针对特定的活动。在"**创造机会**"框中写下家长应使用的特定预告性短语以及她将如何干扰儿童的游戏。

询问家长，当她使用*游戏性干扰*并等待时，她认为儿童会有什么反应。让家长指出，儿童是会对预告性短语提出抗议，还是会在打断时提出要求。如果家长报告儿童会做出负面反应或不会做出反应，请在问题解决时进行讨论。在"等待"框中写下儿童在等待时的反应，以及家长应该使用的等待策略。这可能包括在使用预告性短语后等待或在干扰后等待。告诉家长，她可以在"等待"框下的儿童图标旁边写下在家练习时儿童的反应。

接下来，询问家长将如何回应并进一步扩展儿童的回应。儿童的回应应该可以引导家长的回应。

让家长写下，如果儿童对预告性短语表示抗议，家长会终止干扰并扩展儿童的反应。例如，如果儿童在家长说"玩偶来了"时把玩具收起来，家长可以打断儿童，说"不"或"不要拿走玩具"。

让家长写下她将用来扩展儿童反应的手势、词语、短语或句子（例如，她会给儿童玩具，并说"卡车"这个词或"给我卡车"这个短语）。记住，家长的回应应该比儿童现有的自发沟通的复杂程度增加一级。

帮助家长观察儿童的反应如何影响她对儿童的回应。

协助家长应对潜在的挑战

询问家长在家里使用*游戏性干扰*可能有什么困难，并一起讨论可能的解决方案。与该技术相关的常见挑战和解决方案列在本节课末尾的"问题解决小贴士"表格中。

反思和布置阅读任务

提醒家长每天在家练习 15 ~ 20 分钟，并记下练习过程中哪些部分进展顺利，哪些部分有困难。告诉家长，您将在下一节课开始时回顾这些内容。让家长阅读《家长手册》第 4 章中关于"均衡轮流"的内容，这是**创造机会**中的下一项技术。

🔧 针对"游戏性干扰"的问题解决小贴士

如果家长……	您可以……
没有使用预告性短语	• 举例说明要使用的特定短语。 • 提醒家长，这样做可以减少儿童的挫败感，也可以达到让儿童抗议干扰的效果。
犹豫或不确定如何打断儿童的游戏	• 提示家长如何用手打断游戏。 • 递给家长一个手偶或其他玩具，让她用来打断游戏。 • 提醒她有多种沟通形式，可以采取身体动作变化、手势、短暂的眼神沟通或口语。对儿童行为的细微方面做出反应，可以教会儿童他的行为是有意义的，并且能引起回应。
没有回应儿童的抗议	• 提醒家长，重点是增加主动性。如果儿童在家长干扰游戏之前进行沟通，家长应该停止干扰并示范说出"停下来"或"不要"。 • 帮助家长识别儿童是如何表达抗议的。

（续表）

如果家长……	您可以……
过于频繁地使用这项技术	• 提醒家长，**游戏性干扰**只能用于大约三分之二的互动。如果使用太频繁，儿童可能容易感到挫败。 • 提醒家长在使用**游戏性干扰**后，要重新**专注于孩子**。

如果儿童……	您可以……
变得受挫	• 建议家长使用手偶或玩具代替手进行游戏干扰。 • 建议家长增加预告性短语和干扰之间的间隔时间，给儿童足够的时间进行抗议。 • 询问家长如何能使干扰更有趣或成为游戏的一部分。

第 10 课
均衡轮流

🎯 **课程目标**

协助家长使用技术以达到下列目标：
• 协助儿童轮流玩游戏
• 协助儿童提要求
• 向儿童展示新的游戏方式

 课程材料

• 《家长手册》
• "练习计划表——创造机会"（表单 32）
• 《家长手册》中的"儿童目标表"和家长完成的"日常活动时间表"（表单 11）
• 有利于轮流玩的玩具，如玩具汽车、球或球轨道
• "课程数据单"（表单 12）
• "干预可靠度检查表"（表单 4）
• "教练辅导可靠度检查表"（表单 6）
• 可选："游戏动作创意表"（表单 13）

📋 **课堂议程**

• 签到并设置课堂议程
• 回顾练习计划表
• 介绍均衡轮流
• 演示均衡轮流
• 让家长练习，您提供反馈
• 协助家长反思，制订练习计划

⚙️ **关键要素：均衡轮流**

• 帮助孩子预期轮流
• 进行轮流
• 轮到您的时候示范游戏

签到并设置课堂议程

问候家庭

询问家庭自上节课以来情况如何。花点时间帮助儿童投入一项活动，当您与家长交谈时，让儿童自己玩一会儿。

阐述课堂目标和议程

家长将学习使用**均衡轮流**来协助儿童轮流玩游戏，教儿童提要求，并向儿童展示新的游戏方式。这是家长可以用来创造机会的另一种技术。

询问家长："您对今天的课程有什么疑问吗？或者您是否还想讨论其他主题？"如果家长有疑问或表示她当天有一个想讨论的主题，请根据需要调整课堂议程。

回顾练习计划表

> 记得对家长在家练习和尝试给予积极反馈。

回顾上一节课所填写的练习计划表。让家长告诉您她在家里是如何使用**游戏性干扰**的。讨论儿童的反应，哪些部分进展顺利，哪些部分存在困难。

帮助家长解决在家练习时遇到的挑战。第 9 课末尾的"问题解决小贴士"表格列出了使用**游戏性干扰**的常见挑战和可能的解决方案。这些挑战往往在家里更严峻，因为儿童往往不习惯家长打断他的游戏。如果情况不清楚，请让家长演示使用该技术来确认问题所在，这可能会有帮助。

介绍"均衡轮流"

解释基本原理

许多有社交沟通障碍的儿童很难与他人分享玩具和轮流玩耍。他们也可能很难以恰当的方式发起互动和玩玩具。使用**均衡轮流**时，家长将注意力集中在儿童身上，然后用儿童的玩具或活动进行轮流。轮到家长时，她可以示范游戏并等待儿童的反应。家长回应儿童的方式是将物品交还给他，并扩展儿童的沟通。

当材料可以用来轮流，并且轮流是儿童的一个目标时，**均衡轮流**很有帮助。儿童还受益于看到新的游戏方式。**均衡轮流**与**游戏性干扰**相似，因为它很可能引发儿童的沟通。然而，它不同于**游戏性干扰**，因为即使儿童抗议，家长也要短暂地完成步骤。**均衡轮流**帮助儿童理解和使用轮流；增加来回互动，这对游戏和语言很重要；并向儿童展示新的游戏方式。像其他创造机会的技术一样，这一技术应该在三分之二的时间里使用。

向家长描述如何利用**均衡轮流**实现儿童的个性化目标。**均衡轮流**是一种随着儿童成长而发展的技能。如果儿童还没有准备好轮流玩玩具，请与家长谈谈她如何能在社交游戏或结构化活动中示范轮流。您可以这样说：

> "我们可以使用**均衡轮流**来帮助布里安娜延长互动时间（她的参与度），帮助她提出要求（语言目标），并向她展示新的游戏方式（功能性游戏目标）。"
>
> "萨姆的目标是增加轮流次数和参与假装游戏。**均衡轮流**可以实现这两个目标。在轮流过程中，您可以示范假装游戏的动作。这可以帮助他发展假装游戏技能。"

讨论关键要素

使用《家长手册》讨论**均衡轮流**的关键要素。《家长手册》中"动动脑"部分的问题可以帮助家长讨论如何与儿童进行**均衡轮流**。

帮助孩子预期轮流

家长应该用同样的短语搭配手势来表示轮流就要开始了。这类似于在**游戏性干扰**中使用预告性短语，可以预告儿童有些事情即将发生变化。使用**夸张化**可以帮助儿童注意短语。

询问家长："您能用什么词、短语或手势来帮助儿童预期将轮到您了？"如果家长不确定，请根据儿童的技能水平，帮助她确定一个在活动中使用的简短、固定的短语。如果儿童不懂代名词，让家长用名字来表示即将轮流（例如，"轮到妈妈""轮到布里安娜"）。

进行轮流

一旦家长能帮助儿童预期即将轮到家长玩游戏，家长就应该进行轮流。与*游戏性干扰*不同，即使儿童抗议或离开，家长也应该在轮到自己时进行轮流。

询问家长："什么活动或玩具适合轮流？"如果家长不确定，请协助她思考儿童喜欢的活动，并鼓励她选择一种适合轮流的活动。

帮助家长确定轮到她时玩多长时间合适。在某些情况下，家长的轮流时间可能很短暂，她可能无法完成下一步——示范新的游戏动作。

如果儿童很可能对轮流感到非常沮丧，家长可以交换类似的玩具，而不是轮流使用一个玩具。一旦儿童熟悉了来回互动的本质，家长就可以开始用一个玩具进行轮流了。

如果儿童似乎在轮到家长的时候就失去了兴趣，那可能是因为他不知道自己能拿回玩具。在这种情况下，家长应该归还玩具，告诉他玩具是可以拿回去的。

轮到您的时候示范游戏

一旦儿童能够轮流，家长就可以在轮流过程中示范游戏，向儿童展示一种新的玩法。如果儿童还不能等待，那么家长不应该示范新的游戏动作。

询问家长："当您和孩子轮流时，您可以示范什么新的游戏技能？"如果她不确定，请帮助她确定与儿童兴趣相关且适合儿童技能水平的技能。如果需要，请查看《家长手册》中关于可以示范的游戏技能的表格（表 4.2）。

您也可以帮助家长，和她一起思考游戏动作。使用空白的"游戏动作创意表"（表单 13）协助家长思考玩具的不同游戏动作。让家长在一组方框中间标注"玩具"的圆圈中写下儿童喜欢玩的玩具名称。然后在圆圈周围的方框中填入家长可以示范的不同动作。这些动作可能包括将物品带入游戏、组合物品，以及假装的或象征性的游戏动作。

解释"均衡轮流"的步骤

使用《家长手册》中的序列图回顾这些步骤，并将它们与儿童的一个目标联系起来。给家长机会向您提问。

演示"均衡轮流"

为演示做准备

请家长观察您如何使用**均衡轮流**。请根据儿童的需要，指出您将使用的具体元素。这可能包括轮流的时间，您是轮流还是交换玩具，或者您将示范的游戏类型等。让家长观察儿童的反应以及您对儿童行为的反应。

> "请注意我如何在布里安娜玩球时与她进行均衡轮流。注意我怎么让她知道我要用她的球进行轮流，以及我轮流的时间。让我们看看她在轮到我玩时的反应。如果她感到沮丧，我们可以看看如果我试着换别的球会发生什么。"

描述您正在做的事情

当您与儿童演示**均衡轮流**时，请为家长指出轮到您后多长时间轮到儿童，您是否在交换玩具和（或）您正在示范的游戏类型。

> "萨姆正在玩小汽车。我要说'轮到我了'，拿着小汽车，简单地模仿他的游戏，然后等着看他有什么反应。[教练这样做了。]他看着我。所以我用还他小汽车的方式作为这个沟通的回应。"

演示结束后，询问家长："在互动过程中您注意到了什么？"如果家长难以回答，请提出更具体的问题，例如：

> "当轮到我时，布里安娜做了什么？"
> "您看到我示范了什么类型的游戏？"

让家长练习，您提供反馈

鼓励家长练习

请根据儿童的游戏和技能水平，使用具体的例子提醒家长使用**均衡轮流**时应遵循的步骤。

> "布里安娜手里拿着小火车。让我们看看当您说'轮到妈妈了'的时候，她会怎么做，然后快速玩一下小火车。让我们等着看看她会有什么反应，然后把火车还给她。"

管理物理环境

请提供能很容易用来进行轮流的玩具。如果儿童感到沮丧，请提供更结构化的活动或类似的玩具，家长可以与儿童进行交换，并收起造成分心的玩具。

提供反馈

就家长对**均衡轮流**的使用和儿童的反应提供反馈。关于常见问题的反馈建议，请参见本节课末尾的"问题解决小贴士"表格。

协助家长反思，制订练习计划

协助家长反思

向家长询问有关课堂练习的问题。利用这段时间回答她提出的问题，并澄清**均衡轮流**的关键要素。以下是您可以提出的一些问题的示例。

> "当您使用**均衡轮流**时感觉如何？"
>
> "您能想象在家里这样玩吗？如果不能，是什么让您觉得不自在？怎么样能让这件事容易点呢？"
>
> "当您试图轮流时，孩子有什么反应？他愿意轮流吗？还是他会离开游戏、表达沮

丧或者要求换他来玩？"

"孩子在活动中可以进行几次轮流？"

协助家长选择目标和活动

使用《家长手册》中的"儿童目标表"和家长完成的"日常活动时间表"（表单 11），协助家长选择在家练习的目标和活动。让家长在"练习计划表——创造机会"（表单 32）中记录自己的选择。

适合本节课的目标包括分享玩具、轮流、在游戏过程中保持积极参与、使用言语或非言语沟通来提要求，或使用更复杂的游戏技能（例如，功能性游戏或假装游戏）。例如，儿童会把手伸向玩具或给玩具命名，以表示他想要轮流。

适合*均衡轮流*的活动包括玩玩具和动态游戏。对于一些儿童来说，这项技术可能需要在结构化活动中练习。*均衡轮流*可以在一些日常活动中使用，例如就餐时间（家长和儿童可以轮流喝饮料或吃东西）或洗澡时间（他们可以轮流玩玩具）。《家长手册》中的"在家试试看！"表格中举例说明了如何在游戏和日常活动中使用*均衡轮流*。

协助家长完成序列图

向家长讲述在她选择的活动中使用*均衡轮流*的一个正面例子。让家长在练习计划表的序列图的相关方框中写下关键要素。

询问家长将如何**专注于孩子和调整沟通方式**。

询问家长将如何帮助儿童预期她的轮流，以及在轮到她时她将做什么。帮助家长确定对儿童最有效的关键因素。这可能包括快速轮流、交换玩具或示范特定类型的游戏。

询问家长，当她使用*均衡轮流*和等待时，她认为儿童会做出什么反应。让家长在"等待"框中写下儿童可能做出的反应，以及关于等待多长时间的提示。提醒家长，她可以缩短轮到自己时的玩耍时间，以及在必要时通过立即把玩具还给儿童来教儿童如何进行轮流。告诉家长，她可以在"等待"框下的儿童图标旁边写下在家练习时儿童的反应。

接下来，询问家长她将如何回应并进一步扩展儿童的回应。协助家长决定她将使用的具体手势、词语、短语或句子，如"轮到我了""轮到布里安娜了"或轻拍自己的胸口。

协助家长应对潜在的挑战

询问家长在家使用**均衡轮流**时可能有什么困难。花时间与家长讨论解决方案。常见挑战和解决方案列在"问题解决小贴士"表格中。在家里使用儿童最喜欢的玩具往往会带来更大的挑战。如果家长报告在家使用玩具可能会带来挑战，建议她识别这样的情况，和（或）在下一节课带一两个玩具过来进行练习。请务必注意这一点，以便在下一节课开始时留出时间进行练习。

反思和布置阅读任务

提醒家长每天在家练习 15 ～ 20 分钟，并记下练习过程中哪些部分进展顺利，哪些部分有困难。告诉家长，您将在下一节课开始时回顾这些内容。让家长阅读《家长手册》第 4 章中关于"诱发沟通"的内容，这是**创造机会**的最后一项策略。

 针对"均衡轮流"的问题解决小贴士

如果家长……	您可以……
对儿童要求轮流没有任何反应	• 提醒家长将物品还给儿童，恰当地回应所有类型的沟通。 • 帮助家长识别儿童提要求的方式。
尝试让儿童使用更复杂的语言或游戏技能	• 提醒家长，重点是增加儿童的主动性。她将在课程后期重点教授这些技能。
如果儿童……	**您可以……**
每次在轮到家长时都会离开或感到挫败	• 提醒家长使用预告性短语，帮助儿童预测轮到家长了。 • 建议家长缩短轮到自己时玩的时间。她甚至可以从立即归还玩具开始。 • 建议家长交换相同或类似的物品，而不是轮流使用一个玩具。 • 限制可用物品的数量，以增加儿童对轮到家长的注意力。 • 帮助家长识别有利于轮流的结构化活动，例如来回扔球或滚球。 • 提醒家长，即使儿童失去兴趣，也要归还物品。这可以教导儿童是有方法可以拿回玩具的。 • 建议家长在下一次轮流前，先重新使用**专注于孩子**，直到儿童再次参与游戏，然后再轮流。
不让家长轮流	• 帮助家长识别有利于轮流的结构化活动，例如来回扔球或滚球（如上所述）。 • 建议家长用手偶代替进行轮流。

（续表）

如果儿童……	您可以……
在家长用新的方式玩玩具时感到挫败	• 建议家长进行很快的轮流，并且只示范一半的新玩法。 • 在轮到家长玩时，让家长模仿儿童的玩法。 • 建议家长在说"轮到我了"时使用游戏性干扰，然后迅速将物品还给儿童。

第 11 课
诱发沟通

课程目标

协助家长使用技术以达到下列目标：

- 增加儿童发起互动的机会
- 引起儿童的注意
- 扩展儿童沟通的理由

课程材料

- 《家长手册》
- "练习计划表——创造机会"（表单 32）
- 《家长手册》中的"儿童目标表"和家长完成的"日常活动时间表"（表单 11）
- 需要家长帮助使用的玩具（泡泡、气球、陀螺）
- 有多个部件或零件的玩具
- 儿童喜爱的点心（可分小份给儿童的）
- 透明的容器
- "课程数据单"（表单 12）
- "干预可靠度检查表"（表单 4）
- "教练辅导可靠度检查表"（表单 6）

课堂议程

- 签到并设置课堂议程
- 回顾练习计划表
- 介绍诱发沟通
- 演示诱发沟通
- 让家长练习，您提供反馈
- 协助家长反思，制订练习计划

关键要素：诱发沟通

- 将有趣的物品放在孩子看得到但拿不到的地方
- 控制获取物品的途径
- 每次给一小份
- 使用需要家长协助的物品
- 遗漏一部分物品
- 装糊涂

签到并设置课堂议程

问候家庭

询问家庭自上节课以来情况如何。如果需要，花点时间帮助儿童参与一项活动。

阐述课堂目标和议程

家长将学习使用*诱发沟通*来帮助儿童主动发起互动，吸引他的注意力，并扩大他沟通的理由。本节课包含许多不同的诱发方式。如果您一次只教几个诱发方式，或者在介绍、演示和辅导时一次只使用一种诱发方式，一些家长会学得更好。如果您认为这两种方法中的某一种更可取，请让家长知道。

询问家长："您对今天的课程有什么疑问吗？或者您是否还想讨论其他主题？"如有必要，请调整课堂议程，以解决家长的担忧。

回顾练习计划表

回顾上一节课所填写的练习计划表。让家长告诉您她在家是如何使用*均衡轮流*的。讨论儿童的反应，哪些部分进展顺利，哪些部分存在困难。

帮助家长解决在家练习中遇到的问题。第 10 课末尾的"问题解决小贴士"表格列出了使用*均衡轮流*的常见挑战和可能的解决方案。如果家长发现和（或）从家里带来了特别难以用来轮流的玩具，请花点时间让家长用这些玩具进行练习，并给予家长反馈。

介绍"诱发沟通"

解释基本原理

有社交沟通障碍的儿童往往很难在他们想要或需要什么的时候主动发起互动或找他人求助。使用*诱发沟通*时，家长首先需要专注于儿童和调整沟通方式。然后，家长会使用一种诱发沟通的方式，等待儿童做出反应。一旦儿童做出反应，家长就会以合理的方式回应儿童的行为，并扩展儿童的反应。

诱发沟通中包含的各种单个策略，对于很少主动互动的儿童和在被家长打断游戏时感到沮丧的儿童都很有用。这些策略可以帮助儿童出于各种原因发起互动和与他人沟通。这些技术在日常生活中很容易使用。与**游戏性干扰**和**均衡轮流**不同，一些单个的**诱发沟通**方式是提前设置的，因此儿童必须找到家长，才能接触到他喜欢的物品和活动。像**创造机会**中的其他技术一样，应该在大约三分之二的时间里使用**诱发沟通**。

向家长描述**诱发沟通**如何有助于达成儿童的个性化目标。强调家长可以通过哪些方式扩展儿童沟通的原因。这可能包括提要求、抗议、对话修补、引起注意和（或）使用问题获取信息。您可以这样说：

> "布里安娜的目标是用指的动作、发声或单个词语提要求。通过使用**诱发沟通**，您可以增加布里安娜与您沟通的机会。"

讨论关键要素

使用《家长手册》讨论**诱发沟通**的关键要素。在讨论时，询问家长"动动脑"部分的问题，帮助家长将信息应用于儿童身上。

将有趣的物品放在孩子看得到但拿不到的地方

有社交沟通障碍的儿童通常很难吸引他人的注意或主动向他人求助。把物品放在儿童看得到但拿不到的地方，为儿童创造了向家长发起沟通的机会。如果儿童在游戏被打断时感到沮丧，这种技术会很有帮助。

询问家长："您可以怎么把孩子最喜欢的东西放在他看得到但拿不到的地方？"如果家长不确定，请帮助她确定可以放在架子上或透明容器中的儿童最喜欢的物品。讨论家长如何在家中储存儿童最喜欢的物品，鼓励儿童主动发起互动，同时也要避免儿童使用不安全的行为自己获取这些物品。

控制获取物品的途径

鼓励家长掌管儿童喜欢的物品。这可以引起儿童的注意，并帮助儿童要求拿到他想要的东西。通过将物品放在家长的眼睛附近，家长可以鼓励儿童用眼神和她沟通。

帮助家长观察儿童想要某个物品的迹象，例如伸手去拿或看着该物品。如果儿童有沟通行为，家长应该把物品交给儿童，但不要让儿童从她手中夺走物品。

如果儿童对这项技术感到沮丧，家长可以把东西放在儿童看得见但拿不到的地方，这可能会更有效果。

每次给一小份

只提供儿童所要求的少量或部分物品，可以帮助儿童进行更多的沟通。这种**诱发沟通**的方式在儿童吃零食或吃喜欢的食物时尤其有效。家长应该一直在场，和儿童保持面对面，让儿童知道他可以要更多。

询问家长："孩子喜欢哪些可以分成几个同样的小份的物品？"如果家长不确定，请帮助家长思考什么样的东西是儿童喜欢的，且可以分成小份、每次只提供一份。

使用需要家长协助的物品

另一种**诱发沟通**的方式是给儿童提供需要家长协助的物品或活动。这可以鼓励儿童请求帮助。如果儿童在家长试图打断他的游戏时感到非常挫败，这种诱发方式尤其有用。

询问家长："孩子喜欢哪些需要您协助的物品或活动？"如果家长在举例方面有困难，请帮助家长想出儿童可能喜欢的、需要家长帮助的零食、玩具和活动，比如果汁盒、有包装的零食、泡泡、气球、陀螺、发条玩具、挠痒、追逐或球类游戏。

遗漏一部分物品

让儿童最喜欢的活动缺少某样东西，可以鼓励儿童要求获得缺失的部分。如果儿童没有主动提出请求，家长应该向儿童展示缺失的部分。如果儿童无法识别某个特定的缺失物品，则应改用"每次给一小份"。这项策略对于教儿童主动提问尤其有效，例如："……在哪里？"

询问家长："在哪些活动中，您可以遗漏一部分的物品？"如果家长不确定，请协助家长进行"头脑风暴"，提前安排儿童最喜欢的活动，并且先不呈现儿童所需物品的一小部分。

装糊涂

建议家长以一种傻乎乎的、明显错误的方式完成一项儿童熟悉的日常活动。这可以鼓励儿童主动沟通以表明正确的方式。如果儿童没有回应，家长应该解释这种情况是多么糊涂，然后按照预期的方式完成日常活动。

如果儿童对完成这一项活动的正确和错误方式没有概念，那么这种诱发方式是不合适的。

解释"诱发沟通"的步骤

使用《家长手册》中的序列图回顾**诱发沟通**的步骤，并将其与儿童的一个目标联系起来。给家长机会向您提问。

演示"诱发沟通"

为演示做准备

请家长观察您如何使用特定的**诱发沟通**技术，儿童如何回应，以及您如何回应儿童。专注于您认为对儿童最有用的特定的**诱发沟通**技术。如果需要，请向家长展示您如何安排环境，把儿童喜欢的物品放在他看得到但拿不到的地方。您可以这样说：

> "当布里安娜玩玩具时，请注意我与她使用的**诱发沟通**技术。注意我是如何等待她主动与我沟通的，然后我才做出回应。让我们看看当我把她最喜欢的球放在她看得到但拿不到的地方时，会发生什么。"

描述您正在做的事情

当您演示对儿童使用此技术时，请确定您选择的特定诱发技术以及儿童对每种诱发方式的反应。

> "我在使用'每次给一小份'，只给萨姆两块饼干，等着看他有什么反应。[教练这样做了。]萨姆说了'饼干'这个词，所以我给他更多的饼干，并通过说'吃饼干'来

扩展他的语言。"

演示结束后，询问家长："在互动过程中您注意到了什么？"如有必要，请提出更具体的探究性问题，例如：

"当我把布里安娜最喜欢的玩具放在她看得到但拿不到的地方时，她有什么反应？"
"当我把火车从火车玩具套件里拿走之后，萨姆做了什么？"

让家长练习，您提供反馈

鼓励家长练习

在本节课的末尾，家长练习**诱发沟通**的方式可以包括玩玩具（看得到但拿不到）、吃零食（每次给一小份），或穿上儿童的夹克和鞋子（使用需要家长帮助的物品或假装糊涂）。根据儿童的活动，用具体的例子提醒家长要遵循的步骤。帮助家长识别可能对日常活动最有效的**诱发沟通**方式。例如，您可以说：

"记住把物品放在布里安娜看得到但拿不到的地方。然后等待她与您沟通。"

管理物理环境

协助家长将物品放在儿童看得到但拿不到的地方。给家长儿童喜欢但需要帮助才能使用的玩具，并协助家长控制儿童获取物品的途径。

提供反馈

对家长用得不错且可以激发儿童积极反应的技术给予积极反馈。

根据家长对**诱发沟通**的使用和儿童的反应向家长提供反馈。练习过程中出现的常见问题的反馈建议可以在本节课末尾的"问题解决小贴士"表格中找到。

协助家长反思，制订练习计划

协助家长反思

向家长询问有关课堂练习的问题。利用这个机会澄清家长的误解，并帮助家长确定她想在家中使用的具体**诱发沟通**的方式。以下是您可以提出的一些问题的示例：

"当您使用**诱发沟通**时感觉如何？"

"您能想象在日常生活中使用这些诱发沟通的方式吗？如果不能，是什么让您觉得不自在？怎么样能让这件事容易点呢？"

协助家长选择目标和活动

使用《家长手册》中的"儿童目标表"和家长完成的"日常活动时间表"（表单 11），协助家长选择在家练习的目标和活动。让家长在"练习计划表——创造机会"（表单 32）中记录她的选择。

适合这节课的目标包括：在游戏中保持积极参与；使用手势、词语或短语表达要求或抗议；使用手势、声音或词语来吸引注意力、提问或修补对话。

适合这节课的活动包括日常活动，如就餐、穿衣和洗澡时间，以及玩游戏。这些策略只有在儿童喜欢某项活动时才有效。帮助家长确定三种可以使用这些策略的、儿童喜欢的日常活动。请参阅《家长手册》中的"在家试试看！"表格，它提供了在不同活动中使用**诱发沟通**的建议。

> 提醒家长在这些日常活动中安排额外的时间，以使用相关策略促进儿童的沟通。

协助家长完成序列图

向家长讲述在她选择的活动中使用**诱发沟通**的一个正面例子。协助家长在练习计划表的序列图的相关方框中写下她将重点关注的关键要素。

询问家长她将如何**专注于孩子**和**调整沟通方式**。

询问家长，她认为哪种特定的**诱发沟通**技术对她确定的目标和活动最有效。

询问家长，当她使用**诱发沟通**并等待时，她认为儿童会做出什么反应。让家长在"等待"框中写下儿童可能会有的反应，以及家长在等待时应该使用的策略。告诉家长，她可以在"等待"框下的儿童图标旁边写下在家练习时儿童的反应。

接下来，询问家长将如何回应并扩展儿童的回应。提醒家长对儿童的任何主动沟通的行为做出回应。在后续的课程中，家长将学习如何对特定回应使用提示的技术。

协助家长应对潜在的挑战

询问家长在家里使用**诱发沟通**可能会有什么困难。花时间一起讨论可能的解决方案。本节课末尾的"问题解决小贴士"表格列出了常见的挑战和解决方案。

反思和布置阅读任务

让家长记录在家练习的情况。提醒家长每天在家练习 15 ~ 20 分钟，并记下练习过程中哪些部分进展顺利，哪些部分有困难。

如果您将在 24 节课中完成本课程，下一节课将回顾**创造机会**的技术。这将包括录制和回顾家长与儿童使用这些技术的视频。让家长思考下一节课中她可能想要完成的日常活动。在家里进行回顾课程是很好的选择，可以鼓励家长在日常活动中进行练习。如果无法在家上课，请家长从家里带上物品，以便在下节课中使用。这些物品可能包括食物、衣服、玩具或任何其他有助于在日常生活中练习干预技术的物品。您还可以让家长带一段家庭日常活动的视频，用于视频回顾。这样，家长能够收到关于她在日常生活中使用这些策略的反馈。

如果您将在 12 节课中完成全部课程，您将没有时间进行回顾。如果您无法完成回顾课程，请让家长阅读《家长手册》第 5 章"教授新技能"的第一节或前两节。

针对"诱发沟通"的问题解决小贴士

如果家长……	您可以……
尝试让儿童使用更复杂的语言	• 提醒家长，重点是增加儿童的主动性。她将在课程后期专注于复杂语言的教学。 • 提醒家长等待并回应儿童主动发起的任何沟通。 • 帮助家长识别儿童的沟通方式。
因为过于重复而停止来回互动	• 承认这很有挑战性，并重申重复学习的重要性。提醒家长继续使用策略，直到儿童失去兴趣。
不能在日常活动中增加额外的时间	• 帮助家长选择另一个日常活动，在该活动中，她可以在开始时增加一两分钟来使用诱发技术。 • 让家长练习一个很短的吃零食或穿衣活动，比如穿鞋，看看她是否可以在不增加太多时间的情况下使用诱发技术。
很难使用这些技术	• 一次介绍一种技术，并让家长单独练习每种技术。 • 回顾您认为对儿童最有益的技术。
如果儿童……	**您可以……**
试图通过攀爬来获取看得到但拿不到的物品	• 让家长将物品放在儿童无法打开的透明容器中。 • 建议家长给存放物品的橱柜或冰箱上锁，这样儿童就可以主动与家长沟通以获得物品。
从家长那里夺走玩具	• 建议家长站起来或将物品拿到儿童够不着的地方。
对家长掌管自己的物品感到沮丧	• 建议家长将物品放在儿童看得到但拿不到的地方。 • 为家长提供一个透明的容器，将物品放入其中。
面对需要家长帮助才能使用的物品，不主动发起互动	• 让家长主动启动玩具一次，将玩具放在儿童够得着的地方，然后看儿童是否会主动发起互动。 • 建议家长将物品放在一个儿童无法打开的透明罐中，然后把罐子交给儿童，看儿童是否会主动发起互动。
面对缺少一部分的物品，不主动发起互动	• 让家长展示缺失的物品，将其放在儿童够得着的地方，然后看儿童是否主动发起互动。 • 建议家长改用"每次给一小份"。

第 12 课
创造机会（回顾）

🎯 课程目标

协助家长使用技术以达到下列目标：

- 一起使用**创造机会**的策略，提高儿童的主动性并吸引儿童的注意力
- 认识到自己对策略的使用如何影响儿童的反应
- 确定是否应在任何技术上花更多的时间以帮助儿童发起互动

📋 课程材料

- 《家长手册》
- "练习计划表——创造机会"（表单 32）
- 《家长手册》中的"儿童目标表"和家长完成的"日常活动时间表"（表单 11）
- "ImPACT 计划 F.A.C.T.S. 策略回顾表——创造机会"（表单 15）

- "视频回顾表——创造机会"（表单 20）
- "课程数据单"（表单 12）
- "干预可靠度检查表"（表单 4）
- "教练辅导可靠度检查表"（表单 6）
- 儿童喜爱的玩具或物品，可用于创造机会
- 录制和观看视频的设备

📋 课堂议程

- 签到并设置课堂议程
- 回顾练习计划表
- **回顾创造机会**
- **演示创造机会**
- 让家长练习，您提供反馈
- 录制和回顾亲子互动视频
- 协助家长反思，制订练习计划

签到并设置课堂议程

问候家庭

询问家庭自上节课以来情况如何。与家长谈话前，先花点时间安排儿童参与一项活动。

阐述课堂目标和议程

本节课将回顾**创造机会**，即 F.A.C.T.S. 金字塔中间的"C"。您将帮助家长把这些技术与之前的策略结合使用；让她认识到使用这些技术是如何影响儿童的反应的；并确定在**教授新技能**之前，是否应在任何技术上花费额外的时间，以帮助儿童主动发起互动或使家长获得儿童的注意力。

您将简要回顾并演示**创造机会**中的技术。家长将有机会练习和获得针对她在不同日常活动中使用上有困难的策略的任何关键要素的反馈。如果您无法去儿童家里上课，您可以按照上节课选择的日常活动进行练习。

然后，您将录制一段简短的亲子互动视频。您和家长将一起回顾视频，讨论家长对策略的使用和儿童的反应，并根据需要解决问题。如果您无法去儿童家里上课，您可以查看家长已录制并带到课堂的视频，而不是在上课期间录制视频。

询问家长："您对今天的课程有什么疑问吗？或者您是否还想讨论其他主题？"如果家长有疑问或表示有想讨论的主题，请根据需要调整课堂议程。

> 如果您无法教会家长准确地使用**创造机会**中的所有技术，那也没关系！只要家长能有效地使用其中至少一种技术来吸引儿童的注意力，您就可以开始**教授新技能**。

回顾练习计划表

回顾上一节课所填写的练习计划表。让家长告诉您她在家里是如何使用**诱发沟通**的。讨论儿童的反应，哪些部分进展顺利，哪些部分存在困难。

协助家长解决在家练习时遇到的挑战。常见挑战和可能的解决方案列在第 11 课末尾的"问题解决小贴士"表格中。

> 家长报告的挑战应该有助于引导回顾课程。

回顾"创造机会"

回顾基本原理

使用 F.A.C.T.S. 金字塔，解释如何将**创造机会**与之前的策略结合使用。家长可以使用三项技术来**创造机会**：*游戏性干扰*、*均衡轮流*和*诱发沟通*。这些策略有助于儿童在没有回应金字塔底层的技术时参与互动和沟通。在教授新技能之前，家长会使用其中一种**创造机会**的技术来吸引儿童的注意力。

简要回顾技术的关键要素和步骤

使用"ImPACT 计划 F.A.C.T.S. 回顾表——创造机会"（表单 15）回顾与儿童相关的技术示

例。给家长机会向您提问。在每项技术旁边的方框中写下可能对互动产生最大影响的关键元素。例如，如果家长在没有使用预告性短语的情况下打断了儿童的游戏，请在表单上的*游戏性干扰*旁边写上"使用预告性短语"。写下家长可以使用的预告性短语的例子也很有帮助。

演示"创造机会"

为演示做准备

请家长观察您如何使用您所辨识出的技术的关键要素，儿童如何回应，以及您如何回应儿童的行为。

描述您正在做的事情

在演示时，请描述您使用的技术和儿童的反应。请务必强调家长指出她想练习的技术或她在使用上有困难的技术。以下是一个示例。

> "萨姆在玩火车。我要拿起火车轨道，等待他开始……他看着我说，'更多轨道'……我给了他一条轨道，并通过说'我想要更多轨道'扩展了他的沟通。"

演示结束后，询问家长："在互动过程中您注意到了什么？"如果家长无法回答，请提出更具体的问题：

> "您注意到萨姆和我互动了多少次了吗？"
> "当我抱着火车轨道，以期待的眼神看着他并等待时，他做了什么？"

如果家长很难做出回应，请她专注于一个要素，然后再次演示该技术：

如果家长选择了几种不同的技术进行练习，请一次演示一种，并允许家长在两种技术演示之间进行练习。

> "请观察我使用哪种技术为萨姆创造沟通机会。我使用了什么技术？他是怎么沟通的？"

这样做有助于家长开始观察特定的技术如何影响儿童的社交技能。

让家长练习，您提供反馈

鼓励家长练习

在临床环境中，这种做法可能包括玩玩具、吃零食，或在课程结束时穿上儿童的外套和鞋子。在家庭环境中，这可能包括各种照顾性的日常活动。为了提高家长的独立性，请家长确定每个步骤的技术。例如：

> "您将如何专注于孩子？"
> "您将使用什么技术来创造机会？"

如果家长无法回答，请使用回顾表帮助她选择每个步骤的技术。

管理物理环境

给家长一些她可以使用的物品（例如，一个儿童最喜欢的玩具、一个用于模仿的类似的玩具）。帮助家长把未使用或分散注意力的物品收起来，这样家长就更容易专注于互动。

提供反馈

针对家长使用这些技术的情况和儿童的反应提供反馈。关于练习这些策略时遇到的常见挑战，可以在每节课末尾的"问题解决小贴士"表格中找到反馈建议。家长应在您给予反馈的情况下练习至少 5 分钟，或直到她能够成功地组合使用**专注于孩子**、**调整沟通方式**和**创造机会**的策略。如果家长似乎在寻找办法或感到困难，您可以提出如下建议。

> "让我们看看如果您在孩子看得见但够不着的地方使用饼干会发生什么。把饼干盒放在萨姆看得见但够不着的地方，等待他与您沟通。"

录制和回顾亲子互动视频

录制一段 5 分钟的亲子互动视频

家长和儿童能舒适地进行互动后，您就可以开始录制一段约 5 分钟的互动视频。如果有两位家长在场，每次只录制一位家长与儿童的互动。

避免在家长和孩子互动时提供语言反馈。但如果家长与孩子互动时遇到困难，您可以递给家长一些可使用的物品（例如，一个儿童喜欢的玩具或可以打断游戏的手偶），或拿走没有被使用或分散注意力的物品，以便家长可以更轻松地集中精力和儿童互动。您也可以暂停录像，提供反馈，然后再重新开始录像。用正面的例子和家长一起回顾是很重要的。

或者，如上文所述，您可以使用家长在家庭日常活动中录制的视频来进行视频回顾。

与家长一起回顾视频

回顾视频的目的是帮助家长评估她使用这些策略的情况，注意它们对儿童行为的影响，并确定对儿童最有效的技术。为此，您将使用"视频回顾表——创造机会"（表单 20）。

首先，给家长一张视频回顾表，向家长说明您将和她一起观看视频，以寻找她使用**创造机会**的例子，并观察儿童是如何回应的。在视频回顾表上，当家长使用某项技术时，她会在"家长使用的技术"一栏中勾选某项技术，并在"孩子的回应"区域中写下儿童的反应。您也可以用此表单做笔记，以便与家长一起回顾。

告诉家长，当她想讨论她观察到的内容或回顾特定的互动时，就让您暂停播放视频。如果家长在 2 分钟后没有让您暂停，请暂停播放视频并向家长提问，以帮助她反思自己观察到的互动。从开放式问题开始，然后在必要时转移到更具体的问题上。家长与儿童的互动应该可以引导您选择问题。以下是您可能会问的一些问题的示例。

"为了创造机会让孩子主动发起互动，您做了什么事情？"

"当您使用这种技术时，孩子对您有什么反应？"

"哪些技术似乎最有助于孩子发起互动？"

如果家长无法回答，请在她观看视频时让她寻找更具体的行为，并在她注意到这些行为时暂停播放视频。例如，您可以说：

> "让我们看一下视频，并在您使用**游戏性干扰**时暂停播放视频。然后我们可以讨论萨姆的反应。请记得告诉我什么时候应该暂停。"

回顾视频期间应以正面反馈为主。但是，如果家长在某项特定技术上遇到困难，而您认为她没有意识到，则可以使用视频提供反馈。您也可以鼓励家长观察在自己的不同行为的基础上儿童的不同反应，从而进行自我反馈。

> "我注意到，布里安娜有时会因为您打断她的游戏而感到沮丧。但在这里，她还能很好地忍受这种情况，当您使用**游戏性干扰**时，她会看着您。您认为您在这里做了什么来避免她感到沮丧？让我们看一下之前她感到沮丧的片段，看看您在这里做了什么不同的事情来帮助她做出这么好的反应。"

协助家长反思，制订练习计划

协助家长反思

向家长询问有关课堂练习互动的问题。利用这个机会澄清家长的误解，并帮助家长就如何在家应用她所学到的技术形成自己的想法。在练习计划表上，写下每种技术里可能对儿童的行为产生最大积极影响的关键要素。例如，如果家长在创造机会后没有等待，请在"等待"框中写下家长应该等待的时间长度。花点时间回答家长提出的问题。以下是您可以使用的一些问题的示例。

> "我们今天练习的哪项技术似乎最有助于孩子发起互动？"
> "您可以在家里尝试用什么方式更好地吸引孩子的注意？"
> "哪些事情仍然具有挑战性？"

协助家长选择目标和活动

使用《家长手册》中的"儿童目标表"和家长完成的"日常活动时间表"（表单 11 ），协助家长选择在家练习的目标和活动。让家长在"练习计划表——创造机会"（表单 32）中记录她的选择。

适合本单元的目标包括：在游戏期间保持积极参与；轮流；或者使用手势、声音、词语或句子，出于各种原因发起互动或回应，例如想要物品、抗议、评论、获得关注或想要信息。

提醒家长在这些日常活动中安排额外的时间，使用这些策略促进儿童的沟通。

适合本单元的活动包括玩玩具和动态游戏以及日常活动，如吃饭、穿衣和洗澡时间。这些策略只有在儿童喜欢某项活动时才有效。请参阅《家长手册》中"在家试试看！"表格里有关如何在不同活动中使用**创造机会**的技术的建议。

协助家长完成序列图

通过一个正面的例子，与家长讨论在她确定的活动中可以使用的一种或多种技术。让家长在练习计划表的序列图的相关方框中写下她将重点关注的关键要素。

询问家长将如何**专注于孩子**和**调整沟通方式**。

询问家长认为哪些**创造机会**的技术对她确定的目标和活动最有效。

询问家长，当她在创造机会后等待时，她认为儿童会做出什么反应。让家长在练习计划表的"等待"框中写下儿童在等待时间的反应，以及她在等待时应该使用的策略。提醒家长，儿童可以通过多种方式做出反应。告诉家长，她可以在"等待"框下的儿童图标旁边写下在家练习时儿童的回应。

询问家长，她将如何回应并扩展儿童的回应。儿童的回应应该可以引导家长的回应。

协助家长应对潜在的挑战

询问家长在家里使用这些技术可能有什么困难，并一起讨论可能的解决方案。每节课末尾的"问题解决小贴士"表格列出了与每种技术相关的常见挑战。

反思和布置阅读任务

让家长记录在家练习的情况。提醒她写下在家练习时哪些部分进展顺利，哪些部分有困难。告诉家长，您将在下一节课开始时回顾这些内容。在下节课之前，让家长阅读《家长手册》第 5 章中关于"提示和奖励"的部分。

第 5 单元

教授新技能

教授新技能指的是 ImPACT 计划 F.A.C.T.S. 策略中的 "T"，它在金字塔的最顶层。**教授新技能**的目的是提高儿童沟通、模仿和游戏技能的复杂程度。到目前为止，本课程主要聚焦在提高儿童的参与度和主动性。整个课程的后半部分将聚焦在使用提示和奖励提高儿童的语言、模仿与游戏技能的复杂程度。提示是帮助儿童做出更复杂的回应或新回应的线索，奖励或强化则是儿童使用这一新技能或复杂回应后提供的积极结果。奖励会增加儿童再次使用这一技能的可能性。

在本单元中，家长将学习如何使用以下四种提示来教孩子新技能：*提示主动沟通*、*提示理解沟通*、*提示模仿和提示扩展游戏*。开始介绍特定的提示方法前，我们会先介绍**教授新技能**以及**提示和奖励**的初始课程。

- 如果您正在进行 24 课时的家长培训，您将有 7 节课用于**教授新技能**的策略，从教授**提示和奖励**的课程开始，接着在每种类型的提示方面至少用 1 节课的时间。我们建议按照以下顺序来教：*提示主动沟通*、*提示理解沟通*、回顾*提示沟通*，*提示模仿和提示扩展游戏*。如有需要，您也可以改变顺序，或在特定类型的提示上多花一些时间。

- 如果您正在进行 12 课时的家长培训，您将有 4 节课用于**教授新技能**的策略。我们建议按照以下顺序来教：*提示和奖励*、*提示主动沟通*、*提示理解沟通*、*提示模仿和提示扩展游戏*。但在回顾**提示和奖励**时，您可以选择在每种类型的提示上所需花费的时间（取决于儿童和家长的目标）。对一些幼儿来说，您可以选择通过*提示扩展游戏*来教幼儿听从指令和学习接受性语言。

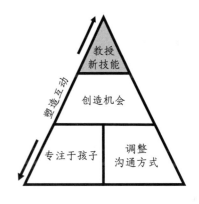

在开始学习如何**塑造互动**前，家长应该能够有效地使用**教授新技能**的策略。如果家长不能有效地向儿童教授新技能（"干预可靠度检查表"中**教授新技能**部分的得分为 3 分及以上则是有效），您可能会希望在**教授新技能**方面多花一些时间，再介绍**塑造互动**的内容。

第 13 课
提示和奖励

🎯 课程目标

协助家长达到下列目标：
- 学会如何有效使用提示
- 了解如何有效使用奖励
- 了解教授新技能的步骤

📝 课堂议程

- 签到并设置课堂议程
- 回顾练习计划表
- 介绍教授新技能
- *介绍提示和奖励*
- *演示提示和奖励*
- 让家长练习，您提供反馈
- 协助家长反思，制订练习计划

🗂 课程材料

- 《家长手册》
- "练习计划表——提示和奖励"（表单 33）
- 《家长手册》中的"儿童目标表"和家长完成的"日常活动时间表"（表单 11）
- 儿童喜欢的玩具或物品（如零食），可用于创造机会
- "课程数据单"（表单 12）
- "干预可靠度检查表"（表单 4）
- "教练辅导可靠度检查表"（表单 6）

⚙️ 关键要素：提示和奖励

- 确保孩子有参与动机
- 提示孩子使用与目前行为相关的更复杂的技能
- 使用清晰的提示
- 给予提示后要等待
- 根据需要给予更多的支持
- 随着时间推移降低提示的支持度
- 确保孩子做您要求的事情
- 立刻给予奖励
- 使用自然奖励
- 只奖励积极行为

签到并设置课堂议程

问候家庭

询问家庭自上节课以来情况如何。与家长谈话前，先花点时间安排儿童参与一项活动。

阐述课堂目标和议程

今天，家长将学习如何有效地使用*提示和奖励*来**教授新技能**。这节课将会有更多的讨论，因为在有效使用特定提示前，需要向家长教授*提示和奖励*的关键要素。本节课的练习将聚焦于如何识别恰当的提示机会和技能。

询问家长：“对于今天的课程您有什么疑问吗？或有其他问题需要讨论吗？”如果家长提出顾虑，您可能需要调整课堂议程。

回顾练习计划表

回顾上一节课所填写的练习计划表。让家长告诉您她在家里是如何使用**创造机会**技术的。与家长讨论进展顺利和有困难的地方，协助家长解决在家练习时遇到的挑战。在**创造机会**中会遇到的一些常见问题和可能的解决方案列在第 9—11 课末尾的“问题解决小贴士”表格中。

如果家长不能有效地使用**创造机会**的技术，您可能需要在该策略上提供额外的指导，再让家长成功地开始**教授新技能**。

介绍“教授新技能”

解释基本原理

使用《家长手册》中的 F.A.C.T.S. 金字塔与序列图来介绍**教授新技能**。**教授新技能**指的是 ImPACT 计划 F.A.C.T.S. 策略中的 “T”，也是金字塔的最顶层。**专注于孩子、调整沟通方式**和**创造机会**有助于提高儿童的参与度和主动性。然而有时，这些策略本身并不足以提高儿童技能的复杂性。当使用金字塔底层和中层部分的技术并未提高儿童技能的复杂性时，可以使用**教授新技能**的技术。

介绍技术

家长将学习**教授新技能**的四种提示方法：*提示主动沟通、提示理解沟通、提示模仿*和*提示扩展游戏*。每种提示都用于提高儿童在相应领域的技能的复杂性。

同样，家长会从金字塔底层的技术（**专注于孩子**和**调整沟通方式**）开始，如果儿童没有主动发起互动，可以再用**创造机会**的技术吸引儿童的注意。一旦儿童主动发起或回应互动，家长将使用提示和奖励向儿童教授一个新的或更复杂的技能，而不是回应儿童一开始的反应。在儿童开始使用更复杂的技能后，家长就要奖励和扩展儿童的反应。**教授新技能**提高了对儿童的要求，可能会增加儿童的挫败感，需要让家长知道这没关系，你们会一起努力减少儿童在练习中的挫折。另外，**教授新技能**的策略每次只在约三分之一的互动时间中使用。

介绍"提示和奖励"

解释基本原理

存在社交沟通困难的儿童，常常伴随语言、模仿和游戏技能的发展迟缓。提示和奖励是促进这些领域发展的最有效方法。家长可以在自然环境中（而不是在结构化的环境中）使用与儿童兴趣相关的提示和奖励，以此提高儿童在新环境中使用这些技能的可能性（泛化），以及促进他们持续地使用这些技能（维持）。

提示是帮助儿童做出新的或更复杂的回应的线索。奖励或强化是在儿童使用新的或更复杂的回应后提供的积极结果。奖励会提高儿童再次使用这一技能的可能性。

当儿童富有动机、需要学习一项新技能，并且家长有充分时间完成提示时，提示和奖励是很有效的。向家长描述学习使用*提示和奖励*的技术如何有助于实现儿童的个性化目标。您可用如下方式进行说明。

> "使用*提示和奖励*可以促进布里安娜用指的动作或单个词语表达需求的能力，提高她模仿手势动作的能力及玩玩具的方式。"
>
> "使用*提示和奖励*可以提高萨姆在多种场景下自发使用两三个词的能力，改善他模仿手势动作及假装游戏的能力。"

讨论关键要素

使用《家长手册》来回顾*提示和奖励*。在回顾的同时，可以使用《家长手册》中"动动脑"部分的问题来帮助家长将信息应用在孩子身上。

确保孩子有参与动机

孩子的动机水平能让家长知道提供提示的最佳时间点，她可以要求孩子做出多难的回应，以及需要提供多少支持。孩子的动机越高，即使家长要求他再加把劲，他也更有可能持续参与活动。提示新技能的最佳时间点是在孩子有动机参与活动并且心情愉快时。当孩子对活动失去兴趣、不开心、疲倦或生病时，孩子可能会在家长给予提示时离开活动。

询问家长："哪些活动有助于促进孩子使用新技能？"如果家长不确定，您可以帮助家长找出孩子通常有动机参与的活动，这常常包括玩孩子喜爱的游戏和吃零食。当儿童对一项活动缺乏动机时，请协助家长寻找一些提高孩子动机的方法，例如提供不同的活动或将注意力放在孩子身上。

提示孩子使用与目前行为相关的更复杂的技能

当一项新技能只比儿童现有的发展水平略高，且与儿童正在玩的物品、玩具和活动有关，此时就是儿童最有可能成功使用新技能的时候。

询问家长："您希望孩子使用哪些语言和游戏技能？"帮助家长思考，在孩子有动机参与的活动中可能提示哪些语言和游戏技能。这些技术应该和干预开始时制定的可测量的目标相对应。如果儿童已经达到了一些目标，可以参考发展图表。家长一直在示范的技能非常适合目前开始提示时使用。

使用清晰的提示

儿童必须明白我们对他们的期望，才能做出正确的回应。使用清晰的提示，以免儿童感到沮丧。为了明确提示，家长必须先引起儿童的注意，并确保儿童理解自己的要求。家长应该避免同时使用几个需要不同回应的提示，例如："你想要这个积木吗？""我应该做什么？""告诉我，'我想要积木'"……

给予提示后要等待

给予提示后，等待很重要，要允许儿童有时间来做出回应，然后再给出另一个提示。如果儿童被太多的听觉信息轰炸，他可能会无法回应并且开始"屏蔽"这些词语。相反，如果家长等待的时间过长，则可能会失去机会。等待时间可能有很大差异，根据儿童的能力、动机和情绪，在

2 ～ 30 秒之间变化。

根据孩子的能力，帮助家长识别提示后等待的适当时间。

根据需要给予更多的支持

为了教导儿童使用新技能，家长应该提供支持程度最低的提示来帮助儿童做出回应并得到奖励。ImPACT 计划使用我们所说的"三次提示原则（three-prompt rule）"作为大致的指导方针，以限制家长给出的提示数量。如果孩子无法对第一个提示做出回应，则家长会增加支持，直到孩子成功。这有助于减少挫败感并确保孩子坚持活动和获得奖励。提示的确切数量取决于儿童的技能、动机和情绪状态。帮助家长考虑在不同情况下给孩子提供的最佳提示数量。

给家长举例说明，她可以如何增加支持来向儿童教授一项新技能。让家长知道，当引入特定提示时，您将帮助她确定最合适的提示级别，以及何时、应该如何增加支持。

随着时间降低提示的支持度

随着时间的推移，家长应该逐渐降低支持程度，直到儿童可以自发地使用新技能。当儿童能够在一个等级的提示后成功回应，家长即可以开始使用一个支持程度更低的提示。

给家长举例说明，她可以如何随着时间的推移减少支持，以帮助儿童自发地使用新技能。让家长知道您会帮助她确定何时及如何降低提示的支持度。

确保孩子做您要求的事情

当家长提示孩子使用特定技能时，除非孩子成功使用该技能或做出一次好的尝试，否则不应该奖励孩子。这样会告诉孩子，使用该技能会给他带来奖励。如果孩子没有对提示做出回应，家长应该提供额外的提示或增加支持以帮助他获得成功。

让家长知道，只有当孩子被明确提示使用更复杂的回应时，这个要点才适用，且应只占约三分之一的时间。其余时间，家长将继续回应孩子自发的互动技能。

立刻给予奖励

在儿童做出被提示的回应后，家长应立即提供奖励。这有助于儿童在他的行为和结果（奖励或强化）之间建立联系。

使用自然奖励

自然奖励与儿童的行为、行动或交流有关。它们增加了儿童在日常活动中使用新技能的可能性。奖励可以是儿童喜欢的任何东西，只要它与儿童正在做或说的事情有关。

询问家长："您可以通过哪些方式奖励孩子在日常活动或游戏中使用新技能？"如果需要，请帮助家长确定在儿童有动机参与的活动中使用新技能的自然奖励。让家长知道，如果她在用儿童不喜欢的活动开展教学，您会帮助她学习如何使用额外的奖励。

只奖励积极行为

奖励会增加儿童身上任何行为再次发生的可能性。因此，家长应该只奖励恰当的行为，并注意不要无意中奖励儿童的问题行为。

询问家长："要避免奖励哪些行为？"帮助家长认识到什么时候不应该奖励孩子，特别是如果孩子经常同时使用恰当行为和问题行为时（例如，孩子一边打家长一边说"车"这个字）。

解释"提示和奖励"的步骤

使用《家长手册》中的序列图来解释这些步骤，并将它们与儿童的其中一个目标联系起来。给家长机会向您提问。

演示"提示和奖励"

为演示做准备

请家长注意观察提示的适当时机和被提示的技能，并观察您如何立即奖励儿童的自发技能。您可以这样说：

"我将用**游戏性干扰**帮助布里安娜在游戏中主动与我互动。她主动发起互动的时候是提示的好时机。注意观察她什么时候主动发起互动，并想想可以提示什么更复杂的技能。例如，如果布里安娜使用伸手碰触的方式表达需求，那么合适的提示技能可能是做指的动作或说一个词。"

描述您正在做的事情

当您演示与儿童进行互动时，指出提示的好时机和您可能会提示的技能。

> "萨姆在玩小汽车。我将跟随他加入他的小汽车游戏。我正在使用**均衡轮流**来帮助萨姆主动发起互动……萨姆看着我，说了'车'这个字。这是提示的好时机。我示范说'红车'。这是在我们讨论了**提示主动沟通**后，我会提示的技能。现在，我会立刻给他小汽车来奖励他。"

演示结束后，询问家长："您在互动过程中注意到了什么？"如果家长难以回答，请提出更具体的问题，例如：

> "哪些技术可以有效地帮助孩子主动发起互动或引起他的注意？"
> "您认为什么时候是提示的好时机？"
> "我可以提示什么技能？"

让家长练习，您提供反馈

鼓励家长练习

让家长识别提示的好时机和可以提示的技能。一旦家长能够分辨出合适的时机和技能，即可开始重点介绍如何提供奖励。

管理物理环境

移除会令儿童分心的物品，或把儿童想要的物品递给家长。

提供反馈

针对家长识别的提示好时机和可以提示的技能提供反馈。针对家长在练习该技术时出现的常见问题，给予反馈的建议可参见本节课末尾的"问题解决小贴士"表格。您还可以针对如何给予奖励来提供一些反馈。家长应该在儿童做出恰当的回应时，提供自然而直接的奖励。

> 演示和练习的长度可能会有所不同，具体取决于家长对先前教过的技术的使用。如果家长能够获得儿童的关注、能够识别需要提示的技能并及时提供自然强化，演示和练习就可以比较简短。

协助家长反思，制订练习计划

协助家长反思

询问家长有关课堂练习的问题。利用这个机会澄清家长对*提示和奖励*的误解。以下是您可以使用的一些问题示例。

> "您觉得在家教孩子新技能怎么样？您有什么顾虑吗？"
> "什么活动适合用来教授新技能？"
> "您认为哪种技术对于创造教授新技能的机会最有效？"
> "当孩子在这些活动中使用更复杂的技能时，您可以怎么奖励他？"

如果家长对在家中使用*提示和奖励*表示担忧，请花时间进行"头脑风暴"，想出可能的解决方法。常见的挑战和解决方法列在本节课末尾的"问题解决小贴士"表格中。

协助家长选择目标和活动

本节课后的练习遵循与**创造机会**中相同的顺序，因为家长尚未学习提示的方法。不同之处在于家长会考虑自己想要提示的更复杂的技能。使用《家长手册》中的"儿童目标表"和已完成的"日常活动时间表"（表单 11），协助家长选择在家练习的目标和活动。让家长在"练习计划表——提示和奖励"（表单 33）中记录自己所选择的目标和活动。

适合本节课的目标包括家长希望儿童在四个核心领域的任何一个中所使用的技能。如果家长遇到问题，请让她查看"儿童目标表"并询问她是否有想要解决的目标。

适合本节课的活动包括儿童喜欢的游戏和日常活动。鼓励家长在能够引起儿童参与动机的活动中进行练习。

协助家长完成序列图

向家长讲述一个使用 F.A.C.T.S. 金字塔的底层和中层策略的正面例子。让家长在练习计划表和序列图的相关方框中写下她将重点关注的关键要素。

询问家长将如何使用**专注于孩子**和**调整沟通方式**。

询问家长将如何使用**创造机会**的技术来帮助儿童主动发起互动并引起他的注意。

询问家长，在她创造机会后等待时，儿童会做出什么反应。告诉家长，可以在"等待"框下的儿童图标旁边写下在家练习时儿童的反应。

接下来，让家长查看儿童当前的技能，并考虑她在活动中可以提示的技能。让家长在"更复杂的技能"框中写下这些信息。

询问家长将如何奖励儿童自发的互动技能并扩展儿童的反应。扩展的技能应该是家长在"更复杂的技能"框中写的内容。

协助家长应对潜在的挑战

询问家长在家中使用金字塔底层和中层的策略时有哪些困难。花些时间一起想想可能的解决方法。关于这些技术的常见挑战和解决方法列在本节课末尾的"问题解决小贴士"表格中。

反思和布置阅读任务

在反思时，让家长记录哪些方面进展顺利、哪些方面进展困难，想想哪些是适合提示的活动和技能。让家长阅读《家长手册》第 5 章中您将讨论的下一项策略，这通常会是**提示主动沟通**。但是，如果家长设定了另一个需要先处理的目标，则可以让她先阅读该部分的内容。

🔧 针对"提示和奖励"的问题解决小贴士

如果家长……	您可以……
难以理解**提示和奖励**的规则	• 选择 1 ~ 2 个**提示主动沟通**的例子进行示范,并鼓励家长练习。
难以识别合适的提示时机	• 和儿童互动,示范**创造机会**的技术,然后询问家长应该在什么时候进行什么样的提示。 • 让家长练习**创造机会**的技术,并留意儿童何时会主动发起互动或关注家长。 • 和家长一起查看"日常活动时间表",找出儿童喜欢的活动。
犹豫是否给予儿童提示或奖励	• 告诉家长,当成人"改变规则"时,儿童觉得挫败是很常见的,这没关系。随着时间推移,儿童会习惯成人对他有更高的期待,挫败感也会降低。
没有立刻提供奖励	• 提醒家长在儿童使用了更复杂的技能后立刻给予奖励。
如果儿童……	**您可以……**
感到挫败	• 让家长明白,当成人"改变规则"时,儿童觉得挫败是很常见的(如上所述)。

第 14 课
提示主动沟通

🎯 课程目标

教导家长如何使用提示和奖励来帮助孩子：

- 使用手势
- 使用语言技能
- 同时使用非言语和言语技能
- 出于不同的原因与人沟通

📋 课堂议程

- 签到并设置课堂议程
- 回顾练习计划表
- *介绍提示主动沟通*
- *演示提示主动沟通*
- 让家长练习，您提供反馈
- 协助家长反思，制订练习计划

🗂 课程材料

- 《家长手册》
- "练习计划表——教授新技能"（表单 34）
- 《家长手册》中的"儿童目标表"和家长完成的"日常活动时间表"（表单 11）
- 儿童喜欢的玩具或物品（如零食），可用于创造机会
- "课程数据单"（表单 12）
- "干预可靠度检查表"（表单 4）
- "教练辅导可靠度检查表"（表单 6）

⚙ 关键要素：提示主动沟通

- 使用时间延迟
- 提问法
- 使用句子填空
- 提供选择
- 示范语言供孩子模仿
- 使用惯用口语
- 示范手势供孩子模仿
- 使用肢体引导

签到并设置课堂议程

问候家庭

询问家庭自上节课以来情况如何。如果需要，花点时间帮助儿童参与一项活动。

阐述课堂目标和议程

今天，家长将学习使用不同类型的提示和奖励来提高儿童表达性沟通技能的自发性和复杂程

度。这些提示可以增加儿童对手势、言语和非言语技能的使用，以及扩展儿童的沟通原因。

询问家长："对于今天的课程您有什么疑问吗？或有其他问题需要讨论吗？"如果家长提出顾虑，您可能需要调整课堂议程。

回顾练习计划表

回顾上一节课所填写的练习计划表。让家长告诉您有利于提示的时机，以及她想提示哪些更复杂的技能。讨论进展顺利和有困难的地方，帮助家长解决在家练习时遇到的挑战。使用**提示**和**奖励**会遇到的一些常见问题和可能的解决方法列在第 13 课末尾的"问题解决小贴士"表格中。

介绍"提示主动沟通"

解释基本原理

有社交沟通障碍的儿童通常难以使用语言与他人交流，并且可能会依赖家长的提示。教儿童使用新的语言形式和功能的方法之一是使用提示和奖励。提供支持程度不同的提示将帮助儿童更自发地使用语言。使用**提示主动沟通**时，家长从金字塔底层的技术（**专注于孩子**）开始，以确保孩子有足够的动机。然后，家长使用创造机会的技术，并等待孩子主动发起互动。接着，家长使用提示来帮助孩子使用新技能或更复杂的技能。一旦孩子使用了新技能，家长便会奖励和扩展孩子的反应。

提示主动沟通可以在儿童喜欢的游戏和日常活动中使用。同样，在互动过程中，家长应该只在约三分之一的时间使用提示。如果过于频繁地使用提示，儿童可能会感到沮丧和（或）依赖提示来沟通。

向家长描述**提示主动沟通**如何能实现儿童的个性化目标。您可以这样说：

"布里安娜的沟通目标是提高她使用指的动作、词语或发声来提要求的能力。今天您将学习具体的提示，帮助她使用这些新技能。"

"萨姆的沟通目标是提高他自发地使用包含两三个词的短语来实现各种功能的沟通的能力。今天您将学习具体的提示，帮助他学习这些新技能。"

讨论关键要素

使用《家长手册》来回顾**提示主动沟通**的关键要素。询问《家长手册》中"动动脑"部分的问题，以帮助家长将讨论的信息应用在儿童身上。

询问家长："您可以提示哪种比孩子目前的技能稍微复杂一些的、新的沟通技能？"如果家长难以确定一项技能，请查看"儿童目标表"，或向家长询问她目前一直在示范的技能。

使用时间延迟

时间延迟是支持程度最低的提示。儿童主动发起互动后，家长用期待的眼神看着儿童，等待他主动并独立使用更复杂的沟通技能。这与有预期地等待略有不同，因为在儿童自发沟通之后，家长现在等待的是更多、更复杂的回应。

因为这个提示方法并没有为儿童提供关于他应该如何回应的具体信息，所以它在儿童多次成功回应支持度较高的提示后更容易成功。帮助家长辨别何时应该从支持程度较高的提示转为使用时间延迟，以增加儿童的自发沟通。

如果儿童难以做出回应，建议家长用一个视觉提示（例如，指向家长希望儿童命名的物品）配合期待的眼神，帮助儿童自己提取词语。

提问法

提问可以帮助儿童扩大词汇量，使用新的句子结构，并就活动的不同方面进行交流。

可以教尚不会使用单个字词表达的儿童用手势来回答关于"什么"和"在哪里"的问题。语言能力更好的儿童可以学习回答更抽象的问题。帮助家长确定可以对儿童提问的问题类型。

除非有特定目标，否则告诉家长避免只需要回答"是"或"否"的问题，因为这样不太可能扩大孩子的词汇量。

使用句子填空

另一种类型的提示是句子填空：家长说一个句子开头并等待，看儿童是否可以完成这个句子。如果儿童难以完成句子，家长可以使用视觉提示（例如，指向可以完成句子的物品）来帮助儿童做出适当的回应。与惯用口语不同，句子填空可能有多个正确答案，并且答案可能会随着情境而改变。

这种提示对于已经使用语言、但在回答问题时难以提取词语的儿童特别有效，也适用于能够模仿语言但不能自发使用词语的儿童。如果这种方法适合儿童当前的技能，请帮助家长确定能对儿童使用的问题类型。

提供选择

家长还可以向儿童提供两个选项来回答问题。如果儿童难以做出选择，家长可以使用一个儿童非常喜欢的选项和一个不太喜欢的选项。这样的提示对会模仿各种词语但还无法自发使用词语的儿童非常有效。

如果儿童倾向于重复家长给出的最后一个词，家长应该先提供儿童非常喜欢的选项，再提供不太喜欢的，以帮助他学会注意选择。即使儿童选择了他不喜欢的选项，家长也要立刻给予儿童他选择的物品来回应和奖励他。如果儿童说出了他不想要的物品的名称，家长需要提供更多的帮助，让儿童最终能够得到他想要的物品。

示范语言供孩子模仿

家长可以示范一个词或短语供儿童模仿。当家长使用语言示范作为提示时，是期待儿童能够模仿家长示范的语言。这类提示对于刚开始模仿词语或声音，或偶尔将两个词组合在一起的儿童特别有用。

对于口语能力较好的儿童，家长常常过度使用这种类型的提示，因为儿童经常会立即回应。如果儿童已经能稳定地模仿语言，家长则应该通过提供选择、句子填空或提问法来降低支持度。

使用惯用口语

惯用口语是儿童已经多次听到且有意义的短语。使用惯用口语作为提示时，家长会先说这个短语的开头，但留下最后一个词并用期待的眼神等待儿童回应。惯用口语对于尚未使用语言和刚开始使用语言的儿童非常有用，因为这些短语是重复且一致的。

示范手势供孩子模仿

家长可以示范手势供孩子模仿。当家长把手势示范作为提示时，对孩子的期待是他能够模仿家长的手势。

手势提示对还不会说话的儿童很有用，也可以用于已经使用语言但不会使用手势进行沟通的儿童。与家长一起找出可用于表示某些物品、动作或人物的手势。

使用肢体引导

肢体引导是支持程度最高的提示。家长从肢体上协助儿童使用手势，例如做出指的动作。当儿童开始使用这一手势后，可以减少肢体引导的次数。例如，在教孩子用手指物时，刚开始家长可能需要帮助儿童举起他的手，并将他的手指指向一个点。一段时间后，家长可以通过触碰儿童的肘部来提示他指向物品。

肢体引导最适合尚未模仿口语或手势的儿童。手势可以作为语言的桥梁。

解释"提示主动沟通"的步骤

选择儿童的其中一个社交沟通目标，填入《家长手册》相应的序列图中。给家长机会向您提问。

询问家长："您可以使用哪三种提示来帮助您的孩子使用新的沟通技能？"如果家长不确定，请帮助她确定最适合孩子目标和能力的提示。例如，为了提高孩子自发的语言技能，家长可以使用时间延迟。然而，为了教授新的词汇，家长刚开始可能会使用语言示范。

演示"提示主动沟通"

为演示做准备

让家长观察您如何使用*提示主动沟通*的技术。在您开始使用提示以引出儿童更复杂的技能时，向家长指出您使用的提示类型，并解释如果儿童没有回应，您将如何提高支持程度。让家长观察您使用的提示类型以及儿童使用的更复杂的沟通。例如：

"我将使用提问法来增加萨姆对动词的使用。如果他不回应，我会说一个句子等他填空，如果再没有回应，我会给他提供选择。"

描述您正在做的事情

当您演示使用**提示主动沟通**与孩子互动时，请指出您使用的提示类型，解释您如何提高支持程度，并描述孩子的反应：

> "萨姆正在玩球。我将使用**游戏性干扰**来控制住球并等待，看他如何沟通……他说了'球'这个字。我会问他一个问题来提示他使用更复杂的语言。[教练问萨姆：'我要怎么玩球？'] 他又说了一次'球'，所以我会为他提供选择来增加支持程度。[教练问萨姆：'扔球还是踢球？'] 他做了一个更复杂的回应，他说'扔球'，所以我把球扔过去以奖励他，并且扩展他的回应。[教练说：'扔红色的球。']"

演示结束后，询问家长："在互动过程中您注意到了什么？"如果家长难以回答，可以询问更具体的问题，例如：

> "哪一类的提示帮助了萨姆做出回应？"
> "他使用新的技能后，我是怎么奖励他的？"

让家长练习，您提供反馈

鼓励家长练习

家长应该在与儿童的多种活动中练习**提示主动沟通**的技术，理解如何在不同情境中使用提示。在治疗室中，这样的练习活动可以包括玩玩具、吃零食，或课程结束时给儿童穿上外套和鞋子。在家中，练习可以在一系列日常照顾的常规活动中进行。提醒家长他们在使用**提示主动沟通**时应当遵循的步骤。根据儿童的游戏和技能水平举一些有针对性的例子，让家长在儿童没有回应时提高提示的支持度。让家长明白提示的类型可以根据目标而变化。例如，家长可能使用时间延迟来增加儿童表达要求时的自发语言，但也可以使用提问法或提供选择法来增加儿童对动词的使用：

> "使用提问法来增加萨姆对动词的使用。如果他不回应，可以说一个句子等他填空。如果再没有回应，就给他提供选择。"

管理物理环境

给家长提供物品来创造机会（例如，用于打断游戏的手偶或玩具、适合轮流的特定玩具，或需要他人帮忙才能使用的物品），或者移除环境中容易令人分心的物品。

提供反馈

针对家长使用**提示主动沟通**的情况和儿童的回应提供反馈。尤其要提供反馈来帮助家长使用恰当的提示，以及提高或降低提示的支持程度，例如：

> "您很好地使用了**游戏性干扰**来获得萨姆的注意力！您给他提供选择后，他说了'推小车'！下次试试问他'我要怎么玩车？'，看看他会怎么做。"

对于家长在练习**提示主动沟通**技术时遇到的常见挑战，提供反馈的建议列在本节课末尾的"问题解决小贴士"表格中。

协助家长反思，制订练习计划

协助家长反思

询问家长有关课堂练习的问题，利用这个机会回答家长的问题并厘清**提示主动沟通**中的关键要素。以下是您可以使用的一些问题示例。

> "提示孩子使用新的语言技能的感觉怎么样？"
> "您能想象在家里使用这些提示吗？如果不能，是什么让您觉得不自在？怎么样能让这件事容易点呢？"
> "什么类型的提示最有助于孩子做出回应？使用这些提示对您来说困难吗？"

协助家长选择目标和活动

使用《家长手册》中的"儿童目标表"和已完成的"日常活动时间表"（表单11），协助家长选择在家练习的目标和活动。让家长在"练习计划表——教授新技能"（表单 34）中记录自己的选择。

适合本节课的目标包括使用手势动作（手指指物、轻拍或打手势）或语言（例如，单个词语、词语组合或句子）来表达要求、给予指令或分享信息，以及回答关于"什么（what）？什么时候（when）？哪里（where）？为什么（why）？谁（who）？"一类的问题。

适合练习**提示主动沟通**的活动可以是儿童喜欢的任何活动。在目前的课程阶段，试着找出三个不同的活动来帮助家长在不同环境中使用这些技术。《家长手册》中的"在家试试看！"表格举例说明了如何在游戏和日常活动中使用**提示主动沟通**的技术。

协助家长完成序列图

向家长讲述一个在她确定的活动中使用**提示主动沟通**的正面例子。让家长在练习计划表的序列图的相应方框中写下关键要素。

询问家长将如何**专注于孩子**并**调整沟通方式**，以确保儿童在得到提示之前对活动保持良好的动机。

接下来，协助家长确定一些为儿童创造沟通机会的技术。

询问家长，当她使用了创造机会的技术并等待时，她认为儿童会做出什么反应。告诉家长，她可以在"等待"框下的儿童图标旁边写下在家练习时儿童的反应。儿童目前的技能有助于为后续提示更复杂的技能做参考。

询问家长会提示儿童使用哪种更复杂的沟通技能，让家长在目标旁边写下这个技能。协助家长选择与儿童已在使用的技能不同或稍微复杂一些的新技能。

随后询问家长将使用哪三个提示来帮助儿童使用新技能。让家长在编号框中写下提示，其中 1 是最先使用的、支持程度最低的提示，3 则是支持程度最高的提示。告诉家长，可以在三个提示框下方写下儿童使用的新技能。

询问家长将如何奖励和扩展儿童的反应。提醒家长，即使儿童的反应不是她所期待的确切技能，只要儿童表现出恰当且比最初的沟通方式更复杂的回应，也应该奖励儿童。例如，如果家长试图提示"扔球"，而孩子说"给球"，或者添加一个修饰词（"大球"），家长可以继续练习并奖励孩子使用了更复杂的技能。

协助家长应对潜在的挑战

询问家长在家里练习**提示主动沟通**可能有什么困难，花时间一起讨论可能的解决方案。常见的挑战和解决方案列在"问题解决小贴士"表格中。

反思和布置阅读任务

提醒家长每天在家练习 15 ~ 20 分钟，并记下练习过程中哪些部分进展顺利，哪些部分有困难。告诉家长，您将在下节课开始前回顾这些内容。请家长阅读《家长手册》第 5 章中关于您将介绍的下一组提示的内容。如果您将要介绍**提示理解沟通**，并且日常生活中家长在让孩子听从指令方面有困难，请计划在下一节课中针对这些日常活动进行辅导。如果您在治疗室里进行培训，可以询问家长能否将这些具有挑战性的日常活动相关的材料或物品带来。

 针对"提示主动沟通"的问题解决小贴士

如果家长……	您可以……
在提示前难以帮助儿童发起互动	• 提议一个特定的**创造机会**的策略，和一个可能引发儿童回应的提示。当家长比较有自信后，再指导她如何提高或降低支持程度。
难以识别合适的提示时机	• 建议家长观察儿童具有强烈动机时的特定行为（积极情绪、伸手触碰和眼神接触等）。
提示不相关的技能	• 在给予语言提示前，请家长观察几分钟儿童怎么玩耍。 • 给家长提供一些可以提示的特定技能。 • 询问家长："有哪三个语言技能是和孩子的活动相关的？" • 建议家长提示一些她已经示范过的沟通技能。
提示过于复杂的沟通技能	• 在家长给予提示前，先提醒家长她希望获得的沟通技能是什么，并在儿童做出该回应时提示她。 • 询问家长："哪一个沟通技能比孩子目前自己能做的稍微复杂一些？"
没有使用清晰的提示	• 建议家长使用一个特定的提示。 • 为家长示范一个简单的提示。
过快地提供支持程度较高的提示	• 建议家长在使用支持程度更高的提示前，在头脑中先默数到 5。

（续表）

如果家长……	您可以……
没有提供足够的提示来帮助儿童使用更复杂的沟通技能	• 提示家长何时应该提高支持程度。 • 给家长三个特定的提示供其使用。
过于频繁地使用提示	• 提醒家长要回应儿童的自发性沟通。 • 建议家长在儿童每三次主动发起沟通后只提示一次更复杂的沟通技能。 • 告诉家长在提示新技能前需要等待的具体时间（例如，每 1 ~ 2 分钟只提示一次）。
没有等到儿童做出更复杂的回应就给予奖励	• 提醒家长，即使儿童抗议，也要遵循提示的步骤。 • 让家长知道即使儿童有点沮丧也没关系。 • 询问家长："您期待孩子表现出什么样的沟通技能？"
没有立刻给予奖励	• 提示家长何时可以给予儿童奖励。 • 建议家长在一个具体时间段内给予儿童奖励（例如，1 秒钟内）。 • 请家长和您一起练习。
无意中奖励了不恰当的行为	• 请家长描述她要避免奖励的行为。 • 当儿童使用了不恰当行为时，及时提醒家长。
如果儿童……	**您可以……**
在家长提示主动沟通时变得沮丧	• 让家长明白这是很常见的，当儿童学会了家长所期待的新技能后，通常就会变得不那么沮丧。 • 建议家长从提示孩子能够成功回应的技能开始。常规建立后，再提醒家长每三次中有一次降低提示的支持程度。 • 提醒家长回到**专注于孩子**，保持孩子的参与度。 • 建议家长在孩子每三次主动发起后仅有一次提示更复杂的沟通技能。

第 15 课
提示理解沟通

🎯 课程目标

教家长如何使用提示和奖励来帮助孩子：

- 听从指令
- 理解新的词、短语或语言概念

📋 课堂议程

- 签到并设置课堂议程
- 回顾练习计划表
- 介绍*提示理解沟通*
- 演示*提示理解沟通*
- 让家长练习，您提供反馈
- 协助家长反思，制订练习计划

📠 课程材料

- 《家长手册》
- "练习计划表——教授新技能"（表单 34）
- 《家长手册》中的"儿童目标表"和家长完成的"日常活动时间表"（表单 11）
- 儿童喜爱的玩具
- 日常用品，如衣服、餐盘和准备食物用的东西等
- "课程数据单"（表单 12）
- "干预可靠度检查表"（表单 4）
- "教练辅导可靠度检查表"（表单 6）

⚙️ 关键要素：提示理解沟通

- 使用口头指令
- 使用手势提示
- 示范动作供孩子模仿
- 使用肢体引导

签到并设置课堂议程

问候家庭

询问家庭自上节课以来情况如何。与家长谈话前，先花点时间安排儿童参与一项活动。

阐述课堂目标和议程

家长将学习使用不同类型的提示来帮助儿童听从指令与理解新的词、短语和语言概念。

该策略与本课程中介绍的其他技术不同，因为有时儿童可能需要在他没有选择的日常惯例

或活动中听从指令，例如把他的玩具收起来或拿他的鞋子。告诉家长，如果孩子不喜欢这项活动，你们可以讨论其他可使用的技术。

> 如果您和家长发现任何日常惯例和活动存在问题，请告诉家长您将在该惯例或活动期间进行演示并让她练习。

询问家长："对于今天的课程您有什么疑问吗？或有其他问题需要讨论吗？"如果家长提出顾虑，您可能需要调整课堂议程。

回顾练习计划表

回顾上一节课所填写的练习计划表。让家长告诉您，她在家里是如何使用**提示主动沟通**的技术的。讨论儿童的反应、进展顺利和有困难的地方，协助家长解决在家练习时遇到的挑战。在**提示主动沟通**中会遇到的一些常见问题和可能的解决方案列在第 14 课末尾的"问题解决小贴士"表格中。

介绍"提示理解沟通"

解释基本原理

有社交沟通障碍的儿童可能难以注意到或理解家长的语言，这会让儿童听从指令的能力受损。使用**提示理解沟通**，家长通常会从专注于儿童开始，接着创造机会来吸引儿童的注意力。然后，家长会使用特定的提示来帮助儿童听从口头指令。一旦儿童做出正确回应，家长会让儿童做他喜欢的活动，以此奖励他。

当儿童在游戏和熟悉的日常活动中难以听从指令时，**提示理解沟通**会非常有用。如果儿童需要在一个不是他选择的日常活动（例如，穿衣服或刷牙）中听从指令，家长可能要先创造机会吸引他的注意力，必要时可能需要使用额外的奖励（例如，儿童最喜欢的活动或零食）。同样，提示应仅占互动时间的约三分之一。

和家长描述如何通过**提示理解沟通**来实现儿童的个性化目标。例如：

> "**提示理解沟通**可以帮助萨姆在日常活动中听从指令，如把杯子拿过来和坐到桌子旁边。"

讨论关键要素

使用《家长手册》来回顾**提示主动沟通**。在回顾的同时，询问《家长手册》"动动脑"部分的问题，以帮助家长将讨论的信息应用在儿童身上。

使用口头指令

家长应该用一个简单的口头指令来准确地告诉儿童应该怎么做。当家长的目的是发出指令时，应该避免使用问句（例如，家长应该说"把你的鞋给我"，而不是"你能把你的鞋给我吗？"）。

询问家长："在日常活动中您可以发出哪些指令？"如果家长不确定，您可以帮助她找出适合儿童技能水平和活动的指令。目标可以包括听从一步指令（例如，"去拿你的鞋"）、两步指令（例如，"去拿你的鞋子和外套"）、包含空间概念的指令（例如，"把你的餐盘放到桌上"）、包含时间概念的指令（例如，"穿上外套再去拿你的鞋"），或包含两个或更多信息单元的指令（例如，"拿红色的大杯子给我"）。

如果儿童的语言理解能力有限，家长可以先结合口头指令和手势提示。

使用手势提示

将手势与口头指令结合可以帮助儿童注意口头指令并提示儿童如何回应。给家长举例说明可以和口头指令一起使用的手势，例如指向某件物品、举起一个物品或表演一个动作。

示范动作供孩子模仿

通过给孩子示范他应该做的动作来稍微增加一些提示的支持程度。这种提示对于能模仿但语言理解有困难的孩子很有帮助。

为家长举例说明如何示范动作。例如，如果儿童没有执行"去拿你的鞋"的指令，家长在给出口头指令并指向鞋子后，可以走过去拿起鞋子并交给儿童来示范这一动作。然后家长可以把鞋子放回去，再给儿童一次同样的口头指令："去拿你的鞋。"

使用肢体引导

肢体引导是支持程度最高的提示。如果家长示范后儿童仍不能执行指令，家长应该使用肢体引导来帮助儿童执行指令。给家长举一些具体的例子来说明什么时候以及如何对儿童使用肢体引导。例如，在发出指令"去拿你的鞋"之后，家长可以牵着孩子的手，把他带到鞋子旁，然后帮他拿起鞋子。

> 提醒家长，只有当她能坚持完成一个指令时，才对孩子发出这个指令。

解释"提示理解沟通"的步骤

使用《家长手册》中的序列图来解释这些步骤，并将它们与儿童的其中一个目标联系起来。给家长机会向您提问。

询问家长："您可以使用哪三个提示来帮助孩子执行您的指令？"如果家长不确定，请帮助家长确定最适合儿童技能水平的提示。对于语言能力较强的儿童，家长在提高支持程度之前可能只需要重复口头指令。对于语言能力较弱的儿童，家长可能需要从结合手势的口头指令开始，并迅速转向肢体引导。

询问家长："您如何奖励孩子听从您的指令？"如果家长不确定，请帮助她想一些在熟悉的日常活动中适用的自然奖励。如果儿童难以听从指令，或者您认为可能需要实际的强化物，请参阅本节课末尾的"问题解决小贴士"。

> 提醒家长，在每次提示后要等待孩子做出回应，之后再重复指令或提高支持度。

演示"提示理解沟通"

为演示做准备

请家长注意观察您如何吸引儿童的注意力，您使用哪些类型的提示来帮助儿童听从指令，儿童如何回应，以及您如何奖励儿童执行指令。如果家长带了一些物品来练习特定的日常活动，请在演示时使用这些物品。

描述您正在做的事情

当您与孩子演示**提示理解沟通**时，请在每个步骤中说明您在做什么以及为什么这么做。

"布里安娜在玩球。我在进入她的视线范围，并使用**游戏性干扰**来阻止球的运动以引起她的注意……她看向了我。我给了她一个口头指令：'扔球。'……她没有回应。我向她展示了如何扔球［手势提示和动作示范］。她仍然拿着球，所以我通过肢体引导提高了支持程度。我立即表扬她，并把球还给她。"

演示结束后，询问家长："您在互动过程中注意到了什么？"如有必要，可以问一些更具体的探究性问题，例如：

"当我给布里安娜明确的口头指令时，她有什么反应？"

"哪种类型的提示最有助于她做出回应？"

让家长练习，您提供反馈

鼓励家长练习

请家长在多种日常活动中和儿童练习**提示理解沟通**的技术。如果可以，请家长练习她想让儿童在日常活动中听从的指令。在家长开始与儿童互动前，给她提供一些特定的提示方式和关键要素。

"请记住，要使用清晰的一步口头指令，如'推车''把车给我'或'打开车库'。然后等待萨姆执行您的指令，如果他没有执行，您可以重复一次口头指令或增加手势提示。记住，即使需要使用肢体引导，我们也希望他在第三次提示的时候能成功执行指令。"

管理物理环境

移除会令儿童分心的物品，在儿童执行指令后，给家长一些物品去奖励儿童。

提供反馈

给予家长正面反馈和纠正性反馈，以帮助家长使用恰当的提示，并在家长发出指令后协助她坚持完成。

针对家长使用**提示理解沟通**的情况和儿童的回应提供反馈。针对练习**提示理解沟通**时遇到的常见挑战，提供反馈的建议列在本节课末尾的"问题解决小贴士"表格中。

协助家长反思，制订练习计划

协助家长反思

询问有关课堂练习的问题。利用这个机会澄清家长对**提示理解沟通**的误解。以下是您可以使用的一些问题示例。

"帮助孩子听从指令的感觉怎么样？"

"您能想象在日常活动中使用这些提示吗？如果不能，是什么让您觉得不自在？怎么样能让这件事容易点呢？"

"您觉得您需要使用什么类型的提示来帮助孩子听从口头指令？"

"在家里，孩子听从您的指令后，您能想到一些奖励他的办法吗？"

协助家长选择目标和活动

使用《家长手册》中的"儿童目标表"和已完成的"日常活动时间表"（表单 11），协助家长选择在家练习的目标和活动。让家长在"练习计划表——教授新技能"（表单 34）中记录自己的选择。

适合本节课的目标包括在游戏和熟悉的日常活动中听从一步或两步指令（例如，"喂娃娃""穿裤子"），拿取在同一个房间但不是直接在儿童面前的物品（例如，"去拿你的杯子"），以及按要求把物品移开（例如，"把笔放好"）。

适合练习**提示理解沟通**的活动包括游戏和熟悉的日常活动。这一技术在儿童喜欢的和不太感兴趣的活动中都可以使用。然而，如果儿童拒绝了一项日常活动，家长可能需要使用额外的奖励来让他执行指令。《家长手册》中的"在家试试看！"表格举例说明了如何在游戏和日常活动中使用**提示理解沟通**的技术。

协助家长完成序列图

向家长讲述一个在她选择的活动中使用**提示理解沟通**的正面例子。让家长在练习计划表的序列图的相关方框中写下她将要关注的关键要素。

询问家长将如何专注于儿童并调整沟通方式。如果家长在儿童不喜欢的日常活动中选择了一个指令，则进行下一步。

接着，协助家长选择一些创造机会的技术，用于吸引儿童的注意力。

询问家长，如果成功引起了孩子的注意，孩子应该会有什么样的回应，并让家长在"等待"框中写下来。例如，您可以让家长写"等到他看着我或停止活动"。

询问家长将会提示儿童执行什么指令，并在目标旁边将它写下来。帮助家长思考适合儿童接受性语言能力的指令。

随后，询问家长将使用哪三个提示来帮助儿童听从指令，并在编号框中写下这些提示，其中1是首先使用的、支持程度最低的提示，3则是支持程度最高的提示。告诉家长，她可以在三个提示框下方记录儿童的回应情况。

询问家长在儿童执行指令后将如何奖励他。如果可能，请让家长使用自然奖励。如果必须给予额外的奖励，请帮助家长确定具体的奖励方式。

协助家长应对潜在的挑战

询问家长在家里练习**提示理解沟通**可能有什么困难，花时间一起讨论可能的解决方案。常见的挑战和解决方案列在本节课末尾的"问题解决小贴士"表格中。

反思和布置阅读任务

请家长记录在家练习的情况，提醒家长每天在家练习 15 ~ 20 分钟，并记下练习时哪些部分进展顺利，哪些部分有困难。

如果您将在 24 节课中完成本课程，下节课将进行回顾。让家长想一想下节课中想要练习的日常活动。如果可以，建议在儿童家中进行回顾课程，以鼓励家长在日常活动中练习。如果无法在家上课，请让家长从家里带一些物品，以便在下节课中使用。这些物品可能包括食物、衣服、玩具或任何其他有助于在日常生活中练习干预技术的物品。您也可以请家长录制一段家庭日常活动的视频，用于视频回顾。这样，家长能够得到关于在不同的日常活动中使用这些策略的反馈。

如果您将在 12 节课中完成全部课程，您将没有时间进行回顾。请让家长阅读《家长手册》第 5 章中相应的下一部分（"提示模仿"或"提示扩展游戏"）。

针对"提示理解沟通"的问题解决小贴士

如果家长……	您可以……
发出指令前难以吸引儿童的注意力	• 提议一个特定的**创造机会**的策略，和一个可能引发儿童回应的提示。当家长比较有自信后，再指导她如何提高或降低支持程度。
发出的指令不清晰或太复杂	• 提醒家长在提示前，先注意自己应该使用的指令的复杂程度（例如，一步指令、两步指令）。 • 建议家长使用一个特定的口头指令。 • 用更恰当的方式复述家长不清晰的指令，为她示范如何正确给予指令。 • 询问家长如何能使自己的指令更加清晰。
提示不相关的技能	• 给家长提议一些可以提示的特定技能。 • 询问家长："有哪三个技能是和孩子的活动相关的？" • 帮助家长想一些能够给予自然奖励的活动。
没有提供足够的支持来帮助儿童听从指令	• 提示家长何时应该提高支持程度。 • 给家长三个特定的提示使用。
过于频繁地使用提示	• 提醒家长在两次提示之间要停顿，重新专注于孩子。 • 告诉家长在提示新技能前需要等待的具体时间（例如，每 1 ~ 2 分钟只提示一次）。
没有等到儿童做出更复杂的回应就给予奖励	• 让家长知道即使儿童有点沮丧也没关系。 • 询问家长："您期待孩子表现出什么样的沟通技能？" • 提醒家长，一旦发出指令，即使儿童抗议，也要坚持完成。
没有立刻给予奖励	• 提示家长何时可以给予儿童奖励。 • 建议家长在一个具体时间段内给予儿童奖励（例如，1 秒钟内）。 • 请家长和您一起练习。
如果儿童……	**您可以……**
在家长提示主动沟通时变得沮丧	• 建议家长从提示孩子能够成功回应的技能开始。常规建立后，再提醒家长每三次就降低一次提示的支持程度。 • 教导家长在儿童听从指令后使用额外的奖励（儿童喜欢的、与任务无关的东西）。
抗拒肢体辅导	• 指导家长进行快速而不带情绪的肢体辅导。 • 让家长观察您对儿童进行肢体辅导的示范。 • 由您扮演儿童，和家长练习。

第 16 课
提示沟通（回顾）

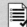 **课程目标**

协助家长达到下列目标：

- 结合多种策略来增加儿童沟通技能的复杂程度
- 认识到自己对不同沟通提示的使用如何影响儿童的回应
- 确定是否应在任何技术上花更多的时间以帮助家长教儿童新的沟通技能

课程材料

- 《家长手册》
- "练习计划表——教授新技能"（表单 34）
- 《家长手册》中的"儿童目标表"和家长完成的"日常活动时间表"（表单 11）
- "ImPACT 计划 F.A.C.T.S. 策略回顾表——教授新的沟通技能"（表单 16）
- "视频回顾表——教授新的沟通技能"（表单 21）

- "课程数据单"（表单 12）
- "干预可靠度检查表"（表单 4）
- "教练辅导可靠度检查表"（表单 6）
- 儿童喜爱的玩具或物品（如零食），可用于创造机会
- 录制和观看视频的设备

课堂议程

- 签到并设置课堂议程
- 回顾练习计划表
- 介绍*提示沟通*
- 演示*提示沟通*
- 让家长练习，您提供反馈
- 录制和回顾亲子互动视频
- 协助家长反思，制订练习计划

签到并设置课堂议程

问候家庭

询问家庭自上节课以来情况如何。与家长谈话前，先花点时间安排儿童参与一项活动。

阐述课堂目标和议程

本节课将回顾如何使用提示和奖励向儿童教授新的沟通技能。您将帮助家长将提示和奖励与

之前的策略结合使用，让家长了解自己对这些技术的使用如何影响儿童的回应，并确定是否应该在这些技术上花更多的时间。您可以选择重点回顾表达性或接受性语言技能。

您将简要回顾不同的沟通提示并进行演示。家长将有机会练习，并针对她在日常活动中使用**提示主动沟通**和**提示理解沟通**时遇到的困难，得到有关这些技术的关键要素的反馈。如果您无法去儿童家里上课，您可以按照上节课选择的日常活动进行练习。

然后，您将录制一段简短的亲子互动视频。您和家长将一起回顾视频，讨论家长对策略的使用和孩子的反应，并根据需要解决问题。如果您无法去儿童家里上课，您可以查看家长录制的家庭日常活动视频，而不是在上课期间录制视频。

询问家长："您对今天的课程有什么疑问吗？或者您是否还想讨论其他主题？"如果家长有疑问或表示有想讨论的主题，请根据需要调整课堂议程。

回顾练习计划表

回顾上一节课所填写的练习计划表。让家长告诉您她在家里是如何使用**提示理解沟通**的。讨论儿童的反应，哪些部分进展顺利，哪些部分存在困难。

由于时间限制和以往的互动模式，家长在家里练习时遇到的困难往往更多。如果儿童在完成日常活动或听从指令方面有很大困难，可以花一节课的时间介绍选修课程"管理孩子的问题行为"（《家长手册》的第 8 章，本手册的第 8 单元）的重点内容。协助家长解决在家练习时遇到的挑战。常见挑战和可能的解决方案列在第 15 课末尾的"问题解决小贴士"表格中。家长报告的挑战应该有助于引导回顾课程。

回顾"提示沟通"

回顾基本原理

提示和奖励用于增加儿童语言技能的自发性和复杂性。家长将继续使用**专注于孩子**和**调整沟通方式**的技术来开始每次互动，以提高儿童参与活动的动机和投入度。然后，家长会使用**创造机会**的技术来吸引儿童的注意力。接着，家长会选择使用什么提示来增加儿童语言技能的复杂性。在儿童使用新技能后，家长会奖励并扩展他的反应。

询问家长："您今天想尝试教什么沟通目标？"如果家长不确定，请协助她根据儿童当前的技能选择适当的沟通目标。如有必要，请查看"儿童目标表"，并请家长选择自己想达成的目标。

简要回顾技术的关键要素和步骤

使用"ImPACT 计划 F.A.C.T.S. 策略回顾表——教授新的沟通技能"（表单 16）来复习与儿童相关的技术示例。给家长机会向您提问。在每项技术旁的方框中写下可能对互动最有积极影响的关键要素，这应该包括用于创造机会的技术和对儿童最有效的提示类型。例如，如果*游戏性干扰*能很好地创造沟通机会，则强调它并写下家长需要记住的任何要素，如一个预告性短语。如果儿童模仿了语言示范，请提醒家长从提问法开始，然后过渡到句子填空或提供选择，最后再考虑使用语言示范。

演示"提示沟通"

为演示做准备

请家长观察您如何使用您确定的提示，如何增加支持程度以帮助儿童使用新技能，以及如何回应儿童的行为。

描述您正在做的事情

在演示时，请向家长说明您使用的提示类型，描述您如何增加支持程度以及儿童的反应。

如果家长选择**提示主动沟通**和**提示理解沟通**都练习，那么一次只演示一项技术，并在中途鼓励家长练习。

"布里安娜正在来回滑玩具车。为了和她面对面，我调整了我的位置。我也在她旁边滑着另一辆玩具车。我将使用*游戏性干扰*挡住她的小车来吸引她的注意力……她想要推开我的手。我会用提问法来提示她使用手指指物、发声或词语表达。[教练问布里安娜：'我应该怎么做？'] 她再次推开我的手，所以我将通过提供选择来提高支持程度。[教练问布里安娜：'要拿开还是推车？'] 现在她发出了 'na——'的发音，所以我拿开了我的手来奖励她，并扩展她的回应 [教练说：'拿开。']。"

演示结束后，询问家长："您从这段互动中观察到了什么？"如果家长难以回答，可以询问更具体的问题，例如：

"哪种类型的提示可以帮助布里安娜做回应？"

"她使用新技能后，我是怎么奖励她的？"

"我用了什么技术来创造机会，让她主动发起互动？"

让家长练习，您提供反馈

鼓励家长练习

家长现在能在日常活动或游戏中练习自己选择的提示方法，向儿童教授新的沟通技能。为了提高家长的独立性，请让家长明确说出每个步骤中她将使用的技术，例如：

"在您做提示之前，您会使用什么技术来创造机会？"

"您将使用什么类型的提示？"

"孩子使用了新技能后，您会给予什么奖励？"

管理物理环境

有需要时，请递给家长一些物品（例如，用于打断游戏的手偶或玩具、适合轮流的特定玩具，或需要他人帮忙才能使用的物品），或者移除会令儿童分心的物品。

提供反馈

针对家长使用**提示沟通**的情况和儿童的反应提供反馈。练习过程中出现的常见问题的反馈建议，列在第 13—15 课末尾的"问题解决小贴士"中。家长应该在您的反馈下练习至少 5 分钟，或直到她能成功使用 F.A.C.T.S. 策略。在提供反馈时，您可以这样说：

"萨姆似乎对提供选择的提示有回应，这非常棒！我想看看下一次如果您用提问法来提示，他会怎么回应。"

录制和回顾亲子互动视频

录制一段 5 分钟的亲子互动视频

　　家长和儿童能舒适地进行互动后，您就可以开始录制一段约 5 分钟的互动视频。如果有两位家长在场，每次只录制一位家长与儿童的互动。

　　避免在家长和孩子互动时提供语言反馈。但如果家长与孩子互动时遇到困难，您可以递给家长一些可使用的物品（例如，一个儿童喜欢的玩具或可以打断游戏的手偶），或拿走没有被使用或分散注意力的物品，以便家长可以更轻松地集中精力和儿童进行互动。您也可以暂停录像，提供反馈，然后再重新开始录像。用正面的例子和家长一起回顾是很重要的。

　　或者，如上文所述，您也可以用家长在家庭日常生活中录制的视频来进行视频回顾。

与家长一起回顾视频

　　回顾视频的目的是帮助家长识别她使用的提示及其对儿童行为的影响，以及什么样的提示对儿童最有效。为此，您将使用"视频回顾表——**教授新的沟通技能**"（表单 21）。本节课将重点介绍提示的类型以及哪些提示或奖励策略会使这些技术最有效。

　　首先，给家长一张视频回顾表，向家长说明您会和她一起观看视频，以寻找她使用沟通提示和奖励的例子，并观察儿童是如何回应的。在视频回顾表上，家长可以在"家长使用的技术"一栏中勾选相应技术，并在"孩子的回应"区域写下儿童的反应。您也可以使用此表单做笔记，以便与家长一起回顾。

　　告诉家长，当她想讨论她观察到的内容或回顾特定的互动时，就让您暂停播放视频。如果家长在 2 分钟后没有让您暂停，请暂停播放视频并向家长提问，以帮助她反思自己观察到的互动。从开放式问题开始，然后在必要时转移到更具体的问题上。家长与儿童的互动应该可以引导您选择问题。以下是您可能会问的一些问题的示例。

　　　　"您是如何创造机会让孩子主动发起互动的？"
　　　　"您使用了什么提示来帮助孩子使用新的沟通技能？"
　　　　"当您提示孩子使用更多语言时，他对您有什么反应？"
　　　　"哪些提示似乎最能帮助您的孩子使用新的沟通技能？"

"哪些提示能够最有效地帮助您的孩子听从指令？"

如果家长无法回答，请在她观看视频时让她寻找更具体的行为，并在她注意到这些行为时暂停播放视频（重复多次观看同一个片段也很有帮助）。例如，您可以这样说：

"我们来看看视频，当您向萨姆提问题以提示他使用新的沟通技能时就暂停。我们还可以看看您是否使用了支持程度更高的提示来帮助他做回应，并观察萨姆是怎么回应的。当您认为您应该提示他但没有提示时，我们也可以暂停，并讨论怎样提示效果可能更好。需要暂停的时候请告诉我。"

回顾视频期间应以积极的反馈为主。但是，如果家长在某项特定技术上遇到困难，而您认为她没有意识到，则可以使用视频提供反馈。您也可以鼓励家长通过观察自己的不同行为如何给儿童带来不同反应来进行自我反馈。

"在这个地方，布里安娜没有回应您的提示。让我们再看一遍这段视频，想想可以做些什么来让您的提示更有效。"

协助家长反思，制订练习计划

协助家长反思

询问家长关于上述互动过程的问题。利用这个机会澄清家长的误解，并帮助家长就如何在家应用她所学到的技术形成自己的想法。花点时间来回答家长提出的问题。以下是您可以使用的一些问题的示例。

"在我们今天练习的提示中，哪些可能最有效地帮助您的孩子使用新的沟通技能？"
"哪些提示帮助了孩子理解沟通技能？"
"在家里您可以尝试哪些方法让孩子更好地回应您的提示？"
"您觉得哪些方面还有困难？"

协助家长选择目标和活动

使用《家长手册》中的"儿童目标表"和已完成的"日常活动时间表"（表单 11），协助家长选择在家练习的目标和活动。让家长在"练习计划表——教授新技能"（表单 34）中记录自己的选择。如果家长准备同时练习**提示主动沟通**和**提示理解沟通**，则要分别完成对应的练习计划表。

适合本单元的目标包括：使用手势动作（指的动作、轻拍或打手势）或语言（例如，单个词语、词语组合或句子）来表达要求、给予指令或分享信息，以及回答关于"什么（what）？什么时候（when）？哪里（where）？为什么（why）？谁（who）？"一类的问题，或在游戏和熟悉的日常活动中听从一步或两步指令（例如，"喂娃娃""穿裤子"）。

适合本单元的活动包括儿童喜欢的活动。在目前的课程阶段，试着找出三个不同的活动来帮助家长在不同环境中使用这些技术。《家长手册》中的"在家试试看！"表格举例说明了如何在多种活动中教授新的沟通技能。

协助家长完成序列图

向家长讲述一个在她选择的活动中**教授新的沟通技能**的正面例子。让家长在练习计划表的序列图的相关方框中写下关键要素。

询问家长将如何**专注于孩子**并**调整沟通方式**，以确保儿童在得到提示之前对活动保持良好的动机。

接下来，协助家长确定将用哪些技术来为儿童创造沟通机会或吸引儿童的注意力。

询问家长，当她使用了**创造机会**的技术并等待时，她认为儿童会做出什么反应。协助家长选择一项能够引起儿童主动沟通的技术，以及一项在家长提示儿童理解沟通时能吸引儿童注意力的技术。

询问家长将提示儿童使用什么更复杂的技能。让家长在目标旁写下这一技能。

随后询问家长将使用哪三个提示来帮助儿童使用新技能。让家长在编号框中写下提示，其中 1 是最先使用的、支持程度最低的提示，3 则是支持程度最高的提示。告诉家长，可以在三个提示框下方记录儿童使用的新技能。

询问家长将如何奖励和扩展儿童的回应。提醒家长，即使儿童的回应不是她所期待的确切技能，只要儿童表现出恰当且比最初的沟通方式更复杂的回应，也应该奖励儿童。

协助家长应对潜在的挑战

询问家长在家里练习**教授新的沟通技能**可能有什么困难，花时间一起讨论可能的解决方案。常见的挑战和解决方案列在第 13—15 课末尾的"问题解决小贴士"表格中。

反思和布置阅读任务

请家长记录在家练习的情况，并记下练习时哪些部分进展顺利，哪些部分有困难。告诉家长，您将在下节课开始前回顾这些内容。让家长在下节课前阅读《家长手册》第 5 章中关于"提示模仿"的内容。

第 17 课
提示模仿

 课程目标

教家长如何使用提示和奖励来达到下列目标：

- 发展孩子的模仿技能
- 教孩子用新的方式玩玩具
- 教孩子使用新的姿势动作
- 教孩子更复杂的游戏技能

课程材料

- 《家长手册》
- "练习计划表——教授新技能"（表单 34）
- 《家长手册》中的"儿童目标表"和家长完成的"日常活动时间表"（表单 11）
- 儿童喜欢的玩具或物品（如零食），可用于创造机会
- 一些成对的玩具

- "课程数据单"（表单 12）
- "干预可靠度检查表"（表单 4）
- "教练辅导可靠度检查表"（表单 6）
- 可选："游戏动作创意表"（表单 13）

课堂议程

- 签到并设置课堂议程
- 回顾练习计划表
- 介绍提示模仿
- 演示提示模仿
- 让家长练习，您提供反馈
- 协助家长反思，制订练习计划

关键要素：提示模仿

- 示范动作供孩子模仿
- 使用肢体引导

签到并设置课堂议程

问候家庭

询问家庭自上节课以来情况如何。如果需要，花点时间帮助儿童参与一项活动。

阐述课堂目标和议程

今天，家长将学习使用提示和奖励来教导儿童如何模仿游戏动作和姿势动作。这一策略可以帮助儿童与家长建立联结并通过模仿学习新的游戏方式。

询问家长："您对今天的课程有什么疑问吗？或者您是否还想讨论其他主题？"如果家长提出顾虑，您可能需要调整课堂议程。

回顾练习计划表

回顾上一节课所填写的练习计划表。让家长告诉您她在家里是如何使用提示向儿童教授新的沟通技能的。与家长讨论进展顺利和有困难的地方。

协助家长解决在家练习时遇到的挑战。讨论儿童的反应，哪些部分进展顺利，哪些部分存在困难。使用**提示主动沟通**和**提示理解沟通**时会遇到的一些常见问题和可能的解决方法，列在第14课和第15课末尾的"问题解决小贴士"表格中。

介绍"提示模仿"

解释基本原理

有社交沟通障碍的儿童常常在观察他人和模仿他人的行为方面存在困难。观察和模仿他人行为的能力对于学习新技能与社交互动非常重要。使用**提示模仿**可以提高儿童在没有指令的情况下自发模仿的能力，这能提高儿童从环境中学习和为社交而模仿的能力。在使用**提示模仿**时，家长首先要使用**专注于孩子**（更具体地说，是**模仿孩子**）和**调整沟通方式**的技术。如果家长使用金字塔底层的技术后儿童没有回应，可以接着使用**创造机会**的技术。得到儿童的注意后，家长可以使用提示来帮助儿童模仿动作。然后，家长通过表扬儿童并让他继续用自己喜欢的方式玩游戏或互动来奖励他。

对于难以模仿姿势动作和游戏的儿童，以及难以通过模仿参与游戏的儿童，**提示模仿**很有用。描述性的姿势动作比较抽象，所以更难模仿。因此，家长应该在儿童已经掌握了一些物品操作模仿技能后再开始教授姿势动作模仿。

向家长描述**提示模仿**技术如何实现儿童的个性化目标。您可以这样说：

> "这一技术可以帮助布里安娜模仿您玩玩具的动作。我们可以重点让她用最喜欢的玩具（如球类玩具）模仿简单的游戏动作。"

讨论关键要素

使用《家长手册》来介绍**提示模仿**的关键要素。询问《家长手册》"动动脑"部分的问题，以帮助家长将讨论的信息应用在儿童身上。

示范动作供孩子模仿

提示模仿用于教授模仿的技术，也包括模仿本身。换句话说，家长试图提高孩子模仿家长行为的能力，而不是使用特定语言、姿势或游戏动作的能力。因此，为了提高支持程度，在使用肢体引导前，家长将重复某个动作或姿势最多两次。

家长示范一次动作后，请告诉她具体的等待时间（例如，3 秒）。根据儿童的目标，家长可以选择用物品示范游戏动作或示范姿势动作。

询问家长："您可以用孩子最喜欢的玩具来示范什么游戏动作？"如果家长不确定，请使用《家长手册》中的表 5.4 帮助家长思考她可以示范的不同游戏动作。向家长强调，由于目标是增加模仿而不是教授特定的游戏技能，因此家长应该专注于孩子可能想要模仿的有趣动作。如果孩子难以模仿，家长应该从孩子熟悉的动作开始示范，即使那是不寻常的动作。例如，如果孩子玩小汽车时只会旋转车轮或把车排成一排，那么家长应该在孩子排列小汽车时示范旋转车轮。

接下来，询问家长："您可以示范哪些与孩子的游戏相关的姿势动作？"如果家长不确定，请使用《家长手册》中的表 5.5 帮助家长想一些可以用来描述孩子游戏的姿势动作，可能包括表达情感类主题（例如，说"哦，不"并用手遮着脸），以及描述物品（例如，伸出双臂表示"飞机"）、属性（例如，张开手臂表示"大"）和动作（例如，用手指画圈表示"旋转"）的姿势动作。

使用肢体引导

如果示范三次后儿童仍未模仿，家长应该使用肢体引导帮助儿童模仿这一动作。一旦儿童成功模仿，无论是自发的还是在肢体引导下模仿，家长都应立刻表扬他并让他继续用自己喜欢的方式玩游戏来奖励他。

解释"提示模仿"的步骤

使用《家长手册》中的序列图，并结合儿童身上的具体例子来解释**提示模仿**的步骤。如果儿童一开始没有关注家长示范的新动作，您需要提醒家长使用**创造机会**的技术。

演示"提示模仿"

为演示做准备

请家长观察您如何通过模仿儿童来开启互动、如何吸引儿童的注意力，您示范了什么游戏或姿势动作、如何增加支持程度，以及儿童如何回应。询问家长想要让儿童重点模仿游戏动作还是姿势动作。如果合适，提示游戏动作和姿势动作均可以给家长做演示。

描述您正在做的事情

当您演示使用**提示模仿**与儿童互动时，请指出您使用了什么技术来创造机会，您如何提示儿童进行模仿，以及儿童的反应。

> "布里安娜正在转车轮。我进入她的视线范围并开始用另一辆小汽车转车轮。我将会描述这个动作，说'转车轮'……她看着我，我将会推车子并说'开车'来示范新的游戏方式……她没有回应，所以我最多会再示范两次……布里安娜仍然没有回应，所以我帮她来推动车子［肢体引导］。一旦她完成了新的动作，我会通过表扬她并让她用喜欢的方式玩小汽车来奖励她。然后我继续模仿她的游戏。"

演示结束后，询问家长："在互动过程中您注意到了什么？"如有必要，可以问一些更具体的探究性问题，例如：

"我使用了什么类型的提示来帮助布里安娜进行模仿？"

"她模仿了正确的姿势动作后我是怎样奖励她的？"

让家长练习，您提供反馈

鼓励家长练习

使用序列图提醒家长使用**提示模仿**时应该遵循的步骤。告诉家长教授模仿技能时应该使用的具体提示方法。

"请记住对动作进行三次示范并配合相同的简单语言，如果孩子没有模仿，可以通过肢体引导来增加支持。"

管理物理环境

给家长提供一些物品来模仿儿童的动作，或移除会令儿童分心的物品。

提供反馈

针对家长使用**提示模仿**的情况以及儿童的回应提供反馈。协助家长在模仿孩子的动作和要求孩子模仿家长之间交替进行。您还应该协助家长确定需要孩子模仿的行为。对常见的挑战提供反馈的建议列在本节课末尾的"问题解决小贴士"表格中。

协助家长反思，制订练习计划

协助家长反思

询问有关课堂练习的问题。利用这个机会回答家长对于**提示模仿**的问题。以下是您可以使用的一些问题示例。

"当您使用提示帮助孩子模仿您的时候，感觉怎么样？"

"您能想象经常和孩子像这样互动吗？如果不能，是什么让您觉得不自在？怎么样能让这件事容易点呢？"

"当您示范一个游戏动作或姿势动作时，您的孩子会怎么回应？"

"在您示范动作前，您认为您吸引了孩子的注意力吗？如果没有，您可以使用什么创造机会的技术？"

协助家长选择目标和活动

使用《家长手册》中的"儿童目标表"和已完成的"日常活动时间表"（表单 11），协助家长选择在家练习的目标和活动。让家长在"练习计划表——教授新技能"（表单 34）中记录自己的选择。

适合本节课的目标包括使用玩具的功能性游戏或假装游戏，问候／告别手势（例如，挥手、飞吻），表达情绪的手势（例如，鼓掌、击掌），或描述动作的手势（例如，手指画圈表示"旋转"、手掌向外表示"停止"）。

适合的活动包括儿童喜欢的游戏和日常活动，如讲故事、用餐时间等。《家长手册》中的"在家试试看！"表格举例说明了如何在游戏和日常活动中使用**提示模仿**的技术。

协助家长完成序列图

向家长讲述一个在她选择的活动中使用**提示模仿**的正面例子。让家长在练习计划表的序列图的相关方框中写下她将关注的关键要素。这项策略与其他**教授新技能**的策略略有不同，因此练习方法也不同。

在这项策略中，您首先要告诉家长，她要通过模仿孩子的动作来专注于孩子，然后示范一个新的姿势动作或游戏动作供孩子模仿。家长应该在三个编号提示框上方的目标旁边写下自己将示范的技能。

接下来，询问家长认为孩子在她示范新技能后会如何反应。如果家长认为孩子在没有支持的情况下不会模仿该动作，请询问家长在增加支持程度和再次示范该技能之前，将如何创造机会来吸引孩子的注意力。

然后，询问家长使用**创造机会**的技术后孩子可能如何回应，以及提示新技能之前应该等待多长时间。让家长在"等待"框中写下这些信息。

提醒家长练习**提示模仿**的方式要保持一致。家长可以再示范两次动作来增加支持，如果孩子仍然没有回应，可以使用肢体引导。请家长将这些提示也写在三个提示框中。

询问家长将如何奖励和扩展孩子的回应。奖励通常是表扬和模仿孩子的行为。

协助家长应对潜在的挑战

询问家长在家里练习**提示模仿**可能会有什么困难。花时间一起讨论可能的解决方案。常见的挑战和解决方案列在"问题解决小贴士"表格中。

反思和布置阅读任务

让家长记录在家练习的进展情况和遇到的困难。让家长知道您会在下节课开始时回顾这些内容。请家长为下节课预先阅读《家长手册》第 5 章中"提示扩展游戏"一节的内容。向家长解释这项技术用于增加孩子游戏的多样性和复杂性。如果家长有任何关于该技术的问题，可在下节课中提出。

 针对"提示模仿"的问题解决小贴士

如果家长……	您可以……
难以识别可以示范的游戏动作或姿势动作	• 建议家长示范简单或有趣的动作供儿童模仿。 • 建议家长花些时间观察其他儿童怎么玩玩具，以获得灵感。 • 建议家长下节课带些儿童最喜欢的玩具。 • 询问家长："您可以用这个玩具做哪三个动作？"
过于频繁地使用提示	• 提醒家长，大部分时间里要模仿儿童的动作。 • 告诉家长在为儿童示范新的游戏技能前需要等待的具体时间（例如，每 1 ~ 2 分钟）。
没有为儿童提供足够的支持来帮助他模仿	• 提示家长何时应该提高支持程度。 • 如果儿童在 5 秒内没有模仿动作，建议家长重复示范该动作。
示范动作前难以吸引儿童的注意力	• 鼓励家长在示范动作前，先使用**游戏性干扰技术**。 • 提示家长做动作示范的恰当时机。 • 提醒家长使用**夸张化**，展示出更清晰的动作。

（续表）

如果儿童……	您可以……
在开始模仿前就离开了互动	• 提醒家长，即使儿童抗议或离开了互动，也要坚持完成提示。 • 建议家长更迅速地按顺序完成提示步骤。 • 鼓励家长用同一个玩具跟随儿童并再次示范动作。 • 帮助家长把儿童带回互动中以再次示范动作。
不主动模仿	• 建议家长观察儿童如何玩玩具，并示范他的自发游戏动作。一旦儿童开始模仿这些动作，提示家长在每三个动作中示范一个新的但类似的动作。 • 询问家长："儿童喜欢用这个玩具做哪三件事？"
抗拒肢体辅导	• 指导家长进行快速而不带情绪的肢体辅导。 • 让家长观察您对儿童进行肢体辅导的示范。 • 由您扮演儿童，和家长练习。

第 18 课
提示扩展游戏

课程目标

教导家长如何使用提示和奖励来帮助孩子：
• 增加孩子玩最喜欢的玩具时玩法的多样性
• 教孩子玩新的玩具
• 教孩子用更复杂的方式玩游戏

课程材料

• 《家长手册》
• "练习计划表——教授新技能"（表单 34）
• 《家长手册》中的"儿童目标表"和家长完成的"日常活动时间表"（表单 11）
• 儿童非常喜欢，且能以多种有创意的方式使用的几个玩具
• "课程数据单"（表单 12）
• "干预可靠度检查表"（表单 4）
• "教练辅导可靠度检查表"（表单 6）
• 可选："游戏动作创意表"（表单 13）

课堂议程

• 签到并设置课堂议程
• 回顾练习计划表
• 介绍*提示扩展游戏*
• 演示*提示扩展游戏*
• 让家长练习，您提供反馈
• 协助家长反思，制订练习计划

关键要素：提示扩展游戏

• 引导式评论
• 提问法
• 提供选择
• 使用口头指令
• 示范动作供孩子模仿
• 使用肢体引导

签到并设置课堂议程

问候家庭

询问家庭自上节课以来情况如何。如果需要，花点时间帮助儿童参与一项活动。

阐述课堂目标和议程

家长将学习使用提示和奖励来扩展儿童的游戏。这些提示的目的是使用特定的游戏技能，而不是提高儿童模仿家长行为的能力（**提示模仿**）。然而，家长仍然会偶尔使用示范和肢体引导的方式来帮助儿童使用新的游戏动作。

询问家长："您对今天的课程有什么疑问吗？或者您是否还想讨论其他主题？"如果家长有疑问或有想讨论的主题，请根据需要调整课堂议程。

回顾练习计划表

回顾上一节课所填写的练习计划表。让家长告诉您她在家里如何使用**提示模仿**的技术。讨论儿童的反应，哪些部分进展顺利，哪些部分存在困难。协助家长解决在家练习时遇到的挑战。使用**提示模仿**时会遇到的一些常见问题和可能的解决方案列在第 17 课末尾的"问题解决小贴士"表格中。

介绍"提示扩展游戏"

解释基本原理

有社交沟通障碍的儿童常常存在游戏技能发展上的滞后。他们可能以非功能性的方式玩玩具（例如，旋转玩具车的轮子，而不是假装驾驶它）或重复地玩（例如，反复用同样的方式摆设下午茶派对）。这些儿童在游戏中也可能会过度依赖家长的语言和视觉提示，从而在和同伴的游戏中遇到困难。

游戏提示可用于增加儿童游戏的复杂性和多样性。游戏是向儿童教授解决问题的技能、想象力和换位思考的绝佳时机。游戏提示也可以减少儿童对提示的依赖，提高独立使用游戏技能的能力。家长将从使用 F.A.C.T.S. 金字塔底层的策略（**专注于孩子**和**调整沟通方式**）开始，以加入儿童的游戏。接着，家长将使用**创造机会**的策略吸引儿童的注意，然后提示一个新的或稍复杂的游戏技能。一旦儿童使用了这个新技能，家长将会奖励他，让他按照自己想要的方式来玩游戏。和其他提示一样，*提示扩展游戏*的策略应该只在互动的约三分之一的时间中使用。

由于这些提示主要是语言提示，因而更容易在游戏和语言技能较好的儿童身上成功应用。如果儿童回应口头指令，家长应该继续使用**提示模仿**策略来帮助儿童扩展他的游戏技能。

向家长描述*提示扩展游戏*技术如何实现儿童的个性化目标。您可以这样说：

> "布里安娜的游戏目标是提高她用玩具原本的方式玩耍的能力，也就是提高她的功能性游戏技能。今天，您将学习用不同的提示来改善她的功能性游戏。"
>
> "萨姆的游戏目标是提高他用假装的方式玩玩具的能力。今天，您将学习用不同的提示来帮助他改善他的假装游戏。"

讨论关键要素

使用《家长手册》来讨论*提示扩展游戏*中的关键要素。询问《家长手册》"动动脑"部分的问题，以帮助家长理解她如何对儿童使用这一策略。

首先询问家长："您可以提示孩子使用哪些新的游戏技能？"如果家长不确定，回顾一下家长可以用来增加孩子游戏的多样性和复杂性的方法。使用《家长手册》中的表 5.7 来帮助确定游戏技能。根据儿童的技能水平，您可以选择组合游戏（例如，叠杯子、叠套圈）、功能性游戏（例如，推车、喂娃娃或把娃娃放到床上）或假装游戏（例如，用一个物品代替另一个，或将情绪投射到物品上）。

您也可以请家长完成"游戏动作创意表"（表单 13）的部分或全部内容，帮助家长思考一个玩具的不同玩法动作。请家长在一组方框中间标注"玩具"的圆圈中写下孩子喜欢的玩具名称，然后让家长在圈外的空格里写下可以提示的不同玩法，包括将物品带进游戏中、组合物品以及假装游戏或象征游戏动作。

引导式评论

一旦儿童参与游戏，家长就可以做出引导式评论，这一评论有助于提示儿童扩展游戏的复杂程度。家长可以结合评论与姿势动作，以帮助孩子做出回应。

这种提示适合接受性语言技能良好的儿童。它可以有效提升儿童产生新的游戏想法、将行为联系在一起讲述故事的能力，以及提升儿童的推理能力。

协助家长寻找可以与评论搭配的手势，以提高儿童的回应能力。例如，家长可能会说"娃娃看起来很饿"，然后拿起奶瓶鼓励孩子喂娃娃。

提问法

如果儿童难以回应引导式评论，可以用提问法来提示儿童扩展游戏的复杂程度。家长提出问题后，会等待看儿童是否能扩展游戏。儿童可能通过参与游戏动作来回应问题，而不是用语言回答。

提问法适合接受性语言良好但难以扩展游戏主题的儿童，它能有效增加儿童游戏的复杂性，并为儿童的游戏增加顺序性。帮助家长想一些开放式问题（例如，"娃娃现在应该做什么？"）来协助儿童扩展游戏。

提供选择

如果儿童回应开放式问题有困难，家长可以让儿童在两个新的游戏动作间做选择。这种提示给儿童提供一些关于游戏的想法，但允许他对将要增加的游戏顺序或类型做最后的决定。

帮助家长思考在游戏期间可以给儿童提供的选择（例如，"娃娃应该吃东西还是去睡觉？"），在提示游戏时，两个游戏动作都应该是可选的。

使用口头指令

在游戏过程中难以产生自己想法的儿童，常常能够受益于口头指令。口头指令可以告诉他们玩玩具的新方法、如何在游戏中增加一个步骤或将新玩具带入游戏中。口头指令应该清晰，动作应该与儿童选择的活动相关。

这种提示对于难以回应支持程度较低的提示的儿童有帮助，并且，对于游戏技能有限的儿童来说，这通常是个好的开始。

示范动作供孩子模仿

示范游戏动作与*提示模仿*中提高物品操作模仿技能的步骤基本相同，也与*均衡轮流*中描述的示范策略相似。区别在于，家长只示范一次游戏动作，如果儿童没有回应，就可以使用肢体引导。

使用肢体引导

家长教授孩子任何新技能时，肢体引导的提示基本上是相同的：如果孩子对支持程度较低的提示没有反应，家长会提供肢体引导来帮助孩子使用新的游戏技能。当孩子对口头指令或游戏示范没有回应时，请使用此类型的提示。

解释"提示扩展游戏"的步骤

使用《家长手册》中的序列图，并结合儿童身上的具体例子来解释*提示扩展游戏*的步骤。给家长机会向您提问。这与家长在**教授新技能**的课程中学到的所有提示的顺序相同。不同的是，这里的提示与游戏技能有关。

家长将学习从支持程度最低的提示开始，在儿童没有回应时增加支持。提醒家长"三次提示"原则。尽管您希望家长给儿童提供能够引起回应的最少支持，但更重要的是要在儿童变得太沮丧之前帮助他取得成功。

询问家长："您可以使用哪三个提示来帮助孩子使用新的游戏技能？"如果家长不确定，请使用《家长手册》中的表5.8，向家长强调可以从哪里开始，以及要增加支持的方式。

演示"提示扩展游戏"

为演示做准备

让家长观察您使用什么类型的提示以及儿童如何回应。根据儿童的目标和目前的技能，说明您将使用的具体提示方式，这有助于家长识别出您将要聚焦的游戏技能。

描述您正在做的事情

当您示范**提示扩展游戏**时，请指出您使用的提示类型和儿童的反应。在游戏中，有时先按顺序完成所有提示再解释可能更容易一些，如下面的例子所述。

"萨姆在玩小汽车。我进入了他的视线范围，阻止他的车子移动以引起他的注意。他看着我。我问了一个问题：'车应该去哪里？'然后放开车。萨姆没有回应。于是我再次让车停下来引起他的注意，并让他选择：'车应该去加油站还是去洗车店？'萨姆通过洗车来回应。我通过表扬来奖励他（'耶，你洗了车！'），然后在给他下一个提示前，先让他玩一会儿玩具。"

演示结束后，询问家长："在互动过程中您注意到什么？"如果家长难以回答，可以提出更具体的问题，例如：

"什么类型的提示有效地扩展了布里安娜的游戏？"
"您看到我提示了什么类型的游戏技能？"

让家长练习，您提供反馈

鼓励家长练习

根据儿童的目标和技能水平，使用具体的例子来提醒家长使用**提示扩展游戏**时应该遵循的步骤。

"萨姆喜欢玩汽车。我们的一个目标是扩展他的假装游戏。先给他一个引导式评论（'车车脏了'）。如果他不回应，就使用提问法（'车车脏了，我们应该怎么办？'）。如果他仍然没有回应，可以给他选择（'车车脏了，我们应该用抹布还是喷水管洗它？'）。"

在互动中思考新的游戏方式可能比较困难。如有必要，在开始练习之前，帮助家长事先想好一些玩具的玩法。

管理物理环境

给家长提供一些帮助她思考游戏玩法的玩具，或移除目前没有使用的玩具以防止儿童分心。

提供反馈

针对家长使用**提示扩展游戏**的技术以及儿童的回应提供反馈。提供反馈的建议和常见挑战列在本节课末尾的"问题解决小贴士"表格中。

协助家长反思，制订练习计划

协助家长反思

询问家长有关上述互动过程的问题。以下是您可以使用的一些问题示例。

"当您使用提示来扩展孩子的游戏时，感觉怎么样？"

"您能想象在家里这样做吗？如果不能，是什么让您觉得不自在？怎么样能让这件事容易点呢？"

"哪些类型的提示最能成功地扩展孩子的游戏技能？"

"您提示了什么类型的游戏技能？您能想一想在家如何用孩子的玩具来提示吗？"

协助家长选择目标和活动

使用《家长手册》中的"儿童目标表"和已完成的"日常活动时间表"（表单 11），协助家长选择在家练习的目标和活动。让家长在"练习计划表——教授新技能"（表单 34）中记录自己的选择。

适合本节课的目标包括提高儿童游戏的复杂程度（例如，使用假装游戏），增加游戏中使用序列的数量，或增加儿童玩玩具的数量。

适合本节课的活动包括玩具游戏、动态游戏以及用餐和洗澡时间。确定活动后，请帮助家长确定将要教授的游戏类型。例如，如果家长选择在儿童玩小汽车时教授假装游戏的技能，您可以帮助她想一些关于小汽车的具体玩法，这可能包括将小汽车推到加油站、洗车或修车等。《家长手册》中的"在家试试看！"表格举例说明了如何在这些活动中使用*提示扩展游戏*的技术。

协助家长完成序列图

向家长讲述一个在她选择的活动中使用*提示扩展游戏*的正面例子。让家长在练习计划表的序列图的相关方框中写下她将关注的关键要素。

询问家长将如何**专注于孩子**并**调整沟通方式**。

询问家长，在提示游戏之前，将使用哪些**创造机会**的技术来吸引儿童的注意力。*均衡轮流*会对提示新的游戏技能起到很好的作用。

询问家长，当她在创造机会后等待时，她认为儿童会做出什么反应。告诉家长，她可以在"等待"框下的儿童图标旁记录儿童的反应。

接着，询问家长想要提示哪种新的游戏技能，并请她将其记录在目标旁边。协助家长选择一项与儿童目前能力不同或稍微复杂一些的游戏技能。

随后询问家长将使用哪三个提示来帮助儿童使用这一新技能。让家长在编号框中写下提示，其中 1 是首先使用的、支持程度最低的提示，3 则是支持程度最高的提示。帮助家长明确具体的提示语言，而不仅仅是提示的方式（例如，明确提示语言是"宝宝饿了"，而不仅仅是说"引导式评论"），这有助于家长思考在游戏中提示的方法。告诉家长，她可以在三个提示框下方记录儿童使用的新技能。

询问家长将如何奖励和扩展儿童的回应。奖励应该是允许儿童按照他的方式来玩玩具。给家长举例说明扩展新的游戏动作或将新的物品加入游戏的方法。

协助家长应对潜在的挑战

询问家长在家里练习提示游戏时可能有什么困难。常见的挑战和可能的解决方案列在"问题解决小贴士"表格中。

反思和布置阅读任务

请家长记录在家里练习的进展情况和遇到的困难。告诉家长，您会在下一节课开始时回顾这些内容。

如果您将在 24 节课中完成本课程，下一节课将进行回顾。请家长想想她可能想要练习的不同游戏活动。如果可能，可以在儿童家里进行回顾课程，以便于您对儿童使用玩具的情况提供反馈。如果无法在家上课，可以让家长从家中把物品带来。您也可以让家长带一段家庭日常活动的视频，用于视频回顾。这样，家长能够收到关于她在不同的日常活动中使用这些策略的反馈。

如果您将在 12 节课中完成全部课程，您将没有时间进行上述回顾。请让家长阅读《家长手册》第 6 章 "塑造互动" 的内容。

 ### 针对 "提示扩展游戏" 的问题解决小贴士

如果家长……	您可以……
难以识别适合提示的游戏技能	• 帮助家长识别与儿童正在玩的玩具相关的、可以提示的合适游戏动作，可以扩展游戏主题的新玩具，以及可以带入游戏的情绪。 • 询问家长："您可以用这个玩具做三件其他的事情吗？" • 建议家长花些时间观察其他儿童怎么玩玩具，以获得灵感。 • 建议家长下节课带些儿童最喜欢的玩具。
没有使用清晰的提示	• 提醒家长在提示一项新的游戏技能前，要先吸引儿童的注意力。 • 提出一个具体的提示供家长使用。 • 给家长示范一个清晰的提示。
过于频繁地使用提示	• 提醒家长回应儿童自发的游戏技能。 • 建议家长在儿童每三次的自发游戏中只提示一次更复杂的游戏技能。 • 告诉家长在为儿童示范新的游戏技能前需要等待的具体时间（例如，每 1 ~ 2 分钟）。
没有为儿童提供足够的支持来帮助他使用更复杂的游戏技能	• 提示家长何时应该提高支持程度。 • 给家长提供三个特定的游戏提示使用。
没有等到儿童做出更复杂的回应就给予奖励	• 提醒家长，即使儿童抗议，也要坚持完成提示。 • 让家长知道，即使儿童有点沮丧也没关系。
如果儿童……	您可以……
在家长试图改变他的游戏时变得沮丧	• 将辅导空间中让儿童沮丧的玩具拿开。 • 让家长明白这是很常见的，当儿童学会了家长所期待的新技能后，通常就会变得不那么沮丧。 • 建议家长先从儿童能够成功回应的提示开始，然后允许儿童用他自己的方式玩玩具。常规建立后，再提醒家长每三次就降低一次提示的支持程度。

第 19 课
提示模仿和扩展游戏（回顾）

🎯 课程目标

协助家长达到下列目标：

- 结合多种策略来增加儿童模仿和游戏技能的复杂程度
- 认识到自己对于不同的*提示模仿*和*提示扩展游戏*的使用如何影响儿童的回应
- 确定是否应在任何技术上花更多的时间以帮助家长教儿童新的模仿和游戏技能

📂 课程材料

- 《家长手册》
- "练习计划表——教授新技能"（表单 34）
- 《家长手册》中的"儿童目标表"和家长完成的"日常活动时间表"（表单 11）
- "ImPACT 计划 F.A.C.T.S. 策略回顾表——教授新的模仿和游戏技能"（表单 17）
- "视频回顾表——教授新的模仿和游戏技能"（表单 22）

- "课程数据单"（表单 12）
- "干预可靠度检查表"（表单 4）
- "教练辅导可靠度检查表"（表单 6）
- 儿童非常喜欢，且能以多种有创意的方式使用的玩具
- 一些成对的玩具
- 录制和观看视频的设备

📋 课堂议程

- 签到并设置课堂议程
- 回顾练习计划表
- *回顾提示模仿和扩展游戏*
- *演示提示模仿和扩展游戏*
- 让家长练习，您提供反馈
- 录制和回顾亲子互动视频
- 协助家长反思，制订练习计划

签到并设置课堂议程

问候家庭

询问家庭自上节课以来情况如何。与家长谈话前，先花点时间安排儿童参与一项活动。

阐述课堂目标和议程

本节课将回顾如何使用提示和奖励向儿童教授新的模仿和游戏技能。您将帮助家长将提示与

之前的策略结合使用，让家长了解自己对这些提示的使用如何影响儿童的回应，并确定是否应该在这些技术上花更多的时间来帮助儿童使用新的模仿和游戏技能。

您首先将简要回顾不同的模仿和游戏提示并进行演示。接着，家长将有机会练习，并针对她在不同的日常活动中使用**提示模仿**或**提示扩展游戏**时遇到的困难，得到有关这些技术的关键要素的反馈。

然后，您将录制一段简短的亲子互动视频。您和家长将一起回顾视频，讨论家长对策略的使用和孩子的反应，并根据需要解决问题。如果您无法去儿童家里上课，您可以查看家长录制的家庭日常活动视频，而不是在上课期间录制视频。

询问家长："您对今天的课程有什么疑问吗？或者您是否还想讨论其他主题？"如果家长有疑问或有想讨论的主题，请根据需要调整课堂议程。

回顾练习计划表

回顾上一节课所填写的练习计划表，让家长告诉您她在家里是如何使用**提示扩展游戏**的。讨论儿童的反应，哪些部分进展顺利，哪些部分存在困难。

协助家长解决在家练习时遇到的挑战。常见挑战和可能的解决方案列在第 18 课末尾的"问题解决小贴士"表格中。家长报告的挑战应该有助于引导回顾课程。

回顾"提示模仿和扩展游戏"

解释基本原理

提示用于向儿童教授新的模仿和游戏技能，奖励则用于增加儿童再次使用这些新技能的可能性。通过专注于孩子，家长将会用自己学到的方式开启一段互动。在教授模仿时，家长将用**模仿孩子**的技术来建立来回式的模仿游戏。在扩展游戏时，家长可以用其他方式加入儿童的游戏。然后，家长将创造机会来吸引儿童的注意力，一旦成功，家长就会提示儿童模仿一个游戏动作或姿势动作，或使用一个新的游戏技能。儿童模仿了动作或使用了新的游戏技能后，家长会奖励儿童用自己想要的方式玩游戏，并再次模仿或跟随儿童。家长也可以通过示范一个新的游戏动作来扩展孩子的游戏。家长应该只在三分之一的时间内提示新的游戏技能，其他时间内则应该继续跟随儿童主导的游戏并对儿童的自发行为做出合理的回应。

询问家长："您今天想要努力达成什么模仿或游戏目标？"如果家长不确定，请协助她根据儿童当前的技能选择适当的模仿或游戏目标。如有必要，请查看"儿童目标表"，并请家长选择自己想达成的目标。

简要回顾技术的关键要素和步骤

使用"ImPACT 计划 F.A.C.T.S. 策略回顾表——教授新的模仿和游戏技能"（表单 17）来复习与儿童相关的技术示例。给家长机会向您提问。在每项技术旁的方框中写下可能对互动最有积极影响的关键要素，这应该包括最有可能有效提高儿童模仿或游戏技能复杂程度的提示。例如，如果儿童对提问法和选择法反应良好，可以以此扩展他的游戏，那就可以把这些提示写在游戏提示的旁边。写下提示的具体示例也会有帮助，例如引导式评论的示例"宝宝饿了"，或游戏示范的示例"扔球和踢球"。

演示"提示模仿和扩展游戏"

为演示做准备

请说明您将用于引出模仿或游戏的提示，并描述如果儿童没有回应，您将如何增加支持程度。请家长观察您使用了什么提示以及儿童如何回应。

描述您正在做的事情

在演示时，请向家长说明您正在使用的提示类型以及儿童的反应。注意强调您如何增加支持程度以帮助儿童使用新技能。

"萨姆正在玩小汽车。我将使用游戏性干扰吸引他的注意，接着再进行提示。我将使用引导式评论提示他扩展游戏。[教练说：'车车脏了。']萨姆没有改变他的玩法，所以我将会使用提问法来增加支持程度。[教练问萨姆：'车车脏了，我们应该怎么办？']萨姆仍然没有回应，所以我将给他一个选择。[教练举起一块布和一条玩具水管，问萨姆：'我们应该用抹布还是水管来洗车？']……萨姆说了'布'并拿走了布假装洗车。我奖励他继续按照他的想法来玩车。"

如果家长选择为几个不同的目标进行练习，一次只演示一项提示技术，并在中途鼓励家长练习。

演示结束后，询问家长："您从这段互动中观察到什么？"如果家长难以回答，可以询问更具体的问题，例如：

"哪种类型的提示可以有效扩展布里安娜的游戏？"

"您观察到我提示了哪些类型的游戏技能？"

让家长练习，您提供反馈

鼓励家长练习

家长应该在不同的玩具游戏中练习使用自己选择的提示。为了提高家长独立练习的能力，请让家长说明每一步骤中用到的技术。例如：

"您将使用什么技术来创造机会？"

"您将在一开始用什么提示来帮助孩子对您或对另一个物品做假装游戏？"

如果家长无法回答，您可以使用回顾表帮助她选择每个步骤的技术。

管理物理环境

给家长一些可以用来模仿儿童动作的玩具，或是能帮助她思考游戏玩法的玩具。移除会令儿童分心的物品。

提供反馈

针对家长使用提示和奖励的技术以及儿童的回应提供反馈。关于练习这些策略时遇到的常见挑战，提供反馈的建议列在每一节课末尾的"问题解决小贴士"表格中。家长应该在您的反馈下练习至少 5 分钟，或直到她能够成功使用 F.A.C.T.S. 策略。如果家长似乎在寻找办法或感到困难，您可以提出如下建议。

"让我们看看，在给语言提示之前，如果您给孩子提供一个选择，他会如何反应。

可以先问问题：'车车应该去哪里？'如果他不回应，您可以问他：'去洗车店还是商店？'"

录制和回顾亲子互动视频

录制一段 5 分钟的亲子互动视频

家长和儿童能舒适地进行互动后，您就可以开始录制一段约 5 分钟的互动视频。如果有两位家长在场，每次只录制一位家长与儿童的互动。

避免在家长和孩子互动时提供语言反馈。但如果家长与孩子互动时遇到困难，您可以递给家长一些可使用的物品（如一个儿童喜欢的玩具或可以打断游戏的手偶），或拿走当时没有被使用或分散注意力的物品，以便家长可以更轻松地专注于互动。您也可以暂停录像，提供反馈，然后再重新开始录像。用正面的例子和家长一起回顾是很重要的。

或者，如上文所述，您也可以用家长在家庭日常活动中录制的视频来进行视频回顾。

与家长一起回顾视频

回顾视频的目的是帮助家长评估她使用模仿和游戏提示的情况，注意它们对儿童行为的影响，以及识别对儿童最有效的提示。为此，您将使用"视频回顾表——教授新的模仿和游戏技能"（表单 22）。

首先，给家长一张视频回顾表，向家长说明您会和她一起观看视频，以寻找她使用提示模仿、提示游戏以及奖励的例子，并观察儿童是如何回应的。在视频回顾表上，当家长使用某项技术时，她可以在"家长使用的技术"一栏中勾选某项技术，并在"孩子的回应"区域写下儿童的回应。您也可以使用此表格做笔记，以便与家长一起回顾。

告诉家长，当她想讨论她观察到的内容或回顾特定的互动时，就让您暂停播放视频。如果家长在视频播放 2 分钟后仍没有让您暂停，请暂停播放视频并向家长提问，以帮助她思考自己观察到的互动。从开放式问题开始，有必要时转移到更具体的问题上。家长与儿童的互动应该可以引导您选择问题。以下是您可能会问的一些问题的示例。

"在您提示孩子新的游戏技能之前，您是怎么吸引孩子的注意力的？"

"您使用了什么提示来帮助孩子使用新的游戏技能？"

"哪些提示有助于孩子模仿您？"

"当您提示孩子使用一项新的游戏技能时，他对您有什么反应？"

"哪些提示游戏的技术似乎最能帮助孩子扩展游戏技能或教他新的模仿技能？"

如果家长无法回答，请在她观看视频时让她寻找特定的行为，并在她注意到这些行为时暂停。例如，您可以说：

"让我们来看看视频，并在您使用提问法来提示萨姆使用新的游戏技能时暂停视频。等会儿我们可以讨论哪些地方进展比较顺利，或下次可以尝试怎么做，让这个方法更成功。需要暂停的时候请告诉我。"

回顾视频期间应以正面反馈为主。但是，如果家长在某项特定技术上遇到困难，而且您认为他们没有意识到，则可以使用视频提供反馈。您也可以鼓励家长通过观察自己的不同行为如何给儿童带来不同反应来进行自我反馈。

协助家长反思，制订练习计划

协助家长反思

询问家长有关课堂练习的问题。利用这个机会澄清家长的误解，并帮助家长就如何在家应用她所学到的技术形成自己的想法。花点时间来回答家长提出的问题。以下是您可以使用的一些问题的示例。

"在我们今天练习的提示中，哪些似乎能够最有效地帮助孩子使用新的游戏或模仿技能？"

"在家里您可以尝试哪些方法来帮助孩子回应您的提示？"

"您觉得哪些方面还有困难？"

协助家长选择目标和活动

使用《家长手册》中的"儿童目标表"和已完成的"日常活动时间表"（表单11），协助家长选择在家练习的目标和活动。让家长在"练习计划表——教授新技能"（表单 34）中记录自己的选择。

适合的目标包括提高儿童游戏的复杂程度（例如，使用假装游戏），增加游戏中使用序列的数量，或增加儿童玩玩具的数量。

适合的活动包括玩儿童喜爱的玩具、动态游戏，以及用餐和洗澡时间。根据家长选择的活动，帮助她确定将要教授的游戏类型。例如，如果家长选择在玩小汽车时教授儿童假装游戏的技能，您可以帮助家长想一些关于小汽车的具体玩法，这可能包括将汽车推到加油站、洗车或修车等。《家长手册》中的"在家试试看！"表格举例说明了如何在多种活动中教授新的模仿和游戏技能。

协助家长完成序列图

向家长讲述一个在她选择的活动中使用**提示模仿**和**提示扩展游戏**的正面例子。让家长在练习计划表的序列图的相关方框中写下她将关注的关键要素。

询问家长将如何使用**专注于孩子**并**调整沟通方式**的技术。

询问家长在示范或提示游戏前，将使用哪些**创造机会**的技术来吸引儿童的注意力。

询问家长将提示何种模仿或游戏技能，并请她在练习计划表的"目标"旁边写下这一技能。

随后询问家长将使用哪三个提示来帮助儿童使用这一新技能。让家长在编号框中写下这些提示，其中 1 是首先使用的、支持度最低的提示，3 则是支持度最高的提示。写下具体的提示语言，而不仅仅是提示的方式（例如，"说'宝宝饿了'"，而不仅仅写"引导式评论"）。告诉家长，她可以在三个提示框下方记录儿童使用的新技能。

询问家长将如何奖励和扩展孩子的回应。提醒家长，奖励应该是允许儿童按照他选择的方式来玩游戏。给家长举例说明扩展新的游戏动作或将新的物品加入游戏的方法。

协助家长应对潜在的挑战

询问家长在家里教授模仿和游戏可能遇到什么困难。常见的挑战和可能的解决方法列在第 17—18 课末尾的"问题解决小贴士"表格中。

反思和布置阅读任务

请家长记录在家里练习的进展情况和遇到的困难。告诉家长，您会在下一节课开始时回顾这些内容。让家长在下节课前阅读《家长手册》第 6 章中"塑造互动"一节的内容。

第 6 单元

塑造互动

塑造互动指 ImPACT 计划 F.A.C.T.S. 策略的"S"。它位于金字塔的斜面,其目的是协助家长整合使用 ImPACT 计划中的策略,让儿童在学习新技能时能保持投入并感受到乐趣。

塑造互动单元包含两个主题:***塑造互动和在社区中应用 ImPACT 计划***。使用 F.A.C.T.S. 金字塔来对这两个主题进行介绍说明。

- 如果您正在进行 24 课时的家长培训,您将有 3 节课用于教授**塑造互动**的策略。从第 20 课"塑造互动"开始。如果家长在"干预可靠度检查表"(表单 4)中**塑造互动**部分的得分为 3 分或低于 3 分,您应该再花一节课(第 21 课)来重新讲解**塑造互动**。如果家长在表单 4 中能获得 4 分及以上,您可以花两节课(第 21 课和第 22 课)讲解***在社区中应用 ImPACT 计划***。

- 如果您正在进行 12 课时的家长培训,您将有 1 节课用于教授**塑造互动**的策略。我们建议您聚焦在**塑造互动**的主题;如果还有时间,可以用来讨论***在社区中应用 ImPACT 计划***。

进入单元 7 与更新目标之前,家长必须能有效地使用**塑造互动**的策略。如果家长尚未能有效地使用此策略,也就是说家长无法在表单 4 中**塑造互动**的部分得到 4 分或以上,则需要花额外时间辅导此策略,才能进入单元 7 与更新目标。这个时候,您应该要完成整份"干预可靠度检查表",并在家长需要的领域提供支持以及额外的辅导。

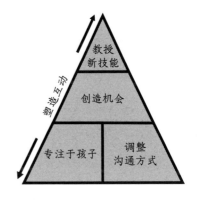

第 20 课（与第 21 课）塑造互动

🎯 课程目标

协助家长整合使用 ImPACT 计划的策略，让儿童在学习新技能时能保持投入并感受到乐趣。

📋 课堂议程

- 签到并设置课堂议程
- 回顾练习计划表
- 介绍**塑造互动**（单元）与*塑造互动*（主题）
- 演示**塑造互动**
- 让家长练习，您提供反馈
- 协助家长反思，制订练习计划

📁 课程材料

- 《家长手册》
- "练习计划表——塑造互动"（表单 35）
- 《家长手册》中的"儿童目标表"和家长完成的"日常活动时间表"（表单 11）
- 儿童喜爱的玩具
- 儿童喜欢的玩具或物品（如零食），可用于创造机会
- "ImPACT 计 划 F.A.C.T.S. 策 略 回 顾表——塑造互动"（表单 18）
- "课程数据单"（表单 12）
- "干预可靠度检查表"（表单 4）
- "教练辅导可靠度检查表"（表单 6）
- "社区活动时间表"（表单 23）

⚙️ 关键要素：塑造互动

- 在 F.A.C.T.S. 金字塔中上下移动，让孩子保持参与和学习
- 根据孩子的动机、心情和活动选择策略

签到与设置课堂议程

问候家庭

询问家庭自上节课以来情况如何。如果需要，花点时间帮助儿童参与一项活动。

阐述课堂目标和议程

今天家长学习**塑造互动**来让儿童在学习新技能时保持投入。依据家长的技能程度，协助家长整合使用各种技术的训练时间，会需要一节课或两节课。

询问家长："您对今天的课程有什么疑问吗？或者您是否还想讨论其他主题？"如果家长提出顾虑，您可能需要调整课堂议程。

回顾练习计划表

回顾上一节课所填写的练习计划表。让家长告诉您她在家里如何使用提示和奖励来教儿童新的模仿和游戏技能。讨论一下进展顺利和存在困难的地方。协助家长解决在家练习时遇到的挑战。常见挑战和可能的解决方案列在第 5 单元第 17—18 课末尾的"问题解决小贴士"表格中。如果家长表示在教授新技能时遇到严重困难，请考虑在这节课开始时，花些时间回顾相关的提示及奖励方法。

介绍"塑造互动"（单元）与"塑造互动"（主题）

解释基本原理

塑造互动是 ImPACT 计划中 F.A.C.T.S. 金字塔中的"S"，涉及平衡使用不同策略，让儿童在学习新技能时能保持投入并感受到乐趣。

如果家长花费太多时间在 F.A.C.T.S. 金字塔的顶层，有些儿童会感到挫败；如果家长花费太多时间在金字塔底层，儿童可能觉得挑战性不足。在**塑造互动**策略里，家长在金字塔中上下移动，让儿童在学习新技能时能保持最佳的参与互动。

本单元有两个主题：*塑造互动与在社区中应用 ImPACT 计划*。第一个主题聚焦于协助家长在不同的家庭活动中平衡地使用 ImPACT 计划的策略，第二个主题是协助家长在社区活动中平衡地应用 ImPACT 计划的策略。

家长会从金字塔底层的策略开始。如果需要，家长会创造机会来促使孩子主动开启沟通。有时候，家长会视孩子的行为是有意义的行为并予以立即回应；有时候，家长会在提示孩子使用新技能后再给予奖励。家长使用策略时，会依据孩子的技能、动机、心情，以及孩子所参与的特定活动来决定。

讨论关键要素

使用《家长手册》来回顾*塑造互动*的关键要素。询问《家长手册》"动动脑"部分的问题，以帮助家长将这些信息使用到儿童身上。

在 F.A.C.T.S. 金字塔中上下移动，让孩子保持参与和学习

家长应该从 F.A.C.T.S. 金字塔底层的策略开始使用，协助孩子参与互动和活动。如果孩子未能回应或家长想教授新技能，家长可以创造机会协助孩子主动开启互动或获得孩子的注意。在三分之一的时间里，家长应该尝试教授新技能。如果孩子缺乏动机，家长应该回到金字塔底层的策略，以增加孩子的兴趣和动机。

使用《家长手册》中的金字塔和序列图，向家长描述如何在金字塔中上下移动，以协助孩子参与互动和学习新的技能。提醒家长她在每个金字塔层级要遵循的顺序。

- **底层**：专注于孩子并调整沟通方式，等待孩子回应，再给予回应并扩展孩子的回应。
- **中层**：专注于孩子并调整沟通方式，创造机会，等待孩子回应，再给予回应并扩展孩子的回应。
- **上层**：专注于孩子并调整沟通方式，创造机会，等待孩子回应，提示以教授新技能，再奖励与扩展孩子的回应。

根据孩子的动机、心情和活动选择策略

目标是整合使用这些策略以增进孩子的社交沟通技能，但是要依据孩子的动机、情绪及孩子参与的特定活动。有些时候，使用某些策略会更好。使用《家长手册》中的图 6.1，向家长介绍如何选择策略。

- **孩子有动机吗？** 如果孩子有动机，这会是教授新技能的好时机；如果孩子缺乏动机，家长应该使用金字塔底层的策略以增加孩子的动机和参与度。
- **孩子平静且愉快吗？** 如果孩子过于受挫，家长应该使用金字塔底层的策略以让孩子参与和产生动机；如果孩子是平静的，家长可以创造机会或教授新技能。
- **我能掌控孩子想要的物品吗？** 如果家长能掌控孩子想要的物品的取得权，就可以创造机会或教授新技能；如果家长无法掌控物品的取得权，可以回应并示范更复杂的技能。
- **我有时间坚持到底吗？** 如果家长有时间坚持到底，她可以使用提示来教授新技能；如果

没有，她可以使用金字塔底层的策略或创造机会。

询问家长："你们的哪些日常活动最适合用来教授新技能？"如果家长不太确定，请协助她思考，在哪些活动中她可以掌控物品的取得权，且给予提示后能坚持到底。

接着，询问家长："你们的哪些日常活动最适合用来专注于孩子和调整沟通方式？"必要时协助家长思考，有哪些活动最适合使用金字塔底层的策略。

如果孩子使用不恰当的行为（例如，打或撞）吸引家长的注意，即使孩子在受挫状态，家长仍应该立即提示孩子使用更恰当的技能（例如，用词语或轻拍手臂）来吸引成人的注意。选修课程"管理孩子的问题行为"（见本手册的第8单元及《家长手册》的第8章）提供了相关概述资料。

演示"塑造互动"

为演示做准备

询问家长是否有想要达到的特定目标。解释您如何在 F.A.C.T.S. 金字塔中上下移动，以达到这一目标。您可以这样说：

"请观察我如何在金字塔中上下移动，以协助萨姆使用包含两三个词的短语。如果他没有和我发起互动，或者如果我想要教授新技能，我会沿着金字塔向上移动。当他对活动很有兴趣时，我会提示他使用两三个词。为了让他有机会自发地使用语言，并保持投入与兴趣，我会沿着金字塔向下移动并回应他自发使用的技能。我也会为他示范游戏和语言技能，不过不会要求他一定要使用。"

描述您正在做的事情

在和儿童演示使用**塑造互动**时，请指出您使用的技术和儿童的回应。

"萨姆在玩小汽车。我拿来更多小汽车以吸引他的注意。他说了'车'这个字。他看起来动机很足，所以我问问题来提示他扩展沟通，我问：'你想要哪辆车？'他又说了一次'车'这个字。[萨姆想要把车抓过去。]我通过使用句子填空法来增加支持：'我想要这辆……？'他又再次说了'车'这个字。[萨姆开始激动。]我使用选择法来增加支持，以协助他回应：'想要红车还是黑车？'他说'红车'，于是我给他这辆红色的车。他有点受挫，所以在我再度提示他之前，我会先跟随他的引导玩一会儿车。这个过程中，我可以示范我要他说的字词，像这样说：'开这辆红车。'下次我拿着车时，他说的任何话我都会接受。一旦他再次平静下来，我会再尝试提示其他包含两三个词的短语。"

演示结束后，询问家长："在互动过程中，您注意到了什么？"如果家长难以回答，可以询问更具体的问题，例如：

"您有多常注意到我使用**教授新技能**时的提示？"
"您有看到我给予孩子自发性沟通的奖励与回应吗？"

让家长练习，您提供反馈

鼓励家长练习

根据儿童的技能、动机及情绪来举出特定例子，以提醒家长使用 F.A.C.T.S. 金字塔。使用"ImPACT 计划 F.A.C.T.S. 策略回顾表——塑造互动"（表单 18），强调家长在每个步骤要留意的技术。回顾每个步骤时，在每项技术旁的空格写下对互动可能最具正面影响的关键要素。这应该包括家长用来专注于孩子、调整沟通方式、创造机会以及教授新技能的技术。在**塑造互动**策略旁边的空格中，您可以写下提醒，协助家长记得何时要从金字塔往下移动以提升儿童的参与度和动机，何时要往上移动以教授新技能。例如，您可以写下："当孩子受挫时，往下移动到金字塔底层。""当孩子动机充足且使用行为来沟通时，可使用**教授新技能**的技术。"您可以这样说：

"布里安娜在玩球。从玩球开始加入她，如果她没有回应，使用**游戏性干扰**来吸引她的注意力。一旦她有回应，就给她球来回应她，并且在三次机会中两次向她展示用手指着球说'球'。每三次机会的最后一次，在给她球之前给予提示，以协助她用手指球或说'球'。"

管理物理环境

在 ImPACT 计划的这个阶段，目标是让家长能在较少的支持下开始管理环境。如果家长有困难，请提出问题协助家长思考策略无法成功的原因，而非帮助移走物品和帮忙掌控物品的取得权。例如：

"您觉得为什么布里安娜会更换活动呢？"

"您觉得可以做什么来吸引布里安娜的注意力呢？"

提供反馈

在 ImPACT 计划的这个阶段，您应该较少用指导性的纠正性反馈。描述情况，但不要告诉家长使用特定的技术或策略。可以用提问的方式来给予指导性较低的反馈（例如："您觉得萨姆为什么会难以回应您？"），或者用评论的方式（例如："萨姆正在玩小汽车。"）。这类反馈有助于家长走向独立。练习*塑造互动*策略时的常见挑战和解决方案，可以在本节课末尾的"问题解决小贴士"表格中找到。

协助家长反思，制订练习计划

协助家长反思

询问有关课堂练习的问题。利用这段时间，协助家长理解如何在金字塔中上下移动，在教授新技能时让儿童保持动机和参与。以下是您可以使用的一些问题示例。

"整合使用所有策略的感觉如何？"

"您能想象定期用这样的方式与孩子互动吗？如果不能，是什么让您觉得不自在？怎么样能让这件事容易点呢？"

"试着想象你们的日常活动，您能在哪些例行活动中使用这些策略？哪些策略最适合用在这些活动中呢？"

"有没有哪项活动是您很难在其中使用干预策略的呢？"

协助家长选择目标与活动

塑造互动单元的练习计划表（表单 35）和先前的练习计划表不同，其目标是协助家长在许多活动中开始使用策略，并且能考虑如何在不同活动中使用不同技术。

使用《家长手册》中的"儿童目标表"和家长已填写的"社区活动时间表"（表单 11）来协助家长选择在家练习的目标和最多六个可执行策略的活动，并请家长在练习计划表里记录她的选择。这个时候，家长可以选择从计划开始到现在设定过的目标，请协助家长选择最适合达到这些目标的活动。

协助家长完成练习计划表

和家长谈谈在她选择的每个活动中可以使用的技术。让家长在练习计划表中写下她将在活动里重点关注的关键要素。协助家长思考活动是否能激发儿童的动机，以及儿童在这个活动中一般可能呈现的情绪是什么，这些信息可以协助家长决定这是不是适合调整沟通方式或教授新技能的好时机。鼓励家长同时选择儿童喜欢和不喜欢的活动，协助家长学会如何根据活动的类型选择不同的使用策略。

协助家长应对潜在的挑战

询问家长在家里使用**塑造互动**可能会有哪些困难，花时间一起讨论可能的解决方案。常见的挑战和解决方案列在本节课末尾的"问题解决小贴士"表格中。其他特定技术的常见调整与解决方案，则列在相关课程末尾的"问题解决小贴士"表格中。

反思和布置阅读任务

请家长记录在家里练习的情况。告诉家长，您会在下一节课开始时回顾这些内容。此外，请家长在下节课前完成"社区活动时间表"（《家长手册》第 6 章末尾的表单或配套资料中的表单 23）。

如果您将在 12 节课中完成全部课程，您将没有时间进行上述回顾。请让家长阅读《家长手册》第 6 章"塑造互动"的内容。

如果您将在 24 节课中完成本课程，您可以再花一节课练习**塑造互动**，也可以直接用两节课教授*在社区中应用 ImPACT 计划*。如果家长在"干预可靠度检查表"（表单 4）中得到 4 分或更高，这表示家长已经准备好进行*在社区中应用 ImPACT 计划*的课程。和家长讨论下节课在社区环境中进行的可能性，也请她阅读《家长手册》第 6 章中"在社区中应用 ImPACT 计划"一节的内容。如果您有两节课用于*在社区中应用 ImPACT 计划*，我们建议第一节课回顾相关信息，第二节课在社区中进行。如果您只有一节课用于*在社区中应用 ImPACT 计划*，那么在社区中上课会是有益的；同时也一定要讨论一些儿童喜欢的物品（例如，玩具），并请家长带到社区来。

如果无法在社区中开展课程，请让家长录制在社区中的互动视频，并在下节课带过来。如果家长无法在社区中上课，也无法录像，请告诉家长下节课将会回顾"社区活动时间表"（表单 23），讨论对于每个例行活动可能最有效的策略。

如果您将在 12 节课中完成全部课程，您将不会有额外的课程用于*在社区中应用 ImPACT 计划*。请让家长在下节课前阅读《家长手册》的第 7 章"往前迈进"。

🔧 针对"塑造互动"的问题解决小贴士

如果家长……	您可以……
难以平衡地使用策略	• 提醒家长目标是在金字塔中上下移动，以便在教授新技能时让儿童保持参与度和动机。 • 建议家长用一个特定的频率来教授新技能，例如："回应孩子自发使用的技能两次后，第三次可以提示他使用一个更复杂的特定技能。" • 录下简短的亲子互动视频，和家长一起回顾视频，并请她指出她何时回应儿童的自发性技能、何时教授新技能。
难以在特定的家庭例行活动中使用干预策略	• 安排家访，观察对于家长特别具有挑战性的例行活动。 • 请家长下节课带上家庭例行活动的视频，并与她一起回顾。 • 讨论回应、奖励孩子和教授新技能的最佳时机，提供关于最适合特定日常活动使用的技术的具体建议。
如果儿童……	您可以……
难以参与特定的家庭日常活动	• 考虑和家长回顾《家长手册》的第 8 章。

（第 21 课与）第 22 课
在社区中应用 ImPACT 计划

 课程目标

协助家长理解如何与何时在社区中应用 ImPACT 计划的策略。

课程材料

- "练习计划表——塑造互动"（表单 35）
- 《家长手册》中的"儿童目标表"和家长完成的"日常活动时间表"（表单 11）
- 儿童喜爱的玩具
- "社区活动时间表"（表单 23）
- "课程数据单"（表单 12）
- "干预可靠度检查表"（表单 4）
- "教练辅导可靠度检查表"（表单 6）

课堂议程

- 签到并设置课堂议程
- 回顾练习计划表
- 回顾"社区活动时间表"
- 介绍在社区中应用 ImPACT 计划
- 演示在社区中应用 ImPACT 计划
- 让家长练习，您提供反馈
- 协助家长反思，制订练习计划

关键要素：在社区中应用 ImPACT 计划

- 带上孩子喜欢的物品
- 创造许多简短的学习机会

签到并设置课堂议程

问候家庭

询问家庭自上节课以来情况如何。如果需要，花点时间帮助儿童参与一项活动。如果您在社区中进行课程，在回顾练习计划表和介绍关键要素时，要让儿童有可以投入玩耍的物品。

阐述课堂目标和议程

今天，家长将学习在社区环境中整合使用各项策略。

如果您有两节课可用于教授这项技术，第一节课可以使用"社区活动时间表"（表单 23）规划下节课中的社区活动，第二节课则用来在社区环境中演示和辅导技术。

如果您只有一节课并且可以在社区环境里进行，请遵循之前的课程结构。不过在介绍技术时，也要进行演示，以便让儿童参与进来。如果您无法在社区中开展课程，需要通过回顾家长带来的社区互动视频进行演示与辅导。向家长说明，如同回顾课程的模式，你们将会一起回顾视频。

如果家长无法在外出去社区的过程中录像，请向家长说明，您需要通过家长提供的描述讨论活动中技术的使用情况。

询问家长："您对今天的课程有什么疑问吗？或者您是否还想讨论其他主题？"如果家长提出顾虑，您可能需要调整课堂议程。

回顾练习计划表

如果在社区环境中进行课程，您在回顾上一节课的练习计划表时可能会遇到困难。您可以选择跳过这个部分，和家长说好改成在下节课开始时讨论。

另一种方式是，仍旧回顾上一节课所填写的练习计划表。让家长告诉您她在家里是如何使用**塑造互动**的。讨论儿童的回应，什么部分进展顺利，什么部分存在困难。协助家长解决在家练习时遇到的困难。常见的困难和可能的解决方案，都列在上一节课末尾的"问题解决小贴士"表格中。

介绍"在社区中应用 ImPACT 计划"

解释基本原理

许多存在社交沟通障碍的儿童，在新的情景中使用技能时会遇到困难，也可能在不熟悉的环境中或无聊时出现问题行为。在多种社区环境中使用 ImPACT 计划的策略，能协助儿童将其技能泛化至新的情景和对象上。当儿童和家长来到社区环境中时，这也有助于增加儿童的参与度，减少其无聊和挫败的感受。此外，**在社区中应用 ImPACT 计划**有助于扩展儿童能够参与互动的环境，也有助于儿童学习新的技能。

向家长描述**在社区中应用 ImPACT 计划**如何实现儿童的个性化目标。您可以这样说：

"您可以在公园中使用 ImPACT 计划的策略，协助布里安娜在不同环境中使用单个词语向新的对象表达要求或抗议。给布里安娜提供一个表达需求的恰当途径，可以减少她的挫败感并增加她在活动中的参与度。"

讨论关键要素

使用《家长手册》来回顾*在社区中应用 ImPACT 计划*的关键要素。在回顾的同时，询问《家长手册》"动动脑"部分的问题，以帮助家长将讨论的信息应用在儿童身上。

带上孩子喜欢的物品

有些儿童在新活动和不熟悉的环境中，和他人互动时会表现出紧张和犹豫。带上喜欢的物品能让儿童感觉更自在，也能协助他在新环境中与家长互动。如果儿童在某些社区环境中难以遵从指令，儿童喜欢的玩具或物品也可作为奖励。

询问家长："孩子喜欢的哪些物品是您可以在外出去社区时随身携带，从而增加他的参与度的？"如果家长不确定，请协助家长思考一些可以随身携带至社区的物品，这些物品可以帮助儿童参与和家长的互动或投入活动。随着外出情境不同，会有不一样的合适物品。

创造许多简短的学习机会

简短且重复的互动能增进儿童在新环境中的参与度，也有助于儿童在不同环境中、和不同对象互动时使用自己的技能。家长会根据儿童的动机和情绪、自己能否掌控物品的取得权及是否有时间坚持到底，选择在社区活动中使用什么策略。

询问家长："哪些活动适合在社区中应用 ImPACT 计划呢？"如果家长不确定，请协助她思考至少三种适合使用干预策略的社区活动，这些活动通常是儿童喜欢且自愿参加的。如果家长报告在特定活动中使用策略有明显困难，请和家长一起寻找在该活动中增进互动的方法。如果儿童在特定活动中出现明显的问题行为，提供本手册第 8 单元与《家长手册》第 8 章的信息也许会有所帮助。

接下来，询问家长："您会如何在活动中使用这些策略来达成孩子的训练目标呢？"如果家长不确定，请协助家长确定如何在这些活动中使用不同的技术来完成儿童的目标。例如，如果儿童的目标是做出选择，家长可以让儿童在商店里选择一种喜爱的食物，也可以让儿童选择在公园里玩什么活动，或者是选择坐在候诊室的哪个位置。

讨论环境因素在选择策略时扮演的角色。当有时间限制（例如，商店快关门时在排队结账）、环境无法控制、家长无法吸引儿童的注意力以及（或者）儿童很挫败时，家长都应该选择使用金字塔底层的策略。如果儿童参与活动的动机很充足，并且家长能掌控物品的取得权，则可以选择教授新技能。

回顾"社区活动时间表"

如果家长在上课前未能完成"社区活动时间表"（表单 23），请和家长一起完成它，以便了解儿童有哪些社区活动及其参与情况。您可以运用这些信息和家长讨论如何在社区活动中应用 ImPACT 计划。

通过询问家长，您可以了解社区活动的结构、例行活动的频率和儿童参与例行活动的情况。例如，如果家长提到带儿童去商店，并且儿童喜欢这个活动，您可以询问以下这些问题。

"孩子通常是怎么参与到商店买东西的活动的？"

"当你们到达时，孩子会做些什么？他会自己爬出购物车吗？还是需要帮助？"

"他会要求坐在购物车里吗？还是会自己走路？"

"他喜欢自己选择食物吗？"

演示"在社区中应用 ImPACT 计划"

为演示做准备

询问家长是否有希望您在社区环境中聚焦的特定目标，并解释您将用来达到此目标的策略。

如果您无法在社区中进行课程，则用先前回顾课程的模式来回顾视频。如果家长无法在外出去社区的过程中录像，您可以通过家长提供的描述来讨论社区活动。练习您所推荐的策略，并讨论如何在特定的社区活动中调整策略的使用。例如：

"您说您希望萨姆能使用包含两三个词的短语。当我们进到商店时，我会跟随他的引导，把物品递给他，让他放到购物车中，同时我会使用简单的语言来命名他看着的东西。当他对某个物品有足够动机时，我会在递给他放到购物车前先将这个物品举高，以掌控物品的取得权，提示他使用包含两三个词的短语来表达。如果他开始显得比较受挫，我会退回到当他放这个物品的同时给物品命名的做法。"

描述您正在做的事情

当您与儿童演示技术时，请指出您正在使用的技术和儿童的回应。

"布里安娜坐在秋千上。我会在她前方帮忙推，这样我们能保持面对面，同时我会用最简单的词来描述这个动作。现在，我要试着用**游戏性干扰**让她停下来，看看她是否会表示她要继续……她看着我，于是我问她：'你想要什么？'……她没有回应，所以我会用一个惯用口语：'就位，预备……'她接着说出：'推（go）。'作为奖励，我立即再次把她推起来，并且扩展她的语言，说：'快一点！'"

演示结束后，询问家长："您在互动过程中注意到了什么？"如果家长难以回答，可以问一些更具体的问题，例如：

"您有多常注意到我使用了**教授新技能**中的提示？"
"您有看到我给予孩子自发性沟通的奖励与回应吗？"

让家长练习，您提供反馈

鼓励家长练习

根据儿童的技能、动机及情绪举出特定例子，以提醒家长回顾 F.A.C.T.S. 金字塔并向家长解释她应该使用的策略。

"萨姆说了'薯片'这两个字。我们可以试试看，如果您掌控了薯片的取得权，并且问他'我应该拿薯片做什么呢？'，他会有什么反应。如果他没有扩展他的语言，您可以增加支持度直到他能使用包含两三个词的短语（例如，'在车里'或'放进去'）来表达。通过把薯片放进购物车来奖励他。如果他开始感到挫败，在创造下一个机会前继续示范语言；如果他没有受挫，我们几分钟后可以再用另一种他想要的食物来试试看。"

管理物理环境

协助家长移除社区中的任何障碍或掌控社区中儿童想要的物品的取得权。让家长感到成功，这很重要。

提供反馈

比起在诊所里上课，家长对于在社区中接受反馈可能会感到较不自在。为了让家长感觉更自在，可以询问家长较倾向于现场给予反馈，还是希望您先做记录，等社区活动结束时再一起回顾。关于在社区中练习会遇到的常见困难，可在本节课末尾的"问题解决小贴士"表格中找到建议。

在新情境中使用 ImPACT 计划的技术可能具有挑战性。告诉家长，她可以随时向您提问，或可以要求您介入并做演示。

协助家长反思，制订练习计划

协助家长反思

询问家长有关互动过程的问题。问题将根据情境而异。以下是您在社区环境中可以使用的一些问题示例。

"您在社区中使用这些策略时感觉如何呢？如果您觉得不自在，怎么样能让这件事容易点呢？"

"您注意到孩子互动参与度或使用技能上的变化了吗？"

协助家长选择目标与活动

使用《家长手册》中的"儿童目标表"和家长填写的"社区活动时间表"（表单 23），协助家长选择在家练习的目标和活动。让家长在"练习计划表——塑造互动"（表单 35）中记录自己的选择。协助家长选择一个可以在多个社区活动中达到的目标。

协助家长确认可开展练习的社区活动。合适的社区活动是儿童喜欢的，并且家长可以掌控的。如果儿童会抗拒或家长赶时间，那么这个活动就不容易成功，这样家长有可能会对于在社区中使用策略感到犹豫。

协助家长完成练习计划表

使用练习计划表，和家长谈谈她选择的每个社区活动中可以使用的技术。请家长在方框中写下活动里她会重点关注的关键要素。

协助家长思考此活动是否能激发儿童的动机，以及儿童在这个活动中一般的情绪状态是什么样的。这些信息能协助家长决定这是不是调整沟通方式或教授新技能的好时机。

协助家长思考在教授新技能时，她有多少时间，以及她是否能掌控物品的取得权。协助家长考量，如何根据环境因素、时间限制及儿童的动机和情绪使用不同的策略。

协助家长应对潜在的挑战

询问家长在社区中使用这些策略可能会有什么困难。花时间一起讨论可能的解决方案。常见的挑战和解决方案列在本节课末尾的"问题解决小贴士"表格中。针对其他特定技术的常见挑战与解决方案，则列在相关课程末尾的"问题解决小贴士"表格中。如果无法在社区中进行课程，或者家长希望能得到关于她在特定社区活动中使用策略的反馈，请让家长录一段社区活动的视频，并在下节课带来。

反思和布置阅读任务

让家长记录在家练习的情况。让家长知道您在下节课开始时会回顾这些内容。此外，请家长在下节课前完成"社区活动时间表"（《家长手册》第 7 章"往前迈进"）。告诉家长，最后的课程会用于更新目标、设定新的目标，以及制订 ImPACT 计划结束后的治疗方案。

针对"在社区中应用 ImPACT 计划"的问题解决小贴士

如果家长……	您可以……
对于在社区中教授新技能感到犹豫	• 提醒家长可以使用简短且重复的互动，例如，提示儿童在上车或下车前说"开"这个字。 • 提醒家长动机是关键，例如，如果儿童不想下车，那么此时并非教授新技能的好时机。 • 讨论整个活动，协助家长辨识儿童喜欢的部分，在此部分家长可掌控物品的取得权或儿童喜欢的动作。 • 提醒家长，如果无法掌控儿童喜欢的物品的取得权，或家长觉得无法坚持完成提示时，先使用 F.A.C.T.S. 金字塔底层的技术。
如果儿童……	您可以……
感到挫败	• 让家长使用 F.A.C.T.S. 金字塔底层的技术。 • 让家长思考可以随身携带的、儿童喜欢的玩具或物品（例如，零食），让出门变得更有乐趣。

第 7 单元

往前迈进

往前迈进的目标是协助家长评估孩子的进展，在必要时更新目标，调整使用的策略以达到新目标，以及为后续成功做计划。这涵盖了两个主题：**更新孩子的目标和为后续成功做计划**。

- 如果您正在进行 24 课时的家长培训，您将有 2 节课用于讨论**往前迈进**。我们建议先花时间回顾孩子的进展并更新目标。您可以借助有关新目标的信息确定接下来的最佳步骤。

- 如果您正在进行 12 课时的家长培训，您将有 1 节课用于回顾进展、更新目标，以及为后续成功做计划。使用第 23 课的形式协助家长至少更新一个目标。您也许可以根据家长的报告或者您所收集的关于儿童技能的资料来更新其他目标。不过，在这节课里要预留时间为后续成功做计划。

在本计划的末尾，家长要为后续成功做计划，且需要安排每月一次、持续 6 个月（或根据需要决定）的后续课程。后续课程的步骤将会在本单元的末尾提供。

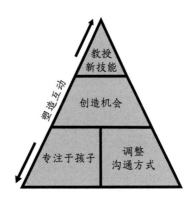

第 23 课
更新孩子的目标

课程目标

协助家长达成下列目标：

- 回顾孩子在目标上的进展
- 在必要时发展新的社交沟通目标

- "ImPACT 计划 F.A.C.T.S. 策略回顾表——塑造互动"（表单 18）
- 儿童喜爱的玩具
- 录像设备

课程材料

- 《家长手册》
- "练习计划表——更新孩子的目标"（表单 36）
- 《家长手册》中的"儿童目标表"和家长完成的"日常活动时间表"（表单 11）
- "目标发展表"（表单 10）
- "社交沟通检查表（家长版）"（表单 8）
- "社交沟通检查表（教练版）"（表单 9）
- "课程数据单"（表单 12）
- "协同目标设置可靠度检查表"（表单 5）

课堂议程

- 签到并设置课堂议程
- 回顾练习计划表
- *介绍更新孩子的目标*
- 回顾孩子的进展
  - ◇ 请家长完成"社交沟通检查表"
  - ◇ 和儿童互动并完成"社交沟通检查表"
  - ◇ 观察并录制 5 分钟的亲子互动视频
- 在必要时发展新的目标
- 让家长根据新的目标进行练习，您提供反馈
- 协助家长反思，制订练习计划

签到并设置课堂议程

问候家庭

询问家庭自上节课以来情况如何。花点时间帮助儿童投入一项活动。

阐述课堂目标和议程

今天，家长将回顾儿童在目标上的进展，且在必要时发展新的目标。家长也要练习应用 ImPACT 计划来达到新目标。如果家长同意被录像，请让她知道这节课可能会录下家长练习的一部分。在下节课和最后一节课时，你们将回顾第 1 课和这节课的一些亲子互动录像，以帮助家长看到自己和孩子的成就。

询问家长："您对于今天的课程有什么疑问吗？或者您还有其他想讨论的话题吗？"如果家长提出顾虑，您可能需要调整课堂议程。

回顾练习计划表

回顾上一节课所填写的练习计划表。让家长告诉您，她是如何在社区中应用 ImPACT 计划的。与家长讨论进展顺利和有困难的地方。

如果家长录下了在社区中和儿童互动的视频，请和她一起回顾视频并给予回馈。回顾视频的模式应该和先前的回顾课程的模式一致。

协助家长解决在社区中练习时遇到的挑战。常见的挑战和可能的解决方案，都列在第 22 课末尾的"问题解决小贴士"表格中。

介绍"更新孩子的目标"

解释基本原理

测量儿童在目标上的进展，以让家长决定协助儿童往前迈进的最佳方式。如果儿童已经达到一个或多个目标，家长要设定新的目标并协助儿童达成目标。如果儿童在某一个目标上没有进展，家长应考量是否其他目标更为合适，或者额外的服务是否能帮助儿童达到目标。

了解如何设立目标与测量进展，可以为家长赋能，让家长在儿童的干预训练中扮演积极决策者的角色。

回顾孩子的进展

使用两个版本的"社交沟通检查表"（表单 8 和表单 9）、您收集的课程数据，以及其他您认为可能有帮助的测评工具，测量儿童在目标上的进展。

请家长完成"社交沟通检查表（家长版）"

请家长完成家长版的"社交沟通检查表"（表单 8），以评估儿童目前的技能。家长应当指出儿童使用各个技能的情形，例如："很少或还没有""有时，但不总是"或"经常（至少 75% 的时间）"。针对"社交沟通检查表"的第 32—36 项，如果儿童使用某项技术的情形是"经常"或"有时"，家长要勾选他最常使用的是非言语（姿势动作）还是言语（词语和句子）行为。如果儿童之前常常表现出一种行为，但由于现在已使用更复杂的技能而不再这样做，家长应该勾选"经常"的方框。提醒家长思考儿童如何独立地使用技能。

请准备好回答家长的任何问题，并澄清模糊或难以解释的反应。如果两位家长同时出席课程，请询问他们希望一起填写检查表还是各自完成。家长可能对儿童的技能有不同的看法，因为儿童实际上可能会对每位家长使用不一样的技能。

和儿童互动以收集数据

在家长填写"社交沟通检查表"时，教练要和儿童互动，收集有关目标进展情况的数据。您可以对家长这样说："在您填写'社交沟通检查表'时，我会和萨姆互动，收集他在计划最初设定的目标上的进展数据。"

使用"课程数据单"（表单 12）收集儿童在不同提示程度下使用技能的数据，以评估儿童的进展。如果儿童在多数时候都能自发地使用某项技能，代表他已达到目标，应该设立新的目标。

使用教练版的"社交沟通检查表"（表单 9）评估计划过程中的进展，以决定要设立目标的新领域。两个版本的"社交沟通检查表"的计分说明，列在表单 9 的最后一页。

最后，直接询问家长："您的孩子是否在目标上有进展呢？"更具体地评估家长对儿童在计划最初设定的每个目标上的进展的想法。协助家长根据她的"社交沟通检查表"的结果、您收集的课程数据及额外的评估结果，确定哪个目标应该更新。如果儿童的进展有限，请让家长知道您会协助她确定前进的最佳方式。

观察并录制 5 分钟的亲子互动视频

请让家长和儿童玩耍，并运用 ImPACT 计划的策略帮助儿童达到目标，同时录制 5 分钟的亲子互动视频。在最后一节课观看干预前与干预后的视频时，家长看到她的成就和儿童的进展会受到激励。您也可以用视频强调家长和儿童互动时效果很好的技术，并增进家长评估自己使用技术的情况的能力。

在必要时发展新的目标

采用合作的方式，协助家长决定儿童的哪些目标需要更新，以及新的目标是否合适。根据儿童的进展情况，有些目标会继续保持，而有些目标会需要改变。

征询家长关于儿童在某技能领域的新目标的意见。例如，如果您从沟通领域开始，可以询问家长："您希望孩子练习哪些新的沟通技能？"请家长把这些信息记录在"目标发展表"（表单10）中"长期目标"下方的空格中。这张表单和计划刚开始时用于设定目标的表单一样。

根据儿童目前的技能和"社交沟通检查表"的结果，协助家长把目标拆解为具体、可测量的目标，并根据儿童目前发展的技能程度来设定。把这些信息记录在"目标发展表"中的"当前技能"下方。如果家长难以确定目标，您可以给些建议。务必和家长确认她同意您建议的目标，并把这些新目标写在"目标发展表"中"短期目标"下方的空格中。请家长在"练习计划表——更新孩子的目标"（表单 36）中写下新的短期目标。告诉家长，在课程的最后，您会和她一起完成练习计划表。

让家长练习，您提供反馈

现在，家长已经熟悉 ImPACT 计划的所有策略，在家长练习之前您不需要再次演示技术。

鼓励家长练习

家长应该练习用于达成儿童的新目标的策略。提醒家长，她可能需要使用不同的提示，以达成儿童的新目标。您可以这样说：

> "布里安娜新的沟通目标是使用两个词来要求获得物品。一开始使用时间延迟，接着用提问法，如果她没有回答问题，就使用句子填空。她已经能模仿说两个词，所以我们可以试试支持程度较低的提示。"

管理物理环境

询问家长是否觉得环境中的刺激会干扰她和儿童互动的能力，或者干扰她教授新的技能。例如："布里安娜看起来经常四处走动，您觉得这是为什么呢？"

提供反馈

针对那些特别有助于家长和儿童成功的技术提供辅导。一定要记得，一次只针对少数的技术提供反馈。如果家长有困难，您可以介入，做演示并使用"ImPACT 计划 F.A.C.T.S. 策略回顾表——塑造互动"（表单 18）强调可能有助于儿童达成新目标的最有效技术。

协助家长反思，制订练习计划

协助家长反思

询问家长有关课堂练习的问题。以下是您可以提出的一些问题的示例。

> "哪些技术最能有效地帮助孩子达到新目标呢？"
> "在与沟通、游戏或理解沟通相关的新目标中，哪些提示似乎是最有效的？"

重申刚刚在课程中选择的更新后的目标，询问家长是否有任何想增加的内容，并请家长把新增的目标记录在练习计划表里。

协助家长选择活动和策略

协助家长针对每个目标确定至少两项活动，以让家长能跨情境使用这些策略。用开放性问句询问这些活动和策略，例如：

> "您有个目标是协助布里安娜在点心时间与游戏时间用两个词表达要求。您在点心时间会使用哪些策略呢？您觉得同样的策略也适用于游戏时间吗？"

如果家长难以回答，您可以提供技术选项给予更多支持。请家长把这些活动和策略记录在练习计划表里。

协助家长应对潜在的挑战

询问家长在家里要达成这些新目标可能会遇到哪些困难，并花时间一起讨论可能的解决方案。针对每项技术的常见挑战和可能的解决方案，都列在相关课程末尾的"问题解决小贴士"表格中。

反思和布置阅读任务

让家长记录在家练习的情况。她也可以花些时间思考需要什么额外的支持以往前迈进。让家长知道您会在下节课开始时回顾这些内容。请家长在下节课前阅读《家长手册》第 7 章中"为后续成功做计划"一节（如果她之前没有读过这一部分）。

如果家长在家里使用技术时遇到困难，或者您尚未有机会在儿童家里提供辅导，您可以建议家长录制亲子互动视频，并在下节课带过来以获得反馈。您也可以安排最后一节课在儿童家里进行，协助家长解决在家里实施干预时仍然遇到的困难。

第 24 课
为后续成功做计划

🎯 课程目标

协助家长达到下列目标：

- 认识到自己和孩子取得的成就
- 解决应用 ImPACT 计划时遇到的困难
- 确定所需的额外支持

📋 课堂议程

- 签到并设置课堂议程
- 回顾练习计划表
- 介绍*为后续成功做计划*
- 协助家长反思，制订追踪计划
- 请家长完成结业调查

📝 课程材料

- 《家长手册》
- "练习计划表——为后续成功做计划"（表单 35）
- 已完成的"练习计划表——更新孩子的目标"（表单 36）
- 儿童喜爱的玩具
- 干预前与干预后的视频片段（可选）
- "家长满意度调查问卷"（表单 24）
- "课程数据单"（表单 12）
- "干预可靠度检查表"（表单 4）
- "教练辅导可靠度检查表"（表单 6）

⚙ 关键要素：为后续成功做计划

- 肯定家人的努力和成就
- 解决应用 ImPACT 计划时持续遇到的困难
- 让其他人加入
- 明确家庭的需求

签到并设置课堂议程

问候家庭

询问家庭自上节课以来情况如何，随后询问家长希望在最后一节课完成的事情。

阐述课堂目标和议程

最后一节课可能有不同的形式，取决于家长和儿童的需求。通常这节课会用于肯定家长和儿童取得的成就、解决家长应用 ImPACT 计划时仍遇到的困难，以及明确家庭未来的需求。在这节课中，回顾关键要素时，您也会和家长一起完成练习计划表。您花费在每个部分的时间也可能会有变动，取决于家庭的需求。如果时间允许，可以观看最初和最后的亲子互动视频，让家长看到孩子参与这项计划后的进展，以及家长所使用的对孩子有效的技术，会是有趣且有益的。花些时间告诉家长，最后一节课会做些什么。

询问家长："您对今天的课程有什么疑问吗？或者您是否还想讨论其他主题？"如果家长提出顾虑，您可能需要调整课堂议程。

回顾练习计划表

回顾上一节课所填写的练习计划表。让家长告诉您她在家里如何使用 ImPACT 计划的策略以达成儿童的目标。与家长讨论进展顺利和有困难的地方。

如果家长带来了在家录制的亲子互动视频，请和家长一起回顾视频。使用开放式问题和问句引导法协助家长识别效果良好的技术，以及如何改善效果不佳的技术。

在家里练习时遇到的困难，通常和使用提示以达到目标有关。另外，有些家长会开始在大多数的互动中给予提示，这会增加儿童的挫败感。针对特定技术的常见挑战与解决方案，请参考相关课程末尾的"问题解决小贴士"表格。

如果家长在特定干预领域或日常活动中持续遇到困难，或表示难以使用某一项干预技术以达成儿童的新目标，那么在介绍*为后续成功做计划*前，您可以先演示，让家长练习并提供反馈。

介绍"为后续成功做计划"

解释基本原理

本节课的目标是协助家长在课程结束后继续成功地应用 ImPACT 计划。

讨论关键要素

使用《家长手册》讨论*为后续成功做计划*。在讨论时，询问《家长手册》"动动脑"部分的问题，协助家长将信息应用于儿童身上。和家长一起将你们讨论的这些信息记录在"练习计划表——为后续成功做计划"（表单 37）上。

肯定家人的努力和成就

肯定家长及儿童的成就有助于家长看到自己对孩子实施干预的积极影响，也能增加家长继续应用 ImPACT 计划策略的动机。和家长一起将这些成就记录到练习计划表里。

询问家长："您和孩子在这项计划中取得了哪些成就呢？"如果家长难以回答，请协助她识别亲子关系的质量方面的进展、儿童技能的增长，以及家长在这些成就上扮演的角色。

回顾干预前与干预后的视频片段（可选）

让家长观看自己和儿童的积极改变的视频，能很好地为家长赋能。如果您录下了计划最初和最后的亲子互动视频，或者家长在家里录制了亲子互动视频，可以和家长一起回顾这两个时间点的视频片段。请确保您在课程前先预览过视频，以确定家长看到的是积极改变。

和家长一起观看最开始的影片 2 ~ 3 分钟，暂停一下，询问家长是否注意到她自己和孩子的行为，并请家长反思她和孩子在计划开始前的互动情况。接着看第二段视频 2 ~ 3 分钟，借助提问来协助家长辨别互动质量、孩子的技能、家长自己在使用干预策略上的积极改变。协助家长看到她的行为方式对孩子的进步的贡献。

> 在计划结束时，让家长感受到她能成功运用自己的能力支持孩子的发展是很重要的，否则她很可能会停止使用这些干预技术。

协助家长思考在家庭往前迈进的时候，如何能记录下她和孩子的成功点。这可以是每天或每周的日记，或者录下家长与孩子之间积极互动的视频。任何建议都可以写在"练习计划表——为后续成功做计划"中"下一步要做的事"下方。这个练习计划表让家长可以记录进展顺利的部分，这样家长在首次后续课程时可以和您分享。

解决应用 ImPACT 计划时持续遇到的困难

辨识任何持续存在、会干扰家长在家里持续使用 ImPACT 计划策略的能力的困难或问题，和家长一起把可能的困难记录在练习计划表中。

询问家长："当您往前迈进时，应用 ImPACT 计划中的技术可能会遇到什么样的困难？"如果家长难以识别可能的挑战，请提出更具体的问题，例如：

"在教导孩子时，有没有哪些特定的技能是您觉得有困难的？"
"您在使用哪些技术时最自在？使用哪些技术时最不自在？"

如果家长报告使用特定策略或达到特定目标时有困难，以您在整个计划中持续使用的形式进行演示与鼓励家长练习会是有帮助的。如果家长报告了其他的障碍，例如缺少时间或支持，您需要花些时间解决问题，和家长一起在练习计划表里记录遇到的困难和可能的解决办法。

和家长讨论安排后续课程的重要性，以协助家长在计划结束后继续与孩子使用 ImPACT 计划。临床经验显示，如果家长未定期接受后续课程，那么她继续使用干预的程度会随时间显著降低。这样的后续课程能提供必要的支持，以让家长继续使用 ImPACT 计划；另外，它也能协助家长更新孩子的目标，并在孩子发展出新技能时调整计划的使用。

让其他人加入

教导其他家庭成员或朋友使用 ImPACT 计划，可以给家长提供额外的支持，也能协助儿童对新的对象使用技能。

询问家长："您可以请谁和您一起使用 ImPACT 计划的策略呢？"如果家长不确定，请协助她思考儿童生活中其他可能帮忙的人选，例如其他家庭成员、保育员或是家人的朋友。协助家长思考这些人能够学习一些策略的方式。如果家长表示想让儿童的兄弟姐妹学习一些干预技术，可参考本手册第 1 部分第 2 章末尾对于计划调整的讨论。

明确家庭的需求

协助家长了解家庭的需求，以及有哪些额外的支持或服务可能有助于满足这些需求。

询问家长："有什么目标是孩子未能在 ImPACT 计划中达成的吗？"一旦家长能指出相关目标，就与她讨论对这个家庭而言，有哪些可能有助于达成这些目标的服务或支持。和家长一起把这些目标记录在练习计划表中。

如果儿童有问题行为，和家长讨论如何完成处理儿童问题行为的单元（见本手册的第 8 单元与《家长手册》第 8 章），以协助家长处理儿童的问题行为。

如果儿童的目标无法通过使用 ImPACT 计划的策略达成，或者如果提高强度会增加进展速度而让孩子受益，请进行适当转介。和家长讨论时，将这些支持和相关转介资源记录在练习计划表中。

协助家长反思，制订追踪计划

协助家长反思

针对您和家长讨论的、协助家长在计划结束后持续进行干预训练以达到成功的方法，向家长提问。利用这个机会回答家长提出的问题。以下是您可以使用的一些问题的示例。

"我们今天讨论的部分，能帮助您继续成功地使用 ImPACT 计划吗？"

"关于支持或转介，您有任何疑问吗？"

安排后续课程

后续课程应该每个月安排 1 次、持续 6 个月，或在必要时持续下去。在理想的情况下，后续课程会在儿童家里进行。不过，如果情况不允许，改在临床环境中进行也是有效的。

布置反思任务

请家长查看您和她在第 23 课最后完成的"练习计划表——更新孩子的目标"（表单 36）。家长应该要继续留意进展顺利和有困难的地方。鼓励家长记录任何她想在第一次后续课程时讨论的事项，也告诉家长可以把亲子互动的视频带到课上，以分享成果或得到关于具有挑战性的日常活动的反馈。

请家长完成结业调查

在课程最后留些时间，请家长完成"家长满意度调查问卷"（表单 24）和任何与完成计划有关的额外测评。这会提供重要的信息，以增进您对家长的辅导技能。

后续课程

🎯 课程目标

协助家长达到下列目标：
- 维持实施干预的能力
- 回顾与更新目标
- 使用 ImPACT 计划的策略实现新目标

📇 课程材料

- 《家长手册》
- "练习计划表——后续课程"（表单 38）
- 已完成的"练习计划表——更新孩子的目标"（表单 36）
- 上一节课完成的"目标发展表"（表单 10）
- "目标发展表"（表单 10）
- "社交沟通检查表（家长版）"（表单 8）

- "社交沟通检查表（教练版）"（表单 9）
- "ImPACT 计 划 F.A.C.T.S. 策 略 回 顾 表——塑造互动"（表单 18）
- 儿童喜欢的玩具或物品（如零食），可用于创造机会
- "课程数据单"（表单 12）
- "干预可靠度检查表"（表单 4）
- "教练辅导可靠度检查表"（表单 6）

📋 课堂议程

- 签到、回顾练习计划表并设置课堂议程
- 回顾儿童的进展
- 回顾与练习 ImPACT 计划的策略
- 协助家长反思，制订练习计划

签到、回顾练习计划表并设置课堂议程

询问家庭自上一节课以来情况如何。在和家长谈话前，先和儿童简短互动以让他投入一项活动，可能会有帮助。在这个签到过程中所获得的信息，能作为确定课堂议程的基本依据。

看看上一节课所填写的练习计划表，并请家长说说进展顺利和有困难的部分。询问家长："这次课程做些什么，对我们来说最有帮助？"

根据家长的回应，您也许可以首先回顾儿童的进展并更新目标，回顾 ImPACT 计划的策略并鼓励家长练习，或者协助解决重复发生或新增的困难。如果家长带了视频以供回顾，请花些时间回顾视频，回答家长的问题并给予反馈。

回顾儿童的进展

收集关于儿童进展的信息

收集儿童在目标方面的进展的信息，这些目标记录在更新的"目标发展表"（表单 10）与"练习计划表——更新孩子的目标"（表单 36）中。根据家长的报告、对于亲子互动的观察以及您和儿童的互动（如有必要），来了解儿童的技能。

请家长报告自最近一次的课程后，儿童在目标方面取得的任何进展。例如，您可以这样提问：

> "您正在努力增加孩子对单个词语的使用，他现在的沟通技能怎么样呢？"
> "您正在努力增加孩子的功能性游戏，他现在的游戏技能怎么样呢？"

让家长对儿童使用干预策略，同时您在旁边观察。这个观察信息有助于您确定儿童目前的技能水平，以及家长持续使用干预技术的能力。

家长和儿童互动时，请记录儿童在目标方面的进展，也记录家长使用 ImPACT 计划策略的情况［使用"干预可靠度检查表"（表单 4）］。如果您觉得需要更多的信息来评估儿童的进展，请花些时间亲自和儿童互动。

在必要时更新儿童的目标

采用合作的方式，协助家长决定儿童的哪些目标需要更新，以及新的目标是否合适。即使儿童未达到某个目标，家长也可能想在四个核心领域中达到某个新的目标。这个过程中要征询家长的意见。您也许可以这样说：

"您使用选择法时，布里安娜能开始使用单个词语真的很棒。您觉得我们是否要维持这个目标，并使用支持程度较少的提示来练习呢（例如，提问法或时间延迟法）？或者您想要为布里安娜设定其他的沟通目标吗？"

如果您和家长都认为当前的目标是合适的，并且家长希望继续在家里朝着这些目标努力，请把这些目标写在"练习计划表——后续课程"（表单 38）中。

如果您决定为儿童设立新目标，您和家长都需完成"社交沟通检查表"（家长版 / 表单 8，教练版 / 表单 9），以决定四个核心领域的目标。使用一张空白的"目标发展表"（表单 10），通过确定或重述长期目标、确定儿童目前的技能、写出具体且可测量的短期目标，将目标设定的过程结构化。一旦设定了目标，您就可以和家长在"练习计划表——后续课程"里写下短期目标，并让家长把这张表带回家。

回顾与练习 ImPACT 计划的策略

回顾 ImPACT 计划的策略

使用"ImPACT 计划 F.A.C.T.S. 策略回顾表——塑造互动"（表单 18），简要地回顾技术重点。让家长有机会询问她对于技术或者在家里使用技术以达到孩子的目标的方式的任何问题。在这个阶段的演示或辅导，一次只针对少数几项技术。请选择那些家长使用上有困难，且能协助儿童使用新技能的技术。

演示 ImPACT 计划的策略

询问家长是否希望您在演示时聚焦于特定的目标。解释您会如何在金字塔中上下移动以达到此特定目标。

"请观察我如何在金字塔中上下移动，从而协助布里安娜用两个词表达要求。一开始时我会专注于她并调整我的沟通方式，示范我想要她使用的短语。如果她没有自发地和我互动，或者如果我希望她使用新技能，我会往金字塔上层移动。在她很有动机参与活动的时候，我会使用提示来协助她使用两个字。为了给她机会自发地使用语言，以及让她可以持续参与活动并觉得活动有趣，我将会往金字塔的下层移动，回应她自发展现的技能。"

当您针对家长确定的新目标或是在家里练习时遇到困难的目标，演示如何使用**塑造互动**时，请描述您正在做的事情。指出您正在使用的技术与儿童的反应。向家长演示她可以如何回应与扩展儿童的自发性反应，或针对目标来教授新技能，是有帮助的。这些解释有助于家长继续平衡地使用技术。如果家长表示难以使用特定的干预技术或策略，请务必要对儿童进行演示。

演示结束后，询问家长："在互动过程中，您注意到了什么？"如果家长难以回答，请提出更具体的问题，例如：

> "哪些技术似乎有助于孩子使用我们确定的新技能呢？"
> "孩子变得挫败时，我做了些什么？"

让家长练习，您提供反馈

请家长练习那些在回顾与演示过程中强调的技术。记住，一次不要针对太多项技术给予反馈。如果您注意到家长在未反馈过的特定技术上存在困难，记录下来并重复先前的步骤：回顾、演示与练习。

协助家长反思，制订练习计划

协助家长反思

询问家长问题，以协助家长思考课程内容和使用 ImPACT 计划策略来达到孩子目标的方法。这些问题可以包括：

> "哪些技术最有助于实现孩子的目标呢？"
> "哪些提示似乎最有助于增加孩子沟通／游戏／模仿技能的复杂性？"
> "您有没有还没解决的问题？"

协助家长完成练习计划表

和家长一起完成"练习计划表——后续课程"（表单 38）。重述您和家长一起确定的目标，并记录在这节课中较早填写的练习计划表里。如果这节课已经用于演示和练习达成先前目标的策略，请询问家长是否想以相同的目标来继续进行课程，还是想要处理新的目标。

协助家长针对每个目标确定至少两个活动，以让家长能跨情境使用这些策略。用开放性问句来询问这些活动和策略，例如：

> "您有个目标是协助布里安娜更多地自发使用单个词语来表达要求。您觉得哪些活动最适合用来教授自发性要求？您觉得哪些策略可用来协助她自发地使用语言呢？"

如果家长难以选择要练习的策略，您可以提供策略的选项，包括：**专注于孩子**、**调整沟通方式**、**创造机会**、**教授新技能**和**塑造互动**。

协助家长应对潜在的挑战

询问家长在家里或在社区中使用 ImPACT 计划的策略可能会有哪些困难。花些时间一起讨论解决方案。整合使用技术与在社区中使用技术时的常见挑战和可能的解决方案，列在第 6 单元的"问题解决小贴士"表格中。其他特定技术的常见挑战和解决方案，则列在相关课程末尾的"问题解决小贴士"表格中。

协助家长反思

指导家长在练习计划表里记录进展顺利的部分与遇到困难的部分。告诉家长，您将在下节后续课程中回顾这些内容。家长可以选择在下个月的某个时间点录制互动视频，并在下节后续课程中回顾并获得反馈。

第 8 单元（选修课程）

管理孩子的问题行为

本选修单元的目的是向家长教授管理儿童问题行为的策略。您可以在任何时间点教授本选修单元的内容，例如当儿童的某个特定问题行为妨碍了计划的进行，或某个问题行为干扰了家长完成日常活动的能力，或在 ImPACT 计划完成后儿童仍持续出现问题行为时。您可以把本单元作为正在推进的 ImPACT 计划课程中的一部分，也可以把本单元作为管理个体行为问题的一组课程。

ImPACT 计划中的行为管理策略是基于积极行为支持（positive behavior support）的理论与实践。积极行为支持一开始会先通过评估理解儿童问题行为出现的原因，随后会制订合适的计划协助儿童用更恰当的行为表达情绪或需求。积极行为支持很适合在 ImPACT 计划中应用，因为它用积极的方式处理问题行为，聚焦于教授新技能，并且不建议使用惩罚的方式。这些循证的策略可以和 ImPACT 计划中的策略一起使用，协助儿童发展出更恰当的技能来满足自己的需求。

本单元中有四个主题：*理解孩子的问题行为*（共有两节课，分别为"收集信息"和"识别行为模式"）、*预防问题行为*、*改变后果*和*教授替代技能*（参考图 2.8.1）。您一开始会先提供关于积极行为支持的概述，协助家长识别儿童问题行为背后的原因。一旦您识别出问题行为背后的原因，您将会教授家长策略以预防问题行为、改变造成问题行为持续发生的结果，并在必要时教授替代行为。本单元所需的时间因人而异，主要是根据儿童问题行为出现的频率、家长过去是否有积极行为支持的经验和儿童问题行为功能的清晰度决定。

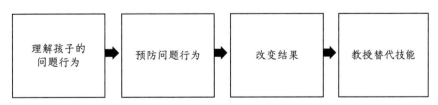

图 2.8.1 "管理孩子的问题行为"中的四个主题 / 步骤

（在本单元中，第一个主题为*理解孩子的问题行为*，需要花两节课完成。这两节课未在图中显示，它们分别是"收集信息"与"识别行为模式"。)

- 您将会从"功能性评估访谈表"（表单 25）开始，然后请家长将孩子的问题行为记录在"问题行为记录表"（表单 26）上，目的是制订行为计划。如果无法立刻明确问题行为的功能，这个步骤可能需要几节课来完成。

- 您不需要涵盖本单元所有的主题。例如，轻微的行为问题可以通过**预防问题行为**或（和）**改变后果**的课程处理。如果儿童的沟通技能有限，需要学习新的技能来取代问题行为，**教授替代技能**的课程就非常重要。然而，对能够有效沟通的儿童来说，这节课可能并非必要。

- 如果儿童有多个问题行为，在某些主题上您可能需要花不止一节课的时间。

除了**理解孩子的问题行为**需要两节课外，每节课的议程都包含了教练演示和家长与孩子练习两个部分。如果儿童的行为导致您难以和家长对话，您可能需要在儿童不在场时教授部分或全部主题。在这种情况下，我们会建议您使用角色扮演的方式教导家长这些相关的技能。一旦您和家长确认了所有的策略并完成了"行为计划表"（表单 28），您就可以让儿童参与您的演示和家长的练习。

请记住，一次学习多种技术对家长来说可能会具有挑战性。在决定每一节课应该涵盖多少信息量时，您需要将家长的学习风格、对积极行为支持技术的熟悉程度以及儿童问题的严重性纳入考量。一旦您和家长确认了家长将会使用的所有策略，您就可以填写"行为计划表"（表单 28）。

持续一致是管理问题行为的关键要素。如果行为很严重，家长可能需要额外的支持，以便用持续一致的方式实施这些策略。

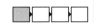

第 1 课
理解孩子的问题行为——收集信息

课程目标

协助家长达到下列目标：
- 了解积极行为支持的流程
- 了解儿童出现问题行为的原因
- 描述和评估儿童的问题行为

课程材料

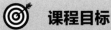

- 《家长手册》
- "功能性评估访谈表"（表单 25）
- "问题行为记录表"（表单 26）
- "练习计划表——理解孩子的问题行为" （表单 39）
- 儿童喜欢的玩具（如果儿童在场）

课堂议程

- 签到并设置课堂议程
- 介绍管理孩子的问题行为
- 介绍理解孩子的问题行为——收集信息
- 收集有关儿童问题行为的信息
- 协助家长反思，制订练习计划

关键要素：理解孩子的问题行为

- 识别问题行为产生的原因
- 收集有关孩子问题行为的信息

签到并设置课堂议程

问候家庭

如果儿童在场，让他投入某项活动，这样他在您和家长说话时有事可做。询问家庭自上节课以来情况如何。

阐述课堂目标和议程

本单元的目的是协助家长学习运用技术来管理孩子的问题行为。在本节课中，您将从讨论儿童出现问题行为的缘由来开始课程。接着，您要通过询问家长问题，确定要先管理儿童的哪个问题行为（如果有多个问题行为），以及这个问题行为什么时候和为什么会发生。接下来，您会教家长如何在家中收集关于儿童问题行为的相关信息。您将会在下节课运用这些信息协助家长理解行为出现的原因，并确定如何制订行为计划。

介绍"管理孩子的问题行为"

积极行为支持是一种循证的方法，首先通过评估了解儿童使用问题行为的原因，随后制订行为计划以改善儿童的问题行为。积极行为支持很适合在 ImPACT 计划中使用，因为它以积极的方式管理行为问题。积极行为支持聚焦在教授新技能，不鼓励使用处罚的方式。家长可以组合使用积极行为支持和 ImPACT 计划所教授的策略，从而帮助儿童发展更恰当的技能来满足自己的需求。

家长可以通过四个步骤管理孩子的行为问题：*理解孩子的问题行为*（分为两部分：收集信息和识别行为模式）、*预防问题行为*、*改变后果*和*教授替代技能*。家长需要使用其中多少个步骤，取决于儿童问题行为的严重程度和行为背后的原因。

介绍"理解孩子的问题行为"

解释基本原理

很多社交沟通发展迟缓的儿童都难以调节情绪和用恰当的方式表达自己的需求。这些方面的不足常导致行为问题，如发脾气、攻击和不顺从，因为儿童学会用这些问题行为来满足自己的需求。管理问题行为的第一个步骤分为两个部分：（1）收集行为的相关信息；（2）识别行为模式，了解儿童使用此行为的理由。

讨论关键要素

用《家长手册》作为讨论的指引。

识别问题行为产生的原因

大多数儿童出现问题行为，有如下原因：（1）想要获得某个物品，例如食物或玩具；（2）想要获得他人（通常是家长）的关注；（3）想要逃离、推迟或避开某个他们不想做的活动或任务；（4）想要满足感官刺激的需求（即儿童纯粹是享受某个行为带来的感觉、声音或视觉刺激）。

问题行为会受周遭情境和事件影响。有些特定的情境被称为诱发事件（setting event；例如，儿童累了或饿了的时候），这些情境中会更容易发生问题。诱因（trigger）或是前情（antecedent）指的是问题行为出现前所发生的特定事件。它们触发了行为。问题行为出现后所发生的特定事件被称为后果（consequence）。后果通常是行为持续出现的原因。

收集信息以了解问题行为出现前后的情境和事件，然后寻找其中的模式，能够协助您和家长识别问题行为背后的原因，以及某个行为最可能发生的时间点。这些信息对于制订有效的行为计划是必要的。

描述**理解孩子的问题行为**如何协助家长管理孩子的行为。您可以这样说：

> "布里安娜经常会用头去撞击物品，我知道这件事很让人担心。要帮助她，我们需要先了解她什么时候和为什么会用头撞击物品，这样我们才能教她通过其他方式表达她的情绪或需求。"

收集有关孩子问题行为的信息

告诉家长，为了更多地理解问题行为发生时周遭的情况，您将会与她进行交谈，并请她在家里收集一些信息。一旦您和她获得了足够的信息（这是这节课的主要目的），您将会在下节课中使用这些信息来协助她识别儿童问题行为的模式，包括最可能产生问题行为的情境、问题行为的诱因与行为后果，以及问题行为出现的原因。

> 了解儿童行为的功能所需的时间因情况而异，取决于问题行为的数量，以及行为原因和功能的清晰程度。

收集有关儿童问题行为的信息

开展功能性评估访谈

与家长会谈，使用"功能性评估访谈表"（表单 25），并记录家长的回答，以便在必要时回顾。根据需要询问进一步的问题，以更多地了解可能影响问题行为的情境因素。

从"功能性评估访谈表"中获得的信息可以协助您确定家长希望优先处理哪些问题行为。使用此信息引导关于什么行为需要记录在"问题行为记录表"（表单 26）中的讨论。确定需要处理的行为时常见的挑战和解决方案，可以在本节课末尾的"问题解决小贴士"表格中找到。

教导家长如何完成"问题行为记录表"

当您和家长讨论在家里收集儿童问题行为的相关信息的关键要素时，请与家长一起回顾《家长手册》第 8 章的"问题行为记录表"。请让家长知道，这些信息将有助于她和您了解儿童行为的模式，这种模式在她回忆行为时可能会被遗漏。

描述孩子的问题行为

为了收集可能影响孩子行为的一致性信息，第一个步骤是要清楚描述问题行为（可能不止一个）。对问题的描述需要具体和清楚，足以让其他认识孩子的人也认同当时发生了什么事。

协助家长对于她将会追踪观察的行为形成清晰的描述，将此描述写在"问题行为记录表"中最上方的"问题行为"旁边的空白处。

记录孩子的问题行为

下一个步骤是记录问题行为的发生，以及行为发生前后的情境与事件。

向家长说明她将如何记录以下的信息：什么情境、行为出现前所发生的事、什么行为以及行为出现后接着发生的事。您可以请家长参考《家长手册》中图 8.1 的案例，也可以让她根据你们讨论的新近发生的事件，填写"问题行为记录表"中的第一行。

告诉家长，在下节课中，您将会回顾这些信息以协助你们双方识别问题行为发生的原因，并完成"摘要记录表"（表单 27）。

协助家长反思，制订练习计划

协助家长反思

询问家长对于"问题行为记录表"的理解与对于在家完成这份记录表的意愿。利用这个机会回答家长这节课中关于*理解孩子的问题行为*的内容的问题，并澄清尚不清楚的概念。以下是您可以使用的一些问题示例。

"关于记录这些信息，您有什么感觉？"

"您觉得这会是个困难吗？"

协助家长应对潜在的挑战

询问家长在家里做行为记录可能会遇到的困难，花时间一起思考可能的解决方案。针对*理解孩子的问题行为*的常见挑战与解决方案列在本节课末尾的"问题解决小贴士"表格中。在"练习计划表——理解孩子的问题行为"（表单 39）中写下这些信息。

反思和布置阅读任务

让家长在家评估儿童问题行为干扰家庭例行活动的程度，并记录在"练习计划表——理解孩子的问题行为"的"行为追踪"一栏中。让家长知道，每节课您都会回顾她的评分，以此确定儿童对于策略的反应。让家长在练习计划表的"反思"部分写下记录儿童的问题行为时进展顺利和有困难的地方。如果家长尚未完成阅读，请让她阅读《家长手册》第 8 章中"理解孩子的问题行为"一节的其他内容。

> 如果儿童的问题行为出现的原因在访谈时和（或）您的观察中已经十分清晰，您可以用这些信息继续进行第 2 课的教学。

针对"理解孩子的问题行为"的问题解决小贴士

如果家长……	您可以……
难以在家完成"问题行为记录表"	• 建议家长只在每天的特定时间点或特定的较具挑战性的例行活动中记录儿童的行为。 • 请家长告诉您上个星期中问题行为发生的几个情形，协助她将这些信息填写在"问题行为记录表"中。 • 在课程中观察和追踪行为。
如果儿童……	**您可以……**
出现许多不同的问题行为	• 协助家长确定哪个行为最让人烦恼或最干扰家庭的例行活动。 • 协助家长选择一个通过**预防问题行为**（第 3 课）可以快速起效的行为，然后确定在家长获得成功后要管理的下一个行为。 • 聚焦在单一例行活动中管理问题行为。

（续表）

如果儿童……	您可以……
出现没有明确功能的问题行为	• 请家长持续使用"问题行为记录表"来记录行为信息。 • 尝试在单一例行活动中识别此问题行为的功能。 • 建立关于此行为的功能的最佳假设，并在必要时修改它。
出现非常激烈或严重的问题行为	• 在教导家长如何停止奖励问题行为（第 4 课）前，先介绍如何教授替代技能（第 5 课）。 • 将此家庭转介给行为专家。

第 2 课
理解孩子的问题行为——识别行为模式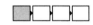

 课程目标

协助家长识别儿童出现问题行为的原因。

课堂议程

• 签到并设置课堂议程
• 回顾练习计划表
• 回顾"问题行为记录表"
• 识别问题行为的模式
• 完成"摘要记录表"
• 协助家长反思，制订练习计划

 课程材料

• 《家长手册》
• 已完成的"功能性评估访谈表"（表单 25）
• "问题行为记录表"（表单 26）
• "摘要记录表"（表单 27）
• "练习计划表——理解孩子的问题行为"（表单 39）
• 儿童喜欢的玩具（如果儿童在场）

签到并设置课堂议程

问候家庭

询问家庭自上节课以来情况如何。如果儿童在场，让他投入某项活动，这样他在您和家长说话时有事可做。

阐述课堂目标和议程

本节课的目标是帮助家长了解儿童出现问题行为的原因。您将会和家长一起回顾完成的"问题行为记录表",并讨论自上节课以来儿童的行为情况。您会组合使用这些信息与您在"功能性评估访谈表"中获得的信息,协助家长做出关于儿童使用问题行为的原因的假设。此假设将会引导您和家长制订有效的行为计划。

询问家长:"您对今天的课程有什么疑问吗?或者您是否还想讨论其他主题?"如果家长提出顾虑,您可能需要调整课堂议程。

回顾练习计划表

回顾家长的"练习计划表——理解孩子的问题行为"(表单 39)中的"行为追踪"部分,也就是有关本周内儿童问题行为干扰家庭例行活动的程度的评分。告诉家长,您将会每周持续追踪家长的评分,以评估策略是否奏效。

与家长讨论在家记录儿童问题行为时进展顺利和有困难的部分。如果家长没有记录任何问题行为,向家长解释记录对于制订有效的行为计划的重要性。如果家长表示难以完成"问题行为记录表",与家长讨论可以让家长记录儿童行为的方法。您可以让家长参考上节课末尾的"问题解决小贴士"表格。

回顾"问题行为记录表"

阅读家长在"问题行为记录表"上所写下的事件,询问家长关于她所记录的事件的相关信息,以更好地了解事件发生的过程。您可以请家长告诉您每件事发生的经过,例如,如果家长写到儿童在商店里发脾气,您可以询问:

"那是在一天里的什么时候?"
"您在商店内待了多久?"
"在他不高兴之前,您正在做什么?"
"他发脾气时会怎么样?"

"您是怎么回应的？"

"他在发脾气后做了什么？"

如果家长在本周内只记录了少数几个问题行为发生的情形，这是没问题的，记录的目标是协助家长看到事件发生的情境，包括她和儿童互动的方式，可能会影响儿童的行为。如果家长没有记录任何行为，或是仅描述了几个例子，您可以请她告诉您在本周内其他问题行为发生的情形。

如果问题行为发生的原因仍不明确，或者您觉得家长可以从持续收集儿童在家的行为信息中获益，请再给她一份"问题行为记录表"（表单26），让她在下周内完成。

识别问题行为的模式

使用您在"功能性评估访谈表"和家长完成的"问题行为记录表"中得到的信息，协助家长识别儿童问题行为的模式。询问《家长手册》"动动脑"部分的问题，协助家长将讨论的信息应用在儿童身上。

询问家长："什么事件最常触发孩子的问题行为？"如果家长无法确定，请协助她识别最可能触发行为的情境。诱因可以是相对宽泛的（例如，"叫孩子去做某个任务"）或是非常具体的（例如，"叫孩子去洗澡"），取决于会触发此行为的情境状况和数量。

现在，询问家长："问题行为发生的后果是什么？"如果家长不确定，请协助她识别最常出现的后果。后果可以是相对宽泛的（例如，"妈妈不再要求孩子做这项任务"）或是非常具体的（例如，"孩子不用去洗澡"）。

接下来，询问家长："孩子出现问题行为最可能的原因是什么？"如果家长不确定，请协助她识别可能的原因。要将行为的原因与您在上节课中回顾的问题行为的功能联系起来：可以进行某个活动或者取得某个物品，获得他人的关注，逃离、推迟或避开某个不想做的活动或任务，或满足感官上的需求。儿童的问题行为背后的原因可能不止一个，可能需要制订不同的计划以应对不同的理由。

完成"摘要记录表"

协助家长在"摘要记录表"（表单27）中写下你们所讨论的内容，此表单在《家长手册》的第8章里。此记录表将引导您和家长制订"行为计划表"（表单28）。您可以将《家长手册》中的图 8.3 作为范例。如果您需要处理多于一组问题行为，请针对每组问题行为使用一份"摘要记录表"。

协助家长反思，制订练习计划

协助家长反思

请回答家长的任何问题，或者澄清本节课中关于*理解孩子的问题行为*的任何内容。

协助家长应对潜在的挑战

如果您让家长再次完成"问题行为记录表"，请协助家长积极思考如何可以更有效地完成它，并将相关方法写在练习计划表中。如果不用再收集更多的信息，您可以略过练习计划表中的"计划"部分。

反思和布置阅读任务

提醒家长要完成练习计划表中的"行为追踪"部分，以评估两次课程间儿童的问题行为干扰家庭例行活动的程度。如有关联，请家长在"反思"部分写下在记录儿童的问题行为时进展顺利的部分和有困难的部分。

一旦您和家长完成了"摘要记录表"，您就已经准备好介绍*预防问题行为*。请让家长阅读《家长手册》第 8 章中对应的内容。

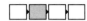

第 3 课
预防问题行为

课程目标

协助家长改变儿童的环境、例行活动和互动模式，从而减少问题行为出现的概率。

课程材料

- 《家长手册》
- 已完成的"摘要记录表"（表单 27）
- "练习计划表——预防问题行为"（表单 40）
- 图画式时间表、计时器或其他可以协助转换活动的物品
- 儿童喜欢的玩具（如果儿童在场）
- 儿童不喜欢的任务的素材（如有必要）

课堂议程

- 签到并设置课堂议程
- 回顾练习计划表
- 介绍预防问题行为
- 演示预防问题行为
- 让家长练习，您提供反馈
- 协助家长反思，制订练习计划

关键要素：预防问题行为

- 避开诱因
- 给出明确的指令与期望
- 让任务更简单或更有趣
- 提供选择
- 在有挑战性的活动后面安排孩子喜欢的活动
- 预告将要发生的事件或例行活动中的改变

签到并设置课堂议程

问候家庭

询问家庭自上节课以来情况如何。如果儿童在场，让他投入某项活动，这样他在您和家长说话时有事可做。

阐述课堂目标和议程

今天，家长将会学习如何通过对环境、例行活动和互动做出微调来降低问题行为的发生率。

询问家长："您对今天的课程有什么疑问吗？或者您是否还想讨论其他主题？"如果家长提出顾虑，您可能需要调整课堂议程。

回顾练习计划表

回顾家长的练习计划表中"行为追踪"部分的评分。了解自上节课以来，儿童的问题行为是否有任何改变。如果问题行为变得更严重，花些时间和家长讨论家里发生的任何改变。

如果您要求家长在家持续记录儿童的行为信息，请和家长讨论进展顺利和有困难的地方，并回顾"问题行为记录表"。

介绍"预防问题行为"

解释基本原理

一种可以有效处理问题行为的方式是，一开始就预防问题行为发生。可以通过避开诱因或改变情境来预防问题行为发生，最好的预防策略是处理诱因和问题行为出现的原因。

此策略对于那些使用问题行为逃避任务或活动（逃离／避开的功能）的儿童特别有帮助，甚至可能足以改善较不严重的问题行为。它对于问题行为的其他功能也可能有效。

向家长描述如何使用策略处理儿童问题行为出现的原因。您可以这样说：

> "布里安娜常常用发脾气来逃避她不喜欢的任务。对于布里安娜来说，一个不喜欢的任务是发脾气的诱因。如果您在如何和什么时候请布里安娜去做这些活动，以及您如何请她投入活动上做些改变，她会更少发脾气。"

讨论关键要素

使用《家长手册》来讨论预防问题行为中的关键要素。在讨论的同时，询问《家长手册》"动动脑"部分的问题，以协助家长将讨论的信息应用在儿童身上。

避开诱因

预防问题行为最简单的方式是避免会触发行为的情境或事件。当儿童正在学习使用替代技能时，这通常是一项好的技术。然而，避免会触发行为的情境或事件并非总是可能，这也不是可以长期解决问题的最佳方式。

询问家长："您如何避免引发孩子问题行为的诱因？"如果家长不确定，请和家长讨论这项策略最适合处理儿童的哪个问题行为，并协助她找到可以避开诱因的方式。告诉家长，当儿童的问题行为得到更好的控制时，您将会以渐进的方式让儿童逐步接触会触发问题行为的情境。

给出明确的指令和期望

有些儿童在实际上不理解他人发出的指令，或无法识别他人期待自己做出的反应时，会表现出不服从。家长需要确保在发出指令前吸引儿童的注意力，然后恰当地用简单语言告诉儿童家长希望他去做的事。

给家长提供指令清晰的例子（"捡起你的玩具"）和指令不清晰的例子（"你现在希望把你的玩具收起来吗？"）。此外，向家长说明如何发出指令：明确告知孩子要做些什么（"请小声说话"），而非告诉孩子不要做什么（"不要叫了"）。协助家长想出一些可以对孩子说的清晰指令。您也可以使用《家长手册》第5章中"提示理解沟通"一节的信息，帮助家长理解如何持续给予清晰、简单的指令。

让任务更简单或更有趣

问题行为也可能在儿童觉得任务太长、太难或太无聊的时候出现。在儿童做他不喜欢的任务时，一种能够有效预防问题行为的方式，是缩短任务或在任务太难时提供帮助。另一种方式是带些玩具或唱歌，让等待或无聊的任务变得更有趣。

询问家长："您可以怎么让任务变得更简单或更有趣？"如果家长不确定，请协助她识别，当儿童出现问题行为时，任务的长度与难度。讨论儿童出现问题行为前可以参与活动的时间长度。例如，如果儿童在晚餐时间没有坐在位置上，请确定他在离开座位前能够坐几分钟。利用这一信息协助家长思考如何能将任务简化到儿童愿意参与的程度，再逐步增加对儿童的期待。可能的做法包括一开始缩短任务的长度、尽早提供帮助和增加活动的趣味性。

提供选择

给孩子选择权会让孩子有控制感，这有助于孩子变得更顺从。家长提供的两个选项都应该能导致预期的后果发生。

给家长提供可以在孩子出现问题行为的例行活动中使用的选项例子。例如，如果孩子拒绝上车，家长可以说："时间到了，要上车了。你希望自己上车，还是希望我抱你上车？"协助家长找出一些她可以使用的选项例子。

在有挑战性的活动后面安排孩子喜欢的活动

在孩子不喜欢的活动后面加上孩子喜欢的活动，可以减少问题行为，也可以增加进行困难的例行活动时孩子的配合度。

询问家长："您可以如何重新规划一天的时程，让困难的例行活动后面伴随着孩子喜欢的例行活动？"如果家长不确定，请协助她使用"日常活动时间表"（表单 11）来建立一个时间表，在孩子不喜欢的例行活动后加上一个他喜欢的活动。

使用"先……，再……"的指令，让孩子知道在他不喜欢的活动后面会有一个他喜欢的活动，这可能会让孩子受益。

预告将要发生的事件或例行活动中的改变

有些儿童在事件、例行活动或期待改变时会感到受挫。预告将要发生的事件可以帮助儿童预期接下来要发生的事，并调节他的情绪。

询问家长："您可以帮助孩子了解接下来要发生的事吗？"如果家长不确定，请协助家长思考要让儿童理解改变所需的支持程度。支持方式可以包含图画式时间表、语言或视觉上的警告或计时器。

演示"预防问题行为"

为演示做准备

向家长解释，您将会重现常常触发问题行为的情境（例如，儿童不喜欢的任务或停下孩子喜欢的活动并切换到下一个活动），并演示如何对儿童使用技术。如果您是和家长进行角色扮演，请让家长在您演示技术时假扮成儿童。

描述您正在做的事情

请家长观察您如何使用这些技术，以及儿童有什么回应（如果儿童在场）。一开始先问家长："您今天希望尝试哪一项或哪几项技术？"鼓励她基于儿童问题行为出现的原因，提出一些她觉得最可能有效的技术。以下是一些例子。

> "我们知道，萨姆在他必须停止他最喜欢的活动时会感到非常沮丧。他现在正在玩他最爱的玩具火车，所以我接下来会让他知道是时候把火车收起来了。我会先提前两分钟给他预告，然后提前一分钟前再次给他预告。最后，我会给他明确的指令：把玩具火车收起来。然后给他看箱子。"

> "当布里安娜想要获得我们的关注时，就会打我们。当我们在说话时要非常注意这一点。我将会尝试用两种方式预防这种行为。第一，在我们谈话之前，让布里安娜投入一个有趣的活动，避免诱因——让她感到无聊。第二，缩短我们的谈话。为了帮助布里安娜理解，我会使用图卡和计时器，向她展示我们将会谈话两分钟，然后会和她一起玩。接下来我们会逐步增加我们谈话的时间，但一开始，我会维持较短的谈话时间，让她有成功经验。"

演示结束后，询问家长："您在互动过程中注意到了什么？"如果家长难以回答，可以问更具体的问题，例如：

> "我怎么让萨姆知道是时候要收玩具了？"
> "当我两次给萨姆预告时，萨姆有什么反应？"

让家长练习，您提供反馈

鼓励家长练习

告诉家长，孩子和她在一起时，可能会比和您在一起时表现出更多的问题行为，因为孩子比较常和家长在一起。如果发生这样的情况，您可能需要介入，或是停止练习来讨论所需的额外策略。如果孩子不在场，请家长在您扮演孩子时，和您练习技术。

管理物理环境

把预防问题行为时所需的用具（例如，图卡、计时器或玩具）交给家长，让儿童、家长和环境维持安全的状态。如果儿童的问题行为变得严重，请阻止儿童伤害自己或家长，并阻止儿童破坏用具。

提供反馈

根据家长使用技术的情况和儿童的回应提供反馈。针对练习此策略时的常见挑战的反馈建议，可在本节课末尾的"问题解决小贴士"表格中找到。您可以这样说：

> "您使用图片、简单的语言和计时器来让布里安娜知道我们会进行多久的谈话，这非常好！她等待了两分钟，并且没有打您。接下来，让我们跟她玩几分钟，再来尝试一次。"

协助家长反思，制订练习计划

协助家长反思

询问关于互动或角色扮演的问题。如果家长没有机会练习，您可以利用这段时间回答她的问题或澄清你们讨论过的关键要素。以下是您可以使用的一些问题示例。

> "关于让布里安娜投入有趣的活动中，并使用计时器来帮助布里安娜等待您去关注她，您觉得怎么样？"
>
> "您可以想象在您需要跟别人说话的场景使用这个技术吗？如果不可以，是哪一部分让您觉得不自在？怎么样能让这件事容易点呢？"
>
> "您觉得哪个技术最能够帮助布里安娜？"

帮助家长制订练习计划

　　和家长一起回顾"摘要记录表"，并请她在"练习计划表——预防问题行为"（表单40）中写下问题行为和诱因。接着，协助家长根据诱因确定她可以使用的预防策略。让家长写下她将会在相关例行活动或情境中关注的关键要素。

　　询问家长什么时候以及如何避免诱因、如何让困难的情境变得简单些等问题。

　　儿童可能会受益于多种预防技术，这些技术会根据例行活动的不同而有差异。请确保您已经详细了解家长将会在哪些情境中使用特定技术，以及具体的例子。例如，如果家长将在让儿童穿衣服时提供两种选择，请让她在表单中写下她将在该活动中使用的选项。

协助家长应对潜在的挑战

　　询问家长在家使用她所选择的技术时可能遇到的困难。花时间思考可能的解决方案。针对**预防问题行为**的常见挑战和解决方案列在"问题解决小贴士"表格中。

反思和布置阅读任务

　　提醒家长完成练习计划表中的"行为追踪"部分，以此评估两次课程间儿童行为干扰家庭例行活动的程度。这会让您可以收集技术有效性的相关信息。在"反思"部分，请家长写下进展顺利和有困难的部分，并让她知道您将会在下节课开始时回顾这些内容。请让家长阅读《家长手册》第8章中"改变后果"一节。

 针对"预防问题行为"的问题解决小贴士

如果家长……	您可以……
因为儿童必须完成任务而无法避免诱因	• 与家长讨论她能使用的支持物，例如视觉时间表，从而让儿童能够预期即将发生的事情。 • 让家长通过数数或使用计时器，向儿童预告将要发生的改变。 • 协助家长思考如何在儿童不喜欢的活动后安排儿童喜欢做的事情。 • 与家长讨论，要避免诱因，直到儿童的问题行为有所改善，然后以渐进的方式让儿童重新接触诱因。 • 建议家长避免诱因，同时教导儿童通过另一项技能表达自己的情绪和需求。

如果家长……	您可以……
在给予指令前难以吸引儿童的注意力	• 提议一些家长可以用来吸引儿童注意力的方式，例如，出现在儿童的视线中和打断他正在进行的活动。 • 请家长参考**创造机会**（《家长手册》的第 4 章）中用于吸引儿童注意力的其他技术。
向儿童发出模糊不清或过于复杂的指令	• 提醒家长她在提示前所发出的指令应有的复杂度（例如，一步或两步指令）。 • 建议家长使用特定的口语指令。 • 通过把模糊不清的指令转变为更恰当的形式，向家长做出示范。 • 询问家长她如何能让自己的指令更加明确。
犹豫是否要降低对任务的要求	• 与家长讨论缩短任务长度或简化任务难度，以让儿童有意愿投入活动，再逐步增加任务的长度或要求。 • 建议缩短任务长度或降低任务难度，直到您和家长成功地教儿童投入活动为止。
犹豫是否要使用时间表	• 与家长讨论如何使用日历或时间表来让我们知道接下来将发生什么事，以及这如何能帮助儿童。 • 协助家长选择最符合儿童语言水平的支持方式。
如果儿童……	**您可以……**
在进行例行活动时感到挫败	• 协助家长确定可以奖励儿童的活动或物品，与她讨论如何在有挑战性的例行活动后安排一个儿童喜欢的例行活动或其他活动。 • 使用"日常活动时间表"（表单 11），协助家长安排例行活动的顺序，在儿童较不喜欢的活动后面安排他较喜欢的活动。例如，如果儿童喜欢吃东西但不喜欢穿衣服，那么就安排他先穿衣服再吃早餐。 • 建议家长让例行活动变得更简单，缩短例行活动的时间，或让活动变得更有趣。 • 让家长知道，您将会在进行**教授替代技能**的教学时协助她教导儿童参与活动。
在活动转换时感到沮丧，特别是转换到自己较不喜欢的活动时	• 让家长使用视觉化的时间表，帮助儿童看到将要发生的活动。 • 在儿童喜欢的活动结束前先行预告。 • 提醒家长告诉儿童，在他不喜欢的活动结束后将会有什么他喜欢的活动。 • 建议让儿童不喜欢的活动变得更简单，或缩短活动时间，直到儿童可以有效转换活动。 • 建议当儿童成功转换活动而未出现问题行为时，给予儿童奖励。
面对环境中的刺激时，出现问题行为	• 让家长回顾《家长手册》第 1 章中"布置有利于成功的家庭环境"一节。这是个很好的方式，您可以和家长讨论如何布置家庭环境，并移除环境中会增加问题行为发生概率的物品。 • 协助家长思考如何减少社区环境中的感官刺激（例如，戴耳机、墨镜，在非高峰期前往一些地方）。

第 4 课
改变后果

🎯 课程目标

协助家长改变她对于儿童问题行为的反应，降低孩子使用问题行为的概率。

课程材料

- 《家长手册》
- "练习计划表——改变后果"（表单 41）
- 图画式时间表、计时器或其他可以协助转换活动的物品
- 儿童喜欢的玩具
- 儿童不喜欢的任务的素材（如有必要）
- 额外的奖励（如有需要）

📋 课堂议程

- 签到并设置课堂议程
- 回顾练习计划表
- 介绍*改变后果*
- 演示*改变后果*
- 让家长练习，您提供反馈
- 协助家长反思，制订练习计划

⚙️ 关键要素：改变后果

- 开始奖励良好行为
- 停止奖励问题行为

签到并设置课堂议程

问候家庭

询问家庭自上节课以来情况如何。如果儿童在场，让他投入某项活动，这样他在您和家长说话时有事可做。

阐述课堂目标和议程

今天，家长将学习如何改变她对于儿童问题行为的回应，减少儿童的问题行为。

询问家长："您对今天的课程有什么疑问吗？或者您是否还想讨论其他主题？"如果家长提出顾虑，您可能需要调整课堂议程。

回顾练习计划表

回顾家长的练习计划表中"行为追踪"部分的评分，确定上节课之后儿童的问题行为是否有所改变。如果使用预防策略后儿童的行为有改善，则要决定您是否要继续进行此主题的教学。如果儿童的行为变得更严重，则花时间讨论家里发生的变化。

让家长告诉您，她是如何在家里使用**预防问题行为**的。针对**预防问题行为**的常见挑战和可能的解决方案列在第 8 单元第 3 课末尾的"问题解决小贴士"表格中。

介绍"改变后果"

解释基本原理

儿童出现问题行为后所得到的后果，可能会强化问题行为而让问题持续出现。所以，另一个能有效帮助儿童停止使用问题行为的策略是改变后果。当家长在不经意间奖励或强化了儿童的问题行为时——例如，关注儿童的问题行为、让儿童拿到他喜欢的物品，和（或）取消对孩子的要求——使用此策略会特别有效。

向家长描述此策略如何能够处理儿童问题行为出现的原因。您可以这样说：

> "萨姆认识到，发脾气可以让他逃离一些他不喜欢的事情，比如把玩具收起来。为了告诉他发脾气不会再有任何效果，我们将改变对于他发脾气的反应。在他发脾气的情况改善以前，可能会先有些微小的恶化。"

讨论关键要素

使用《家长手册》讨论家长如何改变儿童问题行为的后果的关键要素。在讨论时，询问《家长手册》"动动脑"部分的问题，帮助家长将获得的信息应用在儿童身上。

开始奖励良好行为

家长应该思考她希望孩子用什么样的行为取代问题行为，并开始奖励这些恰当的行为。当儿童使用恰当的行为而得到许多奖励时，他会更可能使用这些行为来表达情绪或让自己的需求获得满足。

奖励可以是让儿童产生动机的社交性奖励（例如，关注、表扬和积极的肢体触碰）或实体的奖励（例如，儿童喜欢的玩具、零食或活动）。如果情况允许，奖励应该与儿童出现问题行为的因素有关。当出现问题行为的原因是儿童想要获得某个物品或做某个活动，或是获得家长的关注，奖励就应该与这些东西有关。例如，当儿童试图通过尖叫来获得想要的物品时，家长应该在儿童用恰当的方式表达时给他想要的物品。如果儿童用攻击行为的目的是获得关注，当他使用恰当的行为（例如，用良好的方式玩玩具）时，或者他没有通过攻击行为发起互动时，家长应给予他大量的关注。

如果儿童使用问题行为来逃避不喜欢的活动，家长可能需要在儿童未出现问题行为即投入活动中时，使用额外的奖励（例如，儿童喜爱的玩具、活动或小奖品）。协助家长寻找可以增加儿童动机并在家长可接受范围内的额外奖励。

询问家长："您可以怎么样开始奖励孩子的良好行为？"如果家长不确定，协助家长积极思考她希望孩子用什么行为取代问题行为，并确定她会如何奖励恰当行为。请家长参考《家长手册》中的表 8.2，获得奖励孩子的良好行为的点子。

停止奖励问题行为

要减少问题行为，儿童需要认识到问题行为再也无法让他的需求获得满足。这也就代表家长必须停止维持这些问题行为的后果（例如，获得想要的物品 / 活动、获得家长的关注以及逃避任务或活动）。当家长通过忽略来停止奖励这些问题行为时，在问题行为减少前的一小段时间内，问题行为可能会变得更常出现［这种问题行为增加的现象被称为消弱爆发（extinction burst）］。这可能会让家长不易忽略孩子的行为，特别是一开始的时候。不过，家长越能够一以贯之地忽略问题行为，问题行为就会越快减少。家长对于儿童的回应是必须一致的，即使只有在 10% 的时间里儿童的问题行为得到了鼓励，有些儿童也会持续使用问题行为。

询问家长："您可以怎么停止奖励孩子的问题行为？"如果家长不确定，请协助她根据她所识别的孩子行为的目的，确认她可以改变后果以停止奖励行为的方式。例如，如果儿童通过发脾气来逃避他不喜欢的活动，家长应该在活动中使用肢体引导，即使儿童抗议。请家长参考《家长手册》中的表 8.2，获得基于问题行为的功能来停止奖励儿童的问题行为的点子。

要家长在公共场合忽略儿童的问题行为可能非常困难。如果家长觉得这是个难题，请协助家长思考如何使用技术预防问题行为。如果家长在公共场合使用此策略并获得了他人的负面反馈，您可以建议她练习简短但积极的语言回应，比如："谢谢您的关心，我们正在积极改善他的行为。"

演示"改变后果"

为演示做准备

向家长解释，当您演示如何使用此策略时，您需要先布置一个常常触发儿童问题行为的情境。例如，此情境可能涉及：儿童喜欢的活动或物品，儿童可以看到，但是无法参加或取得；短暂地忽视儿童；让儿童完成他不喜欢的活动，或从儿童喜欢的活动切换到另一个活动。如果儿童不在场，在演示时，请让家长扮演儿童，而您扮演家长并演示此技术。请家长观察您如何奖励积极行为和停止奖励问题行为，以及儿童如何回应（如果儿童在场）。

描述您正在做的事情

提醒家长，除了改变后果的策略外，您将会使用预防策略。例如：

"我们知道，当萨姆要停止他喜爱的活动时，他会非常受挫。当他尖叫或丢东西时，人们通常会取消对他的要求，这样他就能玩更长时间。所以我们现在要做的是改变后果。我将会先给他两次预告，接着使用清楚的指令：'收拾玩具'。如果他没有尖叫或丢玩具就停止活动，我将会称赞他。如果他开始发脾气，我将会忽略他的尖叫，使用不带情绪的方式，用肢体引导他收玩具。"

"当布里安娜想要我们关注她时，她似乎会打我们。我会尝试通过让布里安娜投入一个有趣的活动中，并使用图卡和计时器来让她知道她还要等多久，从而预防她的这种行为。当她自己在好好地玩耍时，我将会定期对她微笑并说'嗨！'来奖励她的良好行为。如果在计时器响起前，她在乖乖地等待，我将会在计时器响起后和她玩几分钟来奖励她的等待。如果她在这段时间中尝试打我们当中的任何一个人，我们将不会给她任何关注，并重新开始计时，增加两分钟的等待时间。"

演示结束后，询问家长："在互动过程中您注意到了什么？"如果家长难以回答，请提出更具体的问题，例如：

"我怎么让布里安娜知道她需要等待？"

"当布里安娜用恰当的方式玩玩具时，我是怎么奖励她的？"

"当她试图要打我时，我是怎么回应的？"

让家长练习，您提供反馈

鼓励家长练习

告诉家长，她的孩子和她在一起时，可能会比和您在一起时表现出更多的问题行为，因为孩子比较常和家长在一起。如果发生这样的情况，您可能需要介入，或是停止练习来讨论所需的额外策略。如果孩子不在场，请家长在您扮演孩子时，和您练习技术。

管理物理环境

把奖励良好行为所需的用具（例如，玩具、零食或儿童喜爱的其他物品）交给家长，并在儿童试图使用问题行为来取得这些物品时移除物品。必要时，直接介入互动并以肢体引导儿童完成任务（例如，当儿童丢玩具时协助他收玩具）。当儿童的问题行为变得更严重时，请确保儿童、家长和环境维持在安全的状态（例如，阻止儿童自我攻击或攻击家长）。

提供反馈

针对家长使用技术的情况和儿童的反应提供反馈。针对练习此策略时的常见挑战的反馈建议，可以在本节课末尾的"问题解决小贴士"表格中找到。例如，您可以这样说：

"我知道这非常困难，但让我们试试看，当布里安娜打您、让您注意她时，不要和她有任何的眼神接触，只要站直，然后转身。当她向您移动但并没有打您时，立即向她微笑并说'嗨！'。"

协助家长反思，制订练习计划

协助家长反思

询问家长关于互动或角色扮演的问题。如果家长没有机会练习，您可以利用这段时间回答她的问题，或澄清你们讨论过的关键要素。以下是您可以使用的一些问题示例。

"即使萨姆在尖叫，您仍在活动中用肢体引导他的时候，您感觉怎么样？"

"您可以想象在萨姆需要做他不喜欢的活动时使用这项技术吗？如果不可以，是什么让您觉得不自在？怎么样能让这件事容易点呢？"

协助家长完成练习计划表

和家长一起回顾"摘要记录表"，并请她在"练习计划表——改变后果"（表单 41）中写下问题行为和让问题行为持续发生的后果。协助家长确定她将如何通过改变后果来处理这些行为出现的原因，请她在相关的方框中写下她将关注的关键要素。

询问家长将会开始奖励哪些良好行为和她将会怎么做，接着问她要如何停止奖励问题行为。要记得请她针对情境提供特定的例子与技术，确保她提供了足够的细节。

协助家长应对潜在的挑战

询问家长在家中使用她所选择的技术时可能遇到的困难，花时间积极思考出可能的解决方式。常见问题与解决方式都已列在"问题解决小贴士"表格中。

反思和布置阅读任务

提醒家长完成练习计划表中的"行为追踪"部分，以评估两节课之间孩子行为干扰家庭例行活动的程度。这可以帮助您可以收集技术有效性的相关信息。在"反思"部分，请家长写下进行顺利的部分与遇到的困难。让她知道您将会在下次课程开始时回顾这张表单。请她阅读《家长手册》第 8 章的"教授替代技能"一节。

针对"改变后果"的问题解决小贴士

如果家长……	您可以……
难以奖励积极行为	• 协助家长确定她可以在哪些时候对孩子使用积极行为进行奖励。 • 协助家长确定在孩子使用恰当的行为时，她可以给予的奖励类型。 • 建议家长奖励孩子用休息取代问题行为。随着时间推移，她可以逐步增加对孩子的要求。
对是否要在公共场所忽略孩子的行为感到犹豫	• 协助家长识别预防策略，比如使用视觉化的时间表，或是在孩子不喜爱的活动后面安排一项孩子喜爱的活动。 • 建议她携带许多小的奖品，并且在一开始外出时，就针对孩子的良好行为给予奖励。 • 协助她确定当陌生人发表评论时她可以使用的简短回应，比如："我们正在练习使用语言，谢谢您的关心。" • 建议她在人较少的非高峰期前往孩子容易遇到困难的公共场所。 • 提供一些可以避免强化孩子的问题行为，并快速且安全地将孩子带离公共场所的方法。
如果儿童……	**您可以……**
使用可能会伤害自己或他人的行为，或破坏、摧毁物品的行为	• 协助家长确定当她忽略孩子的行为时，仍可以维持孩子和他人安全的策略，比如移除可以被丢掷的物品、在家中找到安全的空间或阻止孩子攻击自己或他人。

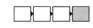

第 5 课
教授替代技能

 课程目标

协助家长教孩子用新技能代替问题行为。

 课程材料

- 《家长手册》
- 已完成的"摘要记录表"（表单 27）
- "练习计划表——教授替代技能"（表单 42）
- 图画式时间表、计时器或其他可以协助转换活动的物品
- 儿童喜爱的玩具
- 儿童不喜爱的任务材料（如有需要）
- 额外的奖励（如有需要）
- "行为计划表"（表单 28）

课堂议程

- 签到并设置课堂议程
- 回顾练习计划表
- 介绍教授替代技能
- 演示教授替代技能
- 让家长练习，您提供反馈
- 协助家长反思，制订练习计划

关键要素：教授替代技能

- 选择替代技能
- 使用提示和奖励来教授替代技能

签到并设置课堂议程

问候家庭

询问家庭自上节课以来情况如何。如果儿童在场，让他投入某项活动，这样他在您和家长说话时有事可做。

阐述课堂目标和议程

今天，家长将会学习如何教孩子新技能，让孩子可以用新的行为来取代问题行为，以满足自己的需求。

询问家长："您对今天的课程有什么疑问吗？或者您是否还想讨论其他主题？"如果家长提出顾虑，您可能需要调整课堂议程。

回顾练习计划表

回顾家长在练习计划表上填写的"行为追踪"部分，确认上节课后孩子的问题行为是否有任何改变。如果孩子的行为有明显改善，则要决定这个家庭会不会从学习**教授替代技能**中获益。如果孩子的行为变得更严重，则花时间讨论家里发生的变化。

让家长告诉您，她是如何在家里使用**改变后果**的。和家长讨论进行顺利的部分与遇到困难的部分，协助家长解决在家练习时所遇到的问题。常见的挑战和可能的解决方法都列在本单元第4课末尾的"问题解决小贴士"表格中。

介绍"教授替代技能"

解释基本原理

有些儿童会因为不知道如何使用更恰当的方式来表达需求，所以持续采取问题行为。对于这样的儿童，一种有效策略是教他们一个新技能，用来更恰当地表达情绪与需求。对于那些因为尚未习得完成某些活动的技能，或是无法忍受而抗拒参与活动的儿童，此策略尤其有用。举例来说，如果孩子因为无法轻易地穿上上衣而感到沮丧，家长可以使用此技术来教孩子自己穿衣。

描述这一策略可以如何用于处理儿童问题行为背后的原因。您可以这样说：

> "萨姆利用发脾气逃离一些他不喜欢的事情。我们可以教他使用更恰当的技能，比如通过说'结束了'告诉我们他想要停止活动。我们也可以开始提供一些小小的、额外的奖励，教他如何更独立地完成他逃避的活动。"

讨论关键要素

使用《家长手册》讨论**教授替代技能**。在呈现相关信息时，您可以询问《家长手册》"动动脑"部分的问题。

选择替代技能

首先，让家长确定一个更恰当的行为，孩子可以通过这个行为满足自己的需求。家长所选择的这个行为／技能，要和问题行为有同样的功能或理由，要让孩子容易使用，也要让与孩子互动的所有人容易理解。

询问家长："您可以教孩子什么替代技能，并且这个替代技能可以和问题行为达到同样的功能？"如果家长不确定，使用《家长手册》中的表 8.3 协助家长找到她想要教孩子、让孩子的需求获得满足的新技能。

使用提示和奖励来教授替代技能

《家长手册》的第 5 章讨论了如何有效地使用提示和奖励，其中也介绍了用于教孩子使用新的沟通技能的特定提示。当您在指导家长时，可以使用这部分内容中的相关信息。

和家长讨论要如何设置一个情境，让家长在孩子不沮丧时练习教授替代技能。和家长讨论她将如何使用提示来协助孩子使用技能，一开始可能需要使用支持度最高的提示，避免触发问题行为。之后，家长将会运用支持度较低的提示来协助孩子独立地使用替代技能。

和家长讨论如何在孩子使用替代技能时立即给予奖励。奖励一定要和孩子行为的功能有关（例如，获得想要的物品／活动、获得他人的关注、不做某项任务）。举例来说，如果孩子使用口头要求——"我需要休息"来停止任务，家长就应该立即停止对孩子的要求。在一开始，家长在孩子每次使用替代技能时都要立即给予奖励。随着孩子的问题行为逐渐改善，家长可以更少或不那么迅速地对替代技能做出回应。例如，她可以逐渐增加孩子在休息前需要参与活动的时间。

协助家长识别教授替代行为所需的步骤，包括使用最恰当的提示和最有效的奖励，再逐步减少提示和奖励。

演示"教授替代技能"

为演示做准备

向家长解释，您将先设置一个会触发儿童问题行为的情境，以示范如何教授新技能。如果孩子不在场，请家长假装自己是孩子，而您假装自己是家长，以便示范此技术。

描述您正在做的事情

提醒家长您将会使用哪些预防和后果策略。请家长观察您如何使用这些策略，以及孩子如何回应（如果孩子在场）。

"我们将会教布里安娜用轻拍他人手臂的方式获得他人注意，而不是用打他们的方式。所以我会告诉布里安娜：'我需要跟妈妈讲话。如果你想玩，就轻轻拍一下我的手臂。'然后示范如何轻拍手臂。我们会交谈几分钟。当她走向我时，我将会用肢体引导的方式协助她轻拍我的手臂。当她这么做时，我会立刻给予她大量积极关注。重复几次后，我将会在她靠近我时示范轻拍我的手臂，观察她是否可以在没有肢体引导的情况下轻拍我的手臂。如果她打我，我将不会给予她任何关注。相反，我会等待片刻，再次用肢体引导的方式协助她轻拍我的手臂。"

演示结束后，询问家长："您在互动中注意到了什么？"如果家长难以回答，可以问一些更具体的问题，例如：

"我是怎么提示布里安娜轻拍我的手臂的？"
"当她照做的时候，我是怎么回应的？"

让家长练习，您提供反馈

鼓励家长练习

提醒家长，她在教孩子使用新技能时需要遵循哪些步骤，例如："当她靠近您时，记得轻拍您的手臂，让她知道要做什么来得到您的关注。"如果孩子不在场，您可以假装自己是孩子，让家长进行角色扮演、练习技术。

管理物理环境

把家长需要的物品交给她，并在必要时移除物品。如有需要，在中途加入互动，用肢体引导孩子使用新技能。例如，当孩子要打家长时，协助孩子轻拍家长来获得家长的关注。和以往一样，让孩子、家长和环境维持在安全的状态（例如，阻止孩子自我攻击或攻击家长）。如果孩子的行为变得过于具有攻击性或无法控制，您可能要中止家长的练习。

提供反馈

针对家长使用**教授替代技能**的情况和孩子的反应提供反馈。针对练习此策略时的常见挑战的反馈建议，可以在本节课末尾的"问题解决小贴士"表格中找到。和往常一样，请强调反馈中积极的部分。例如，您可以说：

> "太棒了！当我们在谈话时，您通过示范轻拍来协助布里安娜轻拍您的手臂。她轻拍您的手臂，然后您立刻给予她关注。让我们和她玩几分钟后再试一次。"

协助家长反思，制订练习计划

协助家长反思

询问家长关于互动或角色扮演的问题，利用这段时间回答她的问题或解释教授替代技能的关键要素。以下是您可以使用的一些问题示例。

> "对于教布里安娜轻拍您的手臂来获得您的关注，您有什么感觉？"
> "您可以想象在家里这么做吗？如果不可以，是什么让您觉得不自在？怎么做可以让您觉得容易一些？"
> "您觉得哪种策略最能够帮助她？"

协助家长完成练习计划表

和家长一起回顾"摘要记录表"（表单 27），并请她在"练习计划表——教授替代技能"（表单 42）中记录问题行为和问题行为发生的原因。协助家长确定她将教授哪个替代技能，这个技能可以和问题行为达到同样的目的。

协助家长完成练习计划表上的序列图，作为她如何教授替代技能的示例。首先，请她在目标旁边写下她将教授的替代技能。

询问家长，她要如何设置情境来练习教授此技能。提醒她可能会用到的预防策略，比如给予清晰的指令与期待，或让任务变得更简单。

接下来，询问家长将会使用什么提示来协助孩子使用新技能。让她在标有数字的提示空格中写下提示。根据孩子的技能水平，您和家长或许会选择从支持度最高的提示开始使用，如果是这样，家长可以将支持度最高的提示写在第一个空格中，并将她会使用的支持度较低的提示写在接下来的空格里。

最后，询问家长当孩子使用新技能时，她会如何提供奖励。

协助家长应对潜在的挑战

一旦您和家长确定了她将使用的所有策略，你们就可以将完整的计划写在"行为计划表"（表单 28）上。

询问家长在家使用这些策略时可能遇到的困难。常见的挑战和解决方案可以在"问题解决小贴士"表格中找到。

 针对"教授替代技能"的问题解决小贴士

如果家长……	您可以……
难以有效地使用提示或奖励	• 让她回顾《家长手册》第 5 章"教授新技能"中的"提示和奖励"一节，也回顾第 5 章中的"提示主动沟通"一节。协助家长选择可以协助孩子使用新技能的提示。 • 家长应该使用支持度最高至最低的提示，以确保孩子成功。 • 提醒家长运用奖励增加孩子再次使用新技能的概率。即使她用肢体引导协助孩子使用新技能，立即奖励孩子也是很重要的。 • 协助家长制订逐步减少提示的计划。
对是否要奖励替代技能感到犹豫	• 提醒家长要立刻奖励替代技能，直到孩子的问题行为得到控制。当问题行为得到控制，她可以逐步增加奖励替代技能前孩子的等待时间（例如，"你可以休息一分钟""我们可以玩一分钟"）。 • 协助家长拟定逐步减少奖励的计划。

（续表）

如果家长……	您可以……
需要孩子完成日常例行活动	• 建议她在孩子不需完成例行活动时练习教授替代技能（例如，当有额外的时间时，在每天数次要刷牙时练习表达要休息）。 • 协助家长确定具有高度强化功能的额外奖励（例如，孩子最爱的玩具或活动，或小份的甜食）。家长可以在孩子没有采取问题行为、持续参与活动时给予他这类奖励。 • 协助家长教导孩子更独立地完成任务。协助家长将任务分解成各个小步骤（任务分解），接着通过使用提示和额外的奖励，一次教一个步骤（行为链接）。如果家长在针对某个特定活动的任务分解和行为链接方面需要协助，请咨询合适的专家。
如果儿童……	**您可以……**
在家长提示技能前感到受挫	• 请家长在孩子需要使用替代前，时常提醒孩子如何使用替代技能（例如："如果你需要我，就轻拍我的手臂"）。 • 建议家长更早开始提示。 • 请家长先使用支持度最高的提示。 • 让家长和孩子于每天的不同时段，并且在孩子没有感到受挫时，和孩子进行短时间的练习。 • 请家长忽略问题行为，并等待孩子冷静后再奖励他，然后再试一次。 • 建议家长使用额外的奖励来鼓励孩子使用替代技能。

第 3 部分

小组家长辅导模式指南

Teaching Social Communication to Children with
Autism and Other Developmental Delays

本手册的第 3 部分提供了一个开展小组家长辅导计划的分步指南。小组模式最适合在小组情境中为儿童提供服务和（或）有兴趣为家庭提供小组体验的专业人员。小组模式应该与 ImPACT 计划《家长手册》结合使用，该手册介绍了每项技术。

参与要求

因为这些策略是建立在彼此的基础上的，所以需要由相同的（主要的）家长出席所有的小组课程和一对一的教练辅导课程，这一点很重要。这一要求并不妨碍其他的家庭成员在他们时间允许的情况下，与主要的家长一起参加课程。然而，不建议主要的家长缺席，因为其他家庭成员不具备以前教授过的策略的知识背景。

在第一次小组课程之前，使用"初始接案问卷"（表单 2）进行一次初始接案课程（参见第 1 部分第 4 章），以确定 ImPACT 计划小组是否适合某个家庭，并培养家长对课程的期望。初始接案课程可以作为正在进行的服务的一部分，通过最初的面对面会谈或电话的方式进行。

重要的是要考虑小组的规模和成员组成，以便让家庭获得积极的体验。我们发现，理想的小组规模是 6 ~ 8 位家长。我们建议将小组人数保持在 12 人以内，以便有时间让所有家长都参与其中。当儿童处于相似的发展水平，而家长在诊断过程中处于相似的阶段，小组往往最具凝聚力。然而，最需要考虑的因素是家长是否能够相互支持，避免重大冲突。

课程的次数和顺序

小组模式通过 12 次课程展开，其中 6 次是 2 小时的小组课程，另外 6 次是与儿童进行的、60 分钟的一对一教练课程。理想情况下，课程为期 12 周，小组课程和一对一教练课程每周交替进行。在 6 个单元中，每一个单元都包括一次小组课程和一次一对一的教练课程。家长练习并得到反馈，对于帮助他们学习使用干预策略至关重要；因此，我们不推荐没有一对一教练辅导课程的小组模式。

关于如何在调整小组模式的同时保持 ImPACT 计划的可靠性的建议，请参见第 1 部分第 2 章。表 3.1.1 列出了小组课程和一对一教练辅导课程的主题和建议顺序。

完成此计划后，我们建议您每月提供一次后续课程，为期 6 个月，以鼓励每位家长坚持使用干预策略，解决新的问题，并帮助家长了解这些技术如何有助于实现新的目标。这些后续课程对接受小组辅导模式的家庭特别有帮助，因为与接受一对一教练辅导课程的家庭相比，他们练习和接受反馈的机会更少。

表 3.1.1　小组计划中小组课程和一对一教练辅导课程的主题和推荐顺序

第 1 单元　入门指南

第 1 课（小组课）	ImPACT 计划概述，布置有利于成功的家庭环境
第 2 课（教练辅导课）	为孩子制定目标，布置有利于成功的家庭环境（回顾）

第 2 单元　专注于孩子，调整沟通方式

第 3 课（小组课）	专注于孩子，调整沟通方式
第 4 课（教练辅导课）	专注于孩子（回顾），调整沟通方式（回顾）

第 3 单元　创造机会

第 5 课（小组课）	创造机会
第 6 课（教练辅导课）	创造机会（回顾）

第 4 单元　教授新的沟通技能

第 7 课（小组课）	教授新的沟通技能
第 8 课（教练辅导课）	教授新的沟通技能（回顾）

第 5 单元　教授新的模仿和游戏技能

第 9 课（小组课）	教授新的模仿和游戏技能
第 10 课（教练辅导课）	教授新的模仿和游戏技能（回顾）

第 6 单元　塑造互动和往前迈进

第 11 课（小组课）	塑造互动，为后续成功做计划
第 12 课（教练辅导课）	塑造互动（回顾），更新孩子的目标

课程形式

小组课程

　　家长在不带儿童的情况下参加 6 次小组课程。小组课程的目的是介绍干预策略技术，让家长以小组的形式识别问题和解决困难，也使家长能够分享他们的经验并相互支持。大多数小组课程都有一个标准的形式，下面列出了每个组成部分所占时间的大致百分比。

　　1. 签到并设置课堂议程（占课堂的 5%）

2. 回顾练习计划表（占课堂的 10%）

3. 介绍新技术，展示视频示例，并促进讨论（占课堂的 70%）

4. 制订练习计划和辅导（占课堂的 15%）

小组课程应使用 ImPACT 计划配套资源中的幻灯片演示和视频片段。这些幻灯片的注释和脚本示例在每个小组课程的指南中提供。这些注释和脚本示例也可以在幻灯片的"注释"部分中找到。幻灯片添加了动画效果，箭头用于指示对应动画效果的脚本示例文本。

在每次小组课程进行到一半的时候，请休息一会儿，让家长能够吸收这些信息、与其他家长交流，并问一些具体问题。每个单元的小组课程的指南提示了休息的时间点，但是，您可能会发现在演示过程的不同时间点休息会更好。

《家长手册》中的每一章都涉及一个或多个针对该章所涵盖的策略组或单个技术的练习计划表。这些练习计划表既可在《家长手册》中获得，也可以在配套资源的表单中找到（见上文）。让家长在小组中完成每节课的相关练习计划。在每次小组课程结束时，请填写"小组可靠度检查表"（表单 7），以确保您正在按照设计实施 ImPACT 计划小组辅导步骤。

一对一辅导课程

每位主要的家长都会和儿童一起参加 6 次一对一的辅导课程。开展这些课程的目的是让家长有机会练习，获得针对他们在小组课程中所学技术的反馈，认识到他们的优势和努力，并帮助他们发现和解决具体的困难。大多数辅导课程都有一个标准形式，下面列出了每个组成部分所占时间的大致百分比。

1. 签到并设置课堂议程（占课堂的 5%）。

2. 回顾练习计划表（占课堂的 15%）

3. 简要回顾技术（占课堂的 5%）

4. 演示技术（占课堂的 10%）

5. 让家长练习，您提供反馈（占课堂的 45%）

6. 协助家长反思，制订练习计划（占课堂的 20%）

每节课开始时都有一个大纲，列出了课程的目标、材料、课堂议程和技术的关键要素。课程中提供的其他信息包括对于如何教授技术的描述、和家长使用的语言示例以及促进讨论和家长学习的问题。每个单元包括至少一个"问题解决小贴士"表格，该表格列出了在课堂练习和课后练习中出现的常见挑战，并提出了解决方法。家长在每次辅导课程结束时完成另一份练习计划表。关于每次课程的更多细节可以在第 1 部分第 3 章中找到。

　　每次一对一教练辅导课程后，请填写"干预可靠度检查表"（表单 4）和"课程数据单"（表单 12）或课程笔记，以监控家长和儿童的进展并确定如何继续。您还应填写"教练辅导可靠度检查表"（表单 6）。这些数据将有助于确保计划的高质量实施。

第 1 单元

入门指南

本单元的目的是提供 ImPACT 计划的概述，帮助每位家长为儿童设定个性化的目标，并帮助每位家长布置有利于成功的家庭环境。如果家长理解项目的基本原理、参与目标的制定，并了解实现目标的步骤，那么她更有可能在家中实施干预。这在 ImPACT 计划中尤其重要，因为您每次只教授一种策略，以帮助家长有效地学习。如果家长能够在家里创造一个有助于儿童与她互动并有利于学习的环境，她也会取得更大的成功。

在第一次小组课程开始之前，确保材料准备好，并将小组空间的座位安排成"U"形，以便每位家长都能看到您和其他家长。在家长入场时热情地问候，给他们几分钟互相认识的时间，再开始课程。

- 在小组课程中，您将从小组介绍和发展小组期望中开始。然后，您将使用幻灯片和视频片段来介绍 **ImPACT 计划概述**和**布置有利于成功的家庭环境**。在小组课程结束时，您将要求家长完成"日常活动时间表"（表单 11），并在一对一教练辅导课程之前阅读《家长手册》的第 1 章"入门指南"。小组课程的脚本示例也可以在幻灯片的"注释"部分找到。这些注释中介绍了每个视频片段中的关键要素。

- 在一对一的教练辅导课程中，您首先将帮助家长通过协同目标设置为儿童制定个性化的目标。这个过程可能需要占用一对一教练辅导课程的大部分时间。如果您有时间，您将简要回顾**布置有利于成功的家庭环境**和家长完成的"日常活动时间表"。然后，您将帮助家长制订一个针对**布置有利于成功的家庭环境**的练习计划表。最后，您将要求家长在下一次小组课程之前完成反思，并阅读《家长手册》的第 2 章"专注于孩子"和第 3 章"调整沟通方式"。

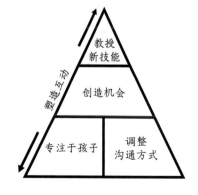

第 1 课（小组课）
ImPACT 计划概述，布置有利于成功的家庭环境

🎯 课程目标

协助家长达到下列目标：

- 建立小组期望
- 了解 ImPACT 计划的优势
- 了解 ImPACT 计划的 F.A.C.T.S. 策略
- 确定计划要取得成功所需的支持
- 布置有利于成功互动的家庭环境

📇 课程材料

- 幻灯片／视频片段
- 白板或大张的白纸
- 《家长手册》
- "日常活动时间表"（表单 11；复印多份）
- "小组可靠度检查表"（表单 7）

📋 课堂议程

- 设置课堂议程、进行介绍并建立小组期望（幻灯片 1—4）
- 介绍 ImPACT 计划概述（幻灯片 5—7）
- 介绍每位儿童将要学习的技能（幻灯片 8）

- 介绍 ImPACT 计划的 F.A.C.T.S. 策略（幻灯片 9—10）
- 休息时间
- 介绍为成功做好准备（幻灯片 11—12）
- 介绍布置有利于成功的家庭环境（幻灯片 13—15）
- 为练习和辅导做计划（幻灯片 16）

⚙️ 关键要素：为成功做好准备

- 腾出时间练习
- 告诉教练您的需求
- 从团队中获得支持
- 提前为困难的事情做计划
- 肯定家人的努力和成就

⚙️ 关键要素：布置有利于成功的家庭环境

- 让日常活动变得可预测
- 确定用来练习的日常活动
- 腾出时间玩耍
- 建立游戏空间
- 减少干扰
- 轮换玩具和材料

设置课堂议程、进行介绍并建立小组期望

▶ 幻灯片 1

　　欢迎家长们进入教室。分发幻灯片讲义，确保每位家长在座位上都能看到您和其他家长，并

且有空间能够书写。一旦大家准备就绪，您就可以开始介绍了。

脚本示例

欢迎各位！感谢大家参加我们的第一次 ImPACT 计划小组课程。大家一起聚在这里真是太好了，家长们很少能见面。因此，我们很高兴为各位提供这个小组。你们之所以在这里，是因为你们的孩子有社交沟通方面的困难。面临社交沟通困难的孩子，通常难以参与和发起与他人的社交互动，也难以学习沟通、以有意义的方式使用语言、模仿他人或以创造性的方式玩玩具。他们也可能反复重复声音、语言和动作，并可能会出现问题行为。作为 ImPACT 计划小组的一员，你们每个人都将学习一组策略，这些策略可以在许多日常活动中和孩子一起使用，以促进孩子的社交沟通发展。

▶ **幻灯片 2**

简要回顾课堂议程，提供关于课程目标和结构的信息。最后，快速介绍下节课将要做什么。如果因为时间的原因，您需要对此议程进行调整，请在幻灯片上注明。

脚本示例

➢ 我们一开始会进行自我介绍，让我们认识彼此。然后我们将一起制定在接下来的 12 周内我们应该遵循的小组准则。

➢ 之后，我们将介绍 ImPACT 计划——包括这项计划如何帮助您的家庭、计划涉及的内容、ImPACT 计划教授的技术，以及您将学习的干预策略。我们还将讨论一些方法，帮助您为这个计划的成功做好准备。

➢ 接下来，我们将讨论如何布置有利于成功的家庭环境。这包括确定在您当前的日常活动中使用干预的好时机，以及学习布置家庭环境的方式，以便更好地和孩子一起进行 ImPACT 计划。

➢ 最后，我们将计划您如何在下周开始布置家庭环境，使它更便于您和孩子互动。

▶ **幻灯片 3**

进行自我介绍，并简述自己的职业经历。让每位家长简单介绍自己，说出孩子的名字，描述孩子的优势和面临的困难，并说明自己希望从这项计划中获得什么。使用这些信息来建立对计划的期望。如果家长提出了与提高儿童社交沟通技能相关的目标，告诉他们这项计划将如何实现这些目标。如果他们提出了涉及减少问题行为（如发脾气）的目标，向他们表示，虽然课程并不直接涉及行为管理，但是提高社交技能通常可以减少问题行为。如果您打算使用选修的行为管理单元（参见第 2 部分第 8 单元），您也可以告诉家长，在课程结束时您可能会处理孩子的问题行为。如果家长提到了这项计划范围之外的目标，如学业技能、如厕训练或喂养问题，请告诉他们本计划不会解决这些问题，但您可以提供资源来帮助他们解决这些问题。

脚本示例

因为我们会有很多时间在一起，所以我们要先互相了解，这一点真的很重要。为了帮助我们互相了解，我想让你们每个人自我介绍一下。

> 请告诉每个人您的名字和一些关于您的事情。
> 我还想请您告诉我们您孩子的名字，并描述一下孩子的优点和一个他遇到困难的方面。
> 最后，告诉我们您希望从这项计划中获得什么。

▶ 幻灯片 4

引导家长简短地讨论哪些行为将有助于建立一个有凝聚力和支持性的小组环境。让家长讨论小组成员应该做和不应该做的事情，以便让所有成员都获得积极的体验。告诉家长您的保密原则，以及您关于分享个人信息、相互提供建议和讨论不在议程上的话题的准则。让家长知道，因为有很多信息要涵盖，有时您可能需要中断讨论或将复杂的问题留到休息时间，以保证小组的进度。写下家长讨论制定的准则，放在他们可以看到的地方，并在每次小组课程时展示。

脚本示例

在我们讨论 ImPACT 计划之前，为这个小组制定一些准则是很重要的。加入小组的好处之一是，各位在学习和使用 ImPACT 计划的过程中，会有很多机会互相支持。家长经常告诉我们，他们获得的最佳支持来自其他有社交困难的孩子的家长。因为这个小组的目标是提供支持，所以我们应该避免做某些事情，即使有时我们会很想那么做。正因为如此，我们会花几分钟时间为小组制定一些准则——包括我们应该做什么来相互支持，还有应该避免做什么。我们将确保每次小组都遵循这些准则，让我们所有人（包括我）一起负起责任。

> 您认为我们应该做些什么来互相支持?

> 那我们应该避免做什么事情呢?

介绍 "ImPACT 计划概述"

解释家长辅导的基本原理

▶ 幻灯片 5

介绍 ImPACT 计划,并描述该计划如何为儿童和家庭带来积极的结果。

脚本示例

孩子在家里学到的东西往往比在学校学到的东西更重要。这是因为他们的目标是能够与对他们最重要的人互动和沟通。当您学习这个课程中的策略时,您可以在日常活动中使用它们,以帮助儿童学习。这样做会给您的整个家庭带来积极的结果。

> 在家里使用这些策略会让您的孩子有更多的时间学习和练习,因为您可以在日常和他在一起的时间中教他。研究表明,干预的时间越多,越有助于儿童发展更好的社交沟通能力,并减少行为问题。

> 当您在家里使用这些策略时,您的孩子将会在有意义的活动中学习,比如游戏、吃饭、洗澡和睡觉时间。您可以充分利用这些时段。这将帮助孩子在最重要的场景中使用技能,也有助于孩子在新的情境下、在更长的时间里持续使用技能。这叫作"泛化(generalization)"。

> 学习这些策略可以让您对自己更有信心,相信自己有能力帮助孩子发展和成长。它还可以让您与孩子的互动更加愉快。参与类似 ImPACT 计划的项目的家长报告,他们的育儿压力减轻了,和孩子的互动也变得更积极。

> 一旦您了解了这些策略,您就可以把它们教给孩子生活中其他重要的人,比如孩子的祖父母和兄弟姐妹,这样他们就可以为您和孩子提供支持。

说明家长和教练的角色

▶ 幻灯片 6

介绍家长和教练的角色。询问家长他们以前接受家长辅导的经验，如果他们接受过辅导，可以询问他们的体验。在您介绍 ImPACT 计划时，利用这些信息帮助家长建立对课程的期待。如果家长接受过其他家长辅导干预或其他类型的家长培训，请说明 ImPACT 计划可能与他们已经接触过的内容有哪些相似或不同之处。

脚本示例

ImPACT 计划的含义是"让家长成为孩子的沟通训练师（Improving Parents As Communication Teachers）"，这反映了一个事实：这项计划是一个家长辅导课程。本课程不教授育儿技术；相反，它教授的是特殊的技术或工具，让您可以用来帮助孩子发展和学习社交沟通。辅导您教您的孩子，可能与孩子接受的其他服务略有不同；在其他服务中，治疗师主要与孩子一起工作。你们中有人以前接受过家长辅导或家长培训吗？如果有，您的体验如何？

  ➢ 在本课程中，教练的角色将是与您合作，为孩子制定目标，并帮助您学会使用干预策略，这些策略有助于孩子达到这些目标。

  ➢ 您的角色将是学习干预策略，并在家庭和社区中将所学的干预策略运用在和孩子的互动以及你们的日常活动中。这意味着您将是主要与孩子一起工作和互动的人。

  ➢ 通过这样的合作方式，我们将帮助您的孩子发展更好的社交沟通技能。

说明小组课程和一对一教练辅导课程的形式

▶ 幻灯片 7

回顾计划的整体结构以及小组课程和一对一教练辅导课程的形式。给家长机会向您提问。

脚本示例

这是一个包含 12 节课的课程，包括 6 节小组课程和 6 节一对一教练辅导课程，每周交替进行。

> 在每次小组课程中，我们将回顾上周您和孩子练习的情况，我们将一起讨论成功之处并解决问题和挑战。然后我们将通过讲课、案例视频和小组讨论的结合，学习一到两种新的干预策略。在每个小组课程结束时，你们每个人都将制订一个在家和孩子一起练习的计划。

> 下一周，你们每个人都将与你们的孩子和教练进行一对一辅导课程。在每次辅导课程期间，您将回顾前一周的练习计划表。教练会帮助您解决您在家中和孩子一起使用这些策略时遇到的任何问题。然后，教练会简单地和孩子演示您在小组中学到的一些技术，然后您将有机会和孩子一起练习，同时教练会给您反馈和支持。每节辅导课结束时，您都要制订一份可以在家尝试的练习计划表，并在下一次的小组课程中讨论它。小组课程和一对一课程对学习干预策略都很重要。由于这些策略是相辅相成的，所以同一位家长或孩子的主要照顾者应该参加所有的课程。但是，其他照顾者可以在有空的时候来参加部分课程。

介绍儿童将要学习的技能

> **幻灯片 8**

介绍这项计划聚焦的四组技术，并告诉家长，在第一次一对一的教练辅导课程中，您将帮助他们为孩子设定这些领域的目标。在介绍时，您可能会想根据您对小组中的儿童的了解，提供一些这几个领域中与他们的情况最相关的技能的具体例子。您可以参考《家长手册》，获取更多关于这些技能及其如何发展的信息，以及每位家长将如何在一对一的教练辅导课程中为孩子设定目标。

脚本示例

现在让我们来谈谈这个课程的目标。ImPACT 计划可以帮助您提高孩子在这四个领域的技能，这些技能都是学习的关键要素：社交参与、沟通、模仿和游戏。

> **社交参与**是发展社交沟通技能的基础。儿童通过眼神交流和面部表情——然后是姿势动作，最后是语言——分享他们的情绪和注意力，从而与他人交流。当儿童难以用这些方式与人互动时，他们向别人学习的机会就变少了。这个课程的出发点是帮助您增加孩子和您的社交参与，这样孩子就可以从您这里学习。

> **沟通**是出于各种原因而理解和使用面部表情、姿势动作、声音、词语和句子的过程。在儿童开始使用言语交流（如词语和句子）之前，他们就先开始进行非言语交流（通过眼神交流、声音，最终是姿势动作）。无法有效沟通的儿童很难表达自己的需求，也可能会发展出问题行为来满足自身的需求。这个课程将根据孩子当前的技能水平，帮助您教孩子使用姿势动作、词语和句子来更好地沟通。它也会帮助您的孩子更好地理解您和遵循您的指示。

> **模仿**很重要，因为儿童以模仿来表示他们对其他人感兴趣，并通过模仿学习新技能。当儿童难以模仿时，互动和学习新技能就会变得更加困难。本课程将帮助您的孩子在游戏中模仿您，以改善他的社交参与能力、游戏技能和姿势动作。

> **游戏**是为了乐趣而与玩具、其他物品和活动进行互动的过程。游戏技能很重要，因为儿童通过游戏发展和练习新的语言和社交技能。玩游戏也是促进解决问题、换位思考、想象力和运动技能的绝佳方式。假装游戏和语言都涉及象征性思维（理解一种事物可以代表另一种事物）；因此，教儿童玩假装游戏可以帮助他们发展更好的语言技能。本课程将帮助您教孩子如何以更具创造力和更复杂的方式玩游戏。您的教练将在您的第一次一对一教练辅导课程期间，帮助您为孩子在这些领域设定目标。您选择的具体目标取决于孩子目前的技能水平。你们将一起努力，了解孩子在上述每个领域中的发展阶段，以及孩子接下来应该学习什么技术。根据这些信息，教练将帮助您选择对您和孩子有意义且重要的目标，并且是孩子可以在本课程的 12 周内达到的目标。

介绍 ImPACT 计划的 F.A.C.T.S. 策略

介绍 F.A.C.T.S. 策略

> | 幻灯片 9 |

　　介绍 ImPACT 计划的 F.A.C.T.S. 策略金字塔，并对干预策略做简要概述。参阅《家长手册》，获取更多有关干预策略如何协同工作的信息。如果您有时间，您可以带领家长们看一看《家长手册》中的序列图。向家长强调，他们将学会提高孩子的参与度，然后利用这种参与向孩子教授新技能。

脚本示例

您将通过在日常活动和与孩子的互动中使用 ImPACT 计划策略，以帮助孩子达成他的目标。ImPACT 计划包含五组相辅相成的干预策略：**专注于孩子**（Focus on Your Child）、**调整沟通方式**（Adjust Your Communication）、**创造机会**（Create Opportunities）、**教授新技能**（Teach New Skills）和**塑造互动**（Shape the Interaction）。我们用这五组策略的首字母缩略词 F.A.C.T.S. 作为记住所有策略的一种方式。每次我们以小组的形式见面时，都会讨论一组新的策略。到课程结束时，您应该能够整合使用所有的策略，以帮助孩子达到您为他设定的目标。

> 首先，我们将学习金字塔底层的策略：**专注于孩子**和**调整沟通方式**。这两组策略有助于孩子与您互动和参与活动，它们组合在一起是成功互动的起点。这将是您用得最多的两组策略。

> 接下来，我们将学习金字塔中层的策略：**创造机会**。这组策略有助于孩子发起互动，或开始与您互动。如果孩子没有独立发起互动，您将使用这些策略帮助孩子发起互动，并在您教授一项新技能之前吸引他的注意。

> 然后，我们将学习金字塔顶层的策略：**教授新技能**。这组策略包括使用提示和奖励，从而帮助孩子以新的、更复杂的方式交流或做游戏。我们将用一节课学习如何教授新的沟通技能，再用一节课学习如何教授新的模仿和游戏技能。使用新技能会给孩子带来挑战，这很好。但是如果您过于频繁地使用这组策略，孩子可能会感到挫败。由于这个原因，您使用**教授新技能**的频率要低于您使用**专注于孩子**和**调整沟通方式**的频率。

> 在课程结束时，您将学会如何根据孩子的反应，通过在金字塔中上下移动来**塑造互动**。您将在更有趣的策略和更具支持性的策略之间转换，前者让孩子保持参与和快乐，后者向孩子教授新的技术。

播放视频片段并讨论

幻灯片 10

播放关于"ImPACT 计划的前后对照"的案例视频。这两个视频提供了家长在接受 ImPACT 计划辅导前和学习干预策略后与儿童互动的例子。这些视频片段旨在提供一个例子，以说明

ImPACT 计划在实际运作中的情况，并阐明家长和儿童在日常例行活动中做了一些小的改变所带来的积极变化。在播放每个视频之前，请家长观察视频中的家长在做什么以及儿童如何回应。在播放每个视频之后，通过问开放式问题，帮助家长反思他们观察到的情况。如果家长无法识别互动中的重要元素，可以问一些更具体的问题。每个视频片段要突出显示的重要信息在脚本示例中描述如下。

脚本示例

以下两个视频提供了两个例子：一个是家长接受 ImPACT 计划的辅导前，一个是他们学习干预策略之后。这两个视频可以向您展示 ImPACT 计划在实际操作中是什么样的。正如您可能注意到的，干预策略看起来或许很像您已经正在对孩子做的事情。ImPACT 策略实际上只是对您的行为的微小改变或调整，可以让您与孩子的互动更轻松、愉快，并帮助孩子发展更好的社交沟通技能。

> ［播放每段视频前］请注意视频中家长原本如何与孩子互动，以及学习 ImPACT 计划的策略后如何与孩子互动。另外，注意观察孩子的反应。

> ［播放每段视频后］在这段互动过程中您注意到了什么？在参与 ImPACT 计划前后，家长和孩子的互动方式有何不同？孩子的社交沟通有哪些变化？

视频片段 1：ImPACT 计划的前后对照（早期语言）

这位妈妈正在与儿子一起完成一项熟悉的日常活动（吃零食），这是她在接受 ImPACT 计划的辅导的前后对照。在学习 ImPACT 计划的策略之前，妈妈非常关注儿子，并主动给他喂零食；然而，他们之间的互动很少。在学习了 ImPACT 计划的策略后，妈妈能够更有效地与孩子互动。在选择和准备零食时，她使用了 ImPACT 计划的策略来帮助孩子发起互动并使用语言。然后，她和儿子一起在桌旁，并使用 ImPACT 计划的策略鼓励儿子和她互动。儿子高度投入活动和与妈妈的互动，并始终使用自发的语言提出请求和与妈妈互动。请注意，妈妈仅仅做了小小的改变，她做的是让儿子参与准备零食。她和儿子保持面对面，并跟随他的活动（零食本身，以及在吃零食时做假装游戏）；她模仿儿子的动作，并用生动的方式描述他在做什么。然后，妈妈为儿子创造了多个沟通的机会（她拿着物品或只给他一个空的甜筒），并利用问题和其他 ImPACT 计划的技术来教授新的语言、模仿和游戏技能。这些微小的改变使活动对孩子和家长来说更具有互动性，也更有趣，并鼓励孩子使用更复杂的社交沟通方式（眼神交流、积极情感、语言和假装游戏）。

视频片段 2：ImPACT 计划的前后对照（词语组合）

　　这位妈妈在和她的女儿做游戏，这是她在接受 ImPACT 计划的辅导的前后对照。在接受辅导之前，妈妈试图在女儿玩弹出式玩具时与她互动。这位妈妈使用了一些不错的技术，比如观察和等待，以及评论女儿的游戏，但她很难让女儿参与来回式的互动。女儿数着动物数量，并命名颜色，偶尔模仿妈妈说的话，但没有对妈妈说话，也没有尝试与妈妈进一步互动。在学习了 ImPACT 计划的策略后，妈妈能够更有效地与女儿做游戏和互动。女儿高度投入游戏活动（玩毛绒动物），并通过眼神交流和语言与妈妈分享她的参与。请注意，妈妈在与女儿互动的方式上只做了一些小小的改变，便促进了女儿的参与。这些改变包括和女儿面对面、模仿和扩展女儿的游戏和语言、描述她在做什么，以及使用问题和评论帮助女儿做出选择和扩展她的游戏。这些小小的改变让游戏时间变得更加有趣、更有互动性，并鼓励孩子使用更复杂的社交沟通方式（眼神交流、积极情感、语言和假装游戏）。

休息时间

介绍"为成功做好准备"

▶ 幻灯片 11

讨论家长可以如何为本课程的成功做好准备。您可以参考《家长手册》，了解更多信息。

脚本示例

　　家长辅导可能与您为了孩子而接受的一对一服务略有不同。因此，思考您可以做些什么来为成功做准备是有帮助的。

　　➢ 如果您每天抽出一点时间和孩子一起练习这些策略，您就给自己提供了最大的成功机会。我们建议每天练习 15 ～ 20 分钟。在一天中安排多个短一些的练习时段可能更容易。教练会协助您决定何时何地进行练习。最终，这些策略将成为您日常生活的一部分。和教练讨论，如果要腾出时间学习和练习技术，您可能需要哪些支持。

➤ 对于有些家长来说，最佳的学习方式是阅读；对其他家长来说，则可能是听课或讨论，又或是观察学习。让您的教练知道，如何做能够最好地支持您的学习或使用干预措施。如果您在本课程的任何部分上有困难，请告诉教练，这样教练可以帮助您解决问题。

➤ 如果家长在参与 ImPACT 计划期间有团队支持，这会有帮助。这个团队可以包括您的家人、朋友和（或）其他服务提供者。联系您的团队成员，让他们知道他们可以如何提供帮助。例如，当您和孩子一起练习时，他们也许可以照顾其他孩子，或者接管您的一些责任，以便您参加课程。您可以和教练讨论，如何让家人和朋友参与这个课程。

➤ 如果您提前为可能遇到困难的事情做好计划，当出现问题时，您就更有可能成功解决困难。提前想想可能会妨碍本课程进行的事情——例如，前来上课的交通问题、日程上的冲突、给孩子的兄弟姐妹找看护、安排时间或者让家庭成员加入等。和您的教练谈谈可能出现的任何挑战，并一起思考可能的解决方法。

➤ 在课程中，您有时可能会感到不知所措或挫败。我们都会偶尔有这种感受！请不要对自己太苛刻。请把孩子每天做得好的事情记录下来，即使是很小的事。这些成就可以提醒您孩子每天的进步。您也要肯定自己的成就。提醒自己每天为孩子所做的每一件事情，并表扬自己学会和孩子互动的新方式！

▶ 幻灯片 12

利用这张幻灯片上的"动动脑"问题，让家长讨论如何为成功做好准备。给他们一两分钟时间思考自己的答案。如果家长们看起来对彼此感到很自在，您可以让他们以两人一组的形式或者整个小组的形式讨论他们的想法。如果家长在小组中还不自在，或时间不够，可以让家长准备好在第一次一对一的教练辅导课程中和教练讨论这些问题。

脚本示例

现在，让我们花几分钟时间思考一下，您可以如何为本课程的成功做好准备。

➤ 花一点时间思考您的最佳学习方式、可能寻求支持的对象，以及可能阻碍您完成课程的任何事情。

➤［一两分钟后］现在，让我们来讨论一下吧。

介绍"布置有利于成功的家庭环境"

▶ 幻灯片 13

介绍**布置有利于成功的家庭环境**的基本原理。在介绍时，您可能会想根据您对小组中的儿童的了解，举例说明这项技术有助于达成的具体目标，以及它对哪些孩子最有帮助。关于这项技术的更多信息，您可以参考《家长手册》。

脚本示例

有社交沟通困难的儿童通常难以与他人互动。通过在家里做一些小的改变，您可以让孩子更容易与您互动，并且可以让孩子在一整天中有更多有意义的学习机会。

➤ 这可以增加孩子和您互动时的投入度，延长你们在一起玩耍的时间。它还使您更容易学习和使用 ImPACT 计划的干预策略。

➤ 如果您的孩子容易对日常活动的改变感到不悦，容易被家里的声音、景象和其他物品干扰，或者在家里很快从一个活动或地方转移到另一个，那么**布置有利于成功的家庭环境**对孩子来说会尤其有效。

▶ 幻灯片 14

讨论为**布置有利于成功的家庭环境**的关键要素。在讨论时，您可能会想根据您对小组中的儿童的了解，提供一些具体的例子，说明家长可以如何使用这项技术。您可以参考《家长手册》，了解更多信息。

脚本示例

让我们讨论一些布置有利于成功的家庭环境的方法。

➤ 通过安排可预测的日常例行活动，帮助儿童了解接下来会发生什么事情。这样可以减少孩子的挫败感和具有挑战性的行为，并且让孩子更容易和您互动。试着每天在大约相同的时间进行你们的主要例行活动。这些例行活动包括起床、吃饭、午睡、洗澡和上床睡觉。试着每次都以类似的方式进行例行活动，并且每天重复进行，这样孩子就可以习惯它们了。如果孩子很难和您玩游戏，请让游戏时间变得可预测。例如，总是在午饭后、孩子午觉睡醒后、放学后或晚饭后立即和他玩游戏。这会帮助孩子习惯和您玩游戏。

➤ 最适合使用 ImPACT 计划的活动是那些孩子熟悉且有意义，并且对您来说可管理的活动。在您的日常活动中增加 5 ~ 10 分钟的时间来使用 ImPACT 计划的策略，这样您能为孩子创造额外的学习机会，而无须显著改变您的照顾责任。想想在哪些日常活动中，您可以增加一些时间并专注于孩子。

➤《家长手册》第 1 章中的"日常活动时间表"可以帮助您开始思考您每天会和孩子一起做哪些例行活动。您将在一对一的教练辅导课程开始前完成"日常活动时间表"。在您填写表单时，您会注意到您一天中会花多少时间和孩子互动。我们的目标是教您在这些时间内可以使用的干预策略，以帮助孩子更好地进行社交参与和沟通。

➤ 对于年幼的孩子来说，游戏时间是一项非常重要的日常活动。儿童在与他人游戏的过程中发展社交沟通技能。因此，每天花时间陪孩子玩游戏是很重要的。试着计划每天至少 15 ~ 20 分钟，坐下来和孩子一起玩游戏。请全身心地关注孩子，并尽量避免被打断。如果这个时间太长，请先从全天中安排几个较短的游戏互动时段。

➤ 您和孩子越靠近彼此，越容易互动。如果孩子在游戏时无法一直在您身边，请在家里设置一个更小、更亲密的空间，让孩子靠近您。选择的空间将取决于您的孩子和家庭环境。它可以是一个永久的空间，比如一个小房间，或重新布置您的家具，创造出物理边界；它也可以是临时的空间，只在需要使用时才布置，比如搭帐篷。随着游戏变得更容易，您可以移至更大的空间。

➤ 当您是房间里最有趣的对象时，孩子更容易注意到您。尽可能减少会令人分心的声音、景象和其他感官刺激。当你们在一起玩游戏的时候，请关掉电子设备（例如，电视、平板电脑、手机、视频游戏或计算机），并收拾好杂物和其他容易分散注意力的物品（例如，多余的玩具）。如有必要，请移除分散注意力的物品，或用床单盖住它们。然后，您可以拿出几个孩子最喜欢的玩具，这有助于孩子在你们一起玩游戏的时候注意到您。

➤ 许多孩子会对玩具或游戏材料感兴趣几个星期，然后就丧失兴趣。让事物保持有趣的一个方法是轮换不同的玩具，这样孩子每隔几周就有"新的"游戏材料可用。把孩子的玩具分成几组。每组玩具都应该有一些孩子非常喜欢的玩具，一些孩子没那么喜欢的玩具。选择一组玩具使用，然后把其他玩具放在柜子、车库、地下室或箱子里。一旦孩子对一组玩具失去兴趣，请将它们收起来，并拿出下一组玩具。

▶ **幻灯片 15**

利用这张幻灯片上的"动动脑"问题，让家长讨论他们如何能建立有利于成功的家庭环境。给他们一两分钟时间思考自己的答案，然后以两人一组的形式或者整个小组的形式讨论他们的想法。如果家长在小组中还不自在，或时间不够，可以让家长准备好在第一次的教练辅导课程中和教练讨论这些问题。

脚本示例

现在，让我们花几分钟的时间思考一下，如何布置您的家庭环境，以便让您更容易和孩子一起玩耍。

➤ 您可以在家里设置什么空间和孩子一起玩耍？什么声音、景象或物品让您很难在那个空间里和孩子做游戏？您能如何减少分心的事物，特别是在游戏时间？最后，您可以将孩子的哪些玩具分组，以便于轮换玩具？

➤ [一两分钟后] 现在，让我们来讨论一下吧。

为练习和辅导做计划

▶ **幻灯片 16**

提醒家长阅读《家长手册》第 1 章，并完成"日常活动时间表"。告诉家长，他们在一对一的教练课程中会做些什么。如果家长的教练课程还没有安排，请让他们报名参加第一次辅导课。

脚本示例

下节课将会是您与教练和孩子的一对一课程。在下节课中，您将和您的教练一起为孩子制订 ImPACT 计划四个核心领域中的目标，并制订一项计划来布置有利于成功的家庭环境。

➤ 请通读《家长手册》的第 1 章（如果您还没有阅读），它涵盖了我们今天在小组中所学的内容。

> 想一想您为孩子制定的目标，准备好和您的教练讨论这些目标。

> 请完成"日常活动时间表"，并准备好和您的教练讨论。您将利用这些信息思考如何在需要的时候让您的日常活动变得更可预测，以及哪些日常活动最适合用于练习干预策略。对于每项日常活动，请提供简短描述；然后，记下这项活动需要多长时间，您和孩子一起做这项活动的频率，以及您可以额外增加多少时间。在最后一列中，指出您的孩子是喜欢（A）、忍受（B）还是抗拒（C）这项活动。与此同时，您可以尝试一些我们今天讨论的策略。

第 2 课（教练辅导课）
为孩子制定目标，
布置有利于成功的家庭环境（回顾）

🎯 课程目标

协助家长达到下列目标：

- 为孩子制定合适的社交沟通目标
- 布置有利于成功互动的家庭环境

📋 课堂议程

- 签到并设置课堂议程
- 回顾儿童将学习的技能
- 收集有关儿童技能的信息
  ❖ 让家长填写"社交沟通检查表（家长版）"
  ❖ 与儿童互动，完成"社交沟通检查表（教练版）"
  ❖ 观察并记录 10 分钟的亲子互动
- 协助家长为儿童制定目标
  ❖ 确定长期目标
  ❖ 了解儿童目前的技能
  ❖ 确定短期目标
- 回顾"日常活动时间表"
- 制订练习计划

📇 课程材料

- 《家长手册》
- 儿童喜爱的玩具
- "日常活动时间表"（表单 11）
- "社交沟通检查表（家长版）"（表单 8）
- "社交沟通检查表（教练版）"（表单 9）
- "目标发展表"（表单 10）
- 家长录像同意书
- "练习计划表——布置有利于成功的家庭环境"（表单 29）
- "协同目标设置可靠度检查表"（表单 5）

签到并设置课堂议程

问候家庭

询问家庭自第一次小组课程结束后情况如何。如果这是您第一次与儿童见面，请进行自我介绍，并花几分钟和儿童一起玩耍，以便在介绍内容之前建立融洽的关系。告诉家长，您想先和儿童进行一次简单的互动，然后您会阐述课堂目标和议程。

阐述课堂目标和议程

告诉家长，大部分的时间将用来为孩子制定社交沟通目标。您将在课程结束前，简要回顾"日常活动时间表"，并讨论"练习计划表——布置有利于成功的家庭环境"。

告诉家长，你们将根据家长完成的技能检查表、您与孩子的互动以及您对亲子互动的观察，为孩子制定目标。

告诉家长，您希望录制亲子互动的视频。根据您自己或您所在医疗机构的保密政策，确保获得家长的书面同意。如果家长犹豫不决，建议她保留视频，或者在看完后立即删除。

告诉家长，相比于接下来的课程，第一次的辅导课程将包含更多的讨论，因为你们将一起设定目标，并为计划的成功实施做准备。

询问家长："您想讨论一下对您来说最佳的学习方式，或者可能导致您难以完成课程的事情吗？"倾听家长的想法，帮助她解决主要的问题与挑战。

回顾儿童将学习的技能

使用《家长手册》来回顾儿童将学习的技能，并提供与儿童情况相关的技能示例。给家长提问的机会。如果家长有疑问，请展示《家长手册》中关于发展阶段的表格（表 1.1—表 1.4）。

收集有关儿童技能的信息

让家长填写"社交沟通检查表（家长版）"

请家长填写家长版的"社交沟通检查表"（表单8），以了解她对儿童在家的社交参与、沟通、模仿和游戏技能的感知。如果家长文化水平较低或难以理解表单内容，您可以使用"社交沟通检查表"对家长进行访谈。告诉家长，这些技能是按照一般的发展顺序列出的。然而，对于有社交沟通困难的儿童来说，他们很多人会具备一些后期出现的技能，但却缺乏一些早期就应该出现的技能。"社交沟通检查表"涵盖了一系列的发展水平，所以有些技能可能与儿童的年龄不匹配。

对于每一项技能，让家长指出儿童使用的频率：（1）"很少或还没有"；（2）"有时，但不总是"；（3）"经常（至少75%的时间）"。对于第32—36题，如果儿童"经常"或"有时"使用相应的技能，请家长说明儿童更常用的策略类型（非言语策略或言语策略）。如果儿童曾经有过某种行为，但现在不再使用这种行为，因为他已经可以使用更复杂的技能，那么家长应该勾选"经常"这个选项。当两位家长同时出席时，询问他们是想一起还是独立完成"社交沟通检查表"。家长可以对儿童的能力有不同的看法，因为儿童可能在面对不同家长时使用不同的技能。

您需要回应任何可能出现的问题，并让家长澄清所有模糊不清或难以解读的回答。

与儿童互动

当家长填写"社交沟通检查表"时，您要与儿童互动，简单了解儿童在有他人支持和没有他人支持的情况下的技能表现，以及可能对儿童最有效的技术。您可以这样对家长说：

> "当您填写'社交沟通检查表'的时候，我会与萨姆互动，以便更多地了解他。我也会尝试用一些我之后会教给您的策略，这有助于我了解在与我互动的情境中，他独立使用技能的情况，还有他在获得更多支持后使用技能的情况。这会让我了解他可能对哪种技术反应最好。"

在评估儿童的技能之前，要先使用建立融洽关系的技术。这些技术包括**专注于孩子**和**调整沟通方式**。如果儿童对这两个技术没有回应，或没有主动发起互动，请使用**创造机会**的策略。这些技术将向您展示，在没有提示来增加技能的复杂性的情况下，儿童可以做些什么。

一旦您确定了儿童能自发使用哪些技能，就用**教授新技能**的提示，看看儿童在有支持的情况下能做什么。例如，如果他无法回答关于"什么"的问题，那他能回答使用句子填空或提供选项的问题吗？如果他做不到以功能性游戏的方式玩玩具，那当您给他一个指令或示范新技能时，他能做到吗？

使用"社交沟通检查表（教练版）"（表单 9）来记录关于儿童和您及家长一起时使用技能的信息。记下家长已经使用的 ImPACT 计划技术，并观察儿童对这些技术的反应。当您在接下来的课程中介绍干预策略时，这些信息将非常有用。

观察并记录 10 分钟的亲子互动

告诉家长，您想观察她和儿童做游戏的过程，以便获得有关儿童和她一起玩耍时的社交沟通技能的信息。家长应该像通常在家中那样和儿童玩耍或互动。这样的观察结果有助于您了解儿童在与家长互动时的技能，以及家长和儿童互动的风格。您可以对家长这样说：

> "现在我想看您和布里安娜一起玩大约 10 分钟。这有助于我了解布里安娜和您在一起时可以做些什么，以及您已经做了什么事情来促进她的社交沟通。这样，我可以将辅导建立在你们两个人正在做的事情之上。您用像平常在家一样的方式和她玩耍，同时，我会做一些笔记。"

如果您不在儿童家里，请务必向家长询问儿童在家里玩的玩具或物品类型。

当两位家长同时出席时，请让每位家长单独和儿童互动 5 分钟。当每位家长轮流和儿童互动时，您要明确地告知大家现在进行轮换。这样的明确告知，可以成为在整个计划中分开两位家长的先例，这样每位家长都有时间练习和接受反馈。

> "莫莉，您可以和萨姆一起玩。吉姆，您站到我旁边来观察他们互动……谢谢莫莉。吉姆，现在轮到您和萨姆一起玩了。莫莉，请站到我旁边看他们玩。"

如果家长同意，请对亲子互动进行录像。这让您得以回顾并收集更多的基线数据。

在互动结束后，询问家长这样的互动是不是她在家和儿童做游戏的典型方式。如果不是，请她说明差别。在您和家长开始设定目标前，这是必须获得的重要信息。

协助家长为儿童制定目标

您将使用协作的方法来制定目标。目标应该：（1）符合家长对儿童的目标；（2）根据儿童目前的技能水平发展而来；（3）是具体和可测量的；以及（4）能在整个计划期间达成。

告诉家长，你们将一起制定目标，因为她最了解自己的孩子，也知道哪些目标将对家庭产生最大的积极影响。作为教练，您的角色是对实现更宽泛的家长目标所需的技能提供反馈。

您将确定家长的目标、长期目标、儿童目前的技能，以及写下具体的、可测量的短期目标，从而为孩子制定社交沟通目标。请再完成一个技能领域的所有流程后，再进入下一个技能领域。

使用"协同目标设置可靠性检查表"（表单 5），确保你们制定的协同目标符合第 1 部分第 3 章中 ImPACT 计划的目标标准。

确定家长的目标

首先，重申"入门问卷"（表单 3，在初始接案时布置）或先前讨论中的家长目标，并在必要时询问相关的后续问题。这一步能确保目标是具体和可测量的，并且符合家长对儿童的目标。您将以这些目标为起点，然后确定要达到家长目标所需的更具体的技能。

您可以先问家长这样一个问题："我注意到，在'入门问卷'中，您提到希望布里安娜开口说话。您还有其他想和布里安娜一起实现的目标吗？"

家长的目标可能是宽泛的，比如"我想让孩子说话"，而不是具体的、可测量的。家长也可能对孩子有不切实际的期望，比如希望一个不会开口说话的孩子能够进行对话。那也没关系，作为一名教练，您的角色是帮助家长了解孩子要实现这个长期目标所需要的技能。和家长讨论典型的技能发展顺序，可以帮助她了解目标技能的基本要素。

在您回顾了儿童目前的技能之后，您将帮助家长使目标变得具体、可测量，并且适合儿童的发展阶段。

将家长的目标写在"目标发展表"（表单 10）的"家长目标"旁边。

确定长期目标

根据家长目标和"社交沟通检查表"，协助家长确定四个核心领域的长期目标。您可以这样说：

"聊天、一起玩耍、在有人过来时打招呼和说再见，这些都是对布里安娜来说很棒的目标。我们希望确保布里安娜能在这三个月的课程中实现她的目标。让我们看一下'社交沟通检查表'，想一想哪些技能可能有助于她实现这些目标。"

征求家长对儿童在每个技能领域中的目标的意见。例如，如果您从社交参与开始，请询问家长："您想和布里安娜一起实现什么样的社交参与的目标？"如果家长难以确定目标，您可以提出建议。请务必与家长核实，确认她同意您建议的目标。

"我注意到，当您加入布里安娜常玩的游戏时，她经常会离开。这是您想解决的问题吗？……对于社交参与，您认为增加互动时长这个目标如何？"

一旦您和家长就这些目标达成一致，把它们写在"目标发展表"（表单 10）的"长期目标"下方。

了解儿童目前的技能

下一步是帮助家长了解儿童目前在每项领域的技能水平。这一步将有助于您和家长从儿童目前的技能水平出发，制定短期目标。利用好您自己的和家长完成的"社交沟通检查表"、您与儿童的互动，以及您对亲子互动的观察，以便于在要设定目标的领域中，对儿童目前的技能有更好的了解。您可以用这样的方式开始：

"让我们来看看您填写的'社交沟通检查表'，看看布里安娜目前能和您玩多久。您在'社交沟通检查表'上写到，在玩玩具的过程中，她通常会与您保持至少 2 分钟的积极互动……这是她在家和您玩耍的典型方式吗？［家长点头。］在'当前技能'下方，我会写她目前可以玩 1 ~ 2 分钟，然后从互动中离开。"

如果您和家长对儿童目前的技能达成一致，请把它们写在"目标发展表"的"当前技能"下方。如果存在分歧，在制定目标之前，需要协调这些分歧。

通过提出开放式和探究性的问题，探索家长的和您自己的"社交沟通检查表"之间的任何差异。这些问题有助于澄清家长的回答，并告诉您观察结果是不是儿童的典型表现。以下是一些例子。

"这是您在家陪孩子玩耍的典型方式吗？如果不是，有什么不同？"

"我注意到您说孩子在家会使用两三个词进行沟通。他今天似乎相当安静。您能给我举一些他在家里说的词的例子吗？"

"孩子今天似乎在重复他听到的语言。每次都是您先说，然后他重复，除此以外我没有听到他说的话。在家也是这样吗？"

"即使孩子知道答案，他似乎也会提问。在家也是这样吗？"

一旦您和家长对儿童目前的技能达成一致，请把它们写在目标发展表的"当前技能"下方，并把它们与家长的目标联系起来。

确定短期目标

利用您收集的信息，帮助家长将她的长期目标分解成可以衡量的短期目标。这一步将确保目标从儿童目前的技能水平开始逐步发展，并且能够在本计划期间得以实现。以家长的目标为起点，并将每一个目标都重述为可测量的具体目标。

"下一步是写一个目标，这样我们就可以衡量孩子的进展。您说您希望布里安娜能说话。在'社交沟通检查表'的'当前技能'一栏里，我们写到她有时使用手势和声音表达请求。您会如何看待以下目标——'在感兴趣的活动中，布里安娜会用指的动作、发声或单个词语表达请求至少三次。'？这将帮助她更容易地表达自己的需求和愿望，并让她朝着'说话'这个长期目标前进。"

一旦您和家长就目标达成一致，请把它们写在"目标发展表"的"短期目标"下方。短期目标应该与您目前收集信息的方法一致，这样您就可以记录儿童的进展。

让家长在《家长手册》第 1 章的"儿童目标表"中记录儿童的目标。如果家长没有《家长手册》，请您打印一份"儿童目标表"并带来上课。在完成练习计划表时，您将参考这些目标。目标应符合家长个人的学习风格。有些家长可能更喜欢上面例子中所写的具体的、可测量的短期目标，而有些家长可能更喜欢笼统一点的目标，比如"布里安娜会提要求"，或者"布里安娜会用指的动作、发声或单个词语来提要求"。如果您不确定家长的偏好，请向她寻求建议。告诉家长，当您介绍每一种技术以及在每一节课结束后进行练习时，您会参考这些目标。第 1 部分第 3 章的表 1.3.2 —表 1.3.5 提供了针对每个核心领域的具体、可测量的目标的例子。

制定目标时遇到的常见挑战，可以在本节课末尾的第一个"问题解决小贴士"表格中找到。

回顾"布置有利于成功的家庭环境"

回顾基本原理

布置家庭环境将为儿童提供更多有意义的学习机会，并帮助他与家长互动。

回顾"日常活动时间表"

告诉家长，"日常活动时间表"将让您更好地了解家庭的日常生活，以及儿童目前如何参与其中。让家长知道，当您帮助她制订练习计划时，您将在整个课程中使用这些信息。如果家长没有完成该表单，请利用这个机会让她填写或与您讨论。复制已完成的"日常活动时间表"。每节课结束后，您将在填写练习计划表时使用它。

询问家长："您认为哪些日常活动最适合用来教您的孩子？"使用"日常活动时间表"，帮助她确定她和孩子一起做的几项日常活动；在这些活动中，她可以使用干预技术进行练习。可以从被家长标记为孩子"喜欢"的活动开始，因为孩子已经具备参与这些活动的动机。

简要回顾关键要素

询问家长："您尝试过任何技术来布置有利于成功的家庭环境吗？"如果她尝试过，询问她做了什么，以及效果如何。如果家长报告了重大困难，您可以考虑安排一次家访来帮助家长。在必要时，使用《家长手册》来回顾**布置有利于成功的家庭环境**的关键要素，并提供与家庭情况相关的例子。

协助家长反思，制订练习计划

协助家长反思

询问家长更多关于调整家庭环境的问题，尤其是如果她还没有尝试这样做。利用这个机会解答家长提出的问题，或者澄清**布置有利于成功的家庭环境**的关键要素。

"我们讨论了对您的家庭环境做出一些改变，您能想象这样做吗？"

"这些建议听上去会不会太难？怎么样可以让这些改变更容易些？"

"您认为孩子会对我们谈到的一些变化有什么反应？您认为这会让他更容易与您互动吗？"

协助家长选择对家庭环境所做的具体改变

请家长在《家长手册》第 1 章末尾的练习计划表中，记录她将如何实践这项技术（配套资源中的表单 29）。例如，在"减少干扰"下方，她可能会写："在厨房做游戏之前，关掉洗碗机，并减少所有其他声音。"如果儿童不需要在一个特定的地方玩耍，请划掉这个项目，告诉家长这项策略并不是必需的。

确保家长表明她什么时候能腾出时间和孩子玩耍，并在下一次小组课程之前让她开启游戏时间。

协助家长应对潜在的挑战

询问家长，在做出练习计划表提到的改变时，可能会遇到哪些困难。花些时间一起讨论解决方案。潜在的挑战和解决方案列在本节课程末尾的第二个"问题解决小贴士"表格中。

反思和布置阅读任务

请家长在练习计划表中记录她改变了家庭环境后效果不错的地方。也让她在"哪些部分遇到困难？"下方记录她面临的挑战。告诉家长，您将在下一次小组课程上回顾"练习计划表——布置有利于成功的家庭环境"。让家长阅读《家长手册》第 2 章"专注于孩子"和第 3 章"调整沟通方式"。

针对"为孩子制定目标"的问题解决小贴士

如果家长……	您可以……
对参与制定目标感到犹豫	• 要有耐心，避免主导这个过程。有些家长习惯于听从专家的意见，需要时间调整。 • 强调家长最了解儿童和家庭的情况。 • 让家长在课程结束后与其他家庭成员协商，并写下目标。 • 让家长找出具有挑战性的家庭日常活动，并提出可能对此有帮助的目标。
报告称儿童的技能比您观察到的要多或少	• 承认儿童在不同的情况下会使用不同的技能。 • 提供对儿童社交沟通发展的其他说明。 • 向家长询问儿童在家中使用技能的具体例子。 • 建议家长把儿童在家使用技能的视频带来。 • 询问家长，当儿童使用该项技能时她提供了多少帮助。 • 建议从一个更容易的目标开始，并随着儿童逐渐变得更自在，在几周后设定一个更具挑战性的目标。 • 指出儿童在与您或家长互动时使用的技能。
对您认为重要的目标缺乏动机	• 提出问题，以了解家长的观点。 • 提供有关该目标如何有助于实现家长为儿童设定的其他目标的信息。 • 愿意接受家长的观点。请记住，家长不太可能为了一个她认为不重要的目标而练习。 • 建议几周后（等家长取得一些成功后）再增加该目标。
有计划中未提及的目标（例如，如厕）	• 告诉家长，社交沟通目标如何帮助儿童获得其他技能（例如，儿童需要能够开始独立使用厕所）。 • 建议在课程完成后再设立其他目标。 • 转介进行同步治疗。
在亲子互动过程中变得沮丧	• 指出您观察到的家长使用的积极行为。 • 指出儿童正在使用且家长可以利用的技能。 • 如果家长陷入困境或儿童非常沮丧，请提前结束亲子互动。

针对"布置有利于成功的家庭环境"的问题解决小贴士

如果家长……	您可以……
难以将游戏安排到每天的日程中	• 承认挑战的存在，重申游戏的重要性，并协助家长安排一段较短的游戏时间。 • 查看"日常活动时间表"，看看是否可以将游戏安排到现有活动中，比如洗澡时间。 • 协助家长确定儿童可能参与的活动，比如准备吃饭或洗碗（把手放入水中）。 • 协助家长确定儿童喜欢的活动（例如，气球、泡泡），这项活动可以在主要的日常活动（例如，用餐后清理前的5分钟）后进行。
没有固定的时间表	• 协助家长回忆每天发生的事情，看看特定的日常活动是否在相同时间发生。 • 建议家长选择一项她和儿童喜欢的活动，确保这项活动每天都能进行。 • 询问家长如何每天以同样的方式完成一项日常活动。
难以确定一个游戏空间	• 帮助家长用有创意的方式思考如何建立一个空间（例如，帐篷、步入式衣柜和桌子下方的区域）。 • 安排一次家访，观察空间并解决问题。 • 让家长绘制一张家庭环境的草图。
家里有太多玩具或者杂物	• 帮助家长找到收纳的方法，以减少游戏空间中的杂物。 • 帮家长整理玩具，并把它们分组。
家里没有合适的游戏材料或玩具	• 让家长知道游戏并非必须涉及玩具。 • 协助家长找到儿童可以玩的其他材料。 • 提议儿童可能喜欢的玩具类型。
由于儿童的兄弟姐妹在场而难以和儿童互动	• 确定兄弟姐妹是否可以参与游戏。 • 建议家长安排10分钟的时间，分别和每位儿童玩耍。 • 协助家长确定兄弟姐妹忙碌的时间（午睡、上学或其他活动）。 • 看看家长是否可以在游戏时间请家人或朋友照看其他儿童。
对于需要做出的改变感到不知所措	• 选择使用将带来最大影响的技术。 • 协助家长在整个计划过程中逐渐做出改变。 • 安排一次家访，协助家长做出改变。

第 2 单元

专注于孩子，调整沟通方式

本单元的目的是教家长**专注于孩子**和**调整沟通方式**。这两组策略是 ImPACT 计划五大策略 F.A.C.T.S. 中的 "F" 和 "A"，是 ImPACT 计划的基础。这些策略使亲子互动变得有趣，并且通过提高家长对儿童行为的回应而帮助儿童积极与家长互动和投入活动。这也有助于儿童理解与使用口头语言和非口头语言。

- 在小组课程中，您将从回顾 "练习计划表——布置有利于成功的家庭环境" 开始。然后，您将使用幻灯片和视频片段来介绍**专注于孩子**和这组策略中的两种技术：**跟随孩子的引导**与**模仿孩子**。接下来，您会用同样的方式介绍**调整沟通方式**及其中的两种技术：**夸张化**与**示范和扩展沟通**。在小组课程的最后，您会帮助每位家长制订在一对一教练课程前实施的练习计划表。同样，幻灯片注释中包含了对每个视频片段的关键要素的介绍。

- 在一对一的教练课程中，您会从回顾家长在小组课程中填写的练习计划表开始。然后，您将演示并让家长练习**专注于孩子**与**调整沟通方式**，同时您将给予他们反馈。由于本单元包含多种技术，您会需要简化内容，从各个技术中挑选需要强调和辅导的特定要素。聚焦于最适合儿童的目标、家长练习的活动以及家长互动风格的技术与关键要素。然后，您将协助家长反思课上的练习，并完成下周的练习计划表。最后，您将要求家长在下一次小组课程前完成反思，并阅读《家长手册》的第 4 章 "创造机会"。

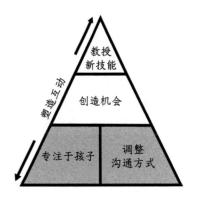

第 3 课（小组课）
专注于孩子，调整沟通方式

🎯 **课程目标**

协助家长达到下列目标：

- 提高对儿童行为的回应能力
- 在游戏过程中增加儿童与家长的互动
- 提高儿童对非口头语言和口头语言的使用和理解

📁 **课程材料**

- 幻灯片／视频片段
- "练习计划表——调整沟通方式"（表单31；复印多份）
- 白板或大张的白纸
- 小组准则
- "小组可靠度检查表"（表单7）

📝 **课堂议程**

- 签到并设置课堂议程（幻灯片 1 — 2）
- 回顾练习计划表（幻灯片 3）
- 介绍专注于孩子（幻灯片 4）
- 介绍跟随孩子的引导（幻灯片 5 — 10）
- 介绍模仿孩子（幻灯片 11 — 15）

- 休息时间
- 介绍调整沟通方式（幻灯片 16）
- 介绍夸张化（幻灯片 17 — 21）
- 介绍示范和扩展沟通（幻灯片 22 — 27）
- 为练习和辅导做计划（幻灯片 28 — 29）

⚙️ **关键要素：跟随孩子的引导**

- 与孩子保持面对面
- 让孩子主导活动
- 加入孩子的游戏
- 避免提问和给指令
- 保持敏感，但要坚持
- 设定限制
- 等待并观察孩子的反应
- 回应孩子的所有行为

⚙️ **关键要素：模仿孩子**

- 模仿孩子的手势、面部表情和身体动作
- 模仿孩子的发声
- 模仿孩子玩玩具和物品的方式
- 只模仿积极行为

签到并设置课堂议程

▶ **幻灯片 1**

在家长进入教室时热情问候，并在开始前给他们几分钟的时间问候彼此。然后，简单介绍今

天小组课程的主题。

脚本示例

　　欢迎回来！如果大家还记得我们上一次小组课程的内容，我们学习了 ImPACT 计划的 F.A.C.T.S. 策略。今天，我们将学习其中的缩写 "F" 和 "A"，它们分别代表**专注于孩子**和**调整沟通方式**。这些策略实际上是 ImPACT 计划的基础。

▶ 幻灯片 2

简要介绍课堂议程，提供关于课程目标和课程结构的信息。如果您由于时间原因而需要调整议程，请向小组解释这一点。

脚本示例

　　今天我们将从回顾上周的练习计划表开始。然后，我们将开始学习构成 ImPACT 计划五大策略的 F.A.C.T.S. 金字塔底层的两组策略。

> 首先，我们将讨论**专注于孩子**，以及两种您可以用来达到这一目标的技术：**跟随孩子的引导**和**模仿孩子**。

> 接下来，我们将讨论**调整沟通方式**，以及其中的两种技术：**夸张化与示范**和**扩展沟通**。对于每一种技术，我们都会讨论该技术可以教会我们什么技能，讨论如何运用它，并观看案例视频。然后，我们将简要讨论您可以如何对孩子使用该技术。

> 在今天课程的最后，我们将计划您如何在接下来的一周内和孩子练习这些技术中的一种或几种。

回顾练习计划表

▶ 幻灯片 3

　　在白板上画下三列表，标题为"哪些部分进展顺利？""哪些部分遇到困难？"以及"可能的解决方法"。请每位家长报告她是如何布置自己的家的。在每位家长报告时，在白板上相应的栏中简要写下信息。帮助家长识别他们经历中的共同点。在所有家长报告完后，识别家长在"**布**

置有利于成功的家庭环境"时遇到的一个或多个常见挑战。提出问题并给出建议，协助家长以小组的形式寻找可能的解决方法。在"哪些部分遇到困难？"一列中写出具体挑战，并在旁边的"可能的解决方法"一列中写下每个挑战的潜在最佳解决方法。第2课末尾的第二个"问题解决小贴士"表格，列出了此主题的常见挑战和可能的解决方案。

脚本示例

让我们谈谈到目前为止我们所学的策略在家里使用的情况吧。在过去的一周里，每一位家长应该都进行了一次一对一的教练课程。在课程中，您和教练一起为孩子设定了社交沟通目标，并讨论了如何布置有利于成功的家庭环境。教练应该协助您为孩子设定了有意义的目标，确定如何布置您的家，以及协助您选择了一些可以进行教学的日常活动。

➤ 让我们每个人都轮流简单分享一下在家练习的情况吧。我希望了解您是如何布置有利于成功的家庭环境的，以及当您和孩子玩耍时，进展顺利的部分或遇到困难的部分。

➤ ［在每位家长报告了自己的练习情况之后］现在，让我们针对这些挑战思考一些可能的解决方法。

介绍"专注于孩子"

幻灯片4

使用 F.A.C.T.S. 金字塔和序列图，介绍**专注于孩子**的策略组。向家长强调，目标不是要使用您今天讨论的所有技术，而是在他们日常做的活动中，选择对儿童最有帮助的技术。此外，强调家长将在随后的课程中学习如何提示新技能，但目前会先聚焦于儿童已经掌握的技能。

脚本示例

➤ 我们将从 F.A.C.T.S. 金字塔底层的第一组策略开始——**专注于孩子**。这组策略是与孩子建立互动的起点。它给您和孩子提供了一个有趣的、让你们一起玩耍的方式，并帮助孩子与您互动和做好学习的准备。我们将学习两种您可以用来专注于孩子的技术：**跟随孩子的引导**和**模仿孩子**。在这两种技术中，您都会在游戏中以一种有趣的方式加入孩子。运用哪种技术取决于活动内容和可用的物品。

您可以在您与孩子的整个互动中使用这组策略。

➢ 每次互动时，您都将从专注于孩子开始，然后等待和观察孩子的反应。在计划的这一阶段，孩子可能用任何方式做出反应：用眼神交流、分享情绪、观察或模仿您正在做的事情、使用手势（例如，伸手、推或指）、发出声音或者使用语言。然后，您会以合理的方式对这些行为做出反应。这是在告诉孩子，他的行为是有意义的，并能得到您的回应。

介绍"跟随孩子的引导"

说明原理

幻灯片 5

介绍**跟随孩子的引导**的基本原理。在介绍时，您可能希望根据您对小组中的儿童的了解，举例说明这项技术有助于达成的具体目标。关于这项技术的更多信息，您可以参考《家长手册》。

脚本示例

许多有社交沟通困难的孩子都难以和他人交往或互动。在**跟随孩子的引导**时，您会在游戏中跟随孩子的举动、跟随孩子想做的事情和感受。当孩子有机会向您展示他觉得有趣的事物时，他会很开心，并更有可能与您互动。

➢ 您可以用这种方法增加孩子的互动参与度，以及你们在一起玩耍的时间。这可能也有助于孩子主动发起互动或开始与您互动。

➢ 您可以在能让孩子主导互动的活动中使用**跟随孩子的引导**。这些活动包括做游戏、去公园、在小区散步；如果孩子喜欢泡澡，甚至洗澡时间也可以。

讨论关键要素

幻灯片 6

讨论**跟随孩子的引导**的前四个关键要素。在讨论时，根据您对小组中的儿童的了解，提供一些具体的例子，说明家长可以如何使用这项技术。

脚本示例

让我们来看看如何使用**跟随孩子的引导**。

➤ 第一步是和孩子保持面对面，并维持在与孩子视线平齐的位置。这样做会让您成为孩子游戏的一部分，注意他在看什么，并回应他的感受。这也会让孩子更容易和您进行眼神交流，看到您的面部表情和您正在做的事情。如果您的孩子非常活跃，经常走动，那就和他一起动，这样您就可以尽可能多地和他保持面对面。您也可以把孩子感兴趣的东西放在您的脸旁边，以鼓励孩子看向您。

➤ 如果保持面对面对孩子来说很困难，你们可以尝试一起看向镜子。

➤ 让孩子选择要做些什么，并让他的兴趣引导活动。这意味着让孩子决定怎么玩游戏，即使游戏方式看起来不同寻常（例如，将玩具排成一排、旋转玩具或者把门打开又关上）。如果孩子觉得好玩，他更有可能和您互动。

➤ 一旦您明白了孩子想要玩什么以及怎么玩，就尝试加入游戏，成为游戏中不可或缺的一部分。这将让孩子知道您对他正在做的事情感兴趣。例如，如果孩子在搭一座塔，您可以将积木拿给孩子，或者和他轮流把积木放到塔上。

➤ 有些孩子对感官游戏或动态游戏有更好的反应。如果您的孩子是这样，就和他一起进行感官探索。例如，如果孩子喜欢攀爬，那就去玩打闹游戏。如果孩子喜欢旋转，就让他坐在椅子上旋转。如果孩子喜欢不同材质，就给他一些干的豆子或大米，让他感受。

➤ 在目前的阶段，避免提问和给指令，因为这会让孩子失去主导权。相反，对孩子的游戏进行评论，以显示您对孩子正在做的事情感兴趣。在后续的课程中，您将学习如何提问和给指令，从而教授新技能。

▶ | 幻灯片 7 |

讨论**跟随孩子的引导**的其余关键要素。在讨论时，根据您对小组中的儿童的了解，继续提供一些例子，说明家长可以如何运用这项技术。如果有儿童无法回应这项技术（或金字塔底层的其他技术），告诉家长他们应该聚焦于靠近儿童并观察儿童如何沟通。也告诉家长，在**创造机会**时，他们将会学习其他的技术，以帮助儿童做出回应。

脚本示例

> 有些孩子可能需要暂时脱离互动，以便自我调节或冷静下来。对孩子的情绪状态要保持敏感，但也要持续和孩子互动。如果孩子转身或离开，用语言描述承认他的感受，但不要离开。给孩子一点时间和您重新接触。如果孩子没有重新参与，跟随孩子的引导去参加新的活动，并让孩子再次参与互动。如果您一直坚持，孩子会认识到与您互动是有趣的！

> 如果孩子抗议，请试着以不同的方式加入游戏。例如，当您触碰他的玩具时，如果孩子开始激动不安，拿出另一个相同类型的玩具，并发表评论，比如："我的火车开得很快！"

> 您要决定哪些行为对孩子来说是可以接受的，并根据需要设定限制。如果孩子采取不安全或具有破坏性的行为，不要让这种行为继续下去。用坚定而平静的语气告诉孩子，这种行为是不被接受的，并把造成问题的玩具或物品拿走。

> 保持规则和行为后果的一致性。

> 一旦您开始跟随孩子的引导，就等待并观察孩子与您互动的迹象。这些迹象可能包括看向您、做手势、发声，或从活动中离开。当您没有帮助到孩子时，他可能会通过这些行为与您沟通。

> 用合理的方式回应孩子的所有行为。这会让孩子知道，这些行为是有意义的，而且可以用来和别人沟通。例如，如果孩子看向玩具或伸手拿玩具，就把玩具给他。如果孩子在您挠痒痒后看向您，就再挠他一次。

> 有时，您可能需要猜测孩子想要什么。利用环境和孩子行为的线索，帮助您理解他想要的是什么。

▶ **幻灯片 8**

使用序列图，向家长展示这张幻灯片上关于如何使用**跟随孩子的引导**的示例。这是询问家长对这项技术是否有疑问的好时机。

脚本示例

这里有一个例子：一位妈妈用**跟随孩子的引导**来增加儿子的互动参与度。约翰尼正在玩积木，把积木排成一排。妈妈移动到和他面对面的位置，以跟随他的引导，并递给他一块积木，从而加入他的游戏。然后，妈妈等待并观察约翰尼如何回应。约翰尼用看向积木的方式回应。妈妈对这个动作的反应是给约翰尼一块积木，并看着约翰尼把它放进那一排积木中。

播放视频片段并讨论

▶ 幻灯片 9

播放**跟随孩子的引导**的案例视频。一共有两个视频片段，阐明了家长如何在游戏中跟随孩子的引导，以提高孩子的互动参与度。播放每个视频之前，请家长注意**跟随孩子的引导**的关键要素，并留意儿童的反应。播放完每个视频后，询问开放式问题，帮助家长反思他们观察到的内容。如果家长无法识别互动中的重要元素，可以问一些更具体的问题。视频片段要突出显示的重要信息如下所述。

脚本示例

现在，我们要来观看一些案例视频。在视频中，家长使用**跟随孩子的引导**，帮助孩子在游戏中与他们互动。

➤ ［播放每个视频前］观察家长如何和孩子保持面对面、加入孩子的游戏、等待孩子回应，并用合理的方式回应孩子的行为。

➤ ［播放每个视频后］在这段互动过程中您注意到了什么？家长是如何加入孩子的游戏的？当家长加入游戏时，孩子有什么反应？家长如何回应孩子的行为？

视频片段 3：跟随孩子的引导（前语言期沟通）

这位妈妈在儿子玩积木时跟随他的引导。注意她是如何坐在与孩子视线平齐的地方，和儿子保持面对面，并跟随他的引导去玩积木。一开始，妈妈试图通过让儿子叠积木来主导他的游戏。儿子推倒了塔，但随后对互动失去了兴趣，并转身离开。妈妈跟着他，让他主导游戏。在儿子伸手拿取积木时，妈妈把积木一个一个地递给他，用这种方式加入他的游戏。注意妈妈是如何在没有提问或给指令的情况下进行评论的。现在儿子保持在互动中，最终妈妈能够和他轮流，与他建立了来回式的互动。这是本计划的起点：确保儿子参与互动并具有动机。

视频片段 4：跟随孩子的引导（句子）

这位妈妈在儿子玩雨伞时跟随他的引导。注意她是如何坐在与儿子视线平齐的地方，和他保持面对面，并跟随他的引导，聚焦在雨伞上。妈妈用自己的雨伞加入儿子的游戏，然后假装她需要分享雨伞而加入他。她以儿子的游戏为中心，做出评论（"下雨了；我需要一把伞；我都湿透了！"）。妈妈等待并观察儿子的反应（眼神交流、手势和语言），并在他需要帮助（打开雨伞）时通过发表评论或帮助他来回应这些行为。

▶ 幻灯片 10

利用这张幻灯片上的"动动脑"问题，让家长讨论他们如何使用**跟随孩子的引导**。给他们一两分钟时间思考自己的答案，然后以两人一组的形式或者整个小组的形式讨论他们的想法。协助他们思考如何运用这项技术会对自己的孩子最有帮助。您可以请家长参考《家长手册》第 2 章的"在家试试看！"表格，其中有如何在不同的日常活动中运用**跟随孩子的引导**的例子。

脚本示例

现在让我们讨论一下，你们每个人可以如何与孩子一起使用**跟随孩子的引导**。

➤ 花点时间想一想孩子喜欢哪些游戏方式。

➤ 然后，想一想您可以用哪些方式加入这些游戏。请记住，如果孩子的游戏方式看起来不同寻常，比如让沙子从指缝流下或者在水槽里溅水玩，这是可以接受的。

➤ ［一两分钟后］现在，让我们来讨论一下吧。

介绍"模仿孩子"

说明原理

▶ 幻灯片 11

介绍**模仿孩子**的基本原理。在介绍时，您可能希望根据您对小组中的儿童的了解，举例说明这项技术有助于达成的具体目标。关于这项技术的更多信息，您可以参考《家长手册》。

脚本示例

　　另一种可以专注于孩子、享受乐趣并和孩子一起玩的方式就是模仿孩子。这意味着模仿孩子的举动、手势、游戏动作、声音和词语。

➤ 您可以利用这项技术来增加孩子与您的互动参与，以及增加你们一起玩耍的时间长度。很多孩子真的很喜欢被模仿，并且他们会发出更多的声音、尝试不同的游戏动作，看看您会不会模仿他们。模仿孩子的行为也有助于孩子认识到，他的行为会影响您的行为。当您运用**模仿孩子**时，孩子可能会看着您或改变一些动作，看看您是否会模仿他。

➤ 当您有两件相同或相似的物品可以玩，或者当孩子没有玩玩具的时候，**模仿孩子**最容易。

讨论关键要素

幻灯片 12

　　讨论**模仿孩子**的关键要素。在讨论时，根据您对小组中的儿童的了解，提供一些具体的例子，说明家长可以如何运用这项技术。

脚本示例

　　让我们看看运用**模仿孩子**的不同方式。

➤ 您可以模仿孩子的手势、面部表情和身体动作，让他认识到这些非言语行为是有意义的，而且会影响您的行为。这些动作不需要具有目的性。比如，您可以模仿孩子扔掉玩具、环视房间或躺下。夸大您对这些行为的模仿，帮助孩子注意到您在模仿他。

➤ 当孩子没有在玩玩具的时候，模仿手势和身体动作特别有帮助。

➤ 您也可以模仿孩子的声音和话语，吸引孩子的注意力，并让孩子知道他的发声是有意义的。如果孩子还没有使用词语，模仿孩子发出的任何声音，匹配他发声时的情绪，以及声音本身。如果孩子已经开始在使用词语或句子，只模仿与你们一起在做的事情相关的语言。

➤ 最后，您可以模仿孩子玩玩具或其他物品，作为加入游戏的另一种方式。这也可能鼓励孩子使用新的或不同的游戏动作，看看您是否会模仿他。

> 当您有两件相同或相似的物品时，这项技术的效果最好，因为您可以在孩子玩耍的同时模仿他。这会让孩子更多地意识到您在模仿他。

> 模仿孩子可以增加您模仿的行为。所以，不要模仿您正在努力减少的行为，比如扔东西或者攻击行为。相反，您可以在模仿动作的同时，向孩子示范一种更恰当的玩耍方式。例如，如果孩子扔玩具卡车，您可以扔一个软球。您也可以模仿呼应孩子的情绪而不是行为。例如，如果孩子正在用甩手表示兴奋，您可以模仿这种兴奋——但用拍手的方式表达。在您模仿完孩子之后，就像在**跟随孩子的引导**时做的一样，请等待并观察孩子的反应，包括寻找眼神接触、身体姿势的变化、手势、发声、词语或句子。以合理的方式回应这些行为。

▶ | **幻灯片 13** |

使用序列图，向家长展示这张幻灯片上关于如何使用**模仿孩子**的示例。这是询问家长对这项技术是否有疑问的好时机。

脚本示例

这张幻灯片展示了一个例子：一位爸爸使用**模仿孩子**来提高儿子的互动参与度。迈克正在玩小汽车，他来回滑动这辆玩具车。爸爸移动到和他面对面的位置，拿了另一辆车，并在迈克面前来回滑动它。然后，他等待并观察迈克的回应。迈克用看向爸爸的方式回应。爸爸用微笑和继续来回滑动小汽车的方式回应这个行为。

播放视频片段并讨论

▶ | **幻灯片 14** |

播放**模仿孩子**的案例视频。其中有两个例子，用来强调家长可以用不一样的方式模仿孩子的行为，以增加孩子在游戏中的互动参与度。在播放每一个视频片段之前，请家长注意**模仿孩子**的关键要素，并留意儿童的反应。播放完每个视频后，询问开放式问题，帮助家长反思他们观察到的内容。如果他们无法识别互动中的重要元素，可以问一些更具体的问题。视频片段要突出显示的重要信息如下所述。

脚本示例

现在我们要来看一些案例。在这些案例中，家长使用了**模仿孩子**，以帮助孩子在游戏中和他们互动。

➢ ［播放每段视频前］观察家长（或视频片段 5 中的姐姐）如何和孩子保持面对面并模仿孩子的行为，等待并观察孩子的反应，以及用合理的方式回应孩子的行为。

➢ ［播放每段视频后］在这段互动过程中您注意到了什么？家长（或姐姐）模仿了孩子的哪些行为？当家长模仿孩子的游戏时，孩子有什么反应？家长如何回应孩子的行为？

视频片段 5：模仿孩子（早期语言）

姐姐模仿妹妹的身体动作和手势，鼓励妹妹和她互动。注意姐姐如何通过摔倒、躺在地上、触摸妹妹的脸和旋转的方式，与妹妹保持面对面并模仿妹妹的身体动作。妹妹用眼神接触、笑声和积极的触摸来回应。她还改变了自己的动作（爬起来和旋转），看看姐姐会不会跟随她。

视频片段 6：模仿孩子（词语组合）

妈妈在绘画活动中模仿女儿，以鼓励互动。妈妈和女儿面对面坐着，并加入绘画活动。女孩画了一张脸，并说出她正在做的事情。妈妈的回应是模仿女儿的举动和话语，然后在每次模仿后等待和观察女儿接下来做的事情。女孩通过看向妈妈的行为做出反应，最终开始指导妈妈要画的内容。请注意这位妈妈如何遵循包含三个步骤的序列：专注于孩子，等待孩子回应，然后以一种合理的方式回应女儿的行为。

▶ **幻灯片 15**

利用这张幻灯片上的"动动脑"问题，让家长讨论他们如何使用**模仿孩子**。给他们一两分钟时间思考自己的答案，然后以两人一组的形式或者整个小组的形式讨论他们的想法。协助家长思考如何运用这项技术会对自己的孩子最有帮助。您可以请家长参考《家长手册》第 2 章的"在家试试看！"表格，其中有如何在不同的日常活动中运用**模仿孩子**的例子。这次讨论结束后通常是一个休息的好时机。

脚本示例

现在，让我们讨论一下您可以如何使用**模仿孩子**。

➢ 花点时间想一想您可以模仿的身体动作或声音。记住，身体动作和声音不需要有目的性。

➢ 然后，想一想您可以模仿哪些游戏动作。记住，有两组玩具对这部分会有帮助。

➢ ［一两分钟后］现在，让我们来讨论一下吧。

休息时间

介绍"调整沟通方式"

▶ **幻灯片 16**

使用 F.A.C.T.S. 金字塔和序列图，向家长介绍**调整沟通方式**。

脚本示例

➢ 现在我们将要讨论 F.A.C.T.S. 金字塔底层的第二组策略：**调整沟通方式**。这组策略同样促进孩子的社交参与，并有助于孩子理解和使用言语及非言语沟通。我们将会学习两种调整沟通方式的技术。**夸张化**需要您调整您的非言语沟通，如手势、面部表情和语气，以使互动变得有趣，并帮助孩子理解沟通中的这些微妙部分。**示范和扩展沟通**需要您调整您的口头语言，以帮助孩子理解您的语言和学习新的沟通方式。

➢ 您将会在与孩子的整个互动过程中使用**专注于孩子**和**调整沟通方式**。当您专注于孩子时，您会调整您的沟通方式。您会继续等待孩子的回应，用合理的方式回应他的行为。此外，您将扩展孩子的回应。

介绍"夸张化"

说明原理

▶ 幻灯片 17

介绍**夸张化**的基本原理。在介绍时，您可能希望根据您对小组中的儿童的了解，举例说明这项技术有助于达成的具体目标。关于这项技术的更多信息，您可以参考《家长手册》。

脚本示例

有社交沟通困难的儿童通常难以识别和理解手势、面部表情和语气的意义。**夸张化**需要您增加或减少沟通中这些非言语层面的能量。这使得互动变得更加有趣，并可以突显沟通中通常微妙的部分。

➤ 您可以用这项技术来提高孩子与您分享快乐和主动发起互动的能力，以及提高孩子对非言语沟通（例如，手势、面部表情和身体姿势）的理解。

➤ 您可以结合**夸张化**和其他技术，以强调您正在做的事情。

讨论关键要素

▶ 幻灯片 18

讨论**夸张化**的关键要素。在讨论时，根据您对小组中的儿童的了解，提供一些具体的例子，说明家长如何使用这项技术。

脚本示例

让我们来看看如何与孩子一起使用**夸张化**。

➤ 通过夸张的姿势动作、面部表情和语言向孩子展示您对活动的兴趣，即使孩子正在做的事情对您来说似乎很无聊或一直重复。您与孩子分享的乐趣越多，孩子就越有可能通过眼神交流和面部表情与您分享快乐。

➤ 在与孩子沟通时使用夸张的姿势动作，以帮助孩子注意沟通的非言语方面，并使您的意思更清楚。例如，以夸张的方式挥手、指向某处或耸耸肩。如果孩子变得过于紧张或不安，请放慢您的动作并减小幅度。

➤ 夸大您的面部表情，以帮助孩子注意面部表情和学习它传达的意义。用手势帮助孩子注意您的面部表情。例如，皱眉时指着嘴角，表示自己很难过。

➤ 夸大您说话的速度、语调和音量，以帮助孩子理解声音品质的变化是如何改变您所说的话的意思的。您也可以夸大话语中的抑扬顿挫——这些部分可以改变一句话的含义，比如将问句改成评论，或代表不同的情绪。

➤ 当您加入孩子的游戏时，使用吸引注意力的字词，比如"哇""准备"和"出发咯"。这可以提示孩子，您有事情想要分享，也可以鼓励孩子看向您。如果孩子使用了相似的词语或声音，请用夸张的方式做出回应，以表明这些词语是有意义的，并且您理解他正在告诉您的事情。

➤ 调整夸张化的程度，帮助孩子维持稳定——在一个平衡的唤醒状态，既不太高也不太低。如果孩子在和您做游戏时变得安静、退缩或犯困，那么他的唤醒程度可能偏低。在这种情况下，使用更多的夸张化来帮助孩子参与互动。当您使用大量夸张化时，如果孩子变得过度"活跃"，您可以减少夸张化，帮助孩子冷静下来。您也可以放慢语速和降低音量。

➤ 当您等待孩子回应时，增加期待的眼神和夸张的手势动作。使用这些提示有助于孩子意识到您正在期待一个回应。一定要用合理的方式回应孩子的行为。

▶ 幻灯片 19

使用序列图，向家长展示这张幻灯片上关于如何使用**夸张化**的示例。这是询问家长对这项技术是否有疑问的好时机。

脚本示例

这张幻灯片展示了一个例子：一位妈妈使用夸张化来提高女儿的参与度和对非言语沟通的理解。杰茜卡正在堆积木。妈妈坐在和她面对面的位置，并在塔上加一块积木，以此加入她的游戏。然后，妈妈夸大她的手势和面部表情来表达兴奋，并描述塔的大小。随后，她满怀期待地等待，看杰茜卡会如何回应。杰茜卡以看向妈妈和微笑的方式反应。妈妈微笑着回应杰茜卡，并在游戏中继续使用夸张的姿势动作。

播放视频片段并讨论

▶ 幻灯片20

播放**夸张化**的案例视频。一共有两个视频片段，展示了家长可以如何以不同的方式运用**夸张化**，从而增加儿童的参与度和强调非言语沟通。播放每个视频之前，请家长注意**夸张化**的关键要素，并留意儿童的反应。播放完每个视频之后，询问开放式问题，帮助家长反思他们观察到的内容。如果他们无法识别互动中的重要元素，可以问一些更具体的问题。视频片段要突出显示的重要信息如下所述。

脚本示例

现在我们要来看一些案例。在这些案例中，家长使用了**夸张化**，以帮助孩子参与、理解和使用非言语沟通。

➢ ［播放每个视频前］观察家长如何将非言语沟通夸张化，满怀期待地等待，并以合理的方式回应孩子的行为。

➢ ［播放每个视频后］在这段互动过程中您注意到了什么？家长是如何将非言语沟通夸张化的呢？当家长使用夸张化时，孩子有什么反应？家长如何回应孩子的行为？

视频片段7：夸张化（前语言期沟通）

妈妈在和儿子玩可伸缩球时运用夸张化。她坐在和孩子面对面的位置，使用夸张的面部表情，夸大她的声音品质，并使用吸引注意力的声音效果来鼓励孩子看向她的脸。孩子回应的方式是增加关注和眼神接触，同时表现出积极情感。在展示了把球放大和缩小的常规玩法之后，妈妈在放大球之前满怀期待地等待。孩子通过看向球和做手势（伸手拿球）的方式回应，并在几次来回后以发声回应。

视频片段8：夸张化（句子）

妈妈在和儿子玩气球的时候运用夸张化。妈妈和儿子面对面坐着。注意妈妈在吹气球和放开气球时如何夸大她的姿势动作、面部表情和声音品质。她的夸张化具有感染力，鼓励儿子向她展现对活动的兴奋。

▶ | 幻灯片 21 |

利用这张幻灯片上的"动动脑"问题，让家长讨论他们如何使用**夸张化**。给他们一两分钟时间思考自己的答案，然后以两人一组的形式或者整个小组的形式讨论他们的想法。协助家长思考如何运用这项技术会对自己的孩子最有帮助。您可以请家长参考《家长手册》第 3 章的"在家试试看！"表格，其中有如何在不同的日常活动中运用**夸张化**的例子。

脚本示例

现在，让我们讨论一下您可以如何与孩子进行**夸张化**。

➤ 花点时间想一想您可以夸大的姿势动作。

➤ 然后，想一想您可以使用哪些吸引注意力的字词或音效。

➤ ［一两分钟后］现在，让我们来讨论一下吧。

介绍"示范和扩展沟通"

说明原理

▶ | 幻灯片 22 |

介绍**示范和扩展沟通**的基本原理。在介绍时，基于您对小组中的儿童的了解，举例说明这项技术有助于达成的具体目标，以及在哪些时机对哪些儿童运用这些技术会有帮助。如有需要，告诉家长，在后续的计划中，他们将会学习帮助孩子理解和使用新的沟通技能的其他策略。关于这项技术的更多信息，您可以参考《家长手册》。

脚本示例

当我们使用太多词语或说得太快时，有些儿童很难理解我们说的话。通过改变您说话的方式，您可以帮助孩子理解您说话的内容，并学习新的沟通技能。**示范**需要描述孩子正在做什么、看到什么和听到什么。**扩展**需要在孩子的沟通中加入语言或手势。

➤ 这项技术可以帮助孩子学习新的手势动作、词语和句子，还可以扩展孩子沟通的原因。

➤ 您可以在任何活动中使用这项技术。

讨论关键要素

▶ 幻灯片 23

　　讨论**示范和扩展沟通**的前四个关键要素。在讨论时，根据您对小组中儿童的沟通技能的了解，提供一些具体的例子，让家长可以用来示范和扩展沟通。

脚本示例

　　现在，让我们讨论如何使用**示范和扩展沟通**。

> 通过评论、命名或描述孩子所看到、听到或正在做的事情，谈论孩子正在关注的东西，就像您是一个体育评论员一样。这包括当孩子在观察您的时候，您正在做的事情。示范出于各种原因可以如何使用语言，例如评论、吸引注意力、提要求、抗议或获得信息。不要对孩子的每一个动作进行评论，因为这样信息可能太多。

> 当您和孩子说话时，使用简单的语言，让孩子更容易理解。仅示范比孩子目前已经具备的沟通方式稍微复杂一点的沟通技能。例如，如果孩子主要使用手势动作，您就示范手势搭配单个词语。

> 这张幻灯片上的表格列出了您可以根据孩子的技能而示范的简单语言。

> 把手势动作和视觉提示与您说的字词结合起来，帮助孩子理解您的意思。例如，轻轻敲门，然后在开门时说"门"或"开"。这对还没有使用言语沟通的孩子来说尤其重要，因为它提供了额外的信息，并示范了另一种沟通方式。

> 有社交沟通困难的孩子，通常需要更多时间来处理信息。在夸大您的手势动作的同时，放慢语速，让孩子更容易理解您的沟通。

▶ 幻灯片 24

　　讨论**示范和扩展沟通**的最后四个关键要素。在讨论时，根据您对小组中儿童的沟通技能的了解，提供一些家长可以用于示范的具体沟通例子。

脚本示例

> 强调句子中重要的词，可以让孩子注意到这些词。您也可以在说重要字词的时候加上手势动作，以强调这个词及其含义。例如，说"你有一个大球！"，同时

把手臂围成一个大圆圈。

➤ 当孩子多次听到重复的信息时，他们会学得更好。每天多次示范您希望孩子使用的手势动作、词语或语言概念。当您和孩子一起玩耍时，您也可以重复使用同样的词、短语或手势，例如："下去吧，下去吧。"或者重复特定的重要词语，例如："车子在滑动。滑、滑、滑得好快。"

➤ 避免用不需要回答的问题填补空当，比如："你在恶作剧吗？"也避免问一些单纯测试孩子知识概念的问题，比如："积木是什么颜色的？"这些问题不会帮助孩子使用来回式的沟通。相反，给予评论或用语言命名物品和动作。

➤ 幻灯片上的第一张表格，提供了一些如何将问题转换成评论的例子。

➤ 在孩子做出回应后，重复孩子说的话，并添加新的词或恰当的语法，从而扩展沟通。通过添加新的词，您可以修改和完成孩子的说话内容，而不需要直接纠正。同时，用合理的方式回应孩子的沟通。

➤ 幻灯片上的第二张表格提供了一些关于如何扩展孩子的沟通的例子。

幻灯片 25

使用序列图，向家长展示这张幻灯片上关于如何使用**示范和扩展沟通**的示例。询问家长对这项技术是否有疑问。

脚本示例

这张幻灯片展示了一个例子：一位妈妈使用**示范和扩展沟通**来扩大儿子的词汇量。妈妈正在帮吉米穿衣服。她专注于吉米，移动到和他面对面的位置，并在帮他穿衣服时用简单的语言给吉米的衣服命名。妈妈说了"衣服"这个词，然后等待并观察吉米的反应。吉米的回应方式是模仿妈妈说"衣服"。妈妈通过给他穿上衣服来回应，然后说"穿衣服"，从而扩展他的沟通。

播放视频片段并讨论

幻灯片 26

播放**示范和扩展沟通**的案例视频。一共有三个处于不同语言发展阶段的儿童的视频片段，展示了家长可以如何根据孩子目前的技能，示范和扩展孩子的沟通。您可以选择呈现部分的视频片段。如果您选择这样做，请务必根据您对小组中儿童的了解，选择最合适的片段。播放每个视频之前，请家长注意**示范和扩展沟通**的关键要素，并留意儿童的反应。播放完每个视频之后，询问开放式问题，帮助家长反思他们观察到的内容。如果他们无法识别互动中的重要元素，可以问一些更具体的问题。视频片段要突出显示的重要信息如下所述。

脚本示例

现在我们要来看一些案例。在这些案例中，家长使用了**示范和扩展沟通**，以帮助孩子参与、理解和使用言语沟通。

➤ ［播放每个视频前］观察家长如何用简单的语言描述孩子正在做什么、听到什么或看到什么，如何等待孩子回应，并且在以合理的方式回应孩子的同时扩展他的沟通。

➤ ［播放每个视频后］在这段互动过程中您注意到了什么？家长是怎么简化自己的语言的？当家长描述孩子在做什么的时候，孩子有什么反应？家长如何扩展孩子的沟通？

视频片段 9：示范和扩展沟通（前语言期沟通）

妈妈在和儿子玩墨镜的时候示范和扩展沟通。请注意妈妈是如何跟随儿子的引导、和儿子保持面对面和使用夸张化的。儿子正在用手势和接近词语的声音来沟通。于是，妈妈用简单而重复的语言（单个词语和短语）来描述孩子的兴趣点。儿子的回应方式是增加注意力、眼神接触、笑容和更多的发声。在某一刻，当儿子发出"镜"的声音时，妈妈通过说"镜，眼镜"来扩展他的沟通。

视频片段 10：示范和扩展沟通（早期语言）

爸爸在和儿子玩食物玩具的时候示范语言。爸爸和儿子保持面对面，使用夸张化和简单重复的语言描述玩具与他和儿子正在做的事情。儿子使用单个词语沟通。所以，爸爸示范的大部分是单个词语（"豆子""玉米"）和简单的短语（"吃豆子""爸爸吃豆子"）。儿子回应的方式是模仿爸爸说的话和自发地使用某些词。请注意爸爸如何回应儿子的沟通：爸爸在儿子自发地说出"豆子"这个词时，把豆子递给儿子，让儿子知道他的沟通是有意义的。

视频片段 11：示范和扩展沟通（句子）

妈妈在洗手这一项日常活动中为儿子示范和扩展语言。她用夸张的音质和简单的语言来描述儿子正在做什么（"我们来抹肥皂吧""洗，洗，洗""你正在洗手"）。妈妈还扩展了儿子自发使用的语言。例如，当儿子说"还有毛巾"时，她会说"现在我们需要用毛巾擦干"来扩展语言。妈妈也吸引了儿子的注意，并用简单的语言描述她在做什么："艾登，妈妈在洗手。"在整个互动过程中，儿子是专注的，并且会使用语言——有时模仿妈妈的语言，有时使用自己自发性的语言。

▶ 幻灯片 27

利用这张幻灯片上的"动动脑"问题，让家长讨论他们如何使用**示范和扩展沟通**。给他们一两分钟时间思考自己的答案，然后以两人一组的形式或者整个小组的形式讨论他们的想法。协助家长思考如何运用这项技术会对自己的孩子最有帮助。您可以请家长参考《家长手册》第 3 章的"在家试试看！"表格，其中有如何在不同的日常活动中运用**示范和扩展沟通**的例子。

脚本示例

现在，让我们讨论一下您可以如何与孩子进行**示范和扩展沟通**。

➢ 花点时间想一想您可以示范的手势动作、字词或句子。记住，要考虑孩子的语言水平，只要示范比孩子语言程度略微复杂一些的沟通即可。

➢ 然后，想一想您可以如何扩展孩子的沟通。

➢ ［一两分钟后］现在，让我们来讨论一下吧。

为练习和辅导做计划

▶ 幻灯片 28

请让每位家长制订一周内的练习计划。在小组课程中，给家长时间完成练习计划表非常重要。家长在离开前，至少应该填好练习计划表中的目标、活动和序列图。如果课堂时间不够，您可能需要缩短小组讨论的时间。给家长几分钟，让他们在练习计划表中填写以下内容：（1）他们想达成的一两个目标；（2）用于练习的一项游戏活动和一项日常活动。接下来，使用序列图，让每位家长写下一个积极的例子，说明她会如何在选定的活动中，使用一种或多种技术来实现孩子的目标。您可以请一位家长在小组面前与您一起完成序列图，作为示范。如果课堂时间足够，让家长们互相讨论他们的练习计划表，以两人一组的形式或整个小组一起。在家长完成各自的练习计划表后，请家长思考在家里使用这项技术会遇到什么困难。根据时间，您可以让家长讨论可能的解决方案，同样可以两人一组或整个小组一起讨论。常见的挑战和潜在的解决方案，列在第4课末尾的"问题解决小贴士"表格中。

脚本示例

　　我希望各位想一想在本周中您希望达成的一个或两个目标。这些目标应该与增加孩子的社交参与相关，比如，在与您互动时进行眼神交流，或者增加孩子与您互动的时长。在练习计划表上写下您的目标。然后，想一个您可以练习这些技术的游戏活动和日常活动。记住，您需要在进行日常活动时，增加几分钟来运用这些技术。一旦您选定了活动，请把它们写在您的练习计划表上。接下来，想一想我们今天讨论的**专注于孩子**和**调整沟通方式**的技术。这包括跟随孩子的引导、模仿孩子、夸张化以及**示范和扩展沟通**。选择用于帮助孩子参与和您的互动并理解沟通的一种或多种技术，并将这些技术写在练习计划表的序列图中。想一想当您落实计划时，哪些部分会遇到困难。哪些可能的解决方法会让计划更顺利？您应该在每天的游戏中计划 15 ~ 20 分钟的时间，用于练习这些策略，同时也要在一两个日常活动中进行练习。

▶ **幻灯片 29**

　　提醒家长阅读《家长手册》的第 2 章和第 3 章，并在接下来的一周中进行练习。告诉家长，他们在一对一的教练课程中会做些什么。如果家长的教练课程还没有安排，请让他们报名参加辅导课。

脚本示例

　　下周，各位都将有一次一对一的教练辅导课。

➢ 如果您还没有准备好，请阅读《家长手册》的第 2 章和第 3 章，这两章涵盖了我们今天在小组中所学的内容。

➢ 在接下来的一周中，我希望您在家按照练习计划表进行练习，并在表单的"反思"框中写下练习情况。您将会在一对一的教练辅导课中讨论您的练习计划表。

所以，如果您对**专注于孩子和调整沟通方式**中的任何技术有疑问，请提出来。您也会有机会在现场和孩子一起练习技术，并获得一对一的反馈和帮助。准备开始练习吧！

第 4 课（教练辅导课）专注于孩子（回顾），调整沟通方式（回顾）

课程目标

协助家长达到下列目标：

- 增加家长对儿童行为的回应能力
- 增加儿童在游戏中与家长的互动
- 改善儿童对非口头语言和口头语言的运用与理解

课程材料

- 《家长手册》
- "练习计划表——调整沟通方式"（表单 31）
- 《家长手册》中的"儿童目标表"复印件和家长完成的"日常活动时间表"（表单 11）

- "ImPACT 计划 F.A.C.T.S. 策略回顾表——专注和调整"（表单 14）
- 儿童喜爱的玩具
- 一些成对的玩具
- "课程数据单"（表单 12）
- "干预可靠度检查表"（表单 4）
- "教练辅导可靠度检查表"（表单 6）

课堂议程

- 签到并设置课堂议程
- 回顾练习计划表
- 回顾**专注于孩子和调整沟通方式**
- 演示**专注于孩子和调整沟通方式**
- 让家长练习，您提供反馈
- 协助家长反思，制订练习计划

签到并设置课堂议程

问候家庭

询问家庭自上次小组课程结束后情况如何。如有需要，花一点时间让儿童投入一项活动，这样他在您和家长说话时有事可做。

阐述课堂目标和议程

今天，家长将有机会与儿童练习**专注于孩子**和**调整沟通方式**中的一些技术，而您将会提供反馈和支持。这些策略增加了儿童在游戏中与家长的互动，并帮助儿童理解与运用言语和非言语沟通。通过回顾课堂议程，让家长对教练辅导课有清晰的预期。

询问家长："您对今天的课程有什么疑问吗？或者您是否还想讨论其他主题？"如果家长有疑问或表示她想讨论某个主题，请根据需要调整课堂议程。

回顾练习计划表

回顾小组课程的书面计划表

请家长与您讨论她在家使用的技术。讨论儿童的反应、进行顺利和遇到困难的地方。

协助家长应对挑战

针对**专注于孩子**和**调整沟通方式**的常见挑战和可能的解决方案，列在本节课末尾的"问题解决小贴士"表格中。

回顾"专注于孩子"和"调整沟通方式"

简要回顾基本原理和关键要素

使用《家长手册》中的 F.A.C.T.S. 金字塔来回顾这两组策略。强调可能对互动产生最大影响的关键要素。您可以将这些要素写在"ImPACT 计划 F.A.C.T.S. 策略回顾表——专注和调整"（表单 14）上，让家长带回家作为提醒。

询问家长："您今天想尝试哪些技术呢？"鼓励家长分享，她认为哪些技术最有助于儿童与她互动，以及哪些技术用起来感觉最自在。

如果家长很难参与儿童的游戏，或者有很强的主导性，您可能需要聚焦于*模仿孩子*，以此作为参与儿童游戏的主要方式。如果家长使用大量的语言，您可能需要聚焦于*示范和扩展沟通*。

说明技术的步骤

使用《家长手册》中的序列图，向家长描述如何使用技术来达成儿童的目标，并给家长机会提问。

演示"专注于孩子"和"调整沟通方式"

为演示做准备

让家长观察您如何使用您强调的关键技术元素、儿童如何回应，以及您如何回应儿童的行为。由于您教授这四种技术的时间有限，而且它们的结合使用较为容易，所以您可以在演示时结合使用这几种技术。

描述您正在做的事情

一定要向家长指出您是如何结合使用不同技术的关键要素的。指出儿童用来回应的所有行为，尤其是微妙的行为。在家长回应儿童的行为之前，家长需要先能够识别和解读儿童的沟通方式。以下是两个例子。

> "布里安娜在来回滑动小汽车。我在移动，这样我才能和她保持面对面，并在她的车子旁边滑动另一辆小汽车。她刚刚看了看我！所以我会更多地滑动小汽车，然后说'滑'这个字，用这样的方式回应她。"

> "萨姆正在把他的小汽车排成一排。我在和他一起排列小汽车，从而加入他。每次他或我加入一辆车，我就指着车说'更多的车'。请注意，我使用了简单的语言和大量的夸张化。"

演示结束后，询问家长："在互动过程中您注意到了什么？"如果家长难以回答时，可以询问一些更具体的问题，例如：

> "当我模仿布里安娜玩玩具时，您注意到了什么？"
> "当我使用简单和重复的语言时，她是怎么回应的？"

如果家长难以识别不同技术的重要元素，您可以选择分别示范每一种技术，各示范几分钟。

让家长练习，您提供反馈

鼓励家长练习

根据儿童的游戏和技能水平，用具体的例子提醒家长她应该遵循的步骤。请家长观察当她使用这些技术时，儿童会做什么。确保家长有机会练习每组策略中的至少一项技术并获得反馈。

管理物理环境

给家长提供一些她可以使用的物品（例如，一个儿童喜欢的玩具或用来模仿的相似玩具）。帮家长收好不用的游戏材料或令人分心的物品，这样家长更容易专注于互动。

提供反馈

针对练习此策略时的常见挑战的反馈建议，可以在本节课末尾的"问题解决小贴士"表格中找到。如果家长似乎在寻找想法或苦苦挣扎，您可以提出如下建议。

"我想知道如果您给萨姆一辆玩具卡车，让他把积木放进去，会发生什么呢？让我们看看他是否会看向您或延续您的游戏。"

协助家长反思，制订练习计划

协助家长反思

询问有关课堂练习的问题。利用这个机会澄清家长的任何误解，并帮助家长就如何在家应用她所学到的技术形成自己的想法。花点时间回答家长提出的问题。以下是您可以使用的一些问题的示例。

"您对刚刚的互动有什么感觉？"

"您可以想象在家里用这样的方式和孩子互动吗？如果不可以，是什么让您觉得不自在？怎么做可以让您觉得容易一些？"

"您觉得我们今天练习的哪项技术最有助于孩子和您互动？"

协助家长选择目标和活动

使用《家长手册》中的"儿童目标表"和已完成的"日常活动时间表"（表单 11），帮助家长选择在家练习的目标和活动。让家长在练习计划表中记录她的选择。适合本单元的儿童目标包括在游戏中保持积极的参与、在游戏或沟通过程中使用眼神交流、发起活动或轮流。

适合本单元的活动包括玩具游戏、动态游戏和日常活动（例如，穿衣服、吃饭和洗澡时间）。通常只有在儿童享受活动时，**专注于孩子**才会有效。**调整沟通方式**在儿童喜欢或不喜欢的活动中都会有效。《家长手册》中的"在家试试看！"表格提供了有关在不同活动中如何使用这些技术的建议。

> 提醒家长尝试在每天的时间表中安排游戏时间。如果 15 分钟太长，协助家长找几个短一点的、她可以专注于孩子和调整沟通方式的时段。

协助家长完成序列图

向家长讲述一个在她选择的活动中使用一种或多种技术的正面例子。让家长在练习计划表的序列图的相关方框中写下她将关注的关键要素。

询问家长，**专注于孩子**和**调整沟通方式**的哪些要素对她选择的目标和活动最有帮助。

然后，询问家长她认为儿童可能会对技术做出什么反应。提醒她儿童可能会有多种反应方式。告诉家长，她可以在练习计划表中"等待"框下的儿童图标旁边记录练习时儿童的反应。

最后，询问家长她将如何回应和扩展儿童的回应。儿童的回应应该可以引导家长的回应。

协助家长应对潜在的挑战

询问家长在家使用技术时，可能会遇到哪些困难，并思考可能的解决方案。与每项技术相关的常见挑战在本节课的"问题解决小贴士"表格中列出。

反思和布置阅读任务

　　请家长记录课后练习的情况。提醒她记录在家练习时进行顺利的部分和遇到困难的部分。告诉家长，您将在下一次小组课程开始时回顾这些内容。请家长在下一次小组课程前，先阅读《家长手册》的第 4 章 "创建机会"。

 针对 "专注于孩子" 和 "调整沟通方式" 的问题解决小贴士

如果家长……	您可以……
难以和儿童保持面对面	• 建议家长坐在与儿童保持一定距离的地方。 • 建议将面对面地坐设计成游戏。 • 调整家具的摆放位置，让家长和儿童面对面坐着。 • 鼓励家长跟随儿童一起移动。 • 提供一面镜子，让家长和儿童在不需要面对面的情况下可以有眼神接触。
难以让儿童主导活动	• 请家长在加入前观察几分钟儿童是如何玩耍的。 • 当儿童改变活动时，鼓励家长和儿童一起改变活动。 • 提醒她，指导儿童的游戏会让儿童处于反应者的角色，并且不会让儿童主动发起互动。 • 告诉家长，在后续的计划中，您会帮助她扩展儿童的游戏。
难以加入或模仿儿童的游戏	• 举例说明加入儿童游戏的具体方法。 • 给家长可以用于加入或模仿儿童游戏的物品或类似的玩具。 • 描述儿童正在做的具体行为，让家长模仿。 • 询问家长，在具体活动中，她可以如何加入儿童的游戏。
对于加入或模仿无功能或重复的行为感到不自在	• 提醒家长，这些策略的目标是增加儿童的参与度和注意力。在计划的后期，她将学习增加功能性游戏。 • 鼓励家长观察这是否会增加儿童的参与度。如果是，她应该继续模仿。如果儿童 "拒绝了她"，她应该尝试以不同的方式加入他的游戏。 • 建议家长在稍微改变儿童的行为以使其更恰当时，模仿儿童的情绪。
难以等待和观察	• 建议家长在发表评论后或试图再次加入儿童的游戏时，先在脑海中数到 5。
难以用合理的方式回应儿童的行为	• 描述儿童的行为及其可能的含义。 • 问家长："您认为孩子现在在告诉您什么？" • 帮助她利用环境中的线索来解读儿童沟通的含义。 • 记录几分钟的互动，并与家长回顾视频，以帮助她识别儿童的沟通方式。

（续表）

如果家长……	您可以……
情感平淡或对夸张化感到不自在	• 承认家长在夸大动作时可能确实会感觉滑稽，但对其他人来说，她不会像她想的那样"傻气"。 • 让家长假装和街对面某个听不见她在说什么的人交流。 • 提出具体的方法，使面部表情和手势动作幅度更大、更容易被看见。例如，可以用扬起的眉毛和"O"形的嘴巴表示惊讶。 • 建议家长尝试先保持几分钟微小的表情和手势动作，过几分钟后再做出较大的表情和手势动作，看看是否有助于儿童对她做出回应。
使用过于复杂的语言	• 举例说明要说些什么，例如："在这个活动中，让我们用'球'这个词"。 • 示范家长可以使用的简单语言。
非常安静，而且几乎没有示范语言	• 建议家长单独练习对儿童的游戏进行"实况详情"的叙述——这个过程中，不用担心需要使用其他技术或简化语言——从而帮助她更自在地进行谈论。 • 示范家长可以运用的语言。
询问很多问题或提示儿童使用更复杂的语言	• 提醒家长等待和观察儿童自己会做些什么来帮助自己主动发起互动。 • 将家长的问题转述为评论，从而向她示范可使用的语言。 • 提醒家长，目标是增加孩子的参与度和注意力。在计划的后期，她将会学习如何教导更复杂的语言。 • 询问家长如何将问题转述为评论并示范新的信息。
难以组合使用这些策略的关键要素	• 一次只提出一两个家长可以使用的要素。
如果儿童……	您可以……
无法投入地玩玩具	• 为感官探索提供大量材料。 • 鼓励大运动或动态游戏。 • 告诉家长，游戏不一定需要玩具。 • 帮助家长认识到儿童喜欢用哪些其他方式玩耍。 • 鼓励家长用夸张的方式模仿儿童的所有动作和发声。
频繁地转换活动	• 限制提供给儿童转换活动的玩具数量。 • 帮助家长确定一个较小的游戏空间，以限制儿童可以活动的区域。 • 提供一把椅子或豆袋椅，帮助儿童坐得更久。
在家长加入或模仿自己的游戏时，变得挫败或离开	• 承认这可能很难。建议给儿童一点时间冷静下来，然后再试一次。 • 提出家长可以加入游戏的其他方式。 • 提供给儿童其他比较容易分享的玩具或物品。

（续表）

如果儿童……	您可以……
当家长使用夸张化时，变得过度紧张焦虑	• 指出儿童开始不稳定的迹象。 • 建议家长使用小一点的手势和更轻柔的声音，并放慢语速。
面对这些策略，参与度没有提高	• 鼓励家长让儿童参与高度具有激励性的活动，如挠痒痒或追逐游戏。 • 说明后续的课程将会聚焦于鼓励来回式游戏的技术。

第 3 单元

创造机会

本单元的目的在于教家长**创造机会**。这组策略是ImPACT计划五大策略F.A.C.T.S.中的"C"，用于在儿童没有自己主动发起互动的情况下帮助儿童发起沟通，或在需要时吸引儿童的注意力。这组策略可以提高儿童进行来回式互动和主动发起互动的能力，也能增加儿童沟通的原因。

- 在小组课程中，您将首先从回顾家长填写的**专注于孩子**和**调整沟通方式**的练习计划表开始。然后，您将使用幻灯片和视频片段介绍**创造机会**和它包含的三项技术：*游戏性干扰*、*均衡轮流*和*诱发沟通*。在小组课程的最后，您将帮助每位家长完成一份练习计划表，以便在一对一教练课程之前实施。同样，幻灯片注释中包含了对每个视频片段的关键要素的介绍。

- 在一对一的教练课程中，您将从回顾家长在小组课程中填写的练习计划表开始。然后，您会演示并让家长练习**创造机会**，同时您将提供反馈。考虑到技术的数量，您需要对最适合儿童目标与家长用于练习的活动的技术和关键要素进行强调和辅导。一定要征求家长对她想要您协助她使用的技术的意见。然后，您将协助家长反思课上的练习，并完成下周的练习计划表。最后，您将要求家长在下一次小组课程前完成反思，并阅读《家长手册》第5章"教授新技能"的前三节（*提示和奖励*、*提示主动沟通*和*提示理解沟通*）。

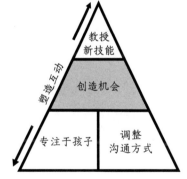

第 5 课（小组课）
创造机会

🎯 课程目标

协助家长达到下列目标：
- 增加儿童的来回式互动
- 增加儿童主动发起互动的机会
- 扩展儿童沟通的理由
- 在需要时获取儿童的注意力

📝 课程材料

- 幻灯片／视频片段
- "练习计划表——创造机会"（表单 32；复印多份）
- 小组准则
- "小组可靠度检查表"（表单 7）

📋 课堂议程

- 签到并设置课堂议程（幻灯片 1—2）
- 回顾练习计划表（幻灯片 3）
- 介绍创造机会（幻灯片 4）
- 介绍*游戏性干预*（幻灯片 5—9）
- 介绍*均衡轮流*（幻灯片 10—14）
- 休息时间
- 介绍*诱发沟通*（幻灯片 15—19）
- 为练习和辅导做计划（幻灯片 20—21）

⚙️ 关键要素：游戏性干扰

- 帮助孩子预期干扰的出现
- 以游戏的方式打断孩子的活动

⚙️ 关键要素：均衡轮流

- 帮助孩子预期轮流
- 进行轮流
- 轮到您的时候示范游戏

⚙️ 关键要素：诱发沟通

- 将有趣的物品放在孩子看得到但拿不到的地方
- 控制获取物品的途径
- 每次给一小份
- 使用需要家长协助的物品
- 遗漏一部分物品
- 装糊涂

签到并设置课堂议程

▶ 幻灯片 1

在家长进入教室时热情问候，并在开始前给他们几分钟的时间问候彼此。然后，简单介绍今

天小组课程的主题。

脚本示例

欢迎回来！在上一次小组课程中，我们学习了 ImPACT 计划 F.A.C.T.S. 金字塔中的"F"和"A"——**专注于孩子**和**调整沟通方式**。本周，我们将在这些技术的基础上学习 F.A.C.T.S. 中的"C"，它代表**创造机会**。

幻灯片 2

简要介绍课堂议程，提供关于课程目标和课程结构的信息。如果您由于时间原因而需要调整议程，请向小组解释这一点。

脚本示例

➤ 我们将从回顾上周的练习计划表开始。

➤ 然后我们将讨论您可以用来**创造机会**的三项技术。针对每一项技术，我们都会讨论该技术可以教授的技能、如何使用它，并观看一些案例视频。然后，我们会简短地讨论如何对孩子使用这些技术。

➤ 在今天课程的最后，我们将计划下周您可以如何运用这些技术的一种或多种，与孩子进行练习。

回顾练习计划表

幻灯片 3

在白板上画下三列表，标题为"哪些部分进展顺利？""哪些部分遇到困难？"以及"可能的解决方法"。请每位家长报告她所练习的技术，以及儿童回应的情况。在每位家长报告时，在白板上相应的栏中简要写下信息。帮助家长识别他们经历中的共同点。在所有家长报告完后，识别家长遇到的一个或多个常见挑战。提出问题并给出建议，协助家长以小组的形式寻找可能的解决方法。在"哪些部分遇到困难？"一列中写出具体挑战，并在旁边的"可能的解决方法"一列中写下每个挑战的潜在最佳解决方法。第 4 课末尾的第二个"问题解决小贴士"表格，列出了此主题的常见挑战和可能的解决方案。

脚本示例

让我们谈谈到目前为止我们所学的策略在家里使用的情况吧。在过去的一周里，每一位家长应该都进行了一次一对一的教练课程。在课程中，您和教练一起练习了**专注于孩子和调整沟通方式**。教练应该已经演示了相关技术，并协助您练习和思考如何在家运用这些技术。

> 让我们每个人都轮流简单分享一下在家练习的情况吧。我希望了解您练习了哪些技术，以及当您和孩子练习时进行顺利的部分，以及一个遇到挑战的部分。

> ［在每位家长报告了自己的练习情况之后］现在，让我们针对这些挑战思考一些可能的解决方法。

介绍"创造机会"

▶ **幻灯片 4**

使用 F.A.C.T.S. 金字塔和序列图，介绍**创造机会**的策略组，并说明它和家长之前学习的策略之间的关联。向家长强调，目标不是要使用您今天讨论的所有技术，而是在他们日常做的活动中，选择对儿童最有帮助的技术。此外，强调家长将在随后的课程中学习如何提示新技能，但目前会先聚焦于儿童已经掌握的技能。

脚本示例

> 今天，我们将从 F.A.C.T.S. 金字塔的底层移至中层，学习**创造机会**这一策略组。持续使用**专注于孩子和调整沟通方式**的策略非常重要，因为它们使互动变得有趣，还可以增加儿童和您的互动。然而，只有这些技术本身有时并不足以让孩子主动发起互动或回应您。这时候，就需要使用**创造机会**。您可以在孩子没有自动开始发起互动，或者当您需要吸引他的注意力的时候使用**创造机会**。因为这些技术提高了孩子的主动性和注意力，它们也让您有机会为孩子示范一个更复杂的回应。我们将学习三项您可以用来创造机会的技术：*游戏性干扰、均衡轮流和诱发沟通*。您将选择最适合您选定的活动，并且给孩子带来最小挫折感的技术。您也可以根据孩子的目标和活动而使用不同的技术。相比之前的策略，这一策略对孩子提出了更多的要求，所以应该只在大约三分之二的互动过程中

使用，以避免孩子过于受挫。现在，我们将集中精力创造机会，让孩子运用他已经掌握的技能。在接下来的两次小组课程中，我们将学习如何用新的方式帮助孩子进行沟通和游戏。

➤ 要使用这些技术，先从您已经学会的专注于孩子和调整沟通方式开始，开启互动。当您这样做以后，如果孩子没有独立发起互动，或者如果您需要获取孩子的注意力，请使用**创造机会**中的技术。接下来，等待孩子的回应，然后以合理的方式回应和扩展孩子的行为。

介绍"游戏性干扰"

说明原理

▶ | 幻灯片 5 |

介绍*游戏性干扰*的基本原理。在介绍时，您可能希望根据您对小组中的儿童的了解，举例说明这项技术有助于达成的具体目标。关于这项技术的更多信息，您可以参考《家长手册》。

脚本示例

许多有社交沟通困难的儿童在活动中难以参与或主动发起与他人的互动。使用*游戏性干扰*时，您加入孩子的活动，然后以游戏的方式干扰他，让孩子有为了继续活动而主动与您互动的理由。您可以用您的身体、玩具、物品或运动活动做这件事。

➤ 您可以用这项技术提高孩子用言语和非言语方式发起互动的能力、进行一来一往的游戏的能力以及提要求和抗议的能力，也可以吸引孩子的注意力。

➤ 当孩子还没有准备好进行轮流、对于轮流游戏感到非常不情愿或不玩玩具的时候，游戏性干扰是有帮助的。

讨论关键要素

▶ | 幻灯片 6 |

讨论*游戏性干扰*的关键要素。在讨论时，根据您对小组中的儿童的了解，提供一些具体的例子，说明家长可以如何使用这项技术。

脚本示例

让我们来看看如何使用**游戏性干扰**。

- ➤ 在干扰孩子的游戏之前，用一个统一的短语，比如"一、二、三，停""我来了"或"我要来抓你了"，加上夸张的姿势动作。这有助于孩子预期干扰，并减少挫败感。同时，这也给了孩子一个说出或表示"不要"的机会。

- ➤ 如果孩子在这个时候抗议，您需要用一种有意义的方式做出回应，并示范"不要"或"停"。

- ➤ 接下来，用游戏的方式打断孩子的活动。您可以通过多种方式做到这一点。最简单的方法就是用手挡住孩子玩的游戏。例如，如果孩子正在把球放入滑道，您可以用手盖住滑道的入口，让孩子不能把球放下去。如果孩子正在推一辆玩具车，您可以用手盖住车，让孩子不能移动它。关键是要保持游戏性，让障碍成为游戏活动的一部分。例如，如果孩子正在推一辆玩具车，您可以把腿放在车前面，并告诉孩子："一根树干掉在路上了！"

- ➤ 被人打断游戏时，孩子有时会感到沮丧。在这种情况下，改用手偶、毯子或其他玩具打断孩子的游戏会有帮助。

- ➤ 如果孩子漫无目的地游荡或来回跑动，您可以用游戏的方式出现在他来回走动的路线上，并把这变成一个游戏。例如，您可以短暂地阻止他往前跑，并说"停"，等他看向您，然后在放开他的同时说"出发"。一旦您使用了**游戏性干扰**，就要等待孩子的回应。寻找眼神接触、身体姿势的变化、手势动作、发声、词语或句子。让孩子继续进行活动，以此回应他的任何行为，并扩展他的沟通。

▶ **幻灯片 7**

使用序列图，向家长展示这张幻灯片中关于如何使用**游戏性干扰**的示例。这是询问家长对这项技术是否有疑问的好时机。

脚本示例

这张幻灯片呈现了一个例子：一位爸爸运用**游戏性干扰**，以促进儿子的互动参与和沟通。保罗正推着一辆火车在轨道上行驶。爸爸加入他的游戏并使用简单的语言描述他正在做的事情，用这样的方式专注于孩子和调整沟通方式。接着，爸爸用**游戏性干扰**创造了一个机会。他说"奶牛来了"，从而帮助保罗预期干扰，并用玩具奶牛挡住火车。然后，爸爸等待并观察保罗会如何回应。保罗回应的方式是发出声音来抗议。爸爸移开了奶牛，并通过说"走开"这个词来扩展沟通。

播放视频片段并讨论

幻灯片 8

播放**游戏性干扰**的案例视频。在播放视频之前，请家长注意**游戏性干扰**的关键要素，并留意儿童的反应。播放完每个视频后，询问开放式问题，帮助家长反思他们观察到的内容。如果他们不能识别出互动中的重要元素，可以问一些更具体的问题。视频片段要突出显示的重要信息如下所述。

脚本示例

现在我们要来看一个案例。在这个案例中，一位家长使用了**游戏性干扰**，以帮助孩子在游戏中和她互动。

➤ ［播放视频前］观察家长如何帮助孩子预期干扰的出现，用游戏的方式打断孩子的活动，等待孩子的回应，并通过让孩子继续活动和扩展他的沟通的方式回应他。

➤ ［播放视频后］在这段互动过程中您注意到了什么？家长怎么帮助孩子预期干扰的出现？家长如何用游戏的方式打断了孩子的活动？家长干扰游戏时，孩子的反应是什么？家长如何回应孩子的沟通？

视频片段 12：游戏性干扰（早期语言）

这位家长用**游戏性干扰**帮助孩子在玩火车时和她互动。妈妈坐在和儿子面对面的位置，模仿他做的事情，以此加入他的火车游戏。妈妈用简单的语言描述儿子正在做什么和看什么。儿子看向她，但没有回应，所以她用一个预告性短语创造了机会（"警车来了；他会让你停下来"），然后以游戏的方式阻挡火车。儿子用语言回应（"警察走开"）。妈妈继续这种游戏模式，每次儿子都用不同的语言回应。

▶ **幻灯片 9**

利用这张幻灯片上的"动动脑"问题，让家长讨论他们如何使用*游戏性干扰*。给他们一两分钟时间思考自己的答案，然后以两人一组的形式或者整个小组的形式讨论他们的想法。协助家长思考如何运用这项技术会对自己的孩子最有帮助。您可以请家长参考《家长手册》第 4 章的"在家试试看！"表格，其中有如何在不同的日常活动中运用*游戏性干扰*的例子。

脚本示例

现在，让我们讨论一下你们每个人可以如何对孩子使用*游戏性干扰*。

➤ 花点时间想一想孩子喜欢的一些游戏方式。思考您可以在这些活动中使用的一些短语，以帮助孩子预期干扰。

➤ 现在，想一想您可以用哪些好玩的方式打断这些游戏。记住，想办法让这些方式成为游戏活动中有趣的一部分。

➤ ［一两分钟后］现在，让我们来讨论一下吧。

介绍"均衡轮流"

说明原理

▶ **幻灯片 10**

介绍*均衡轮流*的基本原理。在介绍时，您可能希望根据您对小组中的儿童的了解，举例说明这项技术有助于达成的具体目标。初学走路的儿童可能还没有准备好进行轮流玩玩具，所以，如果您是和非常年幼的儿童的家庭一起工作，您可能会希望弱化这项技术。关于这项技术的更多信息，您可以参考《家长手册》。

脚本示例

有社交沟通困难的儿童，通常很难和其他人分享和轮流玩耍。他们也难以用恰当的方式玩玩具。通过*均衡轮流*，您可以帮助孩子在游戏中进行轮流。这让孩子有机会要求轮流。同时，这也让您有机会在轮到您的时候，向孩子展示新的、有趣的玩耍方式。

➤ 这项技术可以用来教孩子轮流、提要求和学习游戏技能。

> ➤ 当您在玩适合轮流的物品（例如，球轨道、小汽车或乐器）时，均衡轮流是最有帮助的。如果孩子能够从新的游戏方式中受益，以及孩子的目标是学习轮流，那么它也是有帮助的。

讨论关键要素

▶ 幻灯片 11

讨论**均衡轮流**的关键要素。在讨论时，根据您对小组中的儿童的了解，提供一些具体的例子，说明家长可以如何使用这项技术。强调家长目前还不需要提示儿童使用新的游戏技能，而是给他们机会观察新的游戏方式。

脚本示例

我们来讨论一下如何使用**均衡轮流**。

> ➤ 进行轮流前，使用固定的短语，比如"换妈妈了"或"轮到我了"，并搭配手势，比如轻拍您的胸脯。这有助于孩子预期干扰的出现和减少挫败感。轮到孩子的时候，拍拍他的胸脯，说："轮到你了。"
> ➤ 接下来，进行轮流。即使孩子抗议，也要进行轮流。
> ➤ 让您的回合短一点，以免孩子感到受挫。当孩子越来越习惯轮流时，您可以增加您回合的时间长度和轮流的频率。
> ➤ 轮到其他人时，孩子有时候会感到受挫。如果发生这种情况，您可以从交换玩具开始，而不是用单一玩具轮流。
> ➤ 一旦孩子能够和您轮流玩耍，您可以在轮到您的时候做一个有趣的游戏动作。
> ➤ 这可以向孩子展示新的游戏方式。《家长手册》根据儿童当前的游戏技能，列出了一些您可以示范的不同类型的游戏动作。一旦您进行了轮流，请等待孩子的回应。寻找眼神接触、身体姿势的变化、手势、发声、词语或句子。用让孩子玩一轮的方式回应上述任何一种行为，并通过说"轮到你了"来扩展它。

▶ 幻灯片 12

使用序列图，向家长展示这张幻灯片中关于如何使用**均衡轮流**的示例。这是询问家长对这项技术是否有疑问的好时机。

脚本示例

　　这张幻灯片展示了一个例子：一位妈妈用**均衡轮流**的方式促进女儿的轮流和沟通。希瑟正在玩球。妈妈通过移动到和她面对面的位置来关注她，并说"球"这个字来调整沟通方式。接着，妈妈用**均衡轮流**创造了一个机会：她做了手势并说"轮到我了"，然后快速地玩了一下球。她等待着，想知道希瑟会如何回应。希瑟的回应是伸手拿球。妈妈把球还给希瑟，并通过轻拍希瑟的胸脯和说"轮流"这个词来扩展她的沟通。

播放视频片段并讨论

▶ 幻灯片 13

　　播放**均衡轮流**的案例视频。在播放这个视频片段之前，请家长注意**均衡轮流**的关键要素，并留意儿童的反应。播放完视频后，询问开放式问题，帮助家长反思他们观察到的内容。如果他们无法识别互动中的重要因素，可以问一些更具体的问题。视频片段要强调的重要信息如下所述。

脚本示例

　　现在我们将看一个案例视频：一位家长用**均衡轮流**帮助孩子在游戏中与她互动。

➤ ［播放视频前］观察家长如何帮助孩子预测即将轮到自己，进行轮流和示范游戏，等待孩子的回应，以及用让孩子玩一轮并扩展孩子的沟通的方式来回应。

➤ ［播放视频后］在这段互动过程中您注意到了什么？家长如何帮助孩子预期轮流？轮到家长时，家长做了什么？轮到家长时，孩子有什么反应？家长如何回应孩子的沟通？

视频片段 13：均衡轮流（早期语言）

　　妈妈在和女儿玩手镯时使用了**均衡轮流**。妈妈加入女儿玩手镯的游戏，并通过示范简单的语言来调整她的沟通。妈妈使用了一个预告性短语（"轮到我了"），帮助女儿为干扰做准备，然后进行轮流。在轮到妈妈的时候，妈妈示范了一种新的游戏方式，同时让自己的回合保持简短。女儿通过眼神接触、手势（伸手拿）和语言（"我的心"）回应。妈妈回应了这些有意义的行为，并把手镯还给女儿，以表示轮到女儿了。妈妈接着又进行了一次轮流，然后女儿模仿妈妈说的话（"开"）。

▶ **幻灯片 14**

利用这张幻灯片上的"动动脑"问题，让家长讨论他们如何使用**均衡轮流**。给他们一两分钟时间思考自己的答案，然后以两人一组的形式或者整个小组的形式讨论他们的想法。协助家长思考如何运用这项技术会对自己的孩子最有帮助。您可以请家长参考《家长手册》第 4 章的"在家试试看！"表格，其中有如何在不同的日常活动中运用**均衡轮流**的例子。讨论结束后，通常是休息的好时机。

脚本示例

现在，让我们讨论一下您可以如何和孩子一起使用**均衡轮流**。

➤ 花点时间想一想适合与孩子进行的轮流和活动或玩具。如果轮流对孩子来说确实很困难，思考您可以如何用交换玩具来代替。

➤ 轮到您时，您可以示范什么新的游戏动作？记得想一想孩子目前的游戏技能。

➤ ［一两分钟后］现在，让我们来讨论一下吧。

休息时间

介绍"诱发沟通"

说明原理

▶ **幻灯片 15**

介绍**诱发沟通**的基本原理。在介绍时，您可能希望根据您对小组中的儿童的了解，举例说明这项技术有助于达成的具体目标。请强调家长目前还不需要提示儿童使用新的沟通技能。关于这项技术的更多信息，您可以参考《家长手册》。

脚本示例

有社交沟通困难的儿童通常难以在想要或需要某样东西的时候，主动发起互动和向他人寻求帮助。有了**诱发沟通**，您将为孩子建立起为了得到想要的东西而主动与您互动的自然情境。

> ➤ **诱发沟通**的目的是增加孩子主动发起的互动和吸引孩子的注意。有不同的诱发技术可以用于扩展孩子沟通的理由。

> ➤ **诱发沟通**在日常活动中很容易使用，比如吃饭、吃点心、穿衣服、洗澡和睡觉时间。提前布置好通常很有帮助。在游戏活动中，特别是当您打断孩子的游戏而使他感到挫败时，这项技术可以在游戏活动中用来替代*游戏性干扰*和*均衡轮流*。

讨论关键要素

▸ **幻灯片 16**

讨论**诱发沟通**的关键要素。在讨论时，根据您对小组中的儿童的了解，提供一些具体的例子，说明家长可以如何使用这项技术。适当的时候，展示一些家长可以使用的材料（例如，透明容器和罐子），并讨论在哪里可以购买。向家长强调，目标不是使用所有的诱发技术，而是选择那些对孩子最有效的技术。您也可以请家长参考《家长手册》的第4章，了解关于这项技术的更多信息。

脚本示例

我们来讨论一下如何使用**诱发沟通**。这项技术中有许多不同的诱发技术；请不要觉得自己需要使用全部技术。更重要的是在具体的活动中，选择对您和孩子最有效的方法。

> ➤ 把孩子喜欢的东西放在他看得到但拿不到的地方，比如放在很高的柜子上或者放在孩子打不开的透明容器里。这将鼓励孩子去吸引您的注意，向您展示他想要什么，并寻求帮助。

> ➤ 控制孩子获取喜爱的物品的途径，以吸引他的注意，并帮助孩子表达他想要一些东西。将物品拿到靠近您的眼睛的高度，这可以鼓励孩子看着您。如果孩子伸手拿物品，您应该把物品给他，但不要让他直接从您的手里抢走。

➤ 给孩子一块或少量他要求的东西，以帮助孩子向您要更多。例如，吃点心时给他一小块饼干，或者给他倒少量的果汁，并等孩子主动沟通，表达他想要更多。确保您把物品放在视线内，和孩子面对面，这样孩子就知道他可以向您要更多。

➤ 使用需要您协助的物品、材料和活动，鼓励孩子寻求帮助。与孩子玩需要您协助孩子使用的玩具，比如泡泡、气球和发条玩具。这些玩具尤其适合那些游戏被干扰时会感到非常受挫的孩子。您也可以给孩子一些他需要您帮忙才能打开的玩具，比如有包装的零食。

➤ 在孩子最喜欢的活动中故意遗漏物品的一部分，借此鼓励孩子询问遗漏的部分在哪里。例如，给孩子一个没有火车的铁轨，或者一个没有果汁的杯子。要让这项诱发技术成功，孩子必须知道遗漏的具体部分是什么。如果孩子不知道活动的惯例或内容，那就使用"给一小份"。

➤ 用装糊涂或明显错误的方式完成了一项熟悉的活动或惯例。这会鼓励孩子向您展示或告诉您做某事的正确方法。比如，把孩子的一只鞋穿到手上而不是脚上，或假装用耳朵吹气球。如果孩子对这种装糊涂的情况没有反应，那就惊呼"这太搞笑了"，并用预期的方式完成日常活动，比如："这太搞笑了；鞋子要穿在我们的脚上，而不是手上！"如果孩子不明白完成日常活动的正确方法，那就改用另一种诱发技术。在您展现了一项诱发技术之后，等待孩子的回应。通过让孩子获得物品或继续活动的方式，回应孩子的任何言语或非言语沟通。

幻灯片 17

使用序列图，向家长展示这张幻灯片中关于如何使用**诱发沟通**的示例。请注意，这一示例与**游戏性干扰**和**均衡轮流**略有不同，因为家长提前设置了诱发物。随后，家长将注意力集中在孩子身上，跟随孩子到架子旁边并回应他对喜欢的玩具的兴趣，从而调整沟通方式。这是询问家长对这项技术是否有疑问的好时机。

脚本示例

这里有一个例子：一位妈妈把物品放在了儿子看得到但拿不到的地方，给他创造了一个沟通机会。托德的妈妈跟随托德的脚步，和他保持面对面。妈妈把托德最喜欢的玩具放在一个他打不开的罐子里，并放在他能看到的柜子上。托德把罐子递给妈妈，并说了"打开"这个词。妈妈的回应方式是打开罐子，并说"打开罐子"来扩展沟通。

播放视频片段并讨论

▶ | 幻灯片 18 |

播放**诱发沟通**的案例视频。一共有七个视频片段，展示了家长如何运用不同的诱发技术，帮助孩子在游戏和日常活动中主动向他们发起互动。您可以选择播放这些案例中的一部分。根据您对小组中儿童的技能和兴趣的了解，选择最合适的视频片段。在播放每一个视频片段之前，请家长注意**诱发沟通**的关键要素，并留意儿童的反应。播放完每个视频后，询问开放式问题，帮助家长反思他们观察到的内容。如果他们无法识别互动中的重要元素，可以问一些更具体的问题。视频片段要突出显示的重要信息如下所述。

脚本示例

现在我们要来看一些案例。在这些案例中，家长运用了不同的**诱发沟通**，以帮助孩子在游戏和日常活动中主动向他们发起互动。

➢ ［播放每个视频前］观察家长如何运用特定的诱发物，等待孩子的回应，通过让孩子获得物品或继续进行活动的方式回应孩子，并扩展孩子的沟通。

➢ ［播放每个视频后］在这段互动过程中您注意到了什么？家长如何运用特定的诱发物？当家长运用诱发技术时，孩子有什么反应？

视频片段 14：将有趣的物品放在孩子看得到但拿不到的地方（早期语言）

妈妈把物品放在女儿看得到但拿不到的地方，鼓励女儿和她沟通，以得到她想要的物品。这位妈妈已经布置好了情境，把泡泡和婴儿车放在女儿看得到但拿不到的柜子上。注意妈妈如何等待和观察女儿主动发起互动。女儿说了"泡泡"这个词，但她的沟通没有指向妈妈。妈妈继续等待，然后女儿对妈妈进行沟通。妈妈用吹泡泡的方式向女儿回应。然后女儿再次主动向妈妈提出要婴儿和婴儿车。在整个互动过程中，妈妈通过给女儿她要求的物品和示范恰当的语言（"泡泡""搞定了""宝贝"）的方式对女儿的语言和手势做出有意义的回应。

视频片段 15：控制获取物品的途径（句子）

爸爸控制着一盒食物玩具的取得权，以鼓励女儿向他要她想获得的物品。在孩子打开食物玩具的盒子后，爸爸将盒子拿起来，不让她拿到玩具，然后等待。孩子的回应是用词语表达她想要的物品。爸爸给孩子她要求的物品，并对她正在做的事情进行示范描述。

视频片段 16：每次给一小份（词语组合）

妈妈和女儿一起画画的时候运用"每次给一小份"，鼓励女儿表示想要不同颜色的蜡笔。妈妈控制着蜡笔的取得权并等待。孩子的回应是提出想要的蜡笔颜色。妈妈的回应是给孩子她想要的蜡笔，并扩展孩子的沟通。请注意妈妈如何通过将蜡笔拿到眼睛附近的方式，鼓励女儿和她进行眼神交流。

视频片段 17：使用需要家长协助的物品（早期语言）

和女儿在公园的时候，妈妈使用了需要家长协助的物品，鼓励女儿求助。妈妈在公园跟随女儿的引导，进行她选择的活动，然后等待。女儿需要帮助才能坐到椅子上旋转。妈妈走到和女儿面对面的位置，等待女儿沟通。女儿对妈妈说："妈妈，帮帮我。"妈妈立刻把她放在椅子上旋转。

视频片段 18：使用需要家长协助的物品（句子）

在吃点心的时候，妈妈使用了需要家长协助的物品，鼓励孩子求助。她将孩子无法打开的饮料放在桌子上，然后等待。孩子尝试自己打开，但后来意识到他打不开。然后，他把饮料递给妈妈。妈妈等待孩子向她求助。接着，孩子看向妈妈并说："给，你也打开。"妈妈用打开饮料的方式回应孩子，并说："我会打开它。"

视频片段 19：遗漏一部分物品（句子）

在吃点心的时候，妈妈遗漏了其中一部分物品，鼓励儿子询问遗漏的东西在哪里。她设置了有饼干但没有盘子的情境。儿子主动向她说："我没有盘子。"然后走进厨房去拿盘子。妈妈对他的沟通做了回应，并一起寻找盘子来装饼干。

视频片段 20：装糊涂（句子）

在准备和孩子出门时，妈妈设置了一个装糊涂的情境，鼓励孩子告诉她正确的穿鞋方法。妈妈装糊涂的方式是，假装把儿子的鞋放在儿子的手上，然后穿到她自己——而不是儿子的脚上。儿子多次用语言纠正妈妈糊涂的错误。当孩子开始感到受挫时，注意妈妈如何巧妙地解释装糊涂的情境（"噢，鞋子应该要穿在你的脚上！"），然后做出回应。

▶ **幻灯片 19**

利用这张幻灯片上的"动动脑"问题，让家长讨论他们如何使用**诱发沟通**。给他们一两分钟时间思考自己的答案，然后以两人一组的形式或者整个小组的形式讨论他们的想法。协助家长思考如何运用这项技术会对自己的孩子最有帮助。您可以请家长参考《家长手册》第 4 章的"在家试试看！"表格，其中有如何在不同的日常活动中运用**诱发沟通**的例子。

脚本示例

现在，让我们讨论一下您可以如何与孩子使用一种或多种**诱发沟通**的技术。

➤ 花点时间想一些孩子喜欢或至少能容忍的日常活动。您可能需要参考一下您的"日常活动时间表"。

➤ 在这些活动中，您可以使用哪些诱发物？记得根据孩子的技能，思考哪些诱发物最适合您和孩子。

➤ ［一两分钟后］现在，让我们来讨论一下吧。

为练习和辅导做计划

▶ **幻灯片 20**

请让每位家长制订一周内的练习计划。在小组课程中，给家长时间完成练习计划表非常重要。家长在离开前，至少应该填好练习计划表中的目标、活动和序列图。如果课堂时间不够，您可能需要缩短小组讨论的时间。给家长几分钟，让他们在练习计划表中填写以下内容：（1）他们想达成的一两个目标；（2）用于练习的一项游戏活动和一项日常活动。接下来，使用序列图，让每位家长写下一个积极的例子，说明她会如何在选定的活动中，使用一种或多种技术来实现孩子的目标。您可以请一位家长在小组面前与您一起完成序列图，作为示范。如果课堂时间足够，让家长们互相讨论他们的练习计划表，以两人一组的形式或整个小组一起。在家长完成各自的练习计划表后，请家长思考在家里使用这项技术会遇到什么困难。根据时间，您可以让家长讨论可能的解决方案，同样可以两人一组或整个小组一起讨论。常见的挑战和潜在的解决方案，列在第6 课末尾的"问题解决小贴士"中。

脚本示例

　　我希望各位想一想在本周中您希望达成的一个或两个目标。这些目标应该与增加孩子的社交参与相关，比如，在游戏时进行眼神交流和沟通（如用手势或词语提要求）。在练习计划表上写下您的目标。然后，想一个您可以练习这些技术的游戏活动和日常活动。记住，您需要在进行日常活动时，增加几分钟来运用这些技术。一旦您选定了活动，请把它们写在您的练习计划表上。接下来，想一想我们今天讨论的**创造机会**的技术。这包括**游戏性干扰**、**均衡轮流**和多种不同的**诱发沟通**技术。选择用于帮助孩子主动发起互动的一种或多种技术，并将这些技术写在练习计划表的序列图中。想一想当您落实计划时，哪些部分会遇到困难。哪些可能的解决方法会让计划更顺利？您应该在每天的游戏中计划 15 ~ 20 分钟的时间，用于练习这些策略，同时也要在一两个日常活动中进行练习。

▶ **幻灯片 21**

　　提醒家长阅读《家长手册》的第 4 章，并在接下来的一周中进行练习。告诉家长，他们在一对一的教练课程中会做些什么。

脚本示例

　　下周，各位都会有一次一对一的教练辅导课。

➢ 如果您还没有阅读《家长手册》的第 4 章，请务必阅读。这一章涵盖了我们今天在小组中学习的内容。

➢ 在接下来的一周中，我希望您可以在家按照练习计划表进行练习，并在表单的"反思"框中写下练习情况。我们将在教练辅导课中讨论您的练习计划表。因此，如果您对**游戏性干扰**、**均衡轮流**和**诱发沟通**有任何疑问，请提出来。您也会有机会在现场和孩子一起练习技术，并获得一对一的反馈和帮助。准备开始练习吧！

第 6 课（教练辅导课）
创造机会（回顾）

🎯 课程目标

协助家长达到下列目标：

- 增加儿童的来回式互动
- 增加儿童主动发起互动的机会
- 扩展儿童沟通的理由
- 在需要时吸引儿童的注意

🗂 课程材料

- 《家长手册》
- "练习计划表——创造机会"（表单 32）
- 《家长手册》中的"儿童目标表"复印件和家长完成的"日常活动时间表"（表单 11）
- "ImPACT 计划 F.A.C.T.S. 策略回顾表——创造机会"（表单 15）
- 可用于打断游戏的手偶或其他物品
- 适合轮流使用的玩具（例如，小汽车、球或球轨道）

- 需要协助才能使用的玩具（例如，泡泡、气球或旋转陀螺）
- 有多个部件的玩具
- 儿童喜欢的、可以分成多个小份的零食
- 透明的容器
- "课程数据单"（表单 12）
- "干预可靠度检查表"（表单 4）
- "教练辅导可靠度检查表"（表单 6）

📋 课堂议程

- 签到并设置课堂议程
- 回顾练习计划表
- 回顾创造机会
- 演示创造机会
- 让家长练习，您提供反馈
- 协助家长反思，制订练习计划

签到并设置课堂议程

问候家庭

询问家庭自上次小组课程结束后情况如何。如有需要，花一点时间让儿童投入一项活动。

阐述课堂目标和议程

告诉家长，她将有机会和孩子一起练习**创造机会**中的几项技术，同时您将在一旁给予支持。这组策略可以增加儿童的来回式互动、主动发起的互动和沟通的原因，也可用于在需要时吸引儿

童的注意。提醒家长课堂议程。这与之前教练课程所使用的形式
一致。

询问家长："您对今天的课程有什么疑问吗？或者您是否还想
讨论其他主题？"如果家长有疑问，您可能需要根据情况调整课
堂议程。

在这节课中，需要回顾
的技术有很多。目标是
让家长在使用对她和孩
子最有效的技术上获得
支持。

回顾练习计划表

回顾小组课程的书面计划表

请家长与您讨论她在家使用的技术。讨论儿童的反应、进行顺利和遇到困难的地方。

协助家长应对挑战

协助家长解决在家练习时遇到的困难。常见的挑战和可能的
解决方案列在本节课末尾的"问题解决小贴士"表格中。这些挑
战在家里通常更严峻，因为儿童可能不习惯家长干扰他的游戏，
或者控制获得物品或进行活动的途径。

练习是重要的！如果家
长没有练习，请和她一
起解决她遇到的问题，
思考解决方法。

回顾"创造机会"

简要回顾基本原理和关键要素

使用 F.A.C.T.S. 金字塔和《家长手册》，向家长解释如何通过之前所学习的技术使用**创造
机会**。强调这些技术中可能对儿童最有效的关键要素。您可以把这些要素写在"ImPACT 计划
F.A.C.T.S. 策略回顾表——创造机会"（表单 15）上，让家长带回家。

当儿童非常投入某项活动而难以和家长互动时，*游戏性干扰*和*均衡轮流*最为有效。这两种策
略在游戏中效果最好。*诱发沟通*的技术在游戏中也很有效，但它有一个额外的好处，那就是容易
融入日常活动。

询问家长："您今天想尝试哪些技术？"鼓励家长将精力用在她觉得最有助于孩子主动发起
互动、使用起来最自在的技术。

说明技术的步骤

使用《家长手册》中的序列图，向家长描述如何使用技术来达成儿童的目标，并给家长机会询问与技术相关的问题。

演示"创造机会"

为演示做准备

请家长观察您如何使用技术、儿童如何回应，以及您如何回应儿童的行为。

描述您正在做的事情

指出儿童主动发起互动的行为和理由。家长需要能够识别和理解儿童的沟通，以便做出恰当的回应。您可以这样说：

> "萨姆正在房间里跑来跑去，所以我待会儿会说，'我要来抓你啦'，然后抓住他……我在等着看他会怎么做……他说了'放开'这个词，所以我会放开他……我说'放开我'，用这样的方式扩展他的沟通。"

演示结束后，询问家长："在互动过程中您注意到了什么？"如果家长无法回答，可以问更具体的问题。例如：

如果家长选择了几项不同的技术进行练习，一次演示一项技术，并让家长在两次演示之间练习。

"您注意到布里安娜和我沟通多少次了吗？"

"当我用手偶和夸张的手势帮助她预测干扰时，她做了什么？"

让家长练习，您提供反馈

鼓励家长练习

让家长在一些活动中练习她选择的技术。根据儿童的技能水平和活动内容，用具体的例子提醒家长她应该遵循的步骤。在诊疗环境中，这种练习可以包括玩玩具、吃点心或在课程结束时给儿童穿上外套和鞋子。在家庭环境中，这可能包括各种照护程序。

管理物理环境

给家长提供一些可以用于实施技术的物品（例如，用来打断游戏的手偶或玩具、适合轮流的特定玩具或需要家长协助使用的材料）。从环境中移除分散注意力的物品。

提供反馈

根据家长对技术的运用和儿童的反应提供反馈。对于练习这些技术时的常见挑战的反馈建议，请参照本节课末尾的"问题解决小贴士"表格。如果家长似乎在寻找想法或苦苦挣扎，您可以提出如下建议。

"让我们看看如果您把饼干放在孩子看得到但拿不到的地方，会发生什么。把饼干盒放在萨姆的视线内，但放在他伸手拿不到的地方，然后等他和您沟通。"

协助家长反思，制订练习计划

协助家长反思

询问有关课堂练习的问题。利用这个机会澄清家长的任何误解，并帮助家长就如何在家应用她所学到的技术形成自己的想法。花点时间回答家长提出的任何问题。以下是您可以使用的一些问题的示例。

"您对刚刚的互动有什么感觉？"

家长和孩子之间的互动应该可以引导您选择您的问题。

"您能够想象在家里用这样的方式和孩子互动吗？如果不能，哪个部分让您觉得不自在？有什么方法可以让事情变得更容易？"

"您觉得我们今天练习的哪项技术最有助于孩子主动发起互动？"

协助家长选择目标和活动

使用《家长手册》中的"儿童目标表"和已完成的"日常活动时间表"（表单 11），帮助家长选择在家练习的目标和活动，让家长在练习计划表中记录她的选择。适合本单元的儿童目标包括在游戏中保持积极的参与、在游戏或沟通过程中使用眼神交流、发起活动、轮流、使用言语或非言语沟通来提要求、抗议或吸引注意力，以及询问信息或对话修复。

提醒家长在这些日常活动中规划额外的时间，用于使用技术，提升儿童的沟通。

适合本单元的活动包括玩具游戏、动态游戏和日常活动（例如，吃饭、穿衣服和洗澡时间）。只有当儿童享受活动时，这些技术才有效。《家长手册》中的"在家试试看！"表格提供了关于如何在不同活动中使用这些技术的建议。

协助家长完成序列图

向家长讲述一个在她选择的活动中使用技术的正面例子。让家长在练习计划表的序列图的相关方框中写下她将关注的关键要素。

询问家长，她会如何使用**专注于孩子**和**调整沟通方式**。

然后询问家长，她认为哪些**创造机会**的技术对她选择的目标和活动最有帮助。

询问家长她希望得到儿童的哪些反应。提醒家长，儿童可能会通过多种方式做出反应。告诉家长，她可以在练习计划表中"等待"框下的儿童图标旁边记录练习时儿童的反应。

最后，询问家长她会如何回应和扩展儿童的回应。儿童的回应应该可以引导家长的回应。

协助家长应对潜在的挑战

询问家长在家使用技术时可能有哪些困难，并讨论可能的解决方案，从而协助家长应对潜在的挑战。与每项技术相关的常见挑战在本节课末尾的"问题解决小贴士"表格中列出。

反思和布置阅读任务

请家长记录课后练习的情况。提醒她记录在家练习时进行顺利的部分和遇到困难的部分。告诉家长，您将在下一次小组课程开始时回顾这些内容。请家长在下一次小组课程前，先阅读《家长手册》第 5 章"教授新技能"的前三节（**提示和奖励**、**提示主动沟通**和**提示理解沟通**）。

 ## 针对"创造机会"的问题解决小贴士

如果家长……	您可以……
不使用预告性短语	• 举例说明要使用的特定短语。 • 提醒家长，使用该短语可以减少孩子的挫败感。
对如何打断儿童的游戏感到犹豫或不确定	• 建议家长如何用手打断游戏。 • 递给她可以用来打断游戏的手偶或其他玩具。
对儿童的抗议或要求没有回应	• 提醒家长，目前的重点是增加儿童的主动互动。如果儿童在她干扰游戏之前进行沟通，她应该停止干扰并示范说"停止"或"不要"。 • 提醒她对所有类型的恰当沟通做出回应，如停止干扰或将物品还给儿童。 • 帮助她认识到儿童是如何抗议或请求的。
尝试提示更复杂的语言或游戏技能	• 提醒她目前的重点是增加儿童的主动互动。在后续的课程中，她将聚焦于语言教学和游戏。 • 提醒她等待并回应儿童任何的主动互动。 • 帮助她识别儿童的沟通方式。
过于频繁地使用这组策略	• 提醒她只能在大约三分之二的互动中使用。如果经常使用，儿童可能会感到挫败。 • 提醒家长在使用**创造机会**后，重新**专注于孩子**。

如果儿童……	您可以……
在家长干扰游戏、轮流或控制物品的取得权时变得受挫	• 建议家长用手偶或玩具干扰游戏或轮流，而不是用手。 • 建议增加预告性短语和干扰间的时间，给儿童足够的时间抗议或预期即将轮到自己。 • 询问家长，如何让干扰更有趣或成为游戏的一部分。 • 建议家长缩短轮流时间。她甚至可以从立即归还玩具开始。 • 建议她用交换相同或相似的物品的方式，代替使用一个玩具轮流。 • 帮助她识别适合轮流的结构化活动，例如来回扔气球或球，或滚动它们。 • 建议家长改用"把物品放在孩子看得到但拿不到的地方"的技术。
试图爬高去取得自己看得到但拿不到的物品	• 让家长将物品放在儿童无法打开的透明容器中。 • 建议家长给存放物品的柜子或冰箱上锁，这样儿童为了取得物品就会主动与家长沟通。
直接从家长手里把玩具抢走	• 建议家长站起来或将物品放在儿童拿不到的地方。
没有为了寻求帮助或寻找丢失的物品而主动发起互动	• 让家长启动玩具一次，或向儿童展示遗漏的物品，把它放在儿童拿得到的地方，然后等待并观察儿童是否主动发起互动。 • 建议家长将物品放在他无法打开的透明容器中，并交给儿童，然后观察他是否主动发起互动。 • 建议改用"每次给一小份"的技术。

第 4 单元

教授新的沟通技能

本单元的目的是向家长**教授新的沟通技能**。**教授新技能**（将**教授新的沟通技能**和第 5 单元的主题"**教授新的模仿和游戏技能**"相结合）是 ImPACT 计划 F.A.C.T.S. 策略中的"T"。这组策略使用提示和奖励，教儿童使用新的和更复杂的沟通技能（包括手势和口头语言），并提高儿童理解沟通和遵循指令的能力。

- 在小组课程中，您将回顾针对**创造机会**的练习计划表。然后，您将使用幻灯片和视频片段介绍**教授新的沟通技能**和它包含的技术：**提示和奖励**，以及**提示主动沟通**和**理解沟通**的具体方法。在小组课程的最后，您将帮助每位家长完成一份练习计划表，以便在一对一教练课程之前实施。同样，幻灯片注释中包含了对每个视频片段的关键要素的介绍。

- 在一对一的教练课程中，您会从回顾家长在小组课程中填写的练习计划表开始。然后，您会简要回顾、演示以及鼓励家长练习**教授新的沟通技能**，同时您将提供反馈。鉴于辅导时间有限，我们建议将重点放在**提示主动沟通**上；但是，如果遵循指令是一个重要的目标，您可能希望花一部分时间在**提示理解沟通**上。鼓励家长确定她想要达成的沟通目标，并将重点放在最适合儿童目标和能力的提示上。然后，您将协助家长反思课上的练习，并完成下周的练习计划表。最后，您将要求家长在下一次小组课程之前完成反思，并阅读《家长手册》第 5 章"教授新技能"中的后两节——"提示模仿"和"提示扩展游戏"。

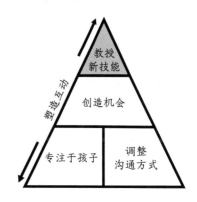

第 7 课（小组课）
教授新的沟通技能

🎯 课程目标

协助家长达到下列目标：

- 教儿童使用新的手势和口头语言技能
- 教儿童听从指令

📝 课程材料

- 幻灯片 / 视频片段
- "练习计划表——教授新技能"（表单 34；复印多份）
- 白板或大张的白纸
- 小组准则
- "小组可靠度检查表"（表单 7）

📋 课堂议程

- 签到并设置课堂议程（幻灯片 1—2）
- 回顾练习计划表（幻灯片 3）
- 介绍教授新技能（幻灯片 4）
- 介绍提示和奖励（幻灯片 5—7）
- 介绍提示主动沟通（幻灯片 8—13）
- 休息时间
- 介绍提示理解沟通（幻灯片 14—19）
- 为练习和辅导做计划（幻灯片 20—21）

⚙️ 关键要素：提示和奖励

- 确保孩子有参与动机
- 提示孩子使用与目前行为相关的更复杂的技能
- 使用清晰的提示
- 给予提示后要等待
- 根据需要给予更多的支持
- 随着时间降低提示的支持度
- 确保孩子做您要求的事情
- 立刻给予奖励
- 使用自然奖励
- 只奖励积极行为

⚙️ 关键要素：提示主动沟通

- 使用时间延迟
- 提问法
- 使用句子填空
- 提供选择
- 示范语言供孩子模仿
- 使用惯用口语
- 示范手势供孩子模仿
- 使用肢体引导

签到并设置课堂议程

▶ **幻灯片 1**

在家长进入教室时热情问候，并在开始前给他们几分钟的时间问候彼此。然后，简单介绍今

天小组课程的主题。

脚本示例

　　欢迎回来！在上一次的小组课程中，我们学习了如何**创造机会**，它是 ImPACT 计划 F.A.C.T.S 金字塔中的"C"。这周，我们将在这些技术的基础上学习 F.A.C.T.S. 中的"T"，它代表**教授新技能**。今天，我们将讨论这组策略的第一部分，即**教授新的沟通技能**。下次，我们将讨论这组策略的第二部分，即**教授新的模仿和游戏技能**。

▶ 　**幻灯片 2**

简要介绍课堂议程，提供关于课堂目标和结构的信息。如果您由于时间原因需要调整议程，请向家长解释这一点。

脚本示例

➢ 首先，我们将回顾上周的练习计划表。

➢ 然后，我们将讨论下一组策略——**教授新技能**。我们将从如何使用提示和奖励的概述开始，然后讨论您可以用来教孩子沟通的两组提示：一组用于教孩子主动沟通，一组用于教孩子理解沟通并听从您的指令。对于每一组提示，我们将讨论它可以用于教授哪些技能、如何使用它，并观看一些案例视频。接下来，我们会简短地讨论一下您可以如何和孩子使用这些策略。

➢ 最后，我们将计划如何在接下来的一周中练习教孩子特定的沟通技能。

回顾练习计划表

▶ 　**幻灯片 3**

在白板上画下三列表，标题为"哪些部分进展顺利？""哪些部分遇到困难？"以及"可能的解决方法"。请每位家长报告她所练习的技术，以及儿童回应的情况。在每位家长报告时，在白板上相应的栏中简要写下信息。帮助家长识别他们经历中的共同点。在所有家长报告完后，识别家长遇到的一个或多个常见挑战。提出问题并给出建议，协助家长以小组的形式寻找可能的解决方法。在"哪些部分遇到困难？"一列中写出具体挑战，并在旁边的"可能的解决方法"一列中写下每个挑战的潜在最佳解决方法。第 6 课末尾的"问题解决小贴士"表格，列出了此主题的常见挑战和可能的解决方案。

脚本示例

让我们谈谈到目前为止我们所学的策略在家里使用的情况吧。在过去的一周里，每一位家长应该都进行了一次一对一的教练课程。在课程中，您和教练一起练习了**创造机会**。教练应该已经示范了相关技术，并协助您练习和思考如何在家运用这些技术。

> 让我们每个人都轮流简单分享一下在家练习的情况吧。我希望了解您练习了哪些技术，以及当您和孩子练习时进行顺利的部分，以及一个遇到挑战的部分。

> ［在每位家长报告了自己的练习情况之后］现在，让我们针对这些挑战思考一些可能的解决方法。

介绍"教授新技能"

幻灯片 4

向家长介绍**教授新技能**后，通过 F.A.C.T.S. 金字塔和序列图向家长说明它和家长之前学习过的策略之间的关联。强调每 1 ~ 2 分钟只教授一次新技能的重要性，这是一种在游戏和教授新技能之间取得平衡的方法。在两次提示之间，家长可以重新使用**专注于孩子**和**调整沟通方式**。

脚本示例

> 今天，我们将来到 F.A.C.T.S. 金字塔的顶层，我们将在本节课和下节课讲述这部分内容。您已经学过的策略——**专注于孩子**、**调整沟通方式**和**创造机会**——有助于孩子参与和发起互动。到目前为止，您一直在没有要求孩子使用新的或更复杂的技能的情况下，立刻回应并扩展孩子主动发起的行为。对于许多有社交沟通困难的儿童来说，这些策略不足以学习新技能。这时候，我们就要使用**教授新技能**。不过，在互动过程中，请只在三分之一的时间里使用这组策略，以确保孩子不会感觉挫败。在剩下的时间里，您会继续在不提示新的技能下继续回应孩子主动发起的互动。

> 您将以您已经学过的方式开始互动：如果孩子没有独立地主动发起互动，而您需要先吸引他的注意，您会先使用**专注于孩子**和**调整沟通方式**，然后过渡到**创**

造机会。现在，您不用回应孩子的所有行为，而是使用提示（也就是线索）来帮助他使用一项特定的新技能，并等待，直到他使用新技能再做出回应。当孩子使用特定的技能时，您将提供奖励。当您开始提示使用新技能并在给予奖励前等待，孩子可能会因为您改变了规则而感到挫败。如果发生这种情况，不要担心！对于大多数孩子来说，一旦他们明白现在需要使用一种特定的技术，他们就不会那么挫败了。您越坚持使用这些技术，孩子的挫败感就会减少得越快。

介绍 "提示和奖励"

说明原理

幻灯片 5

介绍使用**提示**和**奖励**的原理。在介绍时，您可能希望根据您对小组中的儿童的了解，举例说明这项技术有助于达成的具体社交沟通目标。关于这项技术的更多信息，您可以参考《家长手册》。

脚本示例

让我们简要地讨论一组您将结合使用以教授儿童新技能的技术：**提示和奖励**。提示是一种线索，可以帮助孩子用新技能做出回应。提示有助于孩子了解如何回应，并避免他感到挫败。奖励是您在孩子成功使用新技能后给他提供的积极结果。它可以是孩子喜欢的任何东西，包括引起您的关注、做有趣的活动或玩喜欢的玩具。奖励会增加孩子再次使用新技能的可能性。

➤ 您将使用提示和奖励，帮助孩子学习他还不能独立使用的技能。

➤ 当孩子学习一项新技能时，提示和奖励是非常有用的。一旦孩子在使用新技能方面变得更成功，您将逐渐减少您提供的支持，以便孩子没有您的帮助也能使用新技能。

讨论关键要素

幻灯片 6

讨论**提示**的关键要素。您可以参考《家长手册》，以获得关于这些技术的更多信息。请告诉家长，您在这里强调了一些特定的关键要素，不过《家长手册》讨论了提示和奖励的其他关键要素，也可能会有帮助。告诉家长，当您讨论如何教授新的语言技能时，您会给他们提供关于这些要素的更具体的例子。

脚本示例

现在，让我们讨论一些可以让您的提示更有效的方法。

➢ 首先，考虑何时提示是非常重要的。提示孩子使用新技能的最佳时间是孩子对活动充满兴趣且心情愉快的时候。

➢ 如果孩子对活动失去兴趣、不开心、疲倦或生病，或者提示变得太难，孩子可能会感到挫败或离开活动。如果孩子没有动力，请尝试其他的活动，然后再回到**专注于孩子**上。

➢ 您需要考虑提示哪些技能。如果您提示的技能仅比孩子目前的技能略微复杂一点，孩子最有可能取得成功。如果您提示的技能与孩子正在做的事情相关，孩子更有可能做出回应。所以，提示孩子使用与他正在玩的物品、玩具和活动相关且略微复杂的技能。例如，如果孩子正在玩积木，提示他说"积木"，或在给他另一块积木之前让他把积木堆起来。您一直在示范的语言和游戏技能，是现在最适合用来提示孩子使用的技能。

➢ 同样重要的是，孩子需要清楚地了解您想要他做什么，这样他就不会感到挫败。所以，要提供明确的提示。停下来，吸引孩子的注意，然后使用简单的语言。每次只使用一个提示。避免同时使用多个提示，而每个提示都需要不同的回应，例如："你想要这块积木吗？"……"我应该做什么？"……"告诉我，'我想要积木'"。

➢ 然后，就像在使用**创造机会**时一样，在提示后等待，让孩子有足够的时间做出回应。在第二次提示前，试着在脑子里慢慢数到5。有些孩子可能会需要更长的时间来回应。

➢ 提示分不同的支持程度，从支持度最高的提示到支持度最低的提示。为了帮助孩子变得独立，请先使用能让孩子正确回应的最低支持度的提示。如果孩子在这个提示下没有成功，请给他支持度更高的提示。我们会遵循"三次提示原则"：如果孩子需要，就提高提示的支持度，确保孩子在第三次提示时会成功。

➢ 要帮助孩子学会用指的方式提出请求，请从支持度最低的提示开始。例如，向孩子展示泡泡，并问他："你想要什么？"如果孩子没有回应，使用支持度更高的提示。例如，示范用手指向泡泡。如果孩子仍然不理解，请给予更多支持，让孩子能够成功。例如，帮助孩子用手指向泡泡。您使用的提示将取决于孩子的技能、动机和心情。如果您正在提示一项简单的技能，孩子的积极性很高且不是太挫败，那么可以从支持度最低的提示开始；您或许还可以提示三次以上，让孩子成功做出回应。但是，如果您正在练习更难的技能，或者孩子不是很有动力或非常挫败，您可能需要确保孩子在较少的提示下成功地做出回应。

➢ 随着孩子学习技能，您的帮助会越来越少，直到他能独立使用新技能。当孩子能够在一个级别的提示下成功回应后，您就可以开始使用支持度较低的提示。稍后，我们将讨论不同程度的沟通提示，您可以用这些提示帮助孩子使用更复杂的沟通技能。

幻灯片 7

我们现在讨论奖励的关键要素。您可以参考《家长手册》，以获得关于这些技术的更多信息。您也可以告诉家长，您在这里强调了一些特定的关键要素，不过《家长手册》中提示和奖励的其他关键要素也可能有帮助。告诉家长，当您讨论如何教授新的语言技能时，您会给他们提供关于这些要素的更具体的例子。

脚本示例

➢ 您希望孩子知道，使用新技能会让他得到想要的东西，因此孩子将更有可能再次使用新技能。如果您提示孩子使用特定的新技能，在奖励他之前，请确定孩子已经尝试独立使用这个技能，或在您的帮助下使用过它。

➢ 可以奖励孩子做出的好的尝试，即使那不是您所期望的反应。例如，如果孩子伸手去碰泡泡，而您提示孩子说"泡泡"，那么当他做出一个好的尝试时（例如，发出"Po"这个音或者清楚地用手指向泡泡时），您可以用吹泡泡来奖励他。

➢ 在孩子使用新技能后立即给予奖励，以帮助孩子在新行为和奖励之间建立联系，并继续扩展孩子的回应。

➢ 刚开始时，孩子每次使用新技能时都要给予奖励。不要在给予奖励之前要求孩子多次做出回应。例如，不要提示孩子说"饼干"这个词，然后又提示孩子说"我想要两块饼干"，然后才给他饼干。这会使孩子感到挫败，他可能会认为他的沟通没有效果。相反，将奖励分成较小的部分，并在孩子每次使用新技能后奖励。例如，当孩子每次使用新的技能去要饼干时，就给他一小块饼干。

➤ 奖励如果与孩子的行为、动作或沟通相关，就是自然奖励。自然奖励会增加孩子在日常活动中使用恰当行为的机会。用和孩子正在做或说的事情有关的东西来奖励他。通过专注于孩子，您可以更好地知道要使用哪种自然奖励。

➤ 奖励会增加孩子得到奖励前所做的任何行为，所以只奖励您希望出现更多的行为。

➤ 注意不要奖励问题行为，因为孩子将学会继续通过问题行为获得他想要的东西。例如，如果孩子大声地喊叫想要火车，请不要给他火车，因为您不希望他喊叫。

介绍"提示主动沟通"

说明原理

▶ | 幻灯片 8 |

介绍**提示主动沟通**的原理。在介绍时，您可能希望根据您对小组中的儿童的了解，举例说明这项技术有助于达成的具体社交沟通目标。关于这项技术的更多信息，您可以参考《家长手册》。

脚本示例

有社交沟通困难的儿童通常难以学会用手势和口头语言与他人沟通，也难以自发地沟通。您可以使用提示和奖励，教孩子使用更复杂的沟通技能。

➤ 您可以教孩子使用新的手势或口头语言，并一起使用这些技能。您还可以扩展孩子沟通的原因，并通过提供不同程度的提示，让孩子能够更自发地沟通。

➤ 当孩子对活动充满兴趣并且需要学习新技能时——例如，如何表明他想要某个东西，或如何说"不要"，而不是打人——这一策略最有帮助。在您能掌控物品的取得权时，这一策略的效果最好，因为您需要"持有"奖励，直到孩子回应您的提示。

讨论关键要素

幻灯片 9

　　讨论使用**提示主动沟通**的顺序，以及恰当的沟通技能提示。在讨论时，提醒家长提示和奖励的关键要素。根据您对小组中儿童喜欢的活动和沟通技能的了解，提供一些具体的沟通例子，供家长做出提示。

脚本示例

　　让我们来看看如何使用**提示主动沟通**。

> 当您教孩子用新的沟通技术时，您会从**专注于孩子、调整沟通方式**和**创造机会**开始，然后等待孩子沟通。接下来，您将会开始提示孩子使用比他一开始的沟通方式略微复杂一些的技能。例如，如果孩子说"起来"，您可能会提示他说"我要起来"。一旦孩子使用了更复杂的沟通技能，您将以自然的方式奖励他，例如把他抱起来。《家长手册》第 5 章中的表 5.1 介绍了根据儿童技能可以进行提示的语言。请记住，在大约三分之一的时间内提示更复杂的沟通技术，以确保孩子不会灰心。在剩下的时间里，请继续回应孩子自发的沟通。

幻灯片 10

　　和家长讨论他们在应用**提示主动沟通**时可以使用的不同类型的提示。在讨论时，请举例说明如何使用不同类型的提示，以培养与小组中儿童相关的沟通技能。您可以让家长参考《家长手册》中的表格，其中有关于每种提示类型的例子。向家长强调，目标不是使用您将讨论的所有提示，而是根据家长想教的沟通技能，选择最适合孩子的提示。再次与家长讨论三次提示原则。

脚本示例

　　现在让我们谈谈，您可以通过哪些类型的提示帮助孩子使用更复杂的沟通技能。幻灯片列出了从支持度最低到支持度最高的提示。

> 时间延迟是支持度最低的提示。在孩子沟通后，请用期待的眼神等待孩子独立使用更复杂的沟通技能。例如，如果孩子说了"痒痒"这个词，那么在给孩子挠痒痒之前，请用期待的眼神等待孩子说"妈妈，挠痒痒"。如果孩子在 10 秒

内没有使用更复杂的沟通技能，您可以增加支持度，比如问："你想要什么？"因为时间延迟并没有明确告诉孩子要使用什么沟通技能，因此最好在孩子已经回应了支持度较高的提示（例如，提问法、提供选择或语言示范）几次后再进行。

➤ 向孩子提问，帮助孩子进行沟通和扩大词汇量。例如，准备洗澡的时候，指着水龙头问孩子"你想要什么？"，从而帮助孩子说"打开水龙头"。您也可以帮助孩子就一项活动的不同方面进行沟通。例如，在挠痒痒游戏中，您可以问："你想要哪里被挠？""你想要谁挠你？"或者"你想被挠几次？"留意孩子的技能水平。"什么""哪里"和"谁"开头的问题比"怎么样""为什么"或"什么时候"开头的问题简单。

➤ 说一个句子，但去掉最后一部分，让孩子说出漏掉的词。例如，给孩子两种不同的零食，然后说"我想要……"，帮助孩子告诉您他想要的零食。可以用手势或眼神提示帮助孩子找到缺失的词。例如，把一个娃娃放在床上，指着它说"娃娃在……"，然后等待孩子说"床上"。对于那些能使用更多语言但难以找到合适的词语表达的孩子，这一提示很有用。

➤ 给孩子两个选择来回答问题。例如，举起一件红色上衣和一件蓝色上衣，问孩子："你想穿红色上衣还是蓝色上衣？"如果孩子总是重复第二个选择，让他在喜欢的东西（第一个说）和不喜欢的东西（第二个说）之间做选择。如果孩子重复第二样东西，就把物品给他，即便您知道孩子不想要它。这有助于孩子学会注意您提供的选择。如果孩子说出了不想要的东西的名称，请务必提供更多的支持，让孩子最终能够得到他想要的东西。

➤ 示范一个您想让孩子模仿的词或短语。例如，如果孩子想要一辆车，您就拿起一辆车，然后说"车"这个字，等孩子重复后再把车给他。这种类型的提示对那些刚刚开始使用语言的孩子是有帮助的。对于口语能力较强的孩子，家长有时容易过度使用这种类型的提示，因为孩子通常会立即回应。如果您的孩子能够一直模仿您说的话，一定要从支持度较低的提示开始。

➤ 惯用口语是您的孩子已经听过很多次且有意义的短语，例如，"就位，预备，开始""躲猫猫"或"一、二、三"。要使用惯用口语作为提示，请说一个短语，但去掉最后一部分，然后等待孩子回应，例如："就位，预备……"这种类型的提示对刚开始使用口头语言的孩子是有帮助的，因为这类提示是熟悉、重复且一致的。

➤ 展示您希望孩子使用的手势，并把它和一个词配对，这样孩子也有机会学习这个词。例如，当孩子想要离开一个区域时，挥手示意，说"拜拜"，然后等待孩子模仿您。或者，您可以指着孩子想要的玩具并命名，然后等待孩子模仿。如果孩子没有模仿您的手势，可以用肢体引导他比出这个手势。

➤ 肢体引导是支持度最高的提示。使用它时，通过肢体引导帮助孩子完成一个手势。当孩子在看柜子上的玩具时，抬起孩子的手并帮他摆出指的动作来指向这个玩具。当孩子要出门时，拉着孩子的手，然后教他敲门。只有孩子对手势提示没有反应时，才使用肢体引导。

➤ 请记住，您希望孩子能够在第三次提示的时候或之前就能成功。因此，您可以从您认为孩子能够成功回应的支持度最低的提示开始，然后根据需要增加支持。例如，如果孩子有时能使用两个词组成的短语回应"你想要什么？"这样的问题，而且在您示范语言后，孩子几乎总是能够使用两个词的短语，那么请从提问法开始。然后，如果孩子遇到困难，就用示范语言的提示。此外，您会随着时间的推移逐渐降低提示的支持度。当您问孩子"你想要什么？"时，如果孩子几乎总是能够使用两个词的短语回应，请把时间延迟作为您的第一个提示；如果孩子没有成功做出回应，再使用提问法。

幻灯片 11

使用序列图，向家长展示这张幻灯片中关于如何使用**提示主动沟通**的示例。这是询问家长对这项技术是否有疑问的好时机。

脚本示例

让我们来看一个有关使用**提示主动沟通**的教学案例。在这张幻灯片中，薇薇安的妈妈正在使用沟通提示和奖励，教薇薇安用单个词语表达需要。薇薇安正在吃点心，而妈妈坐在她对面，把注意力集中在她身上，并使用简单的语言描述食物。妈妈让薇薇安吃了几块饼干，然后拿起下一块饼干，创造了一个机会。然后，妈妈等待观察薇薇安会如何沟通。薇薇安伸手去拿饼干。妈妈问她："你想要什么？"以此提示薇薇安使用单个词语。当她没有回应时，妈妈使用了支持度更高的提示，也就是示范说"饼干"这个词，让薇薇安模仿。薇薇安仍然没有回应，于是妈妈再次示范说"饼干"。这次，薇薇安说了"饼"这个字。妈妈给她饼干来作为奖励，并示范说"饼干"，以扩展薇薇安的词汇。请注意薇薇安的妈妈如何使用三个提示帮助薇薇安说出"饼干"这个词，并且在薇薇安说出"饼"字时才给予奖励。

播放视频片段并讨论

幻灯片 12

播放有关使用**提示主动沟通**的多种类型的案例视频。在十二个视频中，家长使用了单个特定的提示的案例；在另外三个视频中，家长同时使用了多个提示。关于特定的沟通提示的片段按照支持度最低到最高的顺序排列。视频很短，家长们经常会受益于多次观看视频，从而充分理解提示和奖励的序列。对于某些类型的提示，有针对不同语言发展阶段的儿童的案例，以展示这些提示可以如何用在语言发展阶段各异的儿童身上。根据小组中儿童的沟通技能，您可以选择每种提示只展示一个案例，或者只关注其中几种不同类型的提示。在播放了特定的沟通提示的视频后，再播放调整不同支持程度的视频，帮助家长了解如何根据需要增加或减少支持度。在播放每一个视频之前，请家长注意**提示主动沟通**的关键要素，并留意儿童的反应。播放完每个视频后，询问开放式问题，帮助家长反思他们观察到的内容。如果他们无法识别互动中的重要元素，可以问一些更具体的问题。视频片段要突出显示的重要信息如下所述。

脚本示例

现在我们要来看一些案例。在这些案例中，家长使用了我们刚刚讨论的特定提示。

➤［播放每段关于单个提示的视频前］观察家长如何用各类提示帮助孩子使用更复杂的回应，以及家长如何奖励和扩展孩子的回应。

➤［播放每段关于单个提示的视频后］在这段互动过程中您注意到了什么？家长提示了哪些更复杂的技能，又是怎么提示的？孩子怎么回应家长的沟通提示？孩子使用了更复杂的沟通技能后，家长怎么奖励孩子？

现在我们将观看另一些案例。在这些案例中，家长同时使用了不同的提示，以帮助孩子运用更复杂的沟通。

➤［播放每段关于提示顺序的视频前］请注意家长如何增加或减少支持程度，以帮助孩子成功做出回应和提高自发使用的技能。

➤［播放每段关于提示顺序的视频后］在这段互动过程中您注意到了什么？家长如何增加支持程度，以帮助孩子成功做出回应？家长如何随着时间的推移减少支持程度，以帮助孩子自发地使用技能？

视频片段 21：使用时间延迟（早期语言）

妈妈用时间延迟帮助女儿自发地使用句子。妈妈通过给女儿少量蜂蜜来创造机会，然后等待女儿向她要更多的蜂蜜。女儿说了"蜂蜜"这个词。妈妈使用时间延迟，并带着期待的眼神等待孩子增加回应的复杂度。接着，女儿回应道："我想要蜂蜜。"妈妈给了她一勺蜂蜜作为奖励，并通过说"你想要蜂蜜，好吃，真好吃"来扩展她的回应。

视频片段 22：使用时间延迟（词语组合）

妈妈用时间延迟帮助女儿在美术活动中增加其自发语言的复杂性。妈妈让女儿选择蜡笔的颜色。女儿用单个词语表达请求（"粉红色"）。接着，妈妈使用了时间延迟——用期待的眼神等待。女儿用完整的句子做出了回应（"请给我粉红色"）。妈妈给了她粉红色的蜡笔作为奖励。在女儿说出单个词语（"绿色"）后，妈妈再次使用时间延迟。这再一次帮助了女儿自发地使用句子（"妈妈，我想要绿色"）。注意这位妈妈如何通过使用给一小份和一次只给一支蜡笔的方式，创造了多次机会来提示女儿使用更复杂的沟通。

视频片段 23：提问法（前语言期沟通）

妈妈用提问法帮助儿子在挠痒痒游戏中增加其沟通的复杂性。妈妈先给儿子挠了一下痒痒，然后停下来，创造机会让他沟通，当儿子看着她时，妈妈问："你想要什么？"以此帮助他增加沟通的复杂性。儿子用手势表示"更多"，于是妈妈通过继续挠痒痒奖励他，并说"还要挠痒痒"来扩展他的沟通。

视频片段 24：提问法（早期语言）

妈妈用提问法帮助女儿在点心时间增加其沟通的复杂性。妈妈提供了两种女儿无法打开的零食，帮助她主动发起沟通。女儿发起沟通，摸了摸蜂蜜并说"给我"，但没有说出她想要哪种零食。接着，妈妈问女儿："你想要什么？"以此帮助她给零食命名。女儿的回应方式是命名（"蜂蜜"）。妈妈给她蜂蜜作为奖励，并扩展了她的回应。

视频片段 25：使用句子填空（早期语言）

妈妈使用句子填空的方式增加儿子语言的复杂性。妈妈通过控制火车取得权的方式吸引儿子的注意力。然后，她问儿子："你想把火车开到哪里？"当儿子无法回应时，她用句子填空的方式增加支持度（"杰克逊要把火车开到……?"）。儿子回答："马路。"妈妈让儿子玩火车，以此奖励他，然后通过说"到马路上"来扩展他的沟通。

视频片段 26：使用句子填空（句子）

在女儿玩超级英雄小人偶时，爸爸使用了两次句子填空，以帮助女儿增加语言的复杂性。女儿把超级英雄小人偶放在大腿上，并说："我坐在我们的大腿上。"爸爸使用句子填空，说"他们坐在……"，以帮助女儿正确地使用人称代词。女儿回应道："在我的大腿上。"接着她又说："他们坐在我中间。"爸爸再次用句子填空帮助女儿使用正确的人称代词，说道："在……中间。"女儿用正确的代词回应："在我的两腿中间。"爸爸表扬了女儿，以此奖励她。

视频片段 27：提供选择（早期语言）

妈妈通过提供选择帮助女儿在点心时间增加其沟通的复杂性。妈妈展示了两种需要她协助打开的零食。女儿通过靠近零食主动发起了互动。妈妈接着把两种零食都举起来，问："你想要果泥还是蜂蜜？"女儿说了"蜂蜜"这个词，于是妈妈给她蜂蜜作为奖励，并扩展了她的语言。

视频片段 28：提供选择（词语组合）

妈妈和女儿一起制作工艺品时，妈妈通过提供选择帮助女儿使用更复杂的语言。妈妈问："我应该用紫色还是粉红色？"但妈妈意识到她并没有成功吸引女儿的注意，所以妈妈等待女儿完成手里的任务，摸摸她，以引起她的注意。一旦妈妈吸引了女儿的注意后，她再次给女儿提供选择。女儿通过说"紫色"来回应。妈妈将紫色纽扣放在图上，以此奖励她。

视频片段 29：示范语言供孩子模仿（早期语言）

在点心时间，妈妈示范语言供女儿模仿，以帮助女儿使用更复杂的沟通。妈妈通过盖上蜂蜜罐（女儿需要帮助才能打开盖子）创造了一个机会。女儿主动发起了互动，她走到桌子旁边，并说了"蜂蜜"这个词。然后，妈妈示范了包含两个词的词组，让女儿模仿（"更多蜂蜜"）。女儿模仿了更复杂的语言。妈妈给她蜂蜜作为奖励，并扩展了她的沟通。

视频片段 30：使用惯用口语（早期语言）

妈妈用熟悉的惯用口语帮助儿子扩展语言的复杂性。妈妈加入了儿子的游戏，并用**游戏性干扰**为他创造沟通的机会。儿子通过模仿妈妈说的话来回应。然后，妈妈使用惯用口语，说："就位，预备……"以此鼓励儿子使用未经示范的词语。儿子说出了"开始"这个词，于是妈妈移动火车来奖励他。

视频片段 31：示范手势供孩子模仿（前语言期沟通）

妈妈通过示范手势增加儿子在游戏中的语言复杂性。妈妈将儿子喜欢的球放在一个他不能打开的透明容器中（看得到但拿不到），从而创造机会。儿子通过触摸盖子的方式主动发起互动。妈妈示范说"打开"。儿子没有回应，于是妈妈示范说"打开"，同时比出手势让他模仿（轻敲盖子）。儿子用手势回应。妈妈通过打开罐子并让他选择玩具来奖励他，还通过重复"打开"这个词来扩展他的沟通。

视频片段 32：使用肢体引导（前语言期沟通）

妈妈用肢体引导帮助儿子在玩泡泡时增加其沟通的复杂性。妈妈用了一个需要她帮助才能使用的玩具（泡泡），从而为儿子创造了沟通机会。儿子用表示"更多"的手势回应。接着，妈妈用肢体引导帮助儿子指向泡泡。妈妈奖励儿子吹泡泡，因为他使用了两种手势（表示"更多"的手势和指的手势）。然后，妈妈通过说"更多泡泡"来扩展儿子的沟通。

视频片段 33：调整提示的支持度（前语言期沟通）

妈妈使用了几种不同类型、不同支持度的提示，以鼓励儿子在挠痒痒游戏中使用更复杂的沟通。妈妈专注于儿子，并通过保持面对面、夸张化以及简单的语言调整她的沟通方式。她通过暂停挠痒痒游戏创造了一个机会，并问儿子："你想被挠痒痒吗？"然后带着期待的眼神等待。儿子把妈妈的手拉向自己作为回应。妈妈给他挠痒痒，以此回应这个简单的手势。然后她再次停了下来。这次，妈妈示范了表示"更多"的手势，儿子模仿后，她用继续挠痒痒来奖励儿子。再下一次暂停时，妈妈问："我们要做什么？"接着，儿子在没有手势示范的情况下比出表示"更多"的手势。请注意妈妈在儿子每次使用手势沟通时如何奖励他。同时，她还在互动中减少提示的支持度，以帮助儿子自发地使用更复杂的手势（"更多"的手势）。

视频片段 34：调整提示的支持度（早期语言）

妈妈使用了几种不同类型的提示，并在互动中逐步减少提示的支持程度，从而帮助孩子在挠痒痒游戏中自发地使用单个词语。妈妈通过暂停挠痒痒游戏来吸引女儿的注意。接着，她示范说"还要挠痒痒"，以提示女儿进行沟通。女儿没有回应，于是妈妈使用了句子填空，说："我还要……"女儿说"挠痒痒"作为回应，妈妈使用挠痒痒来奖励这次尝试，并扩展女儿的沟通，说"还要挠痒痒"。在下一次的沟通机会中，妈妈再次使用句子填空的方式，而女儿再次说"挠痒痒"作为回应。再下一次时，妈妈问："你还要挠痒痒吗？"然后女儿模仿了词语组合"还要挠痒痒"。妈妈再次使用句子填空，让女儿说"挠痒痒"。多次示范并提示"挠痒痒"这个词之后，妈妈使用时间延迟并用带着期待的眼神等待，然后女儿自发地使用了"挠痒痒"这个词。请注意这位妈妈如何在这个女儿非常感兴趣的游戏中多次提示女儿使用语言。她还确保在女儿每次使用她所提示的语言后给予奖励。

视频片段 35：调整提示的支持度（句子）

妈妈通过提高提示的支持度，帮助孩子成功地使用更复杂的沟通。妈妈将儿子喜欢的小人偶（女孩）举高（控制获取物品的途径），以鼓励儿子主动发起沟通。儿子通过伸手去拿小人偶的方式发起互动，于是妈妈问他："艾萨克，你想要什么？"以此提示他使用更复杂的语言。一开始，儿子模仿了她提的问题，所以她需要再问一遍。然后，儿子回应道："我想要更多。"妈妈接着问："更多什么？"从而提高提示的支持度，帮助儿子使用更具体的语言（命名）。当儿子难以使用正确表达时，妈妈通过提供选择（"动物还是女孩？"）提高提示的支持度。儿子正确地说出了"女孩"这个词。一旦他表达了他想要的物品，妈妈就立刻奖励他，给他玩具。

幻灯片 13

利用这张幻灯片上的"动动脑"问题，让家长讨论他们如何教孩子主动沟通。给他们一两分钟时间思考自己的答案，然后以两人一组的形式或者整个小组的形式讨论他们的想法。协助家长思考如何运用这项技术会对自己的孩子最有帮助。您可以请家长参考《家长手册》第 5 章的"在家试试看！"表格，其中有如何在不同的日常活动中运用**提示主动沟通**的例子。讨论结束后，通常是休息的好时机。

脚本示例

现在，让我们讨论一下您可以如何使用**提示主动沟通**。

➤ 花点时间想一想，在孩子非常喜欢的哪些活动中提示他主动沟通会有好的效果。请记住，这些活动必须是孩子喜欢的，并且您能控制其中的物品，这样您才能使用提示和奖励。

➤ 接着想一想，在您选择的其中一个活动里，您可以提示孩子使用什么新的沟通技能。请记住，您将提示孩子使用的沟通技能，应该只比他现在使用的技能略微复杂一点。

➤ 然后想一想，哪三个提示可以用来帮助孩子使用新的沟通技能。

➤ ［一两分钟后］现在，让我们来讨论一下吧。

休息时间

介绍"提示理解沟通"

说明原理

▶ 幻灯片 14

介绍**提示理解沟通**的原理。在介绍时，您可能希望根据您对小组中的儿童的了解，举例说明这项技术有助于达成的具体社交沟通目标。关于这项技术的更多信息，您可以参考《家长手册》。

脚本示例

许多有社交沟通困难的儿童难以注意和理解别人的语言，这可能会使他们难以听从指令。

➤ 您可以使用**提示理解沟通**来教孩子听从您的指令，并理解新的词、短语或语言概念。

➤ 在熟悉的日常活动中使用**提示理解沟通**会有帮助，因为孩子已经知道活动中涉及的步骤。如果听从指令是孩子的目标之一，这项技术也会有用。

讨论关键要素

▶ 幻灯片 15

讨论使用**提示理解沟通**的顺序，以及适合提示的技能。在讨论时，提醒家长**提示**和**奖励**的关键要素，您可以根据您对小组中儿童喜爱的活动和沟通技能的了解，提供接受性语言和家长可用来提示的指令的具体例子。

脚本示例

现在，让我们讨论如何使用**提示理解沟通**。

➤ 教孩子理解沟通时，您通常会从**专注于孩子**和**调整沟通方式**开始，以确保孩子有动机，然后使用**创造机会**的技术吸引孩子的注意。一旦您吸引了孩子的注意，提示孩子听从指令。在孩子听从您的指令后，表扬孩子，说出他做得正确的事，并立即让孩子做他想做的活动（即使他需要您的帮助）。这将让孩子更有可能理解和再次听从您的指令。

➤ 留意孩子的语言水平。如果孩子难以听从多步指令，每次仅提示孩子需要听从的一步指令。例如，不要说"穿好鞋子和外套，然后我们出发"，而要说"把鞋子穿上"；在孩子回应后，再给他指令的第二个步骤："穿外套"。如果孩子难以回应，请通过重复口头指令来增加支持度，或使用支持度更高的提示。记住三次提示原则！确保您帮助孩子在三次提示内获得成功。

➤ 有时孩子需要在不是他选择的日常活动中听从您的指令，例如刷牙或把玩具收好。在这些日常活动中，您可能无法从专注于孩子开始，或无法使用自然奖励。相反，您可以从创造机会开始吸引孩子的注意，接着给予指令。您可能需要为孩子听从指令而给他额外的奖励，例如他喜欢的玩具、活动或零食。您的教练可以协助您决定什么时候使用额外的奖励。

▶ 幻灯片 16

和家长讨论在应用**提示理解沟通**时可以使用的不同类型的提示。在讨论时，请举例说明如何使用不同类型的提示，以培养与小组中儿童相关的沟通技能。您可以让家长参考《家长手册》中的表格，其中有更多关于每种提示类型的例子。再次向家长强调三次提示原则，并提醒家长在给予指令后完成所有步骤的重要性，即使家长可能需要使用肢体引导。

脚本示例

现在让我们来讨论您可以用来**提示理解沟通**的提示类型。幻灯片上列出了支持度最低到最高的提示。

> 您通常会从一个简单的口头指令开始，这个指令会清晰地告诉孩子该怎么做。请不要在发出指令的时候问问题。例如，说"把鞋子穿上"，而不是"你能把鞋子穿上吗？"。

> 将手势与口头指令配对，有助于孩子注意口头指令，并给孩子提供关于如何回应的提示。例如，指向或举起一个物品，或打手势以展示一个动作。如果孩子难以理解口头语言，请从将口头指令和手势配对开始。

> 示范动作可以向孩子展示该做什么，从而提高提示的支持度。对于可以模仿但难以理解口头语言的孩子，这种提示会有帮助。例如，在您给予口头指令（"去拿你的鞋子"）并且指向鞋子后，如果孩子没有听从指令，您可以示范走过去，拿起鞋子，然后把鞋子拿给孩子。然后，把鞋子放回去，再次给予同样的口头指令："去拿你的鞋子。"

> 肢体引导是支持度最高的提示。如果在您示范后孩子仍无法听从指令，请用肢体引导帮助孩子回应您的指令。例如，在给予口头指令"去拿你的鞋子"之后，牵着孩子的手，带他走向鞋子，然后协助他拿起鞋子。

> 请记住，您希望孩子能够在第三次提示时取得成功，因此，先使用您认为孩子可以成功回应的支持度最低的提示，然后根据需要增加支持度。随着时间的推移，请减少提示的支持度，让孩子可以学会在没有帮助的情况下听从您的指令。

▶ 幻灯片 17

使用序列图，向家长展示这张幻灯片中关于如何使用**提示理解沟通**的示例。这是询问家长对这项技术是否有疑问的好时机。

脚本示例

让我们来看一个关于如何教孩子理解沟通的例子。爸爸在教詹姆斯如何在一项熟悉的日常生活中理解并听从一步指令："给我……"。爸爸把注意力聚焦在詹姆斯身上，和他一起吃早餐，并保持面对面。爸爸给詹姆斯展示牛奶，从而创造机会，并等待詹姆斯的注意。在詹姆斯看向爸爸后，爸爸给出了清晰的口头指令——"把你的杯子给我"，以帮助他听从一步指令。当詹姆斯没有回应时，爸爸重复指令，并同时做出用手指向杯子的动作，作为手势动作提示。詹姆斯仍然没有回应，所以爸爸用肢体引导他拿起杯子，然后把杯子递给自己。接着，爸爸把牛奶倒进杯子里递给詹姆斯，以此作为奖励。

播放视频片段并讨论

▶ 幻灯片 18

　　播放有关**提示理解沟通**的案例视频。这里有三个视频，展示了家长如何教孩子理解沟通并在游戏和日常生活中听从指令。不同的视频片段介绍了不同的提示组，从使用包含一个步骤的口头指令（前语言期沟通）、提供示范和手势提示以辅助指令（早期语言）、从手势提示到肢体引导（词语组合）。如果您没有时间播放所有视频片段，请根据您对小组中儿童的了解，选择最合适的视频。在播放每一个视频之前，请家长注意**提示理解沟通**的关键要素，并留意儿童的反应。播放完每个视频之后，询问开放式问题，帮助家长反思他们观察到的内容。如果他们无法识别互动中的重要元素，可以问一些更具体的问题。视频片段要突出显示的重要信息如下所述。

脚本示例

　　现在我们要来看一些家长使用**提示理解沟通**的案例。

➤ ［播放每个视频前］观察家长如何用提示帮助孩子对指令做出回应，以及家长如何奖励孩子的回应。

➤ ［播放每个视频后］在这段互动过程中您注意到了什么？家长使用了哪些提示？当孩子听从指令时，家长是怎么奖励孩子的？

　　视频片段 36：理解沟通（前语言期沟通）

　　妈妈帮助儿子在一项熟悉的日常活动（点心时间）中理解并听从一步指令。妈妈通过叫儿子的名字并向他展示饼干来吸引他的注意。接着，妈妈使用了口头指令——"过来拿你的盘子"，并配以手势（指向橱柜）。然后，妈妈向儿子指出第一步该做什么（"打开"），并搭配手势（指向橱柜），从而提高提示的支持度。接下来，妈妈给出了多个一步指令（"去拿你的盘子""把盘子拿到桌子上""把它放下"），每次都等他完成一个指令后再给出下一个。儿子通过听从每个指令来回应。妈妈把桌子上的饼干给他，作为奖励。

　　视频片段 37：理解沟通（早期语言）

　　妈妈在玩火车的过程中用提示帮助儿子听从指令。她首先给出清晰的口头指令："给你的火车吃东西。"儿子没有回应，于是妈妈用火车示范动作，以提高支持度。然后，她再次给出口头指令，并搭配手势提示（指向"食物"）。儿子通过听从妈妈的指令回应。妈妈奖励了他，让他用自己的方式玩火车。

视频片段 38：理解沟通（词语组合）

妈妈逐渐提高提示的支持度，以帮助女儿在美术活动中听从指令。妈妈开启互动的方式是和女儿保持面对面、加入女儿的游戏以及发表评论。然后，妈妈给出口头指令："帮我拿一个圆形。"当女儿难以做出回应时，妈妈重复了指令，并增加了一个手势提示：指向圆形。当女儿仍没有回应时，她使用肢体引导带着女儿到圆形旁边，然后再次重复指令并搭配手势提示。一旦女儿听从了指令，妈妈就奖励她，让她按照自己想要的方式玩游戏。

▶ 幻灯片 19

利用这张幻灯片上的"动动脑"的问题，让家长讨论他们如何与孩子使用**提示理解沟通**。给他们一两分钟时间思考自己的答案，然后以两人一组的形式或者整个小组的形式讨论他们的想法。协助家长思考如何运用这项技术对自己的孩子最有帮助。您可以请家长参考《家长手册》第5章的"在家试试看！"表格，其中有如何在不同的日常活动中运用**提示理解沟通**的例子。

脚本示例

现在，让我们讨论一下您可以如何使用**提示理解沟通**。

➤ 花点时间想一个您在日常生活中能够给出的指令。

➤ 在孩子听从指令后，您如何奖励孩子？请记住，自然奖励会更有帮助。

➤ 最后，您可以使用哪三个提示帮助孩子听从您的指令？

➤ ［一两分钟后］现在，让我们来讨论一下。

为练习和辅导做计划

▶ 幻灯片 20

请让每位家长制订一周内的练习计划。在小组课程中，给家长时间完成练习计划表非常重要。家长在离开前，至少应该填好练习计划表中的目标、活动和序列图。如果课堂时间不够，您可能需要缩短小组讨论的时间。给家长几分钟，让他们在练习计划表中填写以下内容：（1）他们想达成的一两个目标；（2）用于练习的一项游戏活动和一项日常活动。接下来，使用序列图，让每位家长写下一个积极的例子，说明她会如何在选定的活动中，使用一种技术来实现孩子的目标。您可以请一位家长在小组面前与您一起完成序列图，作为示范。如果课堂时间足够，让家长们互相讨论他们的练习计划表，以两人一组的形式或整个小组一起。在家长完成各自的练习计划表后，请家长思考在家里使用这项技术会遇到什么困难。根据时间，您可以让家长讨论可能的解决方案，同样可以两人一组或整个小组一起讨论。常见的挑战和潜在的解决方案，列在第 8 课末尾的"问题解决小贴士"中。

脚本示例

　　我希望各位想一想在本周中您希望达成的一个或两个目标。这些目标应该与提高孩子对沟通的运用和（或）理解相关，比如，使用手势、词语、短语或句子来提要求或听从指令。在练习计划表上写下您的目标。然后，想一个您可以练习这些技术的游戏活动和日常活动。记住，您需要在进行日常活动时，增加几分钟来运用这些技术。一旦您选定了活动，请把它们写在您的练习计划表上。接下来，想一想我们今天讨论的**教授新的沟通技能**的技术。这包括**提示和奖励**、**提示主动沟通**和**提示理解沟通**。选择您将用于帮助孩子使用更复杂的沟通技能的技术（包括具体的提示方法），并将它们写在练习计划表的序列图中。您应该在每天的游戏中计划 15 ~ 20 分钟的时间，用于练习这些策略，同时也要在一两个日常活动中进行练习。想一想当您落实计划时，哪些部分会遇到困难，并思考可能的解决方法。

▶ 幻灯片 21

提醒家长阅读《家长手册》第 5 章的前三节，并在接下来的一周中进行练习。告诉家长，他们在一对一的教练课程中会做些什么。

脚本示例

　　下周，各位都会有一次一对一的教练辅导课。

➢ 请务必先阅读《家长手册》第 5 章的前三节——"提示和奖励""提示主动沟通"和"提示理解沟通"，这些部分涵盖了我们今天在小组中学习的内容。

➢ 在接下来的一周中，我希望您可以在家按照练习计划表进行练习，并在表单的"反思"框中写下练习情况。我们将在教练辅导课中讨论您的练习计划表。因此，如果您对**提示和奖励**、**提示主动沟通**和**提示理解沟通**有任何疑问，请提出来。您也会有机会在现场和孩子一起练习技术，并获得一对一的反馈和帮助。准备开始练习吧！

第 8 课（教练辅导课）
教授新的沟通技能（回顾）

课程目标

协助家长达到下列目标：

- 教儿童使用新的手势和口头语言技能
- 教儿童听从指令

课程材料

- 《家长手册》
- "练习计划表——教授新技能"（表单 34）
- 《家长手册》中的"儿童目标表"复印件和家长完成的"日常活动时间表"（表单 11）
- "ImPACT 计划 F.A.C.T.S. 策略回顾表——教授新的沟通技能"（表单 16）

- 儿童喜爱的玩具或物品（如零食），可用于创造机会
- 日常活动用品，如衣服、盘子和做饭用具
- "课程数据单"（表单 12）
- "干预可靠度检查表"（表单 4）
- "教练辅导可靠度检查表"（表单 6）

课堂议程

- 签到并设置课堂议程
- 回顾练习计划表
- 回顾教授新的沟通技能
- 演示教授新的沟通技能
- 让家长练习，您提供反馈
- 协助家长反思，制订练习计划

签到并设置课堂议程

问候家庭

询问家庭自上次小组课程结束后情况如何。如有需要，花一点时间让儿童投入一项活动。

阐述课堂目标和议程

今天，家长将会有机会练习用提示和奖励教孩子新的沟通技能，同时您会为她提供支持和反馈。这组策略能够帮助儿童使用表达性沟通技能（包括手势和口头语言），也有助于儿童理解和听从指令。

询问家长："您对今天的课程有什么疑问吗？或者您是否还想讨论其他主题？"如有需要，根据家长的需求调整课堂议程。

回顾练习计划表

回顾小组课程的书面计划表

请家长向您描述她在家如何用提示和奖励帮助孩子使用更复杂的沟通。讨论进行顺利和遇到困难的地方。

协助家长应对挑战

针对**教授新的沟通技能**的常见挑战和可能的解决方案，列在本节课末尾的"问题解决小贴士"表格中。这些挑战在家里通常更严峻，因为儿童可能不习惯家长要求他们做出更复杂的反应。

如果家长无法有效使用**创造机会**，您需要针对这组策略提供进一步的辅导，这样家长之后才可能成功地使用**教授新的沟通技能**。

回顾"教授新的沟通技能"

简要回顾基本原理和关键要素

使用 F.A.C.T.S. 金字塔和《家长手册》，向家长解释如何将**教授新的沟通技能**与之前所学的策略一起使用。强调对于家长能正确使用**提示和奖励**最重要的关键要素，以及可能对儿童最有效的特定语言提示。您可以把这些要素写在"ImPACT 计划 F.A.C.T.S. 策略回顾表——教授新的沟通技能"（表单 16）上，让家长带回家。

我们建议聚焦在**提示主动沟通**上。然而，如果家长已经能够成功地用提示教孩子进行表达性沟通，如果孩子的表达性语言发展良好，或者如果听从指令是孩子的重要目标，那么您可能会希望花点时间在**提示理解沟通**上。

询问家长："您今天想尝试进行哪个沟通目标的教学？"协助家长确定合适的沟通目标，并回顾适合儿童的沟通目标和能力的特定提示方法。

说明技术的步骤

在家长选择了想要练习的技能后，使用《家长手册》中的序列图，向家长描述如何达成儿童的目标，并给家长机会提问。

演示"教授新的沟通技能"

为演示做准备

说明您一开始会使用哪种类型的提示来诱发更复杂的沟通技能，以及如果儿童没有回应，您将如何提高提示的支持度。请家长注意您使用的提示和儿童的回应。您可以这样说：

> "我会通过问问题来增加萨姆使用动词的能力。如果他没有回应，我将使用句子填空，然后再提供选择。"

描述您正在做的事情

当您在与儿童演示**教授新的沟通技能**时，请指出您在使用的提示类型，描述您如何提高提示的支持度，并注意儿童的反应。

> "萨姆正在玩球，我会用**游戏性干扰**来拿到球，并等待观察他如何沟通……他说了'球'这个字。我会用提问的方式提示他使用更复杂的语言。[教练问萨姆：'我应该用球做什么？']他又说了'球'字，所以我要提供选择，提高提示的支持度。[教练问萨姆：'扔球还是把球藏起来？']萨姆做了一个更复杂的回应：'扔球。'所以我将通过扔球奖励他，然后扩展他的回应。[教练说：'扔红球。']"

如果家长选择既练习**提示主动沟通**也练习**提示理解沟通**，请一次演示一种技术，并允许家长在两次演示之间进行练习。

演示结束后，询问家长："在互动过程中您注意到了什么？"如果家长难以回答，可以询问更具体的问题，例如：

"哪种类型的提示有助于萨姆做出回应？"

"在他使用了新的技能后，我是怎么奖励他的？"

让家长练习，您提供反馈

鼓励家长练习

在不同活动中让家长和儿童练习**教授新的沟通技能**，以帮助家长了解如何在不同的情况下使用提示。如果您是在儿童家里进行辅导，您应该让家长在各种日常照护活动中练习使用这些技术。如果您是在诊疗场所进行辅导，练习的方式可以包括玩玩具、零食或者在课程结束时给儿童穿上外套和鞋子。提醒家长在特定活动中她应该练习的具体提示方法。

"通过提问增加萨姆对动词的使用。如果他没有回应，请使用句子填空，然后为他提供选择。"

管理物理环境

给家长提供她需要的物品（例如，用来打断游戏的手偶或玩具、适合轮流的特定玩具，或需要帮助才能使用的物品）。从环境中移除分散注意力的物品。

提供反馈

根据家长使用**教授新的沟通技能**的情况和儿童的反应提供反馈。特别地，要给家长提供反馈，以帮助她运用恰当的提示，并根据需要增加或减少提示的支持度。对于练习**教授新的沟通技能**时的常见挑战的反馈建议，请参照本节课末尾的"问题解决小贴士"表格。

协助家长反思，制订练习计划

协助家长反思

询问家长有关课堂练习的问题。利用这个机会回答家长关于*教授新的沟通技能*的问题。以下是您可以使用的一些问题的示例。

"对于提示孩子使用更复杂的语言技能，您感觉如何？"

"您能够想象在家里使用这些提示吗？如果不能，是什么让您感觉不舒服？有什么方法可以让它变得更容易些？"

"什么类型的提示最能成功地帮助孩子做出回应？使用这类提示困难吗？"

协助家长选择目标和活动

使用《家长手册》中的"儿童目标表"和已完成的"日常活动时间表"（表单 11），帮助家长选择在家练习的目标和活动。让家长在练习计划表中记录她的选择。如果家长计划同时练习**提示主动沟通**和**提示理解沟通**，请让家长分别完成针对这两项技术的练习计划表。

适合本单元的儿童目标包括使用手势（指、轻拍或打手势）或口头语言（例如，字词、词语组合或句子）表达要求、给出指令或分享信息，对关于"什么""在哪里"和"谁"的问题做回应，或在游戏和熟悉的日常生活中听从一步或两步指令（例如，"喂娃娃"或"把裤子拉上去"）。

适合本单元的活动是儿童喜欢的活动。在这个阶段，试着找出三种不同的活动，帮助家长学会在不同的情境下使用这些策略。《家长手册》中的"在家试试看！"表格提供了关于如何在各种活动中**教授新的沟通技能**的例子。

协助家长完成序列图

向家长讲述一个在她选择的活动中**教授新的沟通技能**的正面例子。让家长在练习计划表的序列图的相关方框中写下她将关注的关键要素。

询问家长，她会使用**专注于孩子**与**调整沟通方式**的哪些策略，以确保儿童在她提示之前保有动机。

接下来，协助家长确定她将会使用哪种技术，为儿童创造沟通机会或吸引儿童的注意。询问家长她认为儿童会有什么反应。

询问家长，她将提示儿童使用哪种更复杂的沟通技能，以及她将会使用哪三个提示来帮助儿童做出回应。让她在练习计划表中的"提示"方框中写下这三个提示。

随后，询问家长她将如何奖励和扩展儿童的回应。提醒她，即使儿童的反应不是她预期的确切技能，但只要儿童表现出来的技能是恰当的，并且比他一开始的沟通方式稍微复杂一些，她仍应该奖励儿童。告诉家长，她可以在练习计划表中的儿童图标旁写下儿童的反应。

协助家长应对潜在的挑战

询问家长在家里练习**教授新的沟通技能**可能会遇到什么困难。花时间讨论解决方法。常见的挑战和解决方案列在本节课末尾的"问题解决小贴士"表格中。

反思和布置阅读任务

提醒家长每天在家练习 15 ～ 20 分钟，并记录在家练习期间进展顺利和困难的部分。告诉家长，您会在下一次小组课程开始时回顾这些信息。让家长在下次小组课程之前阅读《家长手册》第 5 章的最后两节（"提示模仿"和"提示扩展游戏"）。

 针对"教授新的沟通技能"的问题解决小贴士

如果家长……	您可以……
难以识别合适的提示时机	• 和儿童一起演示**创造机会**的技术，并让家长告诉您什么时候进行提示，以及做什么样的提示。 • 鼓励家长练习**创造机会**的技术，并留意儿童什么时候主动发起互动，或者她什么时候吸引了儿童的注意。 • 和家长一起查看"日常活动时间表"，确定儿童喜欢的活动。建议家长观察那些提示儿童具有高度动机的行为（积极情感、伸手去拿和眼神交流等）。
对于是否提示或扣留奖励感到犹豫	• 告诉家长，当大人"改变规则"时，儿童感到挫败是很常见的，也是可以接受的。随着时间的推移，儿童会习惯家长有更高的期望，他的挫败感会减少。
在给予提示或指令前，难以帮助儿童主动发起互动，或难以吸引儿童的注意力	• 提出一个具体的**创造机会**的策略和一个可能引起儿童回应的提示。当家长适应后，指导她如何增加或减少提示的支持度。
提示不相关的技能	• 让家长在提示儿童使用语言之前，先观察几分钟儿童的游戏。 • 提出家长可以提示的特定技能。 • 询问家长："哪三种技能和孩子的活动有关？" • 建议家长提示她示范过的沟通技能。

（续表）

如果家长……	您可以……
提示过于复杂的沟通技能	• 在提示前，先提醒家长她所希望看到的沟通技能，并在儿童做出恰当回应时提醒她。 • 询问家长："什么沟通技能比孩子目前能做的略微复杂一点？"
没有使用明确的提示	• 建议家长使用一个特定的提示。 • 示范一个简单的提示，让家长使用。
太快使用支持度较高的提示	• 建议家长在使用支持度更高的提示之前，在头脑中数到5。
没有提供足够的支持，以帮助儿童使用更复杂的沟通技能或听从指令	• 提示家长什么时候增加支持。 • 给家长三个特定的提示，供她使用。
提示得过于频繁	• 提醒家长回应儿童的自发性沟通。 • 建议家长只在儿童每三次主动发起沟通后提示更复杂的沟通技能。 • 告诉家长在提示新技能之前需要等待的具体时间（例如，每1～2分钟仅提示一次）。
没有要求儿童做出更复杂的回应就给予奖励	• 提醒家长，即使儿童抗议，也要完成提示。 • 告诉家长，即使儿童有点受挫也没关系。 • 询问家长："您期待孩子使用什么沟通技能？"
没有立即提供奖励	• 提示家长什么时候该奖励儿童。 • 建议家长在一个具体的时间内（如一秒内）奖励儿童。 • 让家长与您一起练习。
无意中奖励了儿童的不当行为	• 要求家长描述她希望避免奖励的行为。 • 当儿童使用不当行为时，提醒家长。
在家长使用沟通提示或给予指令时感到挫败	• 让家长知道这很常见，当儿童了解到家长对他的新期望时，通常会变得不那么挫败。 • 建议家长从儿童能成功回应的提示开始。一旦建立了习惯，提醒她每提示三次降低一些支持度。 • 提醒家长重新**专注于孩子**，让儿童保持参与。 • 建议家长只在儿童每三次主动沟通后，提示一次更复杂的沟通技能。 • 教家长在儿童听从指令后使用额外的奖励（一些儿童喜欢的、与任务无关的东西）。
抗拒肢体引导	• 指导家长进行快速且不带情绪的肢体引导。 • 和儿童示范肢体引导，让家长观察。 • 您扮演儿童，让家长和您练习。

第 5 单元

教授新的模仿和游戏技能

本单元的目的是教家长如何**教授新的模仿和游戏技能**。**教授新技能**（结合了**教授新的沟通技能**——第 4 单元的主题—— 和**教授新的模仿和游戏技能**）是 ImPACT 计划 F.A.C.T.S. 策略中的"T"。这组策略用提示和奖励教儿童模仿新的游戏动作和姿势动作，以扩展儿童游戏技能的复杂度和多样性。

- 在小组课程中，您将回顾针对**教授新的沟通技能**的练习计划表。然后，您将使用幻灯片和视频片段介绍**教授新的模仿和游戏技能**，以及**提示主动模仿**和**提示扩展游戏**的具体方法。在小组课程的最后，您将帮助每位家长完成一份练习计划表，以便在一对一教练课程之前实施。与往常一样，幻灯片注释中包含了对每个视频片段的关键要素的介绍。

- 在一对一的教练课程中，您会从回顾家长在小组课程中填写的练习计划表开始。然后，您会简要回顾、演示以及鼓励家长练习**教授新的模仿和游戏技能**，同时您将提供反馈。鉴于辅导时间有限，我们建议将重点放在**提示模仿**或**提示扩展游戏**上。鼓励家长确定她想要达成的目标，并将重点放在最适合儿童目标和能力的提示上。在本节课程的最后，您将要求家长在下一次小组课程之前完成反思，并阅读《家长手册》第 6 章"塑造互动"和第 7 章"往前迈进"。

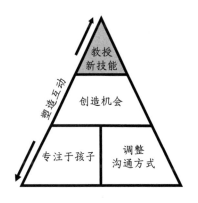

第 9 课（小组课）
教授新的模仿和游戏技能

🎯 课程目标

协助家长达到下列目标：
- 教儿童模仿游戏动作或手势
- 增加儿童游戏的复杂度和多样性

📇 课程材料

- 幻灯片／视频片段
- "练习计划表——教授新技能"（表单 34；复印多份）
- 白板或大张的白纸
- 小组准则
- "游戏动作创意表"（表单 13；复印多份）
- "小组可靠度检查表"（表单 7）

📄 课堂议程

- 签到并设置课堂议程（幻灯片 1—2）
- 回顾练习计划表（幻灯片 3）

- 介绍教授新技能（幻灯片 4）
- 介绍提示模仿（幻灯片 5—11）
- 休息时间
- 介绍提示扩展游戏（幻灯片 12—17）
- 为练习和辅导做计划（幻灯片 18—19）

⚙️ 关键要素：提示模仿

- 示范动作供孩子模仿
- 使用肢体引导

⚙️ 关键要素：提示扩展游戏

- 引导式评论
- 提问法
- 提供选择
- 使用口头指令
- 示范动作供孩子模仿
- 使用肢体引导

签到并设置课堂议程

▶ 幻灯片 1

在家长进入教室时热情问候，并在开始前给他们几分钟的时间问候彼此。然后，简单介绍今天小组课程的主题。

脚本示例

欢迎回来！在上一次的小组课程中，我们学习了如何用提示与奖励**教授新的沟通技**

能。这是**教授新技能**（ImPACT 计划 F.A.C.T.S. 金字塔中的"T"）的第一部分。这周，我们将讨论如何用提示和奖励**教授新的模仿和游戏技能**，即**教授新技能**的第二部分。

幻灯片 2

简要介绍课堂议程，提供关于课堂目标和结构的信息。如果您由于时间原因需要调整议程，请向家长解释这一点。

脚本示例

> 首先，我们将回顾上周的练习计划表。

> 然后，我们将讨论您可以使用的两组新提示：一组用于教儿童在游戏中模仿您，一组用于扩展儿童的游戏技能。对于每一组提示，我们将讨论它可以用于教授哪些技能、如何使用它，并观看一些案例视频。接下来，我们会简短地讨论一下您可以如何和孩子使用这些策略。

> 最后，我们将计划如何在接下来的一周中练习教孩子特定的模仿和游戏技能。

回顾练习计划表

幻灯片 3

在白板上画下三列表，标题为"哪些部分进展顺利？""哪些部分遇到困难？"以及"可能的解决方法"。请每位家长报告她所练习的技术，以及儿童回应的情况。在每位家长报告时，在白板上相应的栏中简要写下信息。帮助家长识别他们经历中的共同点。在所有家长报告完后，识别家长遇到的一个或多个常见挑战。提出问题并给出建议，协助家长以小组的形式寻找可能的解决方法。在"哪些部分遇到困难？"一列中写出具体挑战，并在旁边的"可能的解决方法"一列中写下每个挑战的潜在最佳解决方法。第 8 课末尾的"问题解决小贴士"表格，列出了此主题的常见挑战和可能的解决方案。

脚本示例

让我们谈谈**教授新的沟通技能**在家里使用的情况吧。在过去的一周里，每一位家长应该都进行了一次一对一的教练课程。在课程中，您和教练一起练习了**教授新的沟通技**

能。教练应该已经示范了这些技术，并协助您练习和思考如何在家运用这些技术。

> 让我们每个人都轮流简单分享一下在家练习的情况吧。我特别想知道的是：您练习的技术是什么，您和孩子一起练习时哪些部分进行顺利，以及一个遇到挑战的部分。

> ［在所有家长报告了自己的练习情况之后］现在，让我们针对这些挑战思考一些可能的解决方法。

回顾"教授新技能"

▶ 幻灯片 4

通过 F.A.C.T.S. 金字塔和序列图来回顾**教授新技能**这组策略，并向家长说明它和家长之前学习过的策略之间的关联。强调每 1 ~ 2 分钟只教授一次新技能的重要性，这是一种在游戏和教授新技能之间取得平衡的方法。在两次提示之间，家长可以重新使用**专注于孩子**和**调整沟通方式**。

脚本示例

> 今天，我们将来到 F.A.C.T.S. 金字塔的顶层，讨论**教授新技能**的第二部分：如何用提示与奖励教孩子新的模仿和游戏技能。请记住，您应该在大约三分之一的时间里提示新的游戏技能。在剩下的时间里，您会继续在游戏中跟随孩子的引导，并用合理的方式回应孩子的自发性行为。

> 您将以您已经学过的方式开始互动，即专注于孩子。在游戏中教授模仿时，您将会使用**模仿孩子**，以建立一个来回式的模仿游戏。在扩展游戏时，您可以通过其他方式加入孩子的游戏，比如把孩子需要的物品递给他，或对游戏进行补充。接着，您将用**游戏性干扰**和**均衡轮流**创造机会，让孩子注意到您。一旦吸引了孩子的注意，您将会提示他模仿您或使用新的游戏技能。在孩子模仿您或使用新的游戏技能之后，您可以奖励他，让他用自己喜欢的方式玩耍，并再次使用**模仿孩子**和**跟随孩子**的引导。您也可以示范新的游戏行为，从而扩展孩子的游戏。

介绍"提示模仿"

说明原理

▶ 幻灯片 5

介绍使用**提示模仿**的原理。在介绍时，您可能希望根据您对小组中的儿童的了解，举例说明这项技术有助于达成的具体社交沟通目标。关于这项技术的更多信息，您可以参考《家长手册》。

脚本示例

儿童通过模仿学习新技能，例如，如何玩新玩具、执行新任务、使用新词语和表达对他人的兴趣。有社交沟通困难的儿童，通常难以通过观察他人与模仿他人的行为学习新技能。您可以用提示和奖励教孩子在玩耍时模仿您的动作和手势。

➤ 这项策略可以提高孩子的模仿技能，还有助于孩子与您建立联结，以及通过模仿学习新的游戏方式和手势动作。

➤ 有两个相同或相似的玩具，对于在游戏中教授模仿非常有帮助，这样您和孩子就可以同时模仿对方。有些玩具比其他玩具更适合教孩子模仿物品操作和手势。如果您使用的玩具有多种不同的、富有创意的玩法，示范行为让孩子模仿会容易得多。

讨论关键要素

▶ 幻灯片 6

讨论**提示模仿**的顺序，并提供适合小组中儿童的游戏动作和姿势动作的例子。向家长强调，这个阶段的目标不是教儿童特定的游戏技能，而是鼓励儿童自发地模仿家长的行为。

脚本示例

现在，让我们来讨论提示模仿的关键要素。

➤ 您可以让孩子投入来回式的社交游戏，从而教孩子模仿游戏动作和姿势动作。

在这些游戏中，您和孩子可以轮流模仿对方。从**模仿孩子**开始，轮到您时，使用**游戏性干扰**和**均衡轮流**来帮助孩子注意到您。然后，示范和游戏相关的行为，让孩子模仿，同时使用简单的语言描述您正在做的事情。这有助于孩子注意您的示范。例如，如果孩子正在推玩具车，轮到您时，请示范将一个人偶放到玩具车里，然后说："人进去了。"一旦孩子模仿了您（即便他需要您的肢体提示），您要立刻表扬孩子，并让孩子用他喜欢的方式玩耍。对您的孩子来说，模仿您的行为比精确地模仿一个特定行为更重要；所以，即使孩子的模仿不完美，也要奖励他任何对于模仿的尝试。请记住，示范行为供孩子模仿应只占三分之一的时间，以确保孩子不会沮丧。在剩下的时间里，请继续模仿孩子的游戏。

➤ 在这个阶段，不必担心要教孩子特定的游戏技能。相反，您要示范有趣的行为，让孩子想要模仿。如果孩子在模仿上有困难，您可以从示范孩子熟悉的行为开始，即便这些行为不同寻常。例如，如果孩子只会用旋转车轮或排列的方式玩小汽车，那么当孩子在排列小汽车的时候，您可以模仿他旋转车轮。

➤ 您也可以示范与孩子的游戏相关的手势动作。例如，如果孩子正在推小汽车，您可以假装开车然后发出"呜呜"的声音（汽车引擎发动的声音）。《家长手册》中的表5.4和表5.5，列出了您可以根据孩子当前的游戏技能进行示范的、适合孩子模仿的游戏动作和姿势动作。

▶ | 幻灯片 7 |

讨论两种不同类型的**提示模仿**。强调家长要努力增加儿童模仿家长行为的能力，而不是听从指令的能力。因此，为了提高提示的支持度，家长将会重复示范行为或姿势动作，而不是使用口头提示。在这里，再次强调三次提示原则。

脚本示例

➤ 您将用两种不同类型的提示协助孩子模仿。由于您在尝试鼓励孩子模仿您的行为，您将通过重复示范提示孩子，而不是使用口头指令。一旦您示范了新的动作，请等待，让孩子有机会独立完成模仿。如果孩子在5秒内没有模仿，再次示范同样的动作，并搭配简单的语言，从而提供更多的支持。您可以重复两次，每次示范之后都要等待，观察孩子是否会模仿您。每次示范行为时所搭配使用的口头提示是相同的。

➢ 如果孩子在第二次示范提示后没有模仿，用肢体引导孩子模仿动作。

幻灯片 8

使用序列图，向家长展示这张幻灯片中关于如何用提示和奖励教儿童模仿物品操作的示例。这是询问家长对这项技术是否有疑问的好时机。

脚本示例

让我们来看一个例子，关于如何用**提示模仿**教孩子对物品做一个游戏动作。在这张幻灯片中，乔丹正在用上下摇晃的方式玩弹簧玩具。妈妈坐在和乔丹面对面的地方并用另一个弹簧模仿他的游戏，从而专注于乔丹并调整沟通方式。几分钟后，妈妈通过好玩的方式用弹簧打断了乔丹的游戏，创造了一个机会。当她吸引了乔丹的注意时，她说"球进去"，然后示范把球放进弹簧玩具里。妈妈等待乔丹通过模仿她的行为来回应。乔丹没有回应，于是妈妈再次示范了之前的行为。乔丹仍然没有回应，所以妈妈使用肢体引导提示乔丹模仿她。在乔丹完成模仿后，妈妈表扬了他，作为对他的奖励。妈妈说："干得好，球进去了！"然后继续模仿他的游戏。

幻灯片 9

使用序列图，向家长展示关于如何用提示和奖励教儿童模仿姿势动作的示例。这同样是询问家长对这项技术是否有疑问的好时机。

脚本示例

这张幻灯片展示了乔丹的妈妈如何在游戏中教乔丹模仿姿势动作。妈妈说"球进去"，并示范了一个手势（指向弹簧），然后把她的球放了进去。乔丹在妈妈又示范两次后还是没有反应，于是妈妈用肢体引导提示他指向弹簧玩具。请注意，妈妈一次只提示一个技能，并且专注于让乔丹模仿她的姿势动作，而非游戏动作。当乔丹模仿了妈妈的手势后，妈妈说："干得好，球进去了！"然后继续模仿他的游戏。

播放视频片段并讨论

▶ 幻灯片 10

　　播放**提示模仿**的案例视频。这里有三个视频，展示了家长如何用提示教儿童在游戏中进行模仿。在前两个视频中，家长教授的是物品操作的模仿；在第三个视频中，家长教授的是姿势动作的模仿。不同的视频片段展示了不同的提示组，从只示范行为到示范行为后使用肢体引导。根据小组中的儿童的技能和目标，您可以选择只播放部分视频。您也可以选择在讨论**提示扩展游戏**中的示范行为供孩子模仿与肢体引导时，再播放关于模仿物品操作的案例。在播放每一个视频之前，请家长注意提示模仿的关键要素，并留意儿童的反应。播放完每个视频后，询问开放式问题，帮助家长反思他们观察到的内容。如果他们无法确定互动中的重要元素，可以问一些更具体的问题。视频片段要突出显示的重要信息如下所述。

脚本示例

　　现在我们要来看一些家长使用我们刚刚讨论的特定提示的案例。

➢ ［播放每个视频前］观察家长如何用提示帮助孩子模仿她，以及家长如何奖励孩子和扩展孩子的反应。

➢ ［播放每个视频后］在这段互动过程中您注意到了什么？家长是如何教孩子模仿的？当家长提示模仿时，孩子如何回应？当孩子模仿时，家长如何奖励孩子？

　　视频片段 39：模仿物品操作（前语言期沟通）

　　在玩魔沙（magic sand）的活动时，妈妈帮助儿子模仿对物品的操作。她将玩沙模型放入沙子中，并用简单的语言描述动作（"一、二、三，弄碎它"）。儿子没有回应，于是妈妈再次示范相同的游戏动作和描述性语言。当儿子在她第三次示范后仍然没有回应时，她用肢体引导帮助儿子模仿她的动作。然后，妈妈表扬了儿子并让他用自己喜欢的方式玩沙子，以此作为奖励。

　　视频片段 40：模仿物品操作（早期语言）

　　在玩串珠的活动中，妈妈帮助女儿模仿对物品的操作。她给女儿看了一个捕捞网，然后示范用另一个捕捞网抓珠子，然后说："抓住珠子。"女儿模仿她说的话（"珠子"），但没有模仿她的游戏动作。所以，妈妈再次示范了相同的动作，搭配相同的语言描述。当女儿没有回应时，妈妈多次示范相同的动作，搭配相同的语言描述。最终，女儿模仿了妈妈的游戏动作和语言（"抓珠子"）。妈妈用表扬的方式奖励了女儿，让她按照自己的方式玩耍，并开始模仿她的游戏。在下一个机会出现时，妈妈示范在一个玩具水池里洗珠子。这次，女儿在妈妈示范第二次后模仿了妈妈的行为。妈妈再次用表扬的方式奖励她，并继续模仿女儿的游戏。注意这位妈妈是如何交替模仿女儿和示范行为供女儿模仿的。通过这种方式，她教女儿如何在来回式的社交模仿游戏中进行模仿。

视频片段 41：模仿姿势动作（句子）

在给女儿读书时，爸爸教女儿模仿姿势动作。他通过读一本女儿最喜欢的书来跟随女儿的引导。然后，他示范和书的内容有关的动作，供女儿模仿（移动脚），同时朗读书中的句子（"移动他们的脚"）。当女儿没有回应时，爸爸再次示范动作，再次朗读书中同样的句子。女儿仍然没有回应，于是爸爸增加了支持，问她："你的脚在哪里？"这提示了女儿要模仿爸爸的动作。爸爸通过表扬、积极情感和继续读这本书来奖励女儿。在下一个机会出现时，爸爸在读到书中相应的语句时示范了跳跃的动作。这次，女儿立即模仿了爸爸的动作。

▶ 幻灯片 11

利用这张幻灯片上的"动动脑"的问题，让家长讨论他们如何教孩子模仿游戏动作和姿势动作。给他们一两分钟时间思考自己的答案，然后以两人一组的形式或者整个小组的形式讨论他们的想法。协助家长思考如何运用这项技术对自己的孩子最有帮助。您可以请家长参考《家长手册》第 5 章的"在家试试看！"表格，其中有如何在不同的日常活动中运用**提示模仿**的例子。您可以同时分发"游戏动作创意表"（表单 13），让家长写下用儿童喜欢的玩具可以玩哪些不同的游戏动作。讨论结束后，通常是休息的好时机。

脚本示例

现在，让我们讨论一下如何使用**提示模仿**。

➢ 花点时间想一些孩子有兴趣的、适合用来教孩子进行模仿的活动。您可以用孩子喜爱的玩具或其他物品来示范哪些新的游戏动作？请记住，您要示范有趣的、让孩子想要模仿的行为，而不是聚焦于特定的游戏技能。

> 另外，您可以示范哪些与孩子的游戏或其他行为有关的姿势动作？这些姿势动作可以用于表达情绪、描述物品与属性或演示行为。

> 您可以在"游戏动作创意表"上写下与孩子喜爱的两个玩具有关的想法，以提醒自己在家使用。

> ［几分钟后］现在，让我们来讨论一下吧。

休息时间

介绍"提示扩展游戏"

说明原理

▶ 幻灯片 12

介绍**提示扩展游戏**的原理。在介绍时，您可能希望根据您对小组中的儿童的了解，举例说明这项技术有助于达成的具体游戏目标。关于这项技术的更多信息，您可以参考《家长手册》。

脚本示例

有社交沟通困难的儿童通常难以想出新的游戏方法，可能会以不同寻常或重复的方式玩玩具。游戏技能对于语言和社交发展都很重要。游戏是提高解决问题能力和想象力的绝佳活动。您的孩子的游戏技能越好，就越容易和其他儿童一起玩。您可以使用口头提示，帮助孩子在游戏中想出新的玩法并听从您的指令，从而扩展孩子的游戏技能。

> 这项策略可以增加孩子玩喜欢的玩具时的玩法数量、帮助孩子玩新玩具并以更复杂的方式玩耍。如果孩子有更好的游戏技能，您可以教他玩与他人合作的游戏。

> 由于这些提示主要是口头提示，因此对于游戏和语言技能更好的孩子来说，它们更容易成功。如果孩子难以对口头指令做出回应，则应继续使用**提示模仿**，帮助孩子扩展游戏技能。

讨论关键要素

▶ 幻灯片 13

讨论使用**提示扩展游戏**的顺序以及适合提示的游戏技能。在讨论时，提醒家长**提示和奖励**的关键要素。您可以根据您对小组中的儿童所喜爱的活动和游戏技能的了解，给家长提供可以提示的具体游戏技能的例子。

脚本示例

现在，让我们讨论如何使用**提示扩展游戏**。

➤ 要扩展孩子的游戏技能，请从**专注于孩子**和**调整沟通方式**开始，加入孩子的游戏。然后，使用**创造机会**的技术吸引孩子的注意力。接着，提示孩子使用一种新的或略微复杂一点的游戏技能来玩他的玩具。当孩子使用了一个新的游戏技能后，通过表扬奖励孩子，并让孩子按照他想要的方式玩耍。记住，只在三分之一的时间里提示新的游戏技能，以确保孩子继续处于主导地位。在剩下的时间里，继续回应孩子的自发性游戏。您可以同时增加孩子游戏技能的多样性和复杂度。

➤ 为了增加孩子游戏的多样性，提示孩子用喜爱的玩具做不同的游戏动作（这些游戏动作要处于相同的发展水平）。例如，如果孩子喜欢把积木排成一排，您可以在相同的游戏技能水平上提示积木的不同玩法，比如把积木叠起来，或将积木放入不同的容器中。

➤ 您可以在孩子喜欢的活动中引入新的物品。例如，如果孩子不喜欢玩玩具，但喜欢食物或大运动活动，您可以把他喜欢的一些物品引入活动，从而教他玩玩具。例如，可以把孩子喜欢的零食放在"忙碌盒（busy box）"中，让孩子拿出来，或用玩偶跟孩子轮流玩秋千或蹦床。

➤ 您还可以提示比孩子目前会的技能稍微复杂一点的技能，从而教孩子玩游戏。例如，如果孩子通常只会用触摸、敲打或把玩具扔到地上的方式玩玩具，您可以教孩子把喜欢的玩具放进容器里和拿出来。如果孩子能够使用一些相关的游戏动作，您可以提示孩子将几个动作联系在一起，讲一个故事，从而增加游戏的复杂度。例如，如果孩子喜欢喂娃娃的游戏，请提示孩子给娃娃一个奶瓶、帮娃娃拍嗝以及把娃娃放在床上。《家长手册》中的表 5.7 提供了您可以根据孩子的游戏水平提示的、不同类型的游戏技能的例子。

和家长讨论在**提示扩展游戏**中的不同提示类型。在讨论时，请举例说明如何使用不同类型的提示，以培养与小组中儿童相关的游戏技能。您可以让家长参考《家长手册》中的相关表格，其中有更多关于每种提示类型的例子。再次向家长强调三次提示原则，并提醒家长在给予指令后完成所有步骤的重要性，即使家长可能需要使用肢体引导。

脚本示例

现在，让我们来讨论您可以用来**提示扩展游戏**的提示类型。幻灯片上列出了支持度最低到最高的提示。

➢ 引导式评论是支持度最低的提示。这一类型的提示适合已经掌握良好的接受性语言与一些假扮游戏技能，但难以在游戏中使用更富有创造性的玩法或将游戏动作联系在一起的孩子。当孩子投入玩游戏时，请提供明确的评论，提示孩子下一步该怎么做，并在评论基础上搭配一个姿势动作，帮助孩子做出回应。例如，如果孩子抱着艾摩（Elmo）娃娃，您可以说"艾摩看起来累了"，然后拿起被子，鼓励孩子把艾摩放在床上睡觉。

➢ 如果孩子难以回应引导式评论，您可以用一个支持度高一些的提示，问他一个问题，提示他对玩具做些新的事情。例如，问他"艾摩现在应该做什么？"或"火车接下来要开到哪里？"。孩子可以用游戏动作回应或直接告诉您。

➢ 如果孩子难以回应开放式问题，您可以让孩子在两个新的游戏动作中做出选择。例如，问："艾摩应该吃东西还是去睡觉？"这给孩子提供了其他游戏方法，同时允许他选择要增加的游戏顺序或类型。

➢ 您可以通过口头指令告诉孩子可以用玩具做其他的事情，从而教他用更有创意的方式玩玩具。例如，如果孩子正在推玩具火车，您可以给孩子一个玩具老虎，然后说："捎上老虎。"确保您跟随孩子的引导，并围绕孩子选择的活动给予指令。这种类型的提示对于难以回应支持度较低的提示的孩子很有帮助。

➢ 如果孩子对口头提示没有回应，您可以用刚刚学的用于教授模仿技能的提示，示范一个游戏动作供孩子模仿。

➢ 如果孩子没有回应，您可以用肢体引导孩子模仿您的游戏动作或遵循您的口头指令。

▶ 幻灯片 15

使用序列图，向家长展示幻灯片中关于如何使用**提示扩展游戏**的示例。这是询问家长对这项策略是否有疑问的好时机。

脚本示例

让我们看看使用**提示扩展游戏**时的情形。蒂娜的妈妈在教蒂娜用娃娃玩假装游戏。在蒂娜玩娃娃时，妈妈和她面对面坐着，从而专注于孩子，并用简单的语言评论蒂娜的游戏。妈妈通过和蒂娜轮流玩娃娃来创造机会。当蒂娜注意到她时，妈妈使用了引导式评论——"宝宝饿了"，并将积木展示给蒂娜，从而提示蒂娜用积木喂娃娃。当蒂娜没有回应时，妈妈通过重复评论和提问来提高提示的支持度。妈妈问蒂娜："宝宝饿了，我们该怎么办？"蒂娜没有回应，于是妈妈给了一个口头指令——"给宝宝吃点东西"，再次提高了提示的支持度。蒂娜接着用积木喂娃娃来做出回应。妈妈表扬了蒂娜，并让她用自己喜欢的方式玩娃娃，以此作为奖励。

播放视频片段并讨论

▶ 幻灯片 16

播放**提示扩展游戏**的案例视频。在前六个视频中，家长分别使用了特定的提示（每种类型提示中的一个）；在后四个更长的视频中，家长同时使用了多个提示，教儿童扩展游戏技能。视频中特定的游戏提示按照支持度最低到最高的顺序列出。视频片段不长，家长通常会受益于重复观看视频，以充分理解提示与奖励的顺序。根据小组中儿童目前的技能，您可以选择只播放某些提示的案例视频。例如，处于前语言期的儿童最受益于支持度较高的提示，包括教授模仿；而语言能力发展更好的儿童，则可能对支持度较低的提示做出回应。在您播放特定游戏提示的视频后，给家长播放关于教授扩展游戏的较长视频，帮助家长了解如何整合使用提示，从而随着需求提高或降低提示的支持度。在播放每一个视频片段前，请家长观察**提示扩展游戏**的关键要素，并注意儿童的反应。播放完每个视频后，询问开放式问题，帮助家长反思他们观察到的内容。如果家长无法识别互动中的重要元素，可以问一些更具体的问题。视频片段要突出显示的重要信息如下所述。

脚本示例

现在，我们要来看一些案例。在这些案例中，家长使用了**提示扩展游戏**，以帮助孩子使用更复杂的游戏技能。

➤ ［播放每个视频前］请注意视频中的家长如何用提示帮助孩子使用新的或更复杂的游戏技能，以及家长如何奖励孩子的回应。

➤ ［播放每个视频后］在这段互动过程中您注意到了什么？家长使用了什么提示？孩子对提示有什么回应？在孩子扩展游戏后，家长如何奖励孩子？

视频片段 42：引导式评论（句子）

妈妈使用引导式评论，帮助儿子将婴儿娃娃加入他的玩具食物游戏。开始时，妈妈做出了评论："宝宝在哭。"儿子用假装在哭来回应，但没有喂娃娃食物。于是妈妈使用了更具体的引导式评论（"她饿了"），并且把奶瓶展示给儿子。儿子的回应是用奶瓶喂娃娃。妈妈回应了儿子的评论（"对呀"）作为奖励，并让儿子回到原来的游戏中。

视频片段 43：提问法（句子）

爸爸用提问帮助女儿扩展玩婴儿娃娃的游戏流程。爸爸跟随女儿的引导进入卧室，从而开启互动。女儿将娃娃放在床上。爸爸拿着毯子问女儿："宝宝还需要什么？"女儿回答"睡袋"，并在她原本的游戏中增加了另一个游戏步骤（她把娃娃放入睡袋中）。爸爸在游戏中跟随女儿的引导并评论女儿正在做的事情，以示奖励。

视频片段 44：提供选择（词语组合）

儿子在玩一组人形玩偶，妈妈以提供选择的方式扩展儿子的游戏流程。妈妈在游戏中跟随儿子的引导，并让儿子选择接下来让角色做什么游戏动作（"他们要洗澡还是上厕所？"）。儿子回应的方式是用角色扮演了其中一个选项的行为。请注意，妈妈如何通过表示知晓儿子的选择并让儿子继续游戏来奖励他。接着，妈妈用另一个选择提示帮助他在游戏中增加另一个步骤（"我们需要冲水，还是洗手？"）。这次，儿子同时用游戏动作和口头选择来回应。妈妈让儿子继续用喜欢的方式来玩游戏，并评论他正在做的事情，以示奖励。

视频片段 45：给予口头指令（词语组合）

妈妈使用口头指令，帮助儿子用火车玩假装游戏。她拿着一辆火车，模仿儿子将火车开上草地，从而加入儿子的游戏。接着，妈妈示范了一个新的游戏动作（让火车开进水里"扑腾"）。当儿子没有回应时，她再一次示范并给予口头指令（"杰克逊，把火车开进水里，然后扑腾"）。请注意妈妈如何使用姿势动作和口头指令协助儿子回应。儿子回应的方式是做出相应的游戏动作。妈妈让儿子用他喜欢的方式玩火车并模仿他的游戏，以此奖励他。

视频片段 46：示范行为供孩子模仿（早期语言）

妈妈示范一个动作供儿子模仿，协助他增加玩火车时的游戏动作。妈妈加入儿子在桌上的火车游戏，并和他保持面对面。当她吸引了儿子的注意力后，她示范将球滚到火车前，然后再滚到汽车前。儿子通过模仿这个行为和妈妈说的话（"撞"）来回应，然后评论活动（指着球说"大球走开"）。妈妈用有意义的方式回应了他的沟通。

视频片段 47：使用肢体引导（前语言期沟通）

妈妈使用肢体引导协助儿子增加魔沙游戏的复杂度。妈妈用肢体引导儿子用蜡笔在沙子上画出一张脸。儿子完成后（在妈妈的协助下），妈妈让他用自己喜欢的方式玩沙（让沙从指缝间流下）作为奖励。下一次机会出现时，妈妈再次使用肢体引导协助儿子用蜡笔戳沙子。

视频片段 48：调整提示的支持度（前语言期沟通）

妈妈在数次机会里逐渐降低游戏提示的支持程度，帮助儿子增加魔沙游戏的复杂度，从让沙子从指缝间流下（探索性游戏）到用蜡笔戳沙子（组合性游戏）。妈妈一开始用肢体引导协助儿子用蜡笔戳沙子。在她协助儿子完成后，她用表扬的方式奖励了儿子，并让他继续让沙子从指缝间流下的玩法。下一次机会出现时，妈妈递给儿子蜡笔。儿子开始自己用蜡笔戳沙子，但遇到了困难，所以妈妈用肢体引导协助他开始。最终，儿子能自己拿蜡笔戳沙子。在互动的最后，儿子和妈妈能够一起玩耍，用各自的蜡笔戳沙子。请注意妈妈每次如何通过让儿子以自己想要的方式玩游戏来奖励他。最后，儿子发现新的游戏玩法同样有趣，活动本身也成了一种奖励。

视频片段 49：调整提示的支持度（早期语言）

妈妈使用了好几个游戏提示，以增加儿子玩火车时游戏技能的复杂度。一开始，妈妈加入儿子的游戏、跟随他的引导并模仿他。她用语言描述自己正在做的事情，从而调整她的沟通方式。当她吸引了儿子的注意力后，她示范了一个新的行为（让她的火车喝水），然后给儿子一个口头指令：让他也给火车喝水。当儿子使用新的游戏技能后，妈妈重新回到让儿子主导游戏的状态。她接着示范另一个新的行为（洗火车），并且用口头指令引导儿子洗火车，从而提供另一个扩展游戏的机会。作为回应，儿子使用了新的游戏动作。妈妈继续使用这种模式：跟随儿子的引导以保证他的参与，然后在他投入活动时，通过游戏提示扩展他的游戏技能。请注意，妈妈每一次如何对儿子的游戏进行提示并坚持完成，在他使用新的游戏动作后才奖励他，让他用自己喜欢的方式玩耍。

视频片段 50：调整提示的支持度（句子）——假装游戏

妈妈组合使用了几个游戏提示，帮助儿子扩展用婴儿娃娃进行假装游戏的流程。开始互动时，妈妈加入儿子的游戏，并对他主动发起的互动和游戏想法做出回应。接着，妈妈使用引导式评论（"宝宝在哭"和"她饿了"）增加儿子游戏技能的复杂度和多样性。儿子用说话回应（他说，他需要奶瓶）。请注意妈妈如何回应他的口头请求，但同时让他完成喂娃娃的游戏动作。当他完成后，妈妈假装娃娃又开始哭了，但当儿子说娃娃没有哭时，她回应了儿子说的话（让他主导游戏）。接着，妈妈用另一个引导式评论（"我觉得她很冷"）再次提示游戏。当儿子没有回应时，她给予指令并示范动作供儿子模仿（给娃娃盖上毯子）。请注意，妈妈如何完成游戏提示的步骤，即使那不是儿子期待的行为。接着，儿子开始对游戏产生兴趣，并按照指令用毯子把娃娃包起来。

视频片段 51：调整提示的支持度（句子）——象征游戏

爸爸组合使用了几个游戏提示，帮助女儿使用替代品（用积木替换冰块）扩展象征游戏（泡茶）。爸爸开启互动的方式是加入女儿的游戏并评论女儿正在做的事情。女儿主动发起互动，说："它是超级烫的哦（指茶）"。爸爸回应说："它非常烫。"然后通过提问提示她扩展游戏："我们要怎么让它降温？"当女儿没有回应时，爸爸接着使用是或否的问题来增加支持（"你想加些冰块来让它变凉吗？"）。然后，爸爸进一步提高提示的支持度，向她展示可以用来当作冰块的物品（象征游戏）。女儿用"冰块"来冷却茶。爸爸让她继续用自己想要的方式玩游戏，以示奖励。

幻灯片 17

利用这张幻灯片上的"动动脑"的问题，让家长讨论他们如何与孩子使用**提示扩展游戏**。给他们一两分钟的时间思考自己的答案，然后以两人一组的形式或者整个小组的形式讨论他们的想法。协助每位家长思考如何运用这项技术会对自己的孩子最有帮助。您可以请家长参考《家长手册》第 5 章的"在家试试看！"表格，其中有如何在不同的日常活动中运用**提示模仿**的例子。您可以给家长分发"游戏动作创意表"（表单 13），让他们写下用儿童喜欢的玩具可以做哪些不同的游戏动作和姿势动作。

脚本示例

现在，让我们讨论您可以如何使用**提示扩展游戏**。

➤ 花点时间想一想孩子通常怎么玩自己喜欢的玩具。孩子在玩这些玩具时，您可以提示什么新的游戏技能？请确保您的提示符合孩子现阶段的游戏水平。记住，您可以聚焦在孩子现有的游戏技能上，增加孩子游戏的多样性，或者您可以将孩子游戏的复杂度提高一个水平。您可以将您的想法写在"游戏动作创意表"中，以便在家里提醒自己。

➤ 在您想到一些不同的游戏动作后，想一想可以使用哪三个提示帮助孩子使用新的游戏技能。

➤ ［一两分钟后］现在，让我们来讨论一下吧。

为练习和辅导做计划

幻灯片 18

请让每位家长制订一周内的练习计划。在小组课程中，给家长时间完成练习计划表非常重要。家长在离开前，至少应该填好练习计划表中的目标、活动和序列图。如果课堂时间不够，您可能需要缩短小组讨论的时间。给家长几分钟，让他们在练习计划表中填写以下内容：（1）他们想达成的一两个目标；（2）用于练习的一项游戏活动和一项日常活动。接下来，使用序列图，让每位家长写下一个积极的例子，说明她会如何在选定的活动中，使用一种技术来实现孩子的目标。您可以请一位家长在小组面前与您一起完成序列图，作为示范。如果课堂时间足够，让家长们互相讨论他们的练习计划表，以两人一组的形式或整个小组一起。在家长完成各自的练习计划表后，请家长思考在家里使用这项技术会遇到什么困难。根据时间，您可以让家长讨论可能的解决方案，同样可以两人一组或整个小组一起讨论。常见的挑战和潜在的解决方案，列在第 10 课末尾的"问题解决小贴士"表格中。

脚本示例

我希望各位想一想在本周中您希望达成的一个或两个目标。这些目标应该与提高孩子在游戏中对物品操作的模仿或对姿势动作的模仿相关，或者和扩展孩子的游戏相关。在练习计划表上写下您的目标。然后，想一个您可以练习这些技术的游戏活动和日常活动。记住，您需要在进行日常活动时，增加几分钟来运用这些技术。一旦您选定了活动，请把它们写在您的练习计划表上。接下来，想一想我们今天讨论的**教授新的模仿和游戏技能**的技术。这包括**提示模仿**和**提示扩展游戏**。选择您将用于帮助孩子使用更复杂的模仿或游戏技能的技术（包括具体的提示方法），并将它们写在练习计划表的序列图中。您应该在每天的游戏中计划 15 ~ 20 分钟的时间，用于练习这些策略，同时也要在一两个日常活动中进行练习。想一想当您落实计划时，哪些部分会遇到困难，并思考可能的解决方法。

▶ **幻灯片 19**

提醒家长阅读《家长手册》第 5 章的最后两节，并在接下来的一周中进行练习。告诉家长，他们在一对一的教练课程中会做些什么。

脚本示例

下周，各位都会有一次一对一的教练辅导课。

➤ 请务必先阅读《家长手册》第 5 章的剩余部分——"提示模仿"和"提示扩展游戏"。这些部分涵盖了我们今天在小组中学习的内容。

➤ 在接下来的一周中，我希望您可以在家按照练习计划表进行练习，并在表单的"反思"框中写下练习情况。我们将在教练辅导课中讨论您的练习计划表。因此，如果您对**提示模仿**和**提示扩展游戏**有任何疑问，请提出来。您也会有机会在现场和孩子一起练习技术，并获得一对一的反馈和帮助。准备开始练习吧！

第 10 课（教练辅导课）
教授新的模仿和游戏技能（回顾）

🎯 课程目标

协助家长达到下列目标：

- 教儿童模仿游戏动作或姿势动作
- 增加儿童游戏的复杂度与多样性

- 有多种创意性玩法的玩具
- 一些成对的玩具
- "课程数据单"（表单 12）
- "干预可靠度检查表"（表单 4）
- "教练辅导可靠度检查表"（表单 6）

📁 课程材料

- 《家长手册》
- "练习计划表——教授新技能"（表单 34）
- 家长手册中的"儿童目标表"复印件和家长完成的"日常活动时间表"（表单 11）
- "ImPACT 计划 F.A.C.T.S. 回顾表——教授新的模仿和游戏技能"（表单 17）
- 儿童喜爱的玩具

📋 课堂议程

- 签到并设置课堂议程
- 回顾练习计划表
- **回顾教授新的模仿和游戏技能**
- **演示教授新的模仿和游戏技能**
- 让家长练习，您提供反馈
- 协助家长反思，制订练习计划

签到并设置课堂议程

问候家庭

询问家庭自上次小组课程结束后情况如何。如有需要，花一点时间让儿童投入一项活动。

阐述课堂目标和议程

今天，家长将会有机会练习用提示和奖励教孩子新的模仿和游戏技能，同时您会为她提供支持和反馈。这组策略能够提高儿童模仿游戏动作和姿势动作的能力，也能扩展儿童游戏技能的多样性与复杂度。

询问家长："您对今天的课程有什么疑问吗？或者您是否还想讨论其他主题？"如果家长提出顾虑，您可能需要调整课堂议程。

回顾练习计划表

回顾小组课程的书面计划表

请家长向您描述她在家如何用提示和奖励帮助孩子模仿或扩展游戏。讨论进行顺利和遇到困难的地方。

协助家长应对挑战

协助家长解决在家练习时遇到的困难。针对**教授新的模仿和游戏技能**的常见挑战和可能的解决方案，列在本节课末尾的"问题解决小贴士"表格中。

回顾"教授新的模仿和游戏技能"

简要回顾基本原理和关键要素

使用 F.A.C.T.S. 金字塔和《家长手册》，向家长解释如何将这组策略和之前所学的策略一起使用。强调对儿童来说可能最有效的特定提示。您可以把这些信息写在"ImPACT 计划 F.A.C.T.S. 策略回顾表——教授新的模仿和游戏技能"（表单 17）上，以提醒家长。

*提示模仿*对游戏技能十分有限且难以模仿姿势动作的儿童有所帮助。描述性的姿势动作对儿童来说可能很抽象，因此更难模仿。所以，只有在儿童已经具备一定的物品操作模仿技能后，家长才能聚焦于模仿姿势动作。*提示扩展游戏*主要是通过口头方式进行，因此，对于游戏技能和语言技能较好的儿童，这项策略通常更容易成功。

询问家长："您今天想尝试进行哪个模仿或游戏目标的教学？"协助家长确定合适的模仿或游戏目标，并回顾适合儿童目标和能力的特定提示方法。

说明技术的步骤

在家长选择了想要练习的技术后，使用《家长手册》中的序列图，向家长描述如何达到儿童的模仿或游戏目标，并给家长机会向您提问。

演示"教授新的模仿和游戏技能"

为演示做准备

说明您一开始会使用哪种类型的提示来诱发模仿或游戏，以及如果儿童没有回应，您将如何提高提示的支持度。请家长注意您使用的提示和儿童的回应。

描述您正在做的事情

当您和儿童演示**教授新的模仿和游戏技能**时，请指出您在使用的提示类型，您如何提高提示的支持度，以及儿童如何回应。在游戏过程中，有时先完成提示步骤再进行解释比较容易，如以下例子所示。

> "萨姆正在玩小汽车。我移动到他的视线范围内，通过阻挡小汽车前进来吸引他的注意。他看着我，我问他：'小汽车要去哪里？'然后放开车子。萨姆没有回应，所以我再次阻挡小汽车，吸引他的注意，并给他提供一个选择：'小汽车应该去加油站还是洗车店？'萨姆的回应方式是洗车。我通过表扬来奖励他（'耶，你洗了小汽车！'），然后在提供另一个提示前，让他玩一会儿玩具。"

演示结束后，询问家长："在互动过程中您注意到了什么？"如果家长难以回答，可以询问更具体的问题，例如：

> "哪种类型的提示对扩展布里安娜的游戏是有效的？"
> "您看到我提示了哪种类型的游戏技能？"

让家长练习，您提供反馈

鼓励家长练习

基于儿童的技能水平，提醒家长她应该练习的特定提示。在互动过程中，家长可能很难想到新的游戏方法。如有需要，帮助家长在练习前思考可用的玩具玩法。

> "萨姆喜欢玩小汽车，而您的目标是扩展他的假装游戏。我们可以从一个引导式评论开始（'车子好脏'）。如果他没有回应，可以用提问法（'车子好脏，我们要怎么办？'），如果他还是没有回应，接着提供选择（'车子好脏，我们应该用抹布还是水管洗它？'）。"

管理物理环境

给家长提供可以用于模仿儿童的玩具，或有助于思考游戏玩法的玩具。移除分散注意力的物品。

提供反馈

根据儿童的兴趣和能力，协助家长找出适合示范的游戏动作或适合提示的游戏技能。针对常见挑战的反馈建议，列在本节课末尾的"问题解决小贴士"表格中。

协助家长反思，制订练习计划

协助家长反思

询问家长有关互动过程的问题。以下是您可以使用的一些问题的示例。

> "在提示孩子模仿 / 扩展游戏时，您感觉如何？"
> "您能想象在家里这么做吗？如果不能，是什么让您感到不自在？怎么样可以让这件事情容易些？"
> "哪种类型的提示能够最有效地协助孩子模仿 / 扩展游戏技能？"
> "您提示了哪种类型的游戏技能？您能想到在家怎么用您的玩具进行提示吗？"

协助家长选择目标和活动

使用《家长手册》中的"儿童目标表"和已完成的"日常活动时间表"（表单 11），帮助家长选择在家练习的目标和活动。让家长在练习计划表中记录她的选择。适合本单元的儿童目标包括增加儿童游戏的复杂度（例如，使用假装游戏），增加游戏流程或增加儿童游戏中的玩具数量。

适合本单元的活动包括玩儿童喜欢的玩具、动态游戏、洗澡时间，甚至吃饭时间。协助家长根据自己选择的活动确认她要教的具体游戏类型。例如，如果家长选择在儿童玩小汽车的时候教他玩假装游戏，那么请协助她确定小汽车的具体玩法。这些玩法可以包括把车推到加油站、洗车或修车。《家长手册》中的"在家试试看！"的表格提供了关于如何在不同活动中教儿童模仿与游戏技能的例子。

协助家长完成序列图

向家长讲述一个在她选择的活动中**教授新的模仿和游戏技能**的正面例子。让家长在练习计划表的序列图的相关方框中写下她将关注的关键要素。

询问家长，她在**专注于孩子**与**调整沟通方式**方面将做什么，以及在示范或提示游戏前她将使用**创造机会**中的什么技术，以确保吸引儿童的注意。

接下来，询问家长她将提示什么模仿或游戏技能，以及会使用哪三个提示帮助儿童使用技能。请她使用具体的语言，而不仅是写下提示的类型（例如，"宝宝饿了"而不是"引导式评论"）。

最后，询问家长将如何奖励与扩展儿童的回应。提醒她，奖励应该是让儿童按自己选择的方式玩游戏。提供一些例子，让她知道可以如何通过示范新的游戏动作或将其他物品带进游戏的方式，扩展儿童的游戏。

协助家长应对潜在的挑战

询问家长在家里练习**提示模仿**和**提示扩展游戏**时可能会遇到什么困难。常见的挑战和解决方案列在本节课末尾的"问题解决小贴士"表格中。

反思和布置阅读任务

请家长记录在家练习期间进展顺利和困难的部分。告诉家长，您将在下一次小组课程开始时回顾这些信息。请家长在下次小组课程前阅读《家长手册》第 6 章 "塑造互动" 和第 7 章 "往前迈进"。

针对"教授新的模仿和游戏技能"的问题解决小贴士

如果家长……	您可以……
难以确定适合进行示范或提示的游戏技能	• 提出一些易于模仿或模仿起来很有趣的动作。 • 协助家长确定与儿童正在玩的玩具有关的、合适的游戏动作，可以扩展游戏主题的新玩具，或可以带入游戏的情绪。 • 询问家长："您还可以用这个玩具做哪三件事？" • 询问家长："您可以用这个玩具做哪三个姿势动作？" • 建议家长花时间观察其他儿童如何玩玩具，以获得灵感。 • 建议家长在下一次一对一的教练辅导课程时，将儿童喜爱的玩具带来。
难以在示范前吸引儿童的注意	• 鼓励家长在示范前使用**游戏性干扰**。 • 提示她示范动作的合适时机。 • 提醒她使用**夸张化**，让她的行为变得更清晰。
没有使用明确的提示	• 提醒家长在提示新的游戏技能前，要吸引儿童的注意。 • 建议她使用一个具体的提示。 • 示范一个明确的提示供她使用。
过于频繁地使用提示模仿或扩展游戏	• 提醒家长回应儿童自发性的游戏技能。 • 建议她只在儿童每三次主动发起互动后才提示更复杂的游戏技能。 • 给她一个在提示新技能前具体的等待时间（例如，每1～2分钟只提示一次）。
没有提供足够的支持，以协助儿童进行模仿或使用更复杂的游戏技能	• 如果儿童在五秒内没有模仿，建议家长重复示范。 • 提示家长何时增加支持。 • 提供三个具体的游戏提示，让家长使用。
在儿童没有使用更复杂的回应时就给予奖励	• 提醒家长，即使儿童抗议，也要完成提示的步骤。 • 告诉家长，如果儿童有点沮丧也没关系。
如果儿童……	您可以……
在开始模仿前离开互动	• 提醒家长，即使儿童抗议或离开互动，也要完成提示的步骤。 • 建议家长更快地完成提示步骤。 • 鼓励家长拿着玩具跟随儿童，并再次示范动作。 • 协助家长将儿童带回互动中，让家长能再次示范。
在家长尝试改变他的游戏时感到挫败	• 移除在辅导空间中会导致挫折的玩具。 • 表示这很常见，而且当儿童了解到家长对他的新期望时，通常会变得不那么挫败。 • 建议家长从儿童可以成功回应的提示开始，然后允许儿童用自己的方式玩耍。一旦建立了习惯，提醒她每提示三次降低一些支持度。

（续表）

如果儿童……	您可以……
自己不进行模仿	• 建议家长观察儿童如何玩玩具，以及示范儿童自发使用的游戏动作。一旦儿童开始模仿这些行为，提示家长每三次就示范一个新的、类似的行为。 • 询问家长："孩子喜欢用这个玩具做哪三件事？"
抗拒肢体引导	• 指导家长快速且不带情绪地使用肢体引导。 • 与儿童一起示范肢体引导，让家长观察。 • 假装自己是儿童，让家长与您一起练习。

第 6 单元

塑造互动和往前迈进

本单元的第一个目的是协助家长学习**塑造互动**，即 ImPACT 计划 F.A.C.T.S. 金字塔中的 "S"。这套策略协助家长整合使用 ImPACT 计划的策略，让儿童在各种家庭或社区活动中保持参与并获得乐趣，同时学习新的技能。本单元的第二个目的是协助家长在一对一的教练辅导结束后，在 ImPACT 计划上更新儿童的目标，并为后续的成功制订计划。

- 在小组课程中，您将回顾针对**教授新的模仿和游戏技能**的练习计划表。然后，您将使用幻灯片介绍和讨论**塑造互动**。接着，您将讨论**为后续成功做计划**，以协助家长认可和庆祝他们作为一个小组所取得的成就，并为课程后续的成功做计划。在小组课程的最后，您将帮助每位家长完成一份练习计划表，以便在一对一教练课程之前实施。再次重申，幻灯片注释中包含了对每个视频片段的关键要素的介绍。

- 在教练辅导课程中，您会回顾家长在小组课程中填写的练习计划表。然后，您会简要回顾、演示以及在课程的大部分时间里鼓励家长练习**塑造互动**。由于教练辅导课程的次数有限，并且家长在小组课程中学习的技术很多，您可能无法在所有技术上提供辅导。聚焦于帮助家长更好地使用那些可以为亲子关系与儿童技能带来最大积极影响的技术。如果课上仍有时间，并且需要新的目标，您可以协助家长回顾儿童的进展并更新目标。如果时间不够，请根据家长的报告和您收集的关于儿童技能的资料，在课程结束之后更新目标。在本节课程的最后，协助家长完成"练习计划表——更新孩子的目标"。

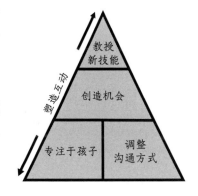

在本计划的末尾，家长应安排每月一次、持续 6 个月（或根据需要决定）的后续课程。关于后续课程的流程，请见本单元的结尾部分。

第 11 课（小组课）
塑造互动，为后续成功做计划

🎯 课程目标

协助家长达到下列目标：

- 整合使用 ImPACT 计划的策略，让儿童在学习新技能的同时保持参与并获得乐趣
- 认可与庆祝自己和孩子取得的成就
- 为 ImPACT 计划的后续成功制订计划

📇 课程材料

- 幻灯片 / 视频片段
- "社区活动时间表"（表单 23；复印多份）
- "练习计划表——塑造互动"（表单 35；复印多份）
- "社交沟通检查表（家长版）"（表单 8；复印多份）
- 白板或大张的白纸
- 小组准则
- "小组可靠度检查表"（表单 7）

📋 课堂议程

- 签到并设置课堂议程（幻灯片 1 — 2）
- 回顾练习计划表（幻灯片 3）
- 介绍塑造互动（幻灯片 4）
- 介绍塑造互动（幻灯片 5 — 9）
- 介绍在社区中应用 ImPACT 计划（幻灯片 10 — 13）
- 制订练习计划（幻灯片 14）
- 休息时间
- 介绍为后续成功做计划（幻灯片 15 — 19）
- 制订辅导计划（幻灯片 20）

⚙️ 关键要素：塑造互动

- 在 F.A.C.T.S. 金字塔中上下移动，让孩子保持投入和学习
- 根据孩子的动机、心情和活动选择策略

⚙️ 关键要素：在社区中应用 ImPACT 计划

- 带上孩子喜欢的物品
- 创造许多简短的学习机会

⚙️ 关键要素：为后续成功做计划

- 肯定家人的努力和成就
- 解决应用 ImPACT 计划时持续遇到的困难
- 让其他人加入
- 明确家庭的需求

签到与设置课堂议程

▶ 幻灯片 1

在家长进入教室时热情问候，并在开始前给他们几分钟的时间问候彼此。然后，简单介绍今天小组课程的主题。

脚本示例

欢迎参加我们最后一次小组课程！在上一次小组课程中，我们聚焦于**教授新的模仿和游戏技能**，也就是 F.A.C.T.S. 金字塔顶层的**教授新技能**策略的第二部分。本周，我们将讨论如何整合所有策略以及**塑造互动**，即 ImPACT 计划 F.A.C.T.S. 金字塔中的"S"。这需要在与孩子愉快玩耍和教授新技能之间寻求平衡。在谈论完如何找到平衡后，我们将谈谈您认为计划过程中最成功的事，以及如何继续在家庭和社区的不同活动中应用 ImPACT 计划。

▶ 幻灯片 2

简要介绍课堂议程，提供关于课堂目标和结构的信息。如果您因为由于时间原因需要调整议程，请向家长解释这一点。

脚本示例

➢ 首先，我们将回顾你们上周的练习计划表。

➢ 然后，我们将讨论如何**塑造互动**。第一部分是学习在日常活动中如何让孩子在保持参与和学习新技能的同时感受到乐趣；第二个部分是寻找方法，以便在多个社区活动中应用 ImPACT 计划。

➢ 接下来，我们会计划您在接下来的一周中将如何练习。

➢ 在最后一次小组课程结束前，我们会谈谈您取得的成就，并制订计划，看看如何在小组课程结束后继续成功地应用 ImPACT 计划。

回顾练习计划表

幻灯片 3

　　在白板上画下三列表，标题为"哪些部分进展顺利？""哪些部分遇到困难？"以及"可能的解决方法"。请每位家长报告她所练习的技术，以及儿童回应的情况。在每位家长报告时，在白板上相应的栏中简要写下信息。帮助家长识别他们经历中的共同点。在所有家长报告完后，识别家长遇到的一个或多个常见挑战。提出问题并给出建议，协助家长以小组的形式寻找可能的解决方法。在"哪些部分遇到困难？"一列中写出具体挑战，并在旁边的"可能的解决方法"一列中写下每个挑战的潜在最佳解决方法。第 10 课末尾的"问题解决小贴士"表格，列出了此主题的常见挑战和可能的解决方案。

脚本示例

　　让我们先谈谈过去一周的练习情况吧。在过去的一周里，每一位家长应该都进行了一次一对一的教练课程。在课程中，教练协助您练习了**教授新的模仿和游戏技能**。

➤ 让我们每个人都轮流简单分享一下练习的内容，进行顺利的部分，以及一个遇到挑战的部分。然后，我们可以集思广益，看看如何处理一些共同的困难。

➤ ［在所有家长报告了自己的练习情况之后］现在，让我们针对这些挑战思考一些可能的解决方法。

介绍"塑造互动"

幻灯片 4

　　用 F.A.C.T.S. 金字塔介绍**塑造互动**。要强调家长的目标是根据儿童当下的回应平衡地使用策略。

脚本示例

　　让我们来讨论**塑造互动**。我们之前已经开始讨论这组策略，只是没有给它命名。**塑造互动**需要您了解，在您和孩子的日常互动中（包括在家和在社区中），应该在何时使用何种技术。

> 您希望和孩子**塑造互动**，以便他能投入互动并获得乐趣，同时要给他足够的挑战，让他能够学习新技能。您可以根据孩子的回应，调整您当下使用的 ImPACT 计划的策略，以达到上述目的。这是一种微妙的平衡，做得正确的时候，看起来会像跳舞一样节奏恰到好处。

> 请记住 F.A.C.T.S. 金字塔。总是从**专注于孩子**和**调整沟通方式**开始，因为这两组策略能帮助孩子与您互动和投入活动。您会在和孩子互动的大部分时间里使用这些技术。

> 如果孩子对金字塔底层的策略没有回应，或是您想要教授新技能，请往金字塔的上方移动，并使用**创造机会**的技术，以协助孩子发起互动或吸引孩子的注意力。一旦孩子做出回应，您可以立即回应这种有意义的行为，或者提示孩子使用一种新技能。

> 如果孩子非常积极，这将是往金字塔的上方移动，开始**教授新技能**的好时机。不过，这只能占大约三分之一的互动时间，否则孩子可能会受挫。当您往金字塔上方移动时，如果孩子失去兴趣或感到挫败，请向下移动，让孩子重新投入活动。学习如何用这种方式在 F.A.C.T.S. 金字塔中上下移动，是**塑造互动**的第一部分。第二部分是**在社区中应用 ImPACT 计划**，我们将在这节课后面的部分讨论。

介绍"塑造互动"

说明原理

> **幻灯片 5**

介绍使用**塑造互动**——让儿童在一天中保持参与和学习新的社交沟通技能——的原理。在介绍时，您可能希望根据您对小组中的儿童的了解，举例说明这项技术有助于达成的具体目标。关于这项技术的更多信息，您可以参考《家长手册》。

脚本示例

一旦您能自如地使用 ImPACT 计划的策略，您就可以在孩子的一天中多次应用这些策略。创造一个学习机会只需要一点点时间。在一天中，孩子将有很多提高社交沟通技能的机会。

> 通过全天的教学，您将帮助孩子在新的情境下使用技能。这被称为泛化。

> 如果您可以在熟悉的活动中额外增加几分钟的时间，这组策略将有所帮助。

讨论关键要素

▶ 幻灯片6

讨论**塑造互动**的关键要素。在讨论时，请根据您对小组中儿童的了解，举一些具体例子说明家长可以如何使用这项技术。

脚本示例

通常您会希望整合使用干预策略以提高孩子的社交沟通技能，但有的时候，使用某些技术会比其他技术要好。这取决于孩子的动机和心情，以及你们正在进行的活动。

> 如果孩子对某个物品或活动很有兴趣，例如吃喜爱的点心或玩喜欢的玩具时，这会是教授新技能的好时机，因为孩子可能为了它们而更加努力。孩子有参与动机时，试着提示他使用新的游戏或沟通技能。当孩子对物品或活动没有兴趣时，比如不想穿衣服或把玩具收好，试着使用技术让他参与，例如**模仿孩子**、**夸张化**以及**示范和扩展沟通**。

> 当孩子平静而愉快时，他可能会对更多的技术有更好的回应。如果孩子感觉良好，您可以使用**创造机会**或**教授新技能**中的一个或多个策略。当孩子感到挫败、疲劳或难过时，如果您收回他想要的物品、打断他的游戏或提示他使用更复杂的技能，他可能会对活动丧失兴趣，或者开始发脾气。这时候，要使用**跟随孩子的引导**、**模仿孩子**或**示范和扩展沟通**，降低孩子的挫败感并帮助孩子参与。当孩子安定下来后，您可以随时回到教授新技能上。

> 如果您能控制孩子是否可以获得喜欢的物品或活动，您可以使用**创造机会**或**教授新技能**的策略。如果您不能掌控物品的取得权（例如，您正在开车），或您需要避免孩子因为您控制着物品而发脾气，您可以尝试使用**跟随孩子的引导**、**模仿孩子**、**夸张化**或**示范和扩展沟通**。

> 如果您有时间坚持到底，您可以用提示教授新技能。然而，如果您开始提示但

无法坚持到底，孩子可能会认为他不需要回应。因此，如果您很着急（例如，要出门搭公交），使用**专注于孩子**、**调整沟通方式**或**创造机会**等策略通常会更好。孩子喜欢的日常惯例和活动通常最适合用来**教授新技能**。我们发现，对很多孩子来说，游戏时间、点心时间（如果孩子喜欢吃东西且不太饿）、洗澡时间以及要切换至孩子喜爱的活动（例如，要外出）的过渡时间，教授新技能的效果最好。金字塔底层的技术，通常适合孩子积极性较低的活动，比如穿衣服、刷牙或准备睡觉。

播放视频片段并讨论

幻灯片 7

播放**塑造互动**的案例视频。一共有三个**塑造互动**的视频片段，能帮助家长理解如何整合使用策略，以让儿童保持参与并在不同的活动中学习。这些视频也会展示家长如何根据活动的内容和儿童的动机调整策略的使用。其中一个视频较长，并且包含几个不同的活动（早期语言——在公园）。对于这个视频，看完一个活动后先暂停，讨论家长在其中使用的特定策略，这样做会有帮助。在播放每一个视频片段前，请家长观察**塑造互动**的关键要素，并注意儿童的反应。播放完每个视频后，询问开放式问题，帮助家长反思他们观察到的内容。如果他们无法识别互动中的重要元素，可以问一些更具体的问题。视频片段要突出显示的重要信息如下所述。

脚本示例

现在，我们要来看一些案例。在这些案例中，家长使用了**塑造互动**，以让孩子保持参与并在不同活动中学习。

➢ ［播放每个视频前］注意看家长如何根据孩子的动机和回应在金字塔中上下移动。另外，思考活动如何影响家长使用的策略。

➢ ［播放每个视频后］在这段互动过程中您注意到了什么？家长什么时候专注于孩子并调整了沟通方式？家长什么时候教授了新技能？活动和孩子的动机如何影响家长对不同策略的使用？

视频片段 52：塑造互动（早期语言）——饮水机

在儿子喝水时，爸爸整合使用了多种策略。爸爸跟随儿子的引导来到饮水机前，通过语言示范（"放水""喝水"）调整沟通方式。接着，爸爸使用**游戏性干扰**（放水或关水）为儿子创造沟通机会。引起了儿子的注意和兴趣后，这位爸爸沿着金字塔向上移动以**教授新技能**。在游戏性干扰之后，他通过时间延迟法帮助儿子使用自发性的语言来提要求（"开"）。爸爸立即把水打开让儿子喝，以此奖励他。注意这位爸爸接下来如何往金字塔的下方移动，通过描述儿子正在做的事情（"喝水"）而专注于儿子并调整沟通方式，从而让儿子保持参与。接着，爸爸再次通过游戏性干扰创造机会，并用句子填空法（"我想要更多的……［水］"）扩展儿子的语言技能。请注意这位爸爸在掌控着儿子想要的物品（把水打开）时如何教授新技能，以及如何在儿子使用新技能时立即奖励他。

视频片段 53：塑造互动（早期语言）——在公园

在公园和女儿做不同的游戏活动时，妈妈整合使用了多种策略。注意当女儿积极性较低，并且妈妈无法掌控设备的获得（在台阶上行走）时，妈妈如何专注于女儿并调整沟通方式，以鼓励女儿投入活动。当妈妈能掌控女儿想要的东西（坐上旋转椅、坐上秋千）时，她能创造机会让女儿主动发起互动。在女儿积极性很高时（需要协助来玩游戏设备），妈妈能沿着金字塔向上移动，提示女儿使用更多的沟通技能。然后，这位妈妈又向金字塔下方移动，鼓励女儿投入活动。

视频片段 54：塑造互动（句子）——零食

当儿子想要零食时，妈妈整合使用了多种策略。妈妈使用了金字塔底层的技术，包括**专注于孩子**和**调整沟通方式**，以确保儿子参与互动并保持积极性。一旦儿子投入互动，妈妈就创造机会（例如，拿着零食、给儿子零食但没有打开、假装要吃水果干），协助他发起互动。当儿子发起互动时，妈妈向金字塔的上方移动，以**教授新技能**。例如：当儿子说"打开"这个词时，妈妈就使用时间延迟和提问法来扩展他的语言，这有助于他使用完整的语句（"妈妈打开水果干"）。请注意妈妈如何用有意义的方式回应儿子所有的沟通，而且等到他增加语言的复杂度后才给予奖励。

讨论在日常活动中应用 ImPACT 计划

▶ **幻灯片 8**

使用幻灯片中的图表，向家长展示关于如何在多种家庭活动中应用 ImPACT 计划的示例。这是询问家长是否有疑问的好时机。

脚本示例

一旦您能自如地使用 ImPACT 计划的策略，您就可以在孩子的一天中多次应用这些策略。这张幻灯片展示了一个例子：一位妈妈在一天中使用不同的策略和技术，帮助儿子提高使用单个词语的能力。妈妈使用的策略取决于儿子杰尔姆对活动的喜爱程度、她掌握杰尔姆想要的物品的容易度以及她在提示后能否坚持到底。早上，在杰尔姆穿衣服时（一个他不太喜欢的活动），妈妈一边帮杰尔姆穿上衣服，一边用单个词语给每件衣物命名，从而调整沟通方式。吃点心时（一个杰尔姆很喜欢的活动），妈妈能提示杰尔姆使用单个词语寻求帮助和获得他喜欢的点心。杰尔姆喜欢看妈妈把洗碗机里的东西拿出来，但妈妈通常需要很快地完成这件事，所以，当杰尔姆在看时，妈妈会给每一个拿出来的物品命名。杰尔姆喜欢去外面和玩水，所以在去外面和洗澡时，妈妈会提示杰尔姆用单个词语表达需求。在睡觉时间，她会给杰尔姆唱摇篮曲。她开始不唱出杰尔姆最喜欢的歌的最后一个字，鼓励他来补全。

▶ 幻灯片 9

利用这张幻灯片上的"动动脑"的问题，让家长讨论最适合使用 ImPACT 计划策略的活动。给他们一两分钟的时间思考自己的答案，然后以两人一组的形式或者整个小组的形式讨论他们的想法。协助每位家长思考哪些活动对孩子最有帮助。

脚本示例

现在，让我们花几分钟思考一下，哪些家庭活动最适合使用不同的 ImPACT 计划策略。

➢ 花点时间想一想哪些日常活动最适合用于**教授新技能**。

➢ 现在，思考一下哪些活动最适合**专注于孩子**和**调整沟通方式**。

➢ ［一两分钟后］现在，让我们来讨论一下。

介绍"在社区中应用 ImPACT 计划"

说明原理

▶ 幻灯片 10

介绍在社区中应用 ImPACT 计划的原理。在介绍时，您可能希望根据您对小组中的儿童的了解，举例说明这项技术有助于在社区中达成的具体目标。关于这项技术的更多信息，您可以参考《家长手册》。

脚本示例

和孩子在社区活动时，您也可以使用 ImPACT 计划的许多策略，让孩子在社区中保持参与和学习。

➢ 在社区中练习是很重要的，因为这有助于孩子在新的情境中对更多人使用新技能。

➢ 这些策略有助于孩子在社区外出时保持参与，也有助于减少孩子的无聊情绪和挫败感。

讨论关键要素

▶ 幻灯片 11

讨论在社区中应用 ImPACT 计划的关键要素。在讨论时，请根据您对小组中儿童的了解，举一些具体例子说明家长可以如何使用这项技术。

脚本示例

以下有几件事有助于您成功地在社区中应用 ImPACT 计划。

➢ 外出到社区时，看到熟悉的玩具和物品，有助于孩子和您互动并听从指令。在外出时带上孩子熟悉和喜爱的玩具，帮助孩子在不同环境中使用新技能。您也可以用孩子喜爱的玩具或其他物品作为奖励，让孩子在社区中听从您的指令。

> 外出到社区时，您也可以使用 ImPACT 计划的策略，为孩子创造微小却有意义的学习机会。随着时间的推移，这些简短的学习机会会逐渐累积，增进孩子的社交沟通技能。您可以尝试在许多不同的地方为孩子创造简短的学习机会，这将有助于他更经常、与更多人以及在更多环境中使用他的技能。使用这些策略并不需要很密集或很长的时间。例如，在上车时，您可以在开门前提示孩子说"打开"这个词，然后继续外出活动。根据孩子的动机和情绪以及您所处的情境来选择技术。记住，**专注于孩子**和**调整沟通方式**的技术几乎适用于您和孩子的所有互动。在社区中使用**创造机会**和**教授新技能**的策略可能更具挑战性。

> 《家长手册》第 6 章中的"社区活动时间表"，能帮助您开始思考和孩子经常进行的一些社区活动。这有助于您思考如何在某些活动中使用干预策略，协助孩子更好地参与和沟通。

▶ 幻灯片 12

使用幻灯片中的图表，向家长展示关于如何在多个社区活动中应用 ImPACT 计划的示例。这是询问家长是否有疑问的好时机。

脚本示例

这张幻灯片展示了一个例子：一位爸爸在不同的社区活动中使用了不同的策略和技术，帮助女儿学习用手指物。他使用的策略取决于女儿梅对活动的喜爱程度、梅整体的情绪状态、他掌握物品取得权的容易度，以及他在提示后能否坚持到底。梅通常对在商店里买东西有较高的积极性；然而，当她不能很快获得想要的物品时，她偶尔会发脾气。而且，他们通常会匆忙地逛完商店。因此，当爸爸带着梅购物时，他会以指物和给每个放进购物车的物品命名的方式示范沟通。当他们在儿童图书馆时，如果梅有点烦躁，爸爸相对会更放心，因为他们经常去图书馆。由于梅喜欢看书，爸爸会提示她指向她想要爸爸给她读的书。散步时，爸爸很难掌控梅接触的东西，因此当他们走过街区时，他会指着梅正在看的东西并为其命名。梅喜欢公园的秋千，但需要有人把她抱上秋千。因此，爸爸在把她抱上去之前，会先提示她指向秋千。梅也很喜欢游泳池，但需要有人协助她下水。因此，爸爸在协助她下水之前，会先提示她指向游泳池。对于放学到家时下车这件事，梅有很高的积极性，但她需要有人帮她解开安全带。爸爸在帮她解开前，会先提示她指向安全带。

▶ 幻灯片 13

利用这张幻灯片上的"动动脑"的问题，让家长讨论最适合在社区中应用 ImPACT 计划的活动。给他们一两分钟的时间思考自己的答案，然后以两人一组的形式或者整个小组的形式讨论他们的想法。协助家长思考哪些活动对孩子最有帮助，以及如何在小组成员讨论的活动中使用干预策略。

脚本示例

现在，让我们花几分钟思考一下，哪些社区活动最适合在社区中应用 ImPACT 计划。

➤ 花点时间想一想您和孩子在社区中做的哪些活动可能适合应用 ImPACT 计划。

➤ 接着想一想，在这些活动中，您如何使用这些策略达成孩子的目标。请记住，在有些活动中使用某些策略会比其他策略更有效，因此要思考：在不同的社区活动中，孩子整体的积极性和情绪状态如何，您是否能掌控物品的取得权，以及如果进行提示，您是否有时间坚持到底。

➤ ［一两分钟后］现在，让我们来讨论一下。

制订练习计划

▶ 幻灯片 14

请让每位家长制订一周内的练习计划。在小组课程中，给家长时间完成练习计划表非常重要。给家长几分钟时间，在练习计划表里填写以下内容：（1）他们想达成的一个目标；（2）六项要在家和（或）社区里练习的活动。针对每项活动，家长要写下自己将如何使用 ImPACT 计划的一项或多项技术以达成目标。您可以请一位家长在小组面前与您一起完成练习计划表，作为示范。如果课堂时间足够，让家长们互相讨论他们的练习计划表，以两人一组的形式或整个小组一起。在家长完成各自的练习计划表后，请家长思考在家里或社区里执行计划会遇到什么困难。让家长讨论可能的解决方案。常见的挑战和潜在的解决方案，列在第 12 课末尾的"问题解决小贴士"表格中。讨论结束后，通常是休息的好时机。

脚本示例

我希望各位都可以想一个本周要努力达成的目标。想一想我们刚刚讨论的一些家庭和社区活动。选出六项不同的活动，您在其中可以达成您本周选定的目标，并把这些活动写在练习计划表上。针对每项活动，写下您将如何使用一项或多项 ImPACT 计划的技术，以达到选定的目标。当您在决定使用哪些技术最合适时，记得考虑活动的结构和孩子通常参与的方式。另外，想想执行计划时可能会遇到哪些困难。有什么解决方法可能让这件事容易些？在例行活动或您选择的活动中创造简短的学习机会，并在此基础上，每天坚持花 15 ～ 20 分钟在游戏中使用 ImPACT 计划。

休息时间

介绍"为后续成功做计划"

▶ **幻灯片 15**

这节课最后一部分的目标是**为后续成功做计划**，即确保每个人都有机会提出额外的问题、解决问题，并以最佳状态离开小组（**为后续成功做计划**是 ImPACT 计划中"往前迈进"的两个部分之一，另一个部分——**更新孩子的目标**——将在第 12 课中与每位家长一对一讨论）。鼓励家长在 ImPACT 计划结束后，和小组的其他家长保持联系。如果课程即将提前结束，您可以让家长利用这段时间相互给予支持，包括：鼓励家长分享社区中其他有帮助的服务的相关信息；让家长讨论在养育有社交沟通困难的孩子时遇到的困难。如果课程在讨论后一个议题中结束，请做一些收尾工作，确保家长离开小组前的感受是积极的。

脚本示例

在今天这节课的最后一个部分，我们会花时间讨论，经过整个小组课程的学习您有什么感受，以及您在未来需要什么支持。这有助于您思考，您在往前迈进时要如何保持在 ImPACT 计划中学到的技能。

讨论关键要素

▶ **幻灯片 16**

讨论家长取得的成就，帮助家长看到自己对孩子成长的积极影响，并维持家长在家继续应用

ImPACT 计划策略的动力。帮助家长识别亲子关系质量方面的积极改变、儿童技能的进步，以及家长在这些进展中扮演的角色。在白板上写下这些成就，以帮助家长感谢自己和其他人的努力。您可以抄下这些成就列表，并在家长最后一次的教练辅导课程中发给家长。

脚本示例

让我们从肯定和庆祝每个家庭的成就开始。

> 首先，我要请各位思考一下您的孩子在这项计划中的收获。您将有机会在最后一次一对一的教练辅导课程中和您的教练一起回顾孩子的进展，并为孩子设定新的目标。

> 如果您还没开始记录孩子的成功，可以想想在往前迈进时如何记录孩子取得的进步。例如，您可以记下每天孩子做得很好的某件事，即使那是件小事。当您感到沮丧或不堪重负时，这些小小的成就可以提醒您，孩子每天都在进步。

> 对于你们每个人来说，能认识到自己在孩子的成长中扮演的积极角色是很重要的。每天提醒自己为孩子所做的一切，并为自己帮助孩子发展社交沟通技能而点赞！

> 我将给您一分钟思考孩子和您自己在这项计划中的成就，然后我们会在小组中讨论。我会把这些成就写在白板上，这样大家都能看到并欣赏每个人取得的成就。

> ［一两分钟后］现在，让我们来讨论一下。

▶ 幻灯片 17

给家长机会讨论，当他们使用这些策略时，哪些部分效果最好，哪些部分仍有困难。告诉家长，在最后一次一对一的教练辅导课程中，他们可以和教练一对一地解决问题。协助家长思考在计划结束后保持使用这些策略的方法。

脚本示例

ImPACT 计划五大策略 F.A.C.T.S. 中包含许多策略。您不需要一直使用所有策略。我们的目标是把这些策略当成口袋里的工具，您可以在您和孩子的日常活动或其他活动中拿出来使用。

> 因此，想一想哪些策略对您的孩子最有效。

➤ 最后一次教练辅导课程中，您将有机会练习和处理您觉得仍然难以使用的技术。所以，思考哪些技术对您而言有用、哪些仍有困难是有帮助的。这样，您就能告诉教练您在最后一次教练辅导课程里需要什么帮助。

➤ 后续课程有助于保持您的技能，并学习如何随着孩子的成长调整策略的使用。因此，请务必根据需求安排后续课程。我希望这些策略对您而言会变得得心应手，这样您甚至不用思考如何使用它们。然而，如果我们不再定期会面，有时会很难记得使用这些策略。您需要意识到这一点，并做好计划，以便在您使用 ImPACT 计划的技术遇到困难时，知道要怎么做。

➤ 让我们花点时间思考这两个问题：当您往前迈进时，您使用 ImPACT 计划可能会遇到什么困难？您可以做些什么，让这件事变得更容易？

➤ ［几分钟后］现在让我们来讨论这些问题。

▶ **幻灯片 18**

让家长有机会讨论，他们如何与其他家人和（或）孩子的治疗团队分享他们所学到的内容。协助家长思考让其他人参与进来的方法。

脚本示例

想一想您的团队，也就是给您和孩子提供支持的人。

➤ 您可以向其他和孩子一起工作的专业人员分享这些技术，以便让孩子的干预团队成员达成共识。

➤ 您的伴侣、孩子的祖父母、朋友及日托机构人员都提供很好的支持。现在您已经了解了干预计划，您可以教他们一些策略，让他们也能帮助孩子学习。

➤ 您甚至可以教孩子的兄弟姐妹一些技术，包括**专注于孩子**和**调整沟通方式**，以帮助他们和孩子一起玩耍。

➤ 花点时间想一想，您可以教哪些人使用 ImPACT 计划的一些策略。

➤ ［一两分钟后］现在，让我们来讨论一下。

▶ **幻灯片 19**

如果有时间，鼓励家长讨论他们后续可能需要的服务和支持类型，并分享社区中他们找到的其他有帮助的服务的信息。家长离开这个小组时的感受应该是积极的，因此，注意不要让讨论变得消极，特别是如果家长在获取或使用特定服务时遇到过挫折。此外，确保所有的建议都是无害的。

脚本示例

➤ 想一想您的孩子和家人后续可能需要的服务与支持类型，例如特定的服务、社区资源，甚至是适合与家人一起做的活动。您的教练也许能提供建议，协助您思考。想一想，有什么目标是您的孩子没能在这项计划中达到的。想一想有什么其他可能有益于您的家庭或其他人的服务。

➤ 在以前的小组中，家长会选择交换信息，以便他们在小组结束后能继续互相支持。有些家庭会继续定期见面，无论是作为支持小组或出于社交目的（例如，为孩子举办游泳池派对）。有些家长选择轮流看护孩子，这样每个家庭都有机会获得暂时的休息，或者只是聚在一起喝杯咖啡。如果您希望和其他家庭保持联系，请在这张表上写下您的名字和联系方式。我会复印好，并在下周最后一次教练辅导课程中交给每位家长。

➤ 通常情况下，关于哪些社区服务有帮助，家长是绝佳的信息来源。我也可以提供一些建议和推荐。所以，让我们花点时间想想，您的孩子和家庭后续可能需要哪些支持与服务。

➤ ［一两分钟后］现在，让我们来讨论一下。

制订辅导计划

▶ 幻灯片 20

提醒家长阅读《家长手册》的第 6 章和第 7 章，并在接下来的一周中进行练习。告诉家长，他们在一对一的教练辅导课程中会做些什么。给家长分发"社交沟通检查表（家长版）"（表单 8）的复印件，让他们在最后一次辅导课程前先在家里填好。

脚本示例

下周，各位都会有最后一次一对一的教练辅导课。

➤ 如果您还没读过《家长手册》第 6 章和第 7 章，请务必阅读。这些部分涵盖了我们今天在小组中学习的内容。

➤ 在接下来的一周中，我希望您可以在家按照练习计划表进行练习，并在表单的"反思"框中写下练习情况。我们将在教练辅导课中讨论您的练习计划表。因此，如果您对**塑造互动**和**为后续成功做计划**有任何疑问，请提出来。

➤ 您的教练也会协助您回顾孩子的进展并更新目标（如果需要更新）。请完成"社交沟通检查表"，并在教练辅导课程时带来。记住，当您填写这份表单时，请务必考虑孩子在没有您的支持下使用每个技能的情况。请准备好谈谈孩子在计划最初您设定的目标上的进展。另外，也思考一下您想和教练讨论的孩子的新目标。记住，适合教孩子的技能，是他在"社交沟通检查表"上"有时，但不总是"能做到的技能。

第 12 课（教练辅导课）
塑造互动（回顾），更新孩子的目标

🎯 课程目标

协助家长达到下列目标：

- 整合使用 ImPACT 计划的策略，让儿童在不同的家庭和社区活动中保持参与并获得乐趣，同时学习新技能
- 回顾儿童在目标上的进展，并在必要时发展新的目标

📇 课程材料

- 《家长手册》
- "练习计划表——更新孩子的目标"（表单 36）
- 《家长手册》中的"儿童目标表"复印件和家长完成的"日常活动时间表"（表单 11）
- "目标发展表"（表单 10）
- "社交沟通检查表（家长版）"（表单 8）
- "社交沟通检查表（教练版）"（表单 9）
- "ImPACT 计划 F.A.C.T.S. 策略回顾表——塑造互动"（表单 18）

- 儿童喜爱的玩具或物品（如零食），可用于创造机会
- "家长满意度调查问卷"（表单 24）
- "课程数据单"（表单 12）
- "协同目标设置可靠度检查表"（表单 5）
- "教练辅导可靠度检查表"（表单 6）

📝 课堂议程

- 签到并设置课堂议程
- 回顾练习计划表
- 回顾**塑造互动**
- *演示塑造互动*
- 让家长练习，您提供反馈
- 更新儿童的目标（可选）
- 协助家长反思，制订后续计划
- 请家长完成结业调查
- 课程结束后完成"社交沟通检查表（教练版）"

签到并设置课堂议程

问候家庭

询问家庭自上次小组课程结束后情况如何。如有需要，花一点时间让儿童投入一项活动。

阐述课堂目标和议程

今天家长将有机会练习*塑造互动*，让儿童保持参与和学习新技能。如果课程最后还有时间，可以用家长版的"社交沟通检查表"回顾儿童的进展，并在必要时更新儿童的目标。如果时间不够，您可以利用"社交沟通检查表"中的信息和您收集到的任何资料完成结业报告。

询问家长："您对今天的课程有什么疑问吗？或者您是否还想讨论其他主题？"如果家长提出顾虑，您可能需要调整课堂议程。

回顾练习计划表

回顾家长在小组课程中填写的练习计划表。请家长向您描述她如何在家里或社区中使用*塑造互动*。讨论一下儿童的回应，哪些部分进展顺利，哪些部分存在困难。协助家长解决在家练习时遇到的挑战。针对*塑造互动*的常见挑战和可能的解决方案，列在本节课末尾的"问题解决小贴士"表格中。

回顾"塑造互动"

使用"ImPACT 计划 F.A.C.T.S. 策略回顾表——塑造互动"（表单 18），强调对亲子互动和儿童技能有最大积极影响的特定技术，并和家长讨论如何平衡对这些技术的使用，从而让儿童保持参与和学习。此外，和家长一起回顾，如何在家庭和社区的多种活动中使用这些技术。

接着，询问家长："您今天希望练习哪些技术？"征求家长的相关意见，包括她认为哪些 ImPACT 计划的技术对儿童最有效，哪些技术她用起来最自在。鼓励家长告诉您，是否还有哪些她觉得有困难或希望多练习的技术。您可以在回顾表上"需要记住的关键要素"一栏里，写下最重要的信息，让家长带回家，方便家长记忆。

演示"塑造互动"

为演示做准备

询问家长是否有希望您聚焦的特定目标。解释您将如何在 F.A.C.T.S. 金字塔中上下移动，从而演示**塑造互动**的基本策略。请家长注意您使用的 ImPACT 计划的技术，并关注儿童如何回应。您可以这样说：

> "请注意我如何在金字塔中上下移动，帮助萨姆使用包含两三个词的短语。如果他没有主动和我互动，或者如果我想要教一个新的技能，我会沿着金字塔向上移动。当萨姆对活动很有兴趣时，我会提示他使用两三个词。为了让他有机会自发地使用语言，保持参与并获得乐趣，我会往下移动，并回应他自发使用的技能。我也会为他示范游戏和语言技能，但不会要求他必须使用。"

描述您正在做的事情

当您和儿童演示**塑造互动**时，请指出您使用的技术和儿童的回应。

> "萨姆正在玩小汽车。我会拿起更多的小汽车，吸引他的注意。他说了'车'这个字。他看起来积极性很高，所以我通过提问提示他扩展沟通：'你想要哪辆车？'他又说了'车'这个字。[萨姆用手去抓小汽车。]我使用句子填空法来增加支持度：'我想要……'他又说了一遍'车'这个字。[萨姆开始变得不耐烦。]现在，我用选项法来增加更多支持，帮助他回应：'红车还是黑车？'他说：'红车。'所以我把红车给他。他有点沮丧，所以我会先跟随他的引导玩一会儿小汽车，然后才会再次提示他。我可以边玩边示范我想要他说的话：'开这辆红车。'下次我拿着车时，他说的任何话我都会接受。等他再次平静下来后，我会尝试提示其他包含两三个词的短语。"

演示结束后，询问家长："在互动过程中您注意到了什么？"如果家长难以回答，可以问一些更具体的问题，例如：

"您有注意到我多常使用一次**教授新技能**的提示吗？"

"您有看到我有时会奖励和回应他的自发性沟通吗？"

让家长练习，您提供反馈

鼓励家长练习

根据儿童的技能、动机及情绪，举特定的例子，提醒家长如何使用 F.A.C.T.S. 金字塔。一次不要针对太多技术进行辅导；选择两三项技术进行辅导，并且在家长开始练习前先确定这些技术。您可以这样说：

在互动过程中想出新的游戏方式可能很困难。必要时，在协助家长练习之前先集思广益，想出玩法。

"布里安娜在玩球。一开始就加入她的游戏。如果她没有回应，用**游戏性干扰**吸引她的注意。一旦她有回应，在接下来的三次机会中，前两次通过给她球来回应她，同时用手指球并说'球'这个字。第三次机会时，在给她球之前，提示她，协助她指向球或者说'球'这个字。"

管理物理环境

在计划的这个阶段，目标是家长能够在教练支持减少的情况下开始管理环境。如果家长遇到困难，通过提问帮助她思考策略可能无效的原因，而非直接移走物品和帮她控制获取物品的途径。例如：

"您觉得布里安娜为什么会转换活动？"

"您觉得可以做什么来吸引布里安娜的注意？"

提供反馈

在计划的这个阶段，您应该减少使用直接的纠正性反馈。描述情况，但不要告诉家长要使用哪项特定的技术或策略。您可以通过提问给予不太直接的反馈（例如，"您觉得萨姆为什么会难以对您做出回应？"），或者用评论的方式（例如，"萨姆正在玩小汽车"）。这种类型的反馈有助于家长走向独立。对常见挑战的反馈建议，可以在本节课末尾的"问题解决小贴士"表格中找到。

协助家长反思

询问有关课堂练习的问题。利用这个机会，帮助家长理解如何在金字塔中上下移动，以在教授新技能的同时让儿童保持动机和参与。另外，解决家长使用这些策略时仍存在的困难。以下是您可以使用的一些问题的示例。

> "整合使用所有策略的感觉如何？"
> "您能想象定期用这样的方式和孩子互动吗？如果不能，是什么让您觉得不自在？有什么方法可以让这件事变得更容易？"
> "想一想你们的日常活动。您能想到在哪些例行活动中可以使用这些策略？哪些策略最适合用在这些活动中？"
> "有没有哪些家庭或社区的活动，让您感觉很难使用干预策略？"

更新儿童的目标（可选）

回顾儿童的进展

利用家长版的"社交沟通检查表"、您收集的课程数据以及其他任何有用的评估资料，评估儿童的进展。如果家长没有在课程开始前完成"社交沟通检查表"，让她在此时填写。如果时间紧迫，您可以不用"社交沟通检查表"，而是通过简单讨论儿童的技能来更新目标。

询问家长："孩子有没有在目标上取得进展？"评估家长对儿童在计划开始时她设定的每个目标上的进展情况的看法。协助家长根据"社交沟通检查表"的结果、课程数据及额外的评估结果，决定哪些目标应该更新。如果儿童的进展有限，告诉家长，您会协助她确定前进的最佳方式。

在必要时为儿童设定新目标

采用合作取向，协助家长确定儿童的哪些目标需要更新，以及新的目标是否合适。根据儿童的进展，一些目标可能保持不变，而另一些可能需要改变。

征求家长关于儿童在某技能领域的新目标的意见。例如，如果您从沟通领域开始，可以询问家长："您希望孩子学习哪些新的沟通技能？"把这一信息记录在空白的"目标发展表"（表单10）中的"长期目标"下方。这张表单和在计划最初设定目标时使用的表单相同。

通过儿童目前的技能和"社交沟通检查表"的结果，协助家长把目标拆解为具体、可测量并根据儿童目前的技能水平发展而来的目标。把这些信息记录在"目标发展表"的"当前技能"下方。如果家长难以确定目标，您可以给些建议。请务必与家长确认她是否同意您提议的目标，并把这些新目标写在"目标发展表"中"短期目标"下方的空白处。请家长在"练习计划表——更新孩子的目标"（表单36）中写下新的短期目标。

协助家长反思，制订后续计划

协助家长确定活动和策略

协助家长针对每个目标确定至少两项活动，以便家长能在不同情景中使用这些策略。提出有关活动和策略的开放式问题，例如：

"您有一个目标是协助布里安娜在点心时间与游戏时间用两个词表达要求。您在点心时间会使用哪些策略？您觉得同样的策略适用于游戏时间吗？"

如果家长难以回答，您可以给予更多支持，给她提供不同的技术选项。请家长把这些活动和策略记录在练习计划表中。

协助家长应对潜在的挑战

询问家长，在家达成这些新目标可能存在哪些困难。花些时间思考解决方案。针对每项技术的常见挑战和解决方案，都列在每个单元一对一的教练辅导课末尾的"问题解决小贴士"表格中。

安排后续课程

后续课程应该每个月安排一次，持续6个月（或根据需要决定）。理想情况下，后续课程会在儿童家中进行。如果情况不允许，在临床环境中进行也是有效果的。

布置反思任务

家长应该完成练习计划表中的"反思"一栏。这让家长能够记录进展顺利的部分和遇到的困难。这些信息有助于家长追踪重要事项，以便在第一次后续课程中进行讨论。告诉家长，她可以把互动或活动的视频带到后续课程上，以分享成功的经验，或者获得针对具有挑战性的活动的反馈。

请家长完成结业调查

在课程最后留些时间，请家长完成"家长满意度调查问卷"（表单 24）和任何与完成计划有关的额外测评。这能给您提供重要的信息，以提升您辅导家长的技能。

课程结束后完成"社交沟通检查表（教练版）"

课程结束后，请完成教练版的"社交沟通检查表"，以衡量儿童在本计划中的进展。利用这些信息（加上家长版的"社交沟通检查表"及其他相关资料）更新儿童的目标（如果未能在课程中完成），并完成结业报告。

 针对"塑造互动"的问题解决小贴士

如果家长……	您可以……
难以平衡她对策略的使用	• 提醒家长，目标是在金字塔中上下移动，以便在教授新技能的同时，让儿童保持参与和动机。 • 建议家长以特定的频率教授新技能，例如，对儿童自发使用的技能做出两次回应后，第三次可以提示他使用一个较复杂的特定技能。 • 提供具体的规则让家长遵循，例如，演示两次新技能后，提示儿童使用它。 • 录制简短的亲子互动视频，和家长一起回顾，并请她指出何时回应儿童的自发性技能、何时教授新技能。

（续表）

如果家长……	您可以……
难以在特定的家庭或社区日常活动中使用干预策略	• 在对家长而言特别具有挑战性的日常活动或社区活动期间安排家访。 • 请家长下节课带上家庭日常活动的视频，并和她一起回顾。 • 讨论回应和奖励的最佳时机和教授新技能的最佳时机。提供关于最适合用于特定日常活动的策略的具体建议。
对于在社区中教授新技能感到犹豫	• 提醒家长使用简短且重复的互动，例如在开车门之前提示儿童说"开"这个字。 • 提醒家长，儿童的动机是关键。例如，如果儿童不想下车，那就不是教授新技能的好时机。 • 讨论整个活动，协助家长确定儿童喜欢的其中一小部分；在这部分活动中，她可以掌控儿童喜爱的物品或行为。

后续课程

🎯 课程目标

协助家长达到下列目标：
• 维持实施干预的能力
• 回顾与更新目标
• 使用 ImPACT 计划的策略，以达到新目标

课程材料

• 《家长手册》
• 已完成的"练习计划表——更新孩子的目标"（表单 36）的复印件
• "练习计划表——后续课程"（表单 38）
• 先前课程完成的"目标发展表"（表单 10）
• "目标发展表"（表单 10）
• "社交沟通检查表（家长版）"（表单 8）

• "社交沟通检查表（教练版）"（表单 9）
• "ImPACT 计划策略 F.A.C.T.S. 回顾表——塑造互动"（表单 18）
• 儿童喜爱的玩具或物品（如零食），可用于创造机会
• "课程数据单"（表单 12）
• "干预可靠度检查表"（表单 4）
• "教练辅导可靠度检查表"（表单 6）

📋 课堂议程

• 签到、回顾练习计划表及设置课堂议程
• 回顾儿童的进展
• 回顾与练习 ImPACT 计划的策略
• 协助家长反思，制订练习计划

签到、回顾练习计划表及设置课堂议程

询问家庭自上节课以来情况如何。在和家长谈话前，可以先和儿童进行简短的互动，让他投入一项活动。这种签到能为设置课堂议程提供信息。

看看家长上节课填写的练习计划表，并请家长描述哪些部分进展顺利，哪些部分存在困难。询问家长："这节课做些什么对我们最有帮助？"

根据家长的回应，您可以先回顾儿童的进展以更新目标，接着通过家长的练习回顾 ImPACT 计划的策略；或者，如果出现反复发生或新的挑战，可以解决这部分的问题。如果家长带来了视频，请花些时间回顾视频，回答家长的问题并给予反馈。

回顾儿童的进展

收集有关儿童进展的信息

收集儿童在目标上的进展的信息，记录到更新的"目标发展表"（表单 10）和"练习计划表——更新孩子的目标"（表单 36）中。通过家长的报告、对亲子互动的观察和您与儿童的互动（如有必要）来了解儿童的技能。

请家长报告自最近一次的教练辅导课程以来，儿童在目标上的进展。例如，您可以这样提问：

> "您一直在努力提高孩子对单个词语的使用，他现在的沟通技能怎么样？"
> "您一直在努力增加孩子的功能性游戏，他现在的游戏技能怎么样？"

请家长对儿童使用干预策略，同时您在旁边观察。这种观察能帮助您确定儿童目前的技能水平，以及家长继续实施干预的能力。

在家长和儿童互动时，记录儿童在目标上的进展，同时记录家长使用 ImPACT 计划策略的情况（使用"干预可靠度检查表"，表单 4）。如果您需要更多信息来评估儿童的进展，可以花些时间亲自和儿童互动。

必要时更新儿童的目标

采用合作的方式，协助家长决定儿童的哪些目标需要更新，以及新目标是否合适。即使儿童未达成某个目标，家长也可能有希望在四个核心领域中实现新目标。在整个过程中，要征求家长的意见。您可以这样说：

> "当您提供选择时，布里安娜开始使用单个词语，这很棒。您觉得是否应该维持这个目标，并使用提问法或时间延迟等支持度较低的提示来练习？或者您是否有希望为布里安娜设定其他沟通目标？"

如果您和家长都觉得目前的目标合适，并且家长会继续在家中练习以达到目标，那就把目标记录在"练习计划表——后续课程"（表单 38）中。

如果您决定为儿童设定新目标，您和家长都应完成"社交沟通检查表（家长版 / 表单 8，教练版 / 表单 9）"，以确定四个核心领域的目标。使用"目标发展表"（表单 10）的空白复印件，确定或重申长期目标、确定儿童当前的技能、写下具体而可测量的短期目标，从而为目标设置过程提供架构。一旦设定了目标，您就可以在"练习计划表——后续课程"里写下短期目标，并让家长带回家。

回顾与练习 ImPACT 计划的策略

回顾 ImPACT 计划的策略

使用"ImPACT 计划 F.A.C.T.S. 策略回顾表——塑造互动"（表单 18），简要回顾技术重点。让家长有机会提出有关技术的问题，或有关如何在家使用这些技术以实现儿童目标的疑问。这为一次只演示和辅导少数几项技术打下了基础。选择那些对家长来说有挑战性，并且有助于儿童使用家长所确定的新技能的技术。

演示 ImPACT 计划的策略

询问家长是否有希望您聚焦的特定目标。解释您会如何在金字塔中上下移动，以达到目标。

"观察我如何在金字塔中上下移动，帮助布里安娜用两个词提要求。开始时，我把注意力集中在她身上，并示范我想要她使用的短语，以调整我的沟通方式。如果她没有主动和我互动，或者如果我想让她使用新的技能，我会往金字塔的上方移动。当她对活动积极性很高时，我会提示她使用两个词的短语。为了让她有机会自发地使用语言，并保持参与和获得乐趣，我会往金字塔的下方移动，回应她自发使用的技能。"

当您演示使用**塑造互动**以达到家长设定的新目标或在家难以达成的目标时，您要描述正在做的事情，指出您使用的技术和儿童的回应。演示家长可以如何回应和扩展儿童发起的互动，或针对某个目标教技能，会有所帮助。这样的说明有助于家长继续平衡对这些技术的使用。如果家长报告在使用特定的干预技术或策略时存在困难，请务必与儿童一起进行演示。

演示结束后，询问家长："在互动过程中您注意到了什么？"如果家长难以回答，可以问一些更具体的问题，例如：

"哪些技术似乎最有助于孩子使用我们确定的新技能？"

"孩子感到受挫时，我做了些什么？"

让家长练习，您提供反馈

让家长练习那些在回顾和演示过程中强调的技术。请记住，不要一次针对多项技术提供反馈。如果您注意到家长难以使用您没有回顾的特定技术，做好记录并重复"回顾、演示和练习"的步骤。

协助家长反思，制订练习计划

协助家长反思

向家长提问，帮助她思考课程的内容，以及如何使用 ImPACT 计划的策略来达到儿童的目标。您问的问题可以包括：

"哪些技术最有助于达成孩子的目标？"

"哪些提示似乎对增加孩子的沟通 / 游戏 / 模仿技能的复杂度最有效？"

"您是否还有尚未解决的问题？"

协助家长完成练习计划

和家长一起完成"练习计划表——后续课程"（表单 38）。重述您刚才和家长一起确定的、写在练习计划表里的目标。如果这节课一直在回顾和练习针对之前的目标的策略，请询问家长是否愿意继续相同的目标，或是否希望设定一个新的目标。

协助家长针对每个目标确定至少两项活动，以便家长能在不同情景中使用这些策略。提出有关活动和策略的开放式问题。例如：

"您有一个目标是促进布里安娜自发地使用单个词语提要求。您认为哪些策略可用来帮助她自发地使用语言呢？您觉得哪些活动最适合用来教她自发地提要求？"

如果家长难以选择要练习的策略，您可以从**专注于孩子**、**调整沟通方式**、**创造机会**、**教授新技能**及**塑造互动**中列举一些技术供家长选择，从而给她提供更多支持。

协助家长应对潜在的挑战

询问家长，在家和在社区中使用 ImPACT 计划的策略可能存在哪些困难。花时间思考可能的解决方案。整合使用技术与在社区使用技术时的常见挑战和解决方案，列在第 12 课末尾的"问题解决小贴士"表格中。针对具体技术的常见挑战与解决方案，则列在相关课程末尾的"问题解决小贴士"表格中。

布置反思任务

指导家长在练习计划表中记录哪些部分进展顺利，哪些部分存在困难。告诉家长，您将在下一次的后续教练辅导课中回顾这些信息。家长可以选择在下个月的某个时间点对互动进行录像，以便在下次后续课程时获得关于互动的反馈。

附　录

网络配套资源

本手册的配套资源[①]包含小组课程所用到的幻灯片，ImPACT 计划中所有需要用到的表单，以及 ImPACT 计划中所有干预技术的演示视频链接。

表　单

ImPACT 计划中使用的所有表单都按编号排列，如表 A.1 所示。表单可以下载和打印，以便在计划中使用。教练使用的七份表单可以在电脑上填写。本手册第 2 部分和第 3 部分的课程指引中提供了何时使用每份表单的相关信息。

幻　灯　片

幻灯片在小组家长辅导模式（见第 3 部分）使用，可以从配套资源中下载。幻灯片是按单元排列的，并且与第 3 部分中的步骤指引对应。每张幻灯片都有"注释"部分，这个部分强调了教练应当呈现的重点信息，也包含了脚本示例（这些信息以及相应的幻灯片编号也出现在小组课程的第 3 部分中）。虽然参与小组计划的家长都应该会有《家长手册》，但教练也可以打印每节课的幻灯片并在课上分发给家长，作为可选的讲义，让家长用来做笔记。

干预技术的案例视频

家长可以在配套资源的链接中观看对儿童使用 ImPACT 计划干预技术的案例视频。这些视频

---

① 要获取本手册或《家长手册》的配套资源，请扫描书后勒口上的二维码，或通过电子邮箱 1012305542@qq.com 联系获取。如遇到问题，可拨打 010-65181109 咨询。——译者注

可以让家长看到书中的技术如何化为行动。为了在语言发展程度不同的儿童身上演示技术，每项技术会有两个或以上的案例视频。这可以帮助家长了解如何在不同的活动中使用技术，如何向儿童教授不同的技能，以及儿童的回应可能会因他们的能力差异而有何不同。视频中会呈现四个阶段的语言发展能力：前语言期沟通、早期语言、词语组合及句子阶段。

这些视频适用于小组辅导模式，并会在小组课程中呈现。本书的第 3 部分详述了小组课程的指引，说明在何时以及如何在这些课程中使用特定的视频，并提供了针对每个视频的描述（这些描述也包含在相应幻灯片的"注释"部分）。您可以根据目前小组中儿童的能力来预先筛选视频，确定最合适的案例。例如，如果小组中的孩子都是婴幼儿，您可以只选取处于前语言期的儿童的视频。

如果家长能够获益于观看特定的干预技术案例，或如果您采取的是远程教学，这些视频也可以用在一对一辅导的模式中。当儿童在场时，这些视频不应取代现场的技术演示。您应该先与家长讨论视频中将出现的技术，然后再播放视频。

表 A.2 按照小组课程（第 3 部分）中的技术介绍顺序列出了视频名称。每个视频所展示的技术和适用的儿童语言发展水平也标注在表格中。

观看案例视频

您可以在有网络连接时播放视频。这个方法在您给个别家长播放视频或远程教学时效果最好。如果您在一个没有高速网络的地方播放视频，我们建议您先将视频下载到电脑中。

将视频嵌入幻灯片中

您可以将案例视频嵌入幻灯片中，这样您就可以直接在小组课程中播放视频。如果要这样做，您需要先将视频下载到您的电脑中。

我们建议您为您想播放的每个视频创建一张新的幻灯片。您可以先在幻灯片中复制包含"让我们来看一个例子……"的相关页面，然后使用幻灯片中"插入视频"的功能，将电脑中的视频插入幻灯片中。如果您需要帮助，可以使用您的幻灯片版本中的"帮助"选项。

如果您想要在另一台电脑上播放幻灯片中的视频，您需要确保视频和幻灯片在同一个文件夹中。然后，您可以将该文件夹复制到 U 盘或您想使用的电脑硬盘中，这样视频便能够在幻灯片中呈现。

表 A.1　ImPACT 计划表格

以下表单可从配套资源中下载，由购书者打印以在课程中使用。带 * 的表单在《家长手册》中也会出现，带 ★ 的表单可先在电脑上填写再打印。

表单 1. 计划实施方案 ★	表单 22. 视频回顾表——教授新的模仿和游戏技能
表单 2. 初始接案问卷 ★	表单 23. 社区活动时间表 *
表单 3. 入门问卷	表单 24. 家长满意度调查问卷
表单 4. 干预可靠度检查表	表单 25. 功能性评估访谈表 *
表单 5. 协同目标设置可靠度检查表	表单 26. 问题行为记录表 *
表单 6. 教练辅导可靠度检查表	表单 27. 摘要记录表 *
表单 7. 小组可靠度检查表	表单 28. 行为计划表 * ★
表单 8. 社交沟通检查表（家长版）*	表单 29. 练习计划表——布置有利于成功的家庭环境 *
表单 9. 社交沟通检查表（教练版）★	表单 30. 练习计划表——专注于孩子 *
表单 10. 目标发展表 ★	表单 31. 练习计划表——调整沟通方式 *
表单 11. 日常活动时间表 *	表单 32. 练习计划表——创造机会 *
表单 12. 课程数据单 *	表单 33. 练习计划表——提示和奖励 *
表单 13. 游戏动作创意表	表单 34. 练习计划表——教授新技能 *
表单 14. ImPACT 计划 F.A.C.T.S. 策略回顾表——专注和调整	表单 35. 练习计划表——塑造互动 *
表单 15. ImPACT 计划 F.A.C.T.S. 策略回顾表——创造机会	表单 36. 练习计划表——更新孩子的目标 *
表单 16. ImPACT 计划 F.A.C.T.S. 策略回顾表——教授新的沟通技能	表单 37. 练习计划表——为后续成功做计划 *
表单 17. ImPACT 计划 F.A.C.T.S. 策略回顾表——教授新的模仿和游戏技能	表单 38. 练习计划表——后续课程
表单 18. ImPACT 计划 F.A.C.T.S. 策略回顾表——塑造互动	表单 39. 练习计划表——理解孩子的问题行为 *
表单 19. 视频回顾表——专注和调整	表单 40. 练习计划表——预防问题行为 *
表单 20. 视频回顾表——创造机会	表单 41. 练习计划表——改变后果 *
表单 21. 视频回顾表——教授新的沟通技能	表单 42. 练习计划表——教授替代技能 *

表 A.2　干预技术的案例视频列表

本表列出了干预技术的视频片段。这些视频可在配套资源的链接上播放。标题表明了视频可在第 3 部分小组计划的哪个单元和哪节课程中使用；不是每个视频都需要在每节课中使用。表格中还标注了视频片段对应的语言发展水平。

第 1 单元　入门指南（第 1 课）	
视频片段 1	ImPACT 计划的前后对照（早期语言）
视频片段 2	ImPACT 计划的前后对照（词语组合）
第 2 单元　专注于孩子，调整沟通方式（第 2 课）	
专注于孩子	
视频片段 3	跟随孩子的引导（前语言期沟通）
视频片段 4	跟随孩子的引导（句子）
视频片段 5	模仿孩子（早期语言）
视频片段 6	模仿孩子（词语组合）
调整沟通方式	
视频片段 7	夸张化（前语言期沟通）
视频片段 8	夸张化（句子）
视频片段 9	示范和扩展沟通（前语言期沟通）
视频片段 10	示范和扩展沟通（早期语言）
视频片段 11	示范和扩展沟通（句子）
第 3 单元　创造机会（第 5 课）	
游戏性干扰	
视频片段 12	游戏性干扰（早期语言）
均衡轮流	
视频片段 13	均衡轮流（早期语言）
诱发沟通	
视频片段 14	将有趣的物品放在孩子看得到但拿不到的地方（早期语言）
视频片段 15	控制获取物品的途径（句子）
视频片段 16	每次给一小份（词语组合）
视频片段 17	使用需要家长协助的物品（早期语言）

（续表）

视频片段 18	使用需要家长协助的物品（早期语言）
视频片段 19	遗漏一部分物品（句子）
视频片段 20	装糊涂（句子）
第 4 单元　教授新的沟通技能（第 7 课）	
提示主动沟通	
视频片段 21	使用时间延迟（早期语言）
视频片段 22	使用时间延迟（词语组合）
视频片段 23	提问法（前语言期沟通）
视频片段 24	提问法（早期语言）
视频片段 25	使用句子填空（早期语言）
视频片段 26	使用句子填空（句子）
视频片段 27	提供选择（早期语言）
视频片段 28	提供选择（词语组合）
视频片段 29	示范语言供孩子模仿（早期语言）
视频片段 30	使用惯用口语（早期语言）
视频片段 31	示范手势供孩子模仿（前语言期沟通）
视频片段 32	使用肢体引导（前语言期沟通）
视频片段 33	调整提示的支持度（前语言期沟通）
视频片段 34	调整提示的支持度（早期语言）
视频片段 35	调整提示的支持度（句子）
提示理解沟通	
视频片段 36	理解沟通（前语言期沟通）
视频片段 37	理解沟通（早期语言）
视频片段 38	理解沟通（词语组合）
第 5 单元　教授新的模仿和游戏技能（第 9 课）	
提示模仿	
视频片段 39	模仿物品操作（前语言期沟通）

（续表）

视频片段 40	模仿物品操作（早期语言）
视频片段 41	模仿姿势动作（句子）
提示扩展游戏	
视频片段 42	引导式评论（句子）
视频片段 43	提问法（句子）
视频片段 44	提供选择（词语组合）
视频片段 45	给予口头指令（早期语言）
视频片段 46	示范行为供孩子模仿（早期语言）
视频片段 47	使用肢体引导（前语言期沟通）
视频片段 48	调整提示的支持度（前语言期沟通）
视频片段 49	调整提示的支持度（早期语言）
视频片段 50	调整提示的支持度（句子——假装游戏）
视频片段 51	调整提示的支持度（句子——象征游戏）
第6单元　塑造互动和往前迈进（第11课）	
视频片段 52	塑造互动（早期语言）——饮水机
视频片段 53	塑造互动（早期语言）——在公园
视频片段 54	塑造互动（句子）——零食

中英文名词对照表

英文	中文
Adjust Your Communication	调整沟通方式（技术）
antecedent	前情
applied behavior analysis（ABA）	应用行为分析
autism spectrum disorder（ASD）	孤独症谱系障碍
Balanced Turns	均衡轮流（技术）
cause-and-effect play	因果性游戏
chaining	行为链接
Change the Consequences	改变后果（技术）
coach	教练
coaching	辅导
combinatorial play	组合性游戏
Communicative Temptations	诱发沟通（技术）
corrective feedback	纠正性反馈
Create Opportunities	创造机会（技术）
demonstrating	演示
Develop Goals for Your Child	为孩子制定目标（技术）
dramatic play	戏剧性游戏
echolalia	仿说
empowerment	赋能
evidence-based intervention strategies	循证干预措施
exploratory play	探索性游戏

（续表）

英文	中文
extinction burst	消弱爆发
fading	消退
first words	早期语言
Focus on Your Child	专注于孩子（技术）
Follow Your Child's Lead	跟随孩子的引导（技术）
functional play	功能性游戏
generalization	泛化
group coaching model	小组辅导模式
hand flapping	甩手
Imitate Your Child	模仿孩子（技术）
Improving Parents As Communication Teachers（ImPACT）	让家长成为孩子的沟通训练师
individual coaching model	一对一辅导模式
individualized education program（IEP）	个性化教育计划
individualized family service plan（IFSP）	个性化家庭服务计划
intake session	初始接案课程
jargon	杂乱语
joint attention	共享注意力
Model and Expand Communication	示范和扩展沟通（技术）
naturalistic developmental-behavioral intervention（NDBI）	自然发展行为干预
nonverbal language skill	非言语技能
pair and share	配对和分享
parent-mediated intervention	家长参与式干预
perceptual barrier	感受性障碍
physical guidance	肢体引导

（续表）

英文	中文
Plan for Continued Success	为后续成功做计划（技术）
Playful Obstruction	游戏性干扰
positive behavior support	积极行为支持
pretend play	假装游戏
Prevent the Challenging Behavior	预防问题行为（技术）
preverbal communication	前语言期沟通
Prompts and Rewards	提示和奖励（技术）
Prompts for Expanding Play	提示扩展游戏（技术）
Prompts for Imitation	提示模仿（技术）
Prompts for Understanding Communication	提示理解沟通（技术）
Prompts for Using Communication	提示主动沟通（技术）
request	提要求
responsiveness	回应性
role play	角色扮演
routine	例行活动
Set Up Your Home for Success	布置有利于成功的家庭环境
Shape the Interaction	塑造互动（技术）
snacktime	点心时间
social communication skill	社交沟通技能
social engagement skill	社交参与技能
symbolic play	象征游戏
tantrums	发脾气
Teach a Replacement Skill	教授替代技能（技术）
three-prompt rule	三次提示原则
time delay	时间延迟
trigger	诱因

（续表）

英文	中文
Understand Your Child's Challenging Behavior	理解孩子的问题行为（技术）
Use animation	夸张化
verbal instruction	口头指令
verbal language skill	言语技能
verbal routine	惯用口语
vocal quality	声音品质
vocalizations	发声
word combination	词语组合

参考文献

Alexander, J. F., Barton, C., Schiaro, R. S., & Parsons, B. V. (1976). Systems–behavioral intervention with families of delinquents: Therapist characteristics, family behavior, and outcome. *Journal of Consulting and Clinical Psychology, 44,* 656–664.

American Psychiatric Association. (2013). *Diagnostic and statistical manual of mental disorders* (5th ed.). Arlington, VA: Author.

Bartak, L., Rutter, M., & Cox, A. (1975). A comparative study of infantile autism and specific developmental receptive language disorder I: The children. *British Journal of Psychiatry, 126,* 127–145.

Bates, E., Benigni, L., Bretherton, I., Camaioni, L., & Volterra, V. (1979). *The emergence of symbols.* New York: Academic Press.

Bates, E., Bretherton, I., & Snyder, L. (1988). *From first words to grammar: Individual differences and disso-ciable mechanisms.* New York: Cambridge University Press.

Bearss, K., Burrell, T., Stewart, L., & Scahill, L. (2015). Parent training in autism spectrum disorder: What's in a name? *Clinical Child and Family Psychology Review, 18*(2), 170–182.

Beaudoin, A. J., Sebire, G., & Gouture, M. (2014). Parent training interventions for toddlers with autism spectrum disorder. *Autism Research and Treatment, 2014,* 1–15.

Berk, L. (2002). *Infants, children, and adolescents.* Boston: Allyn & Bacon.

Bitsika, V., & Sharpley, C. F. (2004). Stress, anxiety and depression among parents of children with autism spectrum disorder. *Australian Journal of Guidance and Counselling, 14,* 151–161.

Bitterman, A., Daley, T. C., Misra, S., Carlson, E., & Markowitz, J. (2008). A national sample of preschoolers with autism spectrum disorders: Special education services and parent satisfaction. *Journal of Autism and Developmental Disorders, 38*(8), 1509–1517.

Bloom, L., & Lahey, M. (1978). *Language development and language disorders.* New York: Wiley.

Bornstein, M. H., Tamis-LeMonda, C. S., & Haynes, O. M. (1999). First words in the second year: Continuity, stability, and models of concurrent and predictive correspondence in vocabulary and verbal responsiveness across age and context. *Infant Behavior and Development, 22*(1), 65–85.

Brookman-Frazee, L. (2004). Using parent/clinician partnerships in parent education programs for children with autism. *Journal of Positive Behavior Interventions, 6,* 195–213.

Bruck, M. (1982). Language impaired children's performance in an additive bilingual education program. *Applied Psycholinguistics, 3,* 45–60.

Camarata, S. M., Nelson, K. E., & Camarata, M. N. (1994). Comparison of conversational-recasting and imitative procedures for training grammatical structures in children with specific language impairment. *Journal of Speech and Hearing Research, 37,* 1414–1423.

Carpenter, M., Nagell, K., & Tomasello, M. (1998). Social cognition, joint attention, and communicative competence from 9 to 15 months of age. *Monographs of the Society for Research in Child Development, 63*(4), 1–143.

Carpenter, M., Pennington, B. E., & Rogers, S. J. (2002). Interrelations among social-cognitive skills in young children with autism. *Journal of Autism and Developmental Disorders, 32,* 91–106.

Carroll, C., Patterson, M., Wood, S., Booth, A., Rick, J., & Balain, S. (2007). A conceptual framework for implementation fidelity. *Implementation Science, 2,* 40.

Chadwick, O., Momcilovic, N., Rossiter, R., Stumbles, E., & Taylor, E. (2001). A randomized trial of brief individual versus group parent training for behaviour problems in children with severe learning disabilities. *Behavioural and Cognitive Psychotherapy, 29,* 151–167.

Charlop-Christy, M. H., & Carpenter, M. H. (2000). Modified incidental teaching sessions: A procedure for parents to increase spontaneous speech in their children with autism. *Journal of Positive Behavior Interventions, 2,* 98–112.

Charman, T., & Baird, G. (2002). Practitioner review: Diagnosis of autism spectrum disorder in 2- and 3-year-old children. *Journal of Child Psychology and Psychiatry, 43,* 289–305.

Christensen, D. L., Bilder, D. A., Zahorodny, W., Pettygrove, S., Durkin, M. S., Fitzgerald, R. T., . . . Yeargin-Allsopp, M. (2016). Prevalence and characteristics of autism spectrum disorder among 4-year-old children in the Autism and Developmental Disabilities Monitoring Network. *Journal of Developmental and Behavioral Pediatrics, 37*(1), 1–8.

Coolican, J., Smith, I., & Bryson, S. (2010). Brief parent training in pivotal response treatment for preschoolers with autism. *Journal of Child Psychology and Psychiatry, 51*(12), 1321–1330.

Cooper, J. O., Heron, T. E., & Heward, W. L. (2007). *Applied behavior analysis* (2nd ed.). Upper Saddle River, NJ: Pearson.

Curcio, F. (1978). Sensorimotor functioning and communication in mute autistic children. *Journal of Autism and Childhood Schizophrenia, 8,* 281–292.

Damschroder, L. J., Aron, D. C., Keith, R. E., Kirsh, S. R., Alexander, J. A., & Lowery, J. C. (2009). Fostering implementation of health services research findings into practice: A consolidated framework for advancing implementation science. *Implementation Science, 4*(1), 50.

Dawson, G., & Adams, A. (1984). Imitation and social responsiveness in autistic children. *Journal of Abnormal Child Psychology, 12,* 209–225.

Delprato, D. J. (2001). Comparisons of discrete-trial and normalized behavioral intervention for young children with autism. *Journal of Autism and Developmental Disorders, 31,* 315–325.

Elder, J. H., Valcante, G., Yarandi, H., White, D., & Elder, T. H. (2005). Evaluating in-home training for fathers of children with autism using single-subject experimentation and group analysis methods. *Nursing Research, 54,* 22–32.

El-Ghoroury, N. H., & Romanczyk, R. G. (1999). Play interactions of family members towards children with autism. *Journal of Autism and Developmental Disorders, 29,* 249–258.

Estes, A., Vismara, L., Mercado, C., & Fitzpatrick, A. (2014). The impact of parent-delivered intervention on parents of very young children with autism. *Journal of Autism and Developmental Disorders, 44*(2), 353–365.

Feldman, M. A., Ducharme, J. M., & Case, L. (1999). Using self instructional pictorial manuals to teach child-care skills to mothers with intellectual disabilities. *Behavior Modification, 23,* 480–497.

Fiese, B. H. (1990). Playful relationships: A contextual analysis of mother–toddler interaction and symbolic play. *Child Development, 61,* 1648–1656.

Forehand, R., & Kotchick, B. A. (1996). Cultural diversity: A wake-up call for parent training. *Behavior Therapy, 27,* 187–206.

Forehand, R., & Kotchick, B. A. (2002). Behavioral parent training: Current challenges and potential solutions. *Journal of Child and Family Studies, 11,* 377–384.

Gerber, S. (2003). A developmental perspective on language assessment and intervention for children on the autistic spectrum. *Topics in Language Disorders, 23*(2), 74–94.

Greenspan, S. I., Wieder, S., & Simons, R. (1998). *The child with special needs: Encouraging intellectual and emotional growth.* Reading, MA: Addison-Wesley.

Harachi, T. W., Catalano, R. F., & Hawkins, J. D. (1997). Effective recruitment for parenting programs within ethnic minority communities. *Child and Adolescent Social Work Journal, 14,* 23–39.

Hoagwood, K., Bums, B. J., Kiser, L., Ringeisen, H., & Schoenwald, S. K. (2001). Evidence-based practice in child and adolescent mental health services. *Psychiatric Services, 52,* 1179–1189.

Hoff-Ginsberg, E., & Shatz, M. (1982). Linguistic input and the child's acquisition of language. *Psychological Bulletin, 92,* 3–26.

Hume, K., Bellini, S., & Pratt, C. (2005). The usage and perceived outcomes of early intervention and early childhood programs for young children with autism spectrum disorder. *Topics in Early Childhood Special Education, 25*(4), 195–207.

Ingersoll, B. (2008). The social role of imitation in autism: Implication for the treatment of imitation deficits. *Infants and Young Children, 21*(2), 107–119.

Ingersoll, B. (2011). Recent advances in early identification and treatment of autism. *Current Directions in Psychological Science, 20*(5), 335–339.

Ingersoll, B., & Gergans, S. (2007). The effect of a parent-implemented imitation intervention on spontaneous imitation skills in young children with autism. *Research in Developmental Disabilities, 28,* 163–175.

Ingersoll, B., & Schreibman, L. (2006). Teaching reciprocal imitation skills to young children with autism using a naturalistic behavioral approach: Effects on language, pretend play, and joint attention. *Journal of Autism and Developmental Disorders, 36,* 487–505.

Ingersoll, B., & Wainer, A. L. (2013a). Initial efficacy of Project ImPACT: A parent-mediated social communication intervention for young children with ASD. *Journal of Autism and Developmental Disorders, 43*(12), 2943–2952.

Ingersoll, B., & Wainer, A. L. (2013b). Pilot study of a school-based parent training program for preschoolers with ASD. *Autism, 17*(4), 434–448.

Ingersoll, B., Wainer, A. L., Berger, N. I., Pickard, K. E., & Bonter, N. (2016). Comparison of a self-directed and therapist-assisted telehealth parent-mediated intervention for children with ASD: A pilot RCT. *Journal of Autism and Developmental Disorders, 46*(7), 2275–2284.

Ingoldsby, E. M. (2010). Review of interventions to improve family engagement and retention in parent and child mental health programs. *Journal of Child and Family Studies, 19*(5), 629–645.

Jarrold, C., Boucher, J., & Smith, P. (1993). Symbolic play in autism: A review. *Journal of Autism and Developmental Disorders, 23,* 281–307.

Kaiser, A. P., & Hancock, T. B. (2003). Teaching parents new skills to support their young children's development. *Infants and Young Children, 16,* 9–21.

Kaiser, A. P., Hemmeter, M. L., Ostrosky, M. M., Alpert, C. L., & Hancock, T. B. (1995). The effects of group training and individual feedback on parent use of milieu teaching. *Journal of Childhood Communication Disorders, 16,* 39–48.

Kaiser, A. P., Hemmeter, M. L., Ostrosky, M. M., Fischer, R., Yoder, P., & Keefer, M. (1996). The effects of teaching parents to use responsive interaction strategies. *Topics in Early Childhood Special Education, 16,* 375–406.

Kaiser, A. P., Hester, P. P., Alpert, C. L., & Whiteman, B. C. (1995). Preparing parent trainers: An experimental analysis of effects on trainers, parents, and children. *Topics in Early Childhood Special Education, 15,* 385–414.

Kaiser, A. P., Ostrosky, M. M., & Alpert, C. L. (1993). Training teachers to use environmental arrangement and milieu teaching with nonvocal preschool children. *Journal of the Association for Persons with Severe Handicaps, 18,* 188–199.

Kaiser, A. P., Yoder, P. J., & Keetz, A. (1992). Evaluating milieu teaching. In S. F. Warren & J. E. Reichle (Eds.), *Communication and language intervention series: Vol. 1. Causes and effects in communication and language intervention* (pp. 9–47). Baltimore: Brookes.

Karaaslan, O., & Mahoney, G. (2015). Mediational analyses of the effects of responsive teaching on the developmental functioning of preschool children with disabilities. *Journal of Early Intervention, 37*(4), 286–299.

Karst, J., & Van Hecke, A. (2012). Parent and family impact of autism spectrum disorders: A review and proposed model for intervention evaluation. *Clinical Child and Family Psychology Review, 15*(3), 247–277.

Kasari, C., Freeman, S., & Paparella, T. (2006). Joint attention and symbolic play in young children with autism: A randomized controlled intervention study. *Journal of Child Psychology and Psychiatry, 47*(6), 611–620.

Kasari, C., Gulsrud, A., Freeman, S., Paparella, T., & Hellemann, G. (2012). Longitudinal follow-up of children with autism receiving targeted interventions on joint attention and play. *Journal of the American Academy of Child and Adolescent Psychiatry, 51*(5), 487–495.

Kasari, C., Paparella, T., Freeman, S., & Jahromi, L. B. (2008). Language outcome in autism: randomized comparison of joint attention and play interventions. *Journal of Consulting and Clinical Psychology, 76*(1), 125–137.

Klinger, L. G., & Dawson, G. (1992). Facilitating early social and communicative development in children with autism. In S. F. Warren & J. E. Reichle (Eds.), *Communication and language intervention series: Vol. 1. Causes and effects in communication and language intervention* (pp. 157–186). Baltimore: Brookes.

Koegel, R. L., Bimbela, A., & Schreibman, L. (1996). Collateral effects of parent training on family interactions. *Journal of Autism and Developmental Disorders, 26*(3), 347–359.

Koegel, R. L., O'Dell, M. C., & Koegel, L. K. (1987). A natural language teaching paradigm for nonverbal autistic children. *Journal of Autism and Developmental Disorders, 17,* 187–200.

Koegel, R. L., Schreibman, L., Britten, K. R., Burke, J. C., & O'Neill, R. E. (1982). A comparison of parent training to direct child treatment. In R. L. Koegel, A. Rincover, & A. L. Egel (Eds.), *Educating and understanding autistic children* (pp. 260–279). San Diego, CA: College-Hill Press.

Koegel, R. L., Symon, J. B., & Koegel, L. K. (2002). Parent education for families of children with autism living in geographically distant areas. *Journal of Positive Behavior Interventions, 4,* 88–103.

Lang, R., Machalicek, W., & Rispoli, M. (2009). Training parents to implement communication interventions for children with autism spectrum disorders (ASD): A systematic review. *Evidence-Based Communication Assessment and Intervention, 3*(3), 174–190.

Lewis, V., & Boucher, J. (1988). Spontaneous, instructed and elicited play in relatively able autistic children. *British Journal of Developmental Psychology, 6,* 325–339.

Lifter, K., Sulzer-Azaroff, B., Anderson, S. R., & Cowdery, G. E. (1993). Teaching play activities to preschool children with disabilities: The importance of developmental considerations. *Journal of Early Intervention, 17*(2), 139–159.

Lord, C., & Pickles, A. (1996). Language level and nonverbal social-communicative behaviors in autistic and language-delayed children. *Journal of the American Academy of Child and Adolescent Psychiatry, 35*(11), 1542–1550.

Loveland, K. A., & Landry, S. H. (1986). Joint attention and language in autism and developmental language delay. *Journal of Autism and Developmental Disorders, 16,* 335–349.

Maglione, M. A., Gans, D., Das, L., Timbie, J., & Kasari, C. (2012). Nonmedical interventions for children with ASD: Recommended guidelines and further research needs. *Pediatrics, 130*(Suppl. 2), S169–S178.

Mahoney, G., & Filer, J. (1996). How responsive is early intervention to the priorities and needs of families? *Topics in Early Childhood Special Education, 16*(4), 437–457.

Mahoney, G., Finger, I., & Powell, A. (1985). Relationship of maternal behavioral style to the development of organically impaired mentally retarded infants. *American Journal of Mental Deficiency, 90*(3), 296–302.

Mahoney, G., Kaiser, A., Girolametto, L., MacDonald, J., Robinson, C., Safford, P., Spiker, D. (1999). Parent education in early intervention: A call for a renewed focus. *Topics in Early Childhood Special Education, 19,* 131–140.

Mahoney, G., & Solomon, R. (2016). Mechanism of developmental change in the PLAY Project Home Consultation Program: Evidence from a randomized control trial. *Journal of Autism and Developmental Disorders, 46*(5), 1860–1871.

Mandell, D. S., Novak, M. M., & Zubritsky, C. D. (2005). Factors associated with age of diagnosis among children with autism spectrum disorders. *Pediatrics, 116*(6), 1486–1489.

McCollum, J. A. (1999). Parent education: What we mean and what that means. *Topics in Early Childhood Special Education, 19,* 147–149.

McConachie, H., & Diggle, T. (2007). Parent implemented early intervention for young children with autism spectrum disorder: A systematic review. *Journal of Evaluation in Clinical Practice, 13,* 120–129.

McGee, G. G., Krantz, P. J., & McClannahan, L. E. (1985). The facilitative effects of incidental teaching on preposition use by autistic children. *Journal of Applied Behavior Analysis, 18,* 17–31.

McIntyre, L. L., & Zemantic, P. K. (2017). Examining services for young children with autism spectrum disorder: Parent satisfaction and predictors of service utilization. *Early Childhood Education Journal, 45*(6), 727–734.

Meltzoff, A. N., & Moore, M. K. (1977). Imitation of facial and manual gestures by human neonates. *Science, 198,* 75–78.

Merriam, S. (2001). Andragogy and self-directed learning: Pillars of adult learning theory. *New Directions for Adult and Continuing Education, 2001*(89), 3–14.

Miranda-Linné, F., & Melin, L. (1992). Acquisition, generalization, and spontaneous use of color adjectives: A comparison of incidental teaching and traditional discrete-trial procedures for children with autism. *Research in Developmental Disabilities, 13,* 191–210.

National Research Council (NRC). (2001). *Educating children with autism* (Committee on Educational Interventions for Children with Autism, C. Lord & J. P. McGee, Eds.). Washington, DC: National Academy Press.

Özçalşkan, Ş., & Goldin-Meadow, S. (2005). Gesture is at the cutting edge of early language development. *Cognition, 96*(3), B101–B113.

Patterson, S., Smith, V., & Mirenda, P. (2012). A systematic review of training programs for parents of children with autism spectrum disorders: Single subject contributions. *Autism, 16*(5), 498–522.

Paul, R., Chawarska, K., Cicchetti, D., & Volkmar, F. (2008). Language outcomes of toddlers with autism spectrum disorders: A two year follow-up. *Autism Research, 1*(2), 97–107.

Petursdottir, A., & Mellor, J. (2017). Reinforcement contingencies in language acquisition: Implications for language intervention. *Policy Insights from the Behavioral and Brain Sciences, 4*(1), 25–32.

Piaget, J. (1962). *Play, dreams, and imitation in childhood.* New York: Norton.

Pickard, K. E., & Ingersoll, B. R. (2016). Quality versus quantity: The role of socioeconomic status on parent-reported service knowledge, service use, unmet service needs, and barriers to service use. *Autism, 20*(1), 106–115.

Pickard, K. E., Kilgore, A. N., & Ingersoll, B. R. (2016). Using community partnerships to better under- stand the barriers to using an evidence-based, parent-mediated intervention for autism spectrum disorder in a Medicaid system. *American Journal of Community Psychology, 57*(3–4), 391–403.

Renty, J., & Roeyers, H. (2006). Satisfaction with formal support and education for children with autism spectrum disorder: The voices of the parents. *Child: Care, Health and Development, 32,* 371–385.

Roberts, M., & Kaiser, A. (2011). The effectiveness of parent-implemented language interventions: A meta-analysis. *American Journal of Speech–Language Pathology, 20*(3), 180–199.

Rogers, S. J., & Bennetto, L. (2000). Intersubjectivity in autism: The roles of imitation and executive function. In A. M. Wetherby & B. M. Prizant (Eds.), *Autism spectrum disorders: A transactional developmental perspective* (pp. 79–107). Baltimore: Brookes.

Rogers, S. J., & Pennington, B. F. (1991). A theoretical approach to the deficits in infantile autism. *Development and Psychopathology, 3,* 137–162.

Saltz, E., Dixon, D., & Johnson, J. (1977). Training disadvantaged preschoolers on various fantasy activities: Effects on cognitive functioning and impulse control. *Child Development, 48,* 367–380.

Schreibman, L. (1988). *Developmental clinical psychology and psychiatry series: Vol. 15. Autism.* Thousand Oaks, CA: SAGE.

Schreibman, L., Dawson, G., Stahmer, A. C., Landa, R., Rogers, S. J., McGee, G. G., . . . Halladay, A. (2015). Naturalistic developmental behavioral interventions: Empirically validated treatments for autism spectrum disorder. *Journal of Autism and Developmental Disorders, 45,* 2411–2428.

Schreibman, L., Kaneko, W., & Koegel, R. (1991). Positive affect of parents of autistic children: A comparison across two teaching techniques. *Behavior Therapy, 22*(4), 479–490.

Schwartz, I. S., Anderson, S. R., & Halle, J. W. (1989). Training teachers to use naturalistic time delay: Effects on teacher behavior and on the language use of students. *Journal of the Association for Persons with Severe Handicaps, 14,* 48–57.

Shivers, C. M., & Plavnick, J. B. (2015). Sibling involvement in interventions for individuals with autism spectrum disorders: A systematic review. *Journal of Autism and Developmental Disorders, 45*(3), 685–696.

Shore, C., O'Connell, B., & Bates, E. (1984). First sentences in language and symbolic play. *Developmental Psychology, 20*(5), 872–880.

Sigafoos, J. (2000). Communication development and aberrant behavior in children with developmental disabilities. *Education and Training in Mental Retardation and Developmental Disabilities, 35,* 168–176.

Siller, M., & Sigman, M. (2002). The behaviors of parents of children with autism predict the subsequent development of their children's communication. *Journal of Autism and Developmental Disorders, 32,* 77–89.

Smith, I. M., & Bryson, S. E. (1994). Imitation and action in autism: A critical review. *Psychological Bulletin, 116,* 259–273.

Stadnick, N. A., Stahmer, A., & Brookman-Frazee, L. (2015). Preliminary effectiveness of Project ImPACT: A parent-mediated intervention for children with autism spectrum disorder delivered in a community program. *Journal of Autism and Developmental Disorders, 45*(7), 2092–2104.

Stahmer, A. C. (1995). Teaching symbolic play skills to children with autism using pivotal response training. *Journal of Autism and Developmental Disorders, 25,* 123–141.

Stahmer, A. C. (2007). The basic structure of community early intervention programs for children with autism: Provider descriptions. *Journal of Autism and Developmental Disorders, 37*(7), 1344–1354.

Stahmer, A. C., Brookman-Frazee, L., Rieth, S. R., Stoner, J. T., Feder, J. D., Searcy, K., & Wang, T. (2016). Parent perceptions of an adapted evidence-based practice for toddlers with autism in a community setting. *Autism, 21*(2), 217–230.

Stahmer, A. C., Collings, N. M., & Palinkas, L. A. (2005). Early intervention practices for children with autism: Descriptions from community providers. *Focus on Autism and Other Developmental Disabilities, 20*(2), 66–79.

Stahmer, A. C., & Gist, K. (2001). The effects of an accelerated parent education program on technique mastery and child outcome. *Journal of Positive Behavior Interventions, 3,* 75–82.

Steiner, A., & Koegel, L. (2012). Issues and theoretical constructs regarding parent education for autism spectrum disorders. *Journal of Autism and Developmental Disorders, 42*(6), 1218–1227.

Stone, W. L., Ousley, O. Y., & Littleford, C. D. (1997). Motor imitation in young children with autism: What's the object? *Journal of Abnormal Child Psychology, 25,* 475–485.

Stone, W. L., & Yoder, P. J. (2001). Predicting spoken language level in children with autism spectrum disorders. *Autism, 5,* 341–361.

Sylva, K., Bruner, J. S., & Genova, P. (1976). The role of play in the problem solving of children 3–5 years old. In J. S. Bruner, A. Jolly, & K. Sylva (Eds.), *Play: Its role in development and evolution* (pp. 244–257). New York: Basic Books.

Thomas, K. C., Ellis, A. R., McLaurin, C., Daniels, J., & Morrissey, J. P. (2007). Access to care for autism-related services. *Journal of Autism and Developmental Disorders, 37*(10), 1902–1912.

Thordardottir, E. (2006). Language intervention from a bilingual mindset. *The ASHA Leader, 11,* 6–7, 20–21.

Tsao, L., & Odom, S. L. (2006). Sibling-mediated social interaction intervention for young children with autism. *Topics in Early Childhood Special Education, 26,* 106–123.

Turner-Brown, L., Hume, K., Boyd, B., & Kainz, K. (2016). Preliminary efficacy of family implemented TEACCH for toddlers: Effects on parents and their toddlers with autism spectrum disorder. *Journal of Autism and Developmental Disorders.* [Epub ahead of print]

Tymchuk, A. J., & Andron, L. (1992). Project parenting: Child interactional training with mothers who are mentally handicapped. *Mental Handicap Research, 5,* 4–32.

Uzgiris, I. C. (1981). Two functions of imitation during infancy. *International Journal of Behavioral Development, 4,* 1–12.

Uzgiris, I. C. (1991). The social context of infant imitation. In M. Lewis & S. Feinman (Eds.), *Social influences and socialization in infancy* (pp. 215–251). New York: Plenum Press.

Van Naarden Braun, K., Christensen, D., Doernberg, N., Schieve, L., Rice, C., Wiggins, L., . . . Yeargin-Allsopp, M. (2015). Trends in the prevalence of autism spectrum disorder, cerebral palsy, hearing loss, intellectual disability, and vision impairment, metropolitan Atlanta, 1991–2010. *PLOS ONE, 10*(4), e0124120.

Wainer, A. L., Berger, N. I., & Ingersoll, B. R. (2017). Brief report: The preliminary psychometric properties of the Social Communication Checklist. *Journal of Autism and Developmental Disorders, 47*(4), 1231–1238.

Wainer, A. L., Pickard, K., & Ingersoll, B. R. (2017). Using web-based instruction, brief workshops, and remote consultation to teach community-based providers a parent-mediated intervention. *Journal of Child and Family Studies, 26*(6), 1592–1602.

Wetherby, A. M., & Woods, J. J. (2006). Early Social Interaction Project for children with autism spectrum disorders beginning in the second year of life: A preliminary study. *Topics in Early Childhood Special Education, 26,* 67–82.

Whalen, C., Schreibman, L., & Ingersoll, B. (2006). The collateral effects of joint attention training on social initiations, positive affect, imitation, and spontaneous speech for young children with autism. *Journal of Autism and Developmental Disorders, 36*(5), 655–664.

Whitaker, P. (2002). Supporting families of preschool children with autism: What parents want and what helps. *Autism, 6*(4), 411–426.

Williams, J. H., Whiten, A., & Singh, T. (2004). A systematic review of action imitation in autistic spectrum disorder. *Journal of Autism and Developmental Disorders, 34*(3), 285–299.

Wong, C., Odom, S., Hume, K., Cox, A., & Fettig, A. (2015). Evidence-based practices for children, youth, and young adults with autism spectrum disorder: A comprehensive review. *Journal of Autism and Developmental Disorders, 45*(7), 1951–1966.

Zwaigenbaum, L., Bauman, M., Choueiri, R., & Fein, D. (2015a). Early identification and interventions for autism spectrum disorder: Executive summary. *Pediatrics, 136*(Suppl. 1), S1–S9.

Zwaigenbaum, L., Bauman, M., Choueiri, R., & Kasari, C. (2015b). Early intervention for children with autism spectrum disorder under 3 years of age: Recommendations for practice and research. *Pediatrics, 136,* S60–S81.